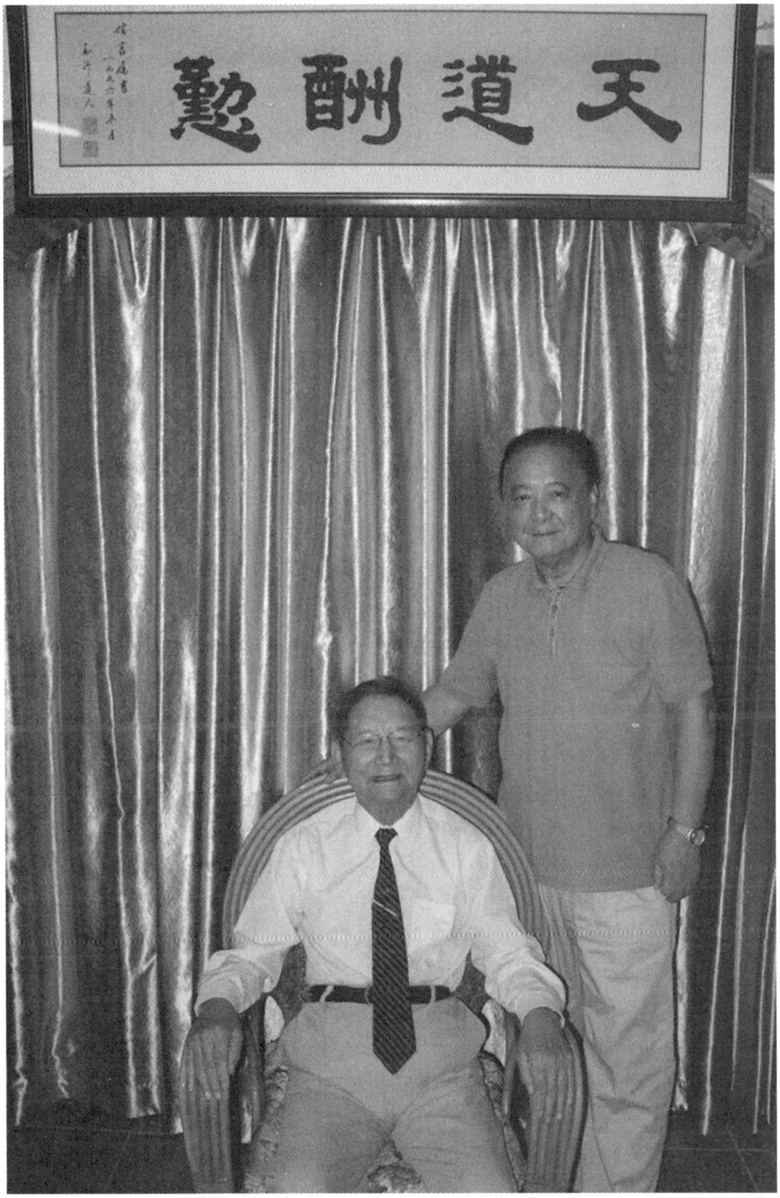

王泰东与沈新炎老师

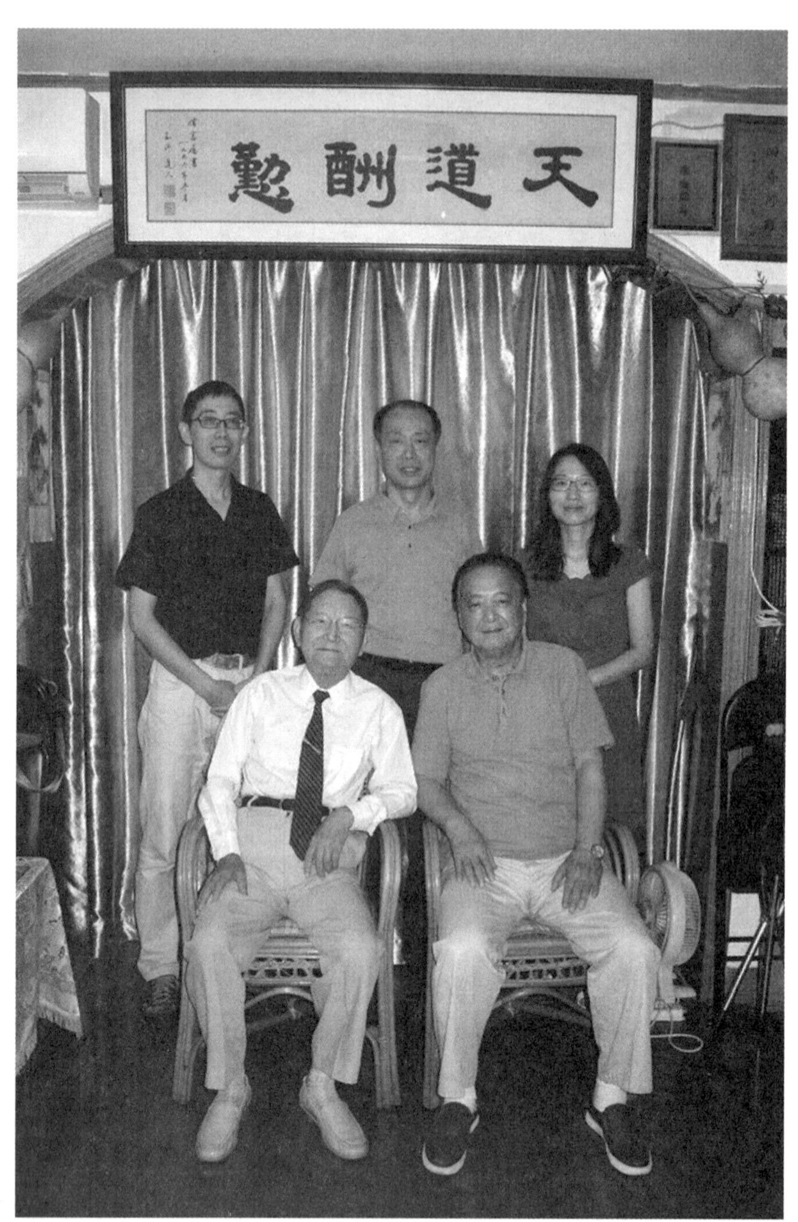

本书作者与沈新炎老师

延年有法　回春有术

——王泰东医学气功汇编

编著　王泰东

协编　沈晓东　赵　丹

摄影　管贵宝

上海浦江教育出版社

（原上海中医药大学出版社）

图书在版编目(CIP)数据

延年有法　回春有术：王泰东医学气功汇编. /王泰东编著.
—上海：上海浦江教育出版社有限公司，2017.12
ISBN 978-7-81121-536-6

Ⅰ.①延…　Ⅱ.①王…　Ⅲ.①气功-基本知识　Ⅳ.①R214

中国版本图书馆 CIP 数据核字(2017)第 301949 号

上海浦江教育出版社(原上海中医药大学出版社)出版
社址：上海海港大道 1550 号上海海事大学校内　邮政编码：201306
分社：上海蔡伦路 1200 号上海中医药大学校内　邮政编码：201203
电话：(021)38284910/12(发行)　38284923(总编室)　38284910(传真)
E-mail：cbs@shmtu.edu.cn　URL：http://www.pujiangpress.cn
上海盛通时代印刷有限公司印装　上海浦江教育出版社发行
幅面尺寸：170 mm×240 mm　印张：21.5　字数：397 千字
2017 年 12 月第 1 版　　2017 年 12 月第 1 次印刷
责任编辑：倪项根　　封面设计：赵宏义
定价：68.00 元

沈　序

上海市中医医院的王泰东主任医师，早年跟我学习全真道华山派回春功，勤练不辍，深入钻研，继承创新，是我的得意弟子之一。

王医师将回春功法用于临床防治各类疾病，并将回春功纳入医疗气功的范畴，这是一个重大的突破和创新。《延年有法　回春有术》一书是王医师集合数十年练功心悟和临床实践的大作，当属心血结晶！我在此祝贺该书顺利出版并给天下人带来健康长寿！

谨为序！

离休干部

道家华山派回春功第20代传人

沈新炎

2017.7.14于上海

刘 序

当前，中医药养生保健事业迎来了春天。“将中医药优势与健康管理结合，以慢性病管理为重点，以治未病理念为核心，探索融健康文化、健康管理、健康保险为一体的中医健康保障模式”，已被写进了《国务院办公厅关于印发中医药健康服务发展规划(2015—2020)的通知》。这预示着无论从政府层面，还是在社会层面，中医药养生保健事业必将得到进一步培育发展，从而福泽大众。

在《国家中医药发展“十三五”规划》中尤其强调了“加强中医养生保健宣传，推广普及中医养生保健知识、技术和方法，推广太极拳、八段锦、五禽戏、导引等中医传统运动”。作为中华民族传统文化遗产的道家养生功法，以其“道法自然”“天人相应”等独特的理论和祛病延年的实践效验，自古至今扎根中华大地，传承发展、生生不息。

上海市中医医院王泰东主任既是一名医者、学者，又是一位传统养生功法的忠实践行者和热心传播者。王泰东主任 1958 年毕业于原上海第一医学院医疗系。从事中西医结合临床工作五十余载，尤其擅长用药物结合针灸、推拿等综合治疗手段治疗内外科杂病，善于发挥太极、气功、导引等传统养生功法指导一些常见病和慢性病的预防保健和康复调养。王主任因其早年偶然的一段亲身经历，深刻体会到太极拳等养生功法祛病强身的神奇魅力，从此与中国传统养生功法结下不解之缘。1967 年起王泰东主任遍访名师。1987 年学得道家回春功，并将其与临床慢病诊治研究相结合，总结推广，教书育人。王泰东主任基于中医传统理论，并结合其多年医养结合的实践体会，提出了静养元神、动静相兼、阴阳和谐、辨证施功等养生理论，充分体现了中华传统文化的精髓。无论是以太极拳的动而中节、以动致静，还是静观吐纳、精神内守，都能起到拂除心尘杂念，发挥生命本真内在自然的燮理作用。

王泰东先生原为我院中医外科及气功科主任，虽年逾八旬，仍积极倡导“主动性健康干预”“自己的健康自己管”等“治未病”理念。此外，他还为医院的“治未病”

工作发展进步建言献策，身体力行；为传统养生功法传承弘扬课徒授业，积极奔忙。其为中医养生保健事业发展殚精竭虑之拳拳之心剀切动人！

《延年有法　回春有术》凝聚了王泰东主任多年的理论和实践之精华，可谓倾此生为斯事。书中所载养生功法，承古质而开今妍。慧心妙道，见益于今，足以健体，足以养心。若读者能借以修习精进，进而体悟该书作者匠心帷幄、仁术济世之厚德留香，由德达道，则更有超然之得矣！

上海市中医医院副院长

刘　毅

2017 年 6 月 28 日

自 序

我是一个中西医结合外科医生。1958年，我毕业于原上海第一医学院医疗系，此后先后就职于中山医院和北站医院。1984—1986年，我于半脱产西学中研究班学习，并成为优秀学员。1990年我晋升为中西医结合外科主任医师；1993年调入上海市中医医院，先后任肛肠科、中医外科主任及气功科主任直至退休；退休后继续从事男性泌尿科及气功科专家门诊工作并教授回春功、太极拳。

也许有人要问，一个正规的外科医师是怎样与目前尚不登大雅之堂的气功结缘的？要解答这个问题，就得从60年前说起。1956年暑假前夕，大考即将来临之际的一天，我正在图书馆内专心复习，突然有一个同学在背后拍了一下，使我突然受到惊吓，并由此埋下了病根，一遇紧张状态就会心跳不止惶恐不安。如：晚上睡在床上，听到正常的开门声就会心跳加快；在人声嘈杂的地方会感到心烦；在看情节紧张的电影或者球赛时会有"心快要跳出喉咙"的感觉。随即去华山医院就诊，被诊断为"心血管系神经官能症，大脑皮层抑制过程减退"。随后，我接受了镇静剂及溴剂类药物治疗，但毫无效果，这使我非常苦闷。就在我人生处于低谷的时候，这年暑假学校来了太极拳高手王振璋老师，为我们体弱有病的同学教授太极拳。我和20多位同学一起参加了学习，且成为学习最认真的一个。为什么？因为我练了3个月太极拳后症状明显好转，半年后症状消失，恢复了正常的学习和生活，直到1958年毕业分配到中山医院外科工作，一切如常。毕业后由于医院工作太忙，要求又严，没有空余时间练拳，不到半年旧病复发。以后又再坚持练拳，半年后症状再次消失。经过这次沉重的教训，无论再忙再累，我也坚持每日练拳。50多年过去了，除特殊情况外，我每日坚持练拳、练功。1960年，我去上海市气功疗养所陈涛所长处学习三线放松功。学成后，我在医院内以气功治疗高血压，取得了一定的疗效。1976年，我在北站医院因为工作压力过大，免疫力下降，突然患上重型肝炎，全身黄疸、轻度腹水、GPT达到2 400单位。当时病情虽然很重，但我心很定，既来之则安之，通过静养让机体慢慢提高免疫力。即使在病重前两周不能下床时，我仍坚持每日在床上练静功,“去识神,出元神”,增加抗病能力。两周后,我能起床活动后,就在练静功的基础上加练太极拳。这样,在药物治疗和动静相兼锻炼的配合下,我住院 50 天,GPT 恢复到正常。可以这样说,气功和太极拳的锻炼,使我获得了第二次生命。1976 年我在养病期间,外出拜访名师,首先遇到了吕继唐老师。我跟吕老师学习静功太极拳,自此使我正式开始探究太极拳的奥秘,在拳史、拳理、拳的健身性、拳的技击性等方面均有进一步的升华。此外,我还学习了太极剑、推手、散手等。以后,我又先后向吴耀忠老师学习吴式太极拳,向阮荣根老师学习阮氏六合太极拳及推手,向凌汉兴老师学习心意六合拳。通过这些老师的指点,我从一个太极拳的学习者逐渐成长为一个太极拳的研究者。1987 年,我拜沈新炎老师为师学习回春功。从 1989 年起,我开班教授回春功并进行科研工作,先后共发表了 17 篇回春功研究论文。代表作如:《道家回春功的临床疗效分析》(1989 年 3 月发表于《气功》杂志);《回春功对肥胖症的临床疗效分析》(1990 年 3 月发表于中外气功研讨会);《回春功对 2 型糖尿病的临床疗效分析》(1992 年发表于中外气功研讨会);《探讨回春功在高血压病中的养精益肾作用》(发表于首届男科学术大会);《乳房还原功对乳房小叶增生的临床疗效分析》(1992 年发表于上海国际气功会议);《回春功对提高性功能的机理探讨》(1997 年 5 月发表于《气功》杂志)。2008 年,我受上海市气功研究所之邀去该所教授回春功和静功太极拳,并带教该所两位硕士研究生,至今已取得了丰硕的成果,并积累了丰富的临床及教学经验。

目前,全球已经迎来新一波科技发展的高潮,高新科技正在全面刷新人类文明和生活的进程。我们能否在这轮浪潮中迎头赶上?作为一个退休医务工作者,为迎接科技新高潮的到来,应该做些什么呢?这是我经常思考的问题。进入 21 世纪以来,有专家提出了“自己的健康自己管”的口号。我认为这一口号提得好,因为“健康长寿”是人的第一需要,有了健康才会有其他,失去健康就失去一切。提出口号固然重要,但行之有效的自我身心调节技术和方法更重要,只有这样才能实现“延年有法,回春有术”!

为了努力实现道家学者边治中老师“愿天下人健康长寿”的誓言,我愿将近 60 年个人粗浅的学习心得及教学经验汇集成书,抛砖引玉,供同道们参考。

王泰东
2016 年 1 月

前　言

气功，是中国传统文化的精华之一，是中华民族的瑰宝。气功，古称导引、行气，是中医学的重要组成部分，已有数千年的发展历史，为我们的祖先带来了身心健康和长寿。随着科学文化的进步和人们自主健康意识的增强，21世纪必将是一个各种自主健康技能大行其道的世纪。医学将从以医生为主体转变为以患者自主健康为主体的全新健康维护模式。气功，作为主动性身心自我调节的技术方法体系，有着极其丰厚的理论和经验积累，将为人们的自主健康提供重要借鉴和帮助。

新世纪全国高等中医药院校规划教材《中医气功学》中，气功的定义是：调身、调息、调心融为一体的心身锻炼技能。这个简单的定义表述了四层意思：第一，气功锻炼的基本内容为调身、调息、调心，统称“三调”；第二，“三调”的锻炼目的为“融为一体”，这个过程通常简称为“三调合一”；第三，气功是一门心身兼修的学科，而且心比身更重要；第四，气功学科为一技能体系。

早在20世纪60年代，我就提出了“以主动性身心自我调节为主，以被动性药物治疗、针灸推拿等为辅”的医疗观点。其中，主动性身心自我调节的主体内容就是气功及太极拳。这是因为，健康的获得、疾病的防治，其主体都是患者本身。只有真正重视人体自身的调节机能，并主动地自我调节，才能开启与生俱来的神奇自愈潜能。《黄帝内经·素问》开篇第一篇《上古天真论》中说：“恬淡虚无，真气从之；精神内守，病安从来。”通过练功，保持一种恬愉、平淡、清虚、超越的心身状态，身体里面的“真气”就会通行无碍，病痛就会远离。

气功作为心身锻炼的技能体系，有其深刻的道理，有其丰富的法术。本书分为两个篇章，上篇阐述的是“主动性自我身心调节是健康长寿之本”这一理念。这一理念是我习练气功、太极以及从事医学临床近60年的心得感悟。我深刻感受到，气功是道法自然的结果。在本书第一章中，我首先阐述道法自然的意蕴。“道生一，一生二”，二就是“阴阳”；习练气功的过程就是开启阴阳的动态再平衡过程，其中包括“静中求动是真动，动中求静是真静”，这个理念我在第二章中进行了阐述。

“法于阴阳，和于术数”，21世纪是“自己的健康自己管”的时代，主动掌握好气功、太极等心身调节技能是实现治未病的重要手段；在诸多主动性自我身心调节的功法当中，回春功作为“柔身养形，炼形生精”的八百年传承经典功法，是治未病的最好手段之一。所以，第三章叫做“我命在我”。关于具体练功法门，我总结出“静、松、圆、连、合、柔、定”七字基本要领，只有做到这七个方面，才能真正算“练功上身”，实现道法自然，自然而然，这是第四章。如果练功更上一层次，就是要追求气功定义中所言的“三调合一，融会贯通”；而健身气功、医疗气功与太极拳的“三调合一”有着相似性，也有各自特色；这其中动功静练是实现“三调合一、融会贯通”的最好方法，“乐字当头”是实现“三调合一、融会贯通”的捷径，这是第五章。在第六章中，我重点阐述一个功法习练者容易忽略的问题——“去识神，出元神”；我用自己的切身感悟着重揭示“元神”与“识神”的关联及各自意义。我发现，功法养生治病的关键在于动静辩证统一。在第七章中，我从哲理、中医理论、“儒释道医”者的平均寿命等角度阐述了“动静统一在于度”的练功理念。晋代医家和道家葛洪曾言：“养生之道非道也，在于闻道难；非闻道难，行之难；非行之难，持之难。”要让练功持续出功效，就需要习得练功的乐处，其中“入静”“乐动”是实现愉悦恬淡的巧妙方法，这是第八章。在第九章中，我就太极拳的三大特性即哲理性、技击性、健身性，进行了阐述和分析，希望大家能够高度重视太极拳的价值。上篇当中的最后一章第十章是让练功者来自我辨证，选择合适功法并预防气功偏差。

本书的下篇，我逐一介绍了针对各系统疾病的自主健康功法。第一章是内分泌系统自主健康功法，包括减肥健美回春功、消脂降糖回春功、爬式三环功。这几个功法都是从道家养生长寿术回春功法中根据医疗气功的编创原理而整理的实用功法。回春功是调理内分泌的经典功法，内容较多，我根据临床需求以及科研结果，将回春功中具有针对性的功法动作整理编组，创编成简便易行的针对性医疗功法。第二章是泌尿生殖系统自主健康功法，包括生精补肾回春功、三环坐功、中老年妇女回春术。这一章也是辑录回春功中“妙炼下丹、炼形生精”的动作来创编各自具有针对性的功法。第三章是运动系统自主健康功法，包括颈椎回春术、天柱回春术、伸筋拔脊刚柔功、三环卧功。现代人普遍运动不足，或者也有运动过度所导致的运动性损伤。本章功法汲取回春功“柔身养形，妙运脊柱”的特定动作以及自我按摩、少林热身功、道家八部金刚功等动作内容，采用松紧结合、动静相兼的原理编创而成各自针对颈椎病、脊柱病、筋骨病、慢性跟腱炎等的医疗功法。在第四章的神经系统疾病自主健康功法中，我着重介绍了一个简易静功——四线放松吐纳炼丹法。该法包括四线放松法、吐纳炼丹法、丹田旋转法以及前后的起收势等；该法既是静功的基础功，也可以由此直接进入高级功态，是“去识神，出元神”的主要手段，对调整大脑皮层的兴奋和抑制平衡，特别是加强大脑皮层抑制过程，效果明显，对改善失眠、焦虑、抑郁等有很好的针对性。大脑是人体的“元神之府”，难以直接锻炼。民间谚语说“心灵手巧”，在第四章中，我还为老年人和脑力衰退的人制定了“手巧心灵法”，简便易行。这一章中，还有让人轻松愉悦的“欢笑回春拍打法”，可以帮助人们解决焦虑、抑郁、神经衰弱、失眠等。第四章中另一个巧妙的功法是“逍遥功”，传承自上海市气功研究所的董妙成医师，是解决当前人们普遍高压力、心身疾病爆发、疲劳难消除的好功法。在第五章中，我为了尝试解决近年来高发的肺部肿瘤，也为了一个亲戚能够自行锻炼促进肺癌术后康复，根据我的练功和临床经验，特意编创了肺部回春术，期望能够有助于改善气道阻塞，改善肺泡弹性，改善肺癌患者的生存质量。第六章为延年养颜功法，重点介绍颜面回春术、乳房还原功等，希望给爱美的女士一个延缓衰老、保持容颜的妙法。此外，在第七章中，我还介绍了明目回春术、拍打行步功、拍打自疗法等，专门针对各类眼病、各类关节病、心身疾病等。

虽然，我将功法编创成具有针对性的疾病调治手段，但气功作为整体疗法之一，上述的各个功法其实都具有广泛的养生健身效应。如果本书的读者期望通过学功练功来寻求自主健康，康复疾病，一方面需要明白气功的基本道理，另一方面还需要坚持跟好老师。本书的所有功法都拍摄有视频，我们将视频内容储藏于网络的“云”中，并在各自篇章的内容中附上下载查看的二维码，方便广大读者学练。

最后，我秉承回春功第19代大师边治中先生的宏愿——“愿天下人健康长寿”，将我毕生研究、探索医疗气功养生治病的经验心得分享给您，愿您从中找到开启自主健康之路的法门。由于水平有限，权作引玉之砖，敬请指正。

目　录

上篇　主动性自我身心调节是健康长寿之本

下篇　针对各系统疾病的自主健康功法

上篇

主动性自我身心调节是健康长寿之本

古人有言："养生之道非难也，在于用道难。"我们养生治病首先要知道明理，方能使具体的实践行之有据、持之有节。本篇我将从三个方面来论述养生之道。

（1）功法养生治病的最根本道理是"道法自然""阴阳是动态再平衡系统"以及"我命在我"的决心和信心。

（2）功法养生治病的要领有"静、松、圆、连、合、柔、定"，其追求的目标是"三调合一、融会贯通"，其锻炼决窍是"去识神，出元神"，其基本方法是"动静功法辩证统一"。

（3）根据我数十年习练回春功和太极拳的心得，我发觉"乐字当头"是开启健康之源的法宝，太极拳融哲理、技术、养生于一体，由此我提出了功法养生治病的注意事项。

第一章　道法自然

第一节　道的本义

“道”的概念出自《道德经》，是中国古代哲学的重要范畴之一，用来说明世界的本原、本体、规律或原理。

老子的“道”首先是指世界本源。在老子之前，人民对生成万物的根源只推论到天；到了老子，才开始推求天的根源，并提出了“道”。老子认为天地万物由道而生，“道生一，一生二，二生三，三生万物，万物负阴而抱阳，冲气以为和”。

“道生一”。一是老子用以代替道这一概念的数字表示，即道是绝对无偶的。它是宇宙的本源。什么是本源？本源就是事物的起源。在天地阴阳未分还处于混沌状态之时，道就存在了。

“一生二”。二是指阴和阳。阴阳互相对立、相互涵育的统一体即是道，即对立的阴阳双方都包含在“一”当中。东汉哲学家王符认为“上古之世，太素之时，元气窈冥，未有形兆，万精合并，混而为一，莫制莫御。若斯之久，翻然自化，清浊分别，变成阴阳，阴阳有体，实生两仪，天地氤氲，万物化淳，和气生人，一统理之”。这说明在上古之世，最初的宇宙只有混沌的元气，经过漫长的变化，才分出阴阳，出现天地，化生万物。

“二生三”。三即是两个对立的方面相互矛盾冲突所产生的第三次变化，进而生成万物。也就是阴（地）、阳（天）二者矛盾冲突中产生了“三”，即人；这就是“天、地、人三才”。三生万物，万物负阴而抱阳，冲气以为和。阴阳二气，互相冲突交合而成为均匀和谐的状态，从而形成新的统一体，即万物。

第二节　道法自然的意蕴

在老子所处的时代，氏族制束缚着社会的进步发展，当时流行的“天命观”和

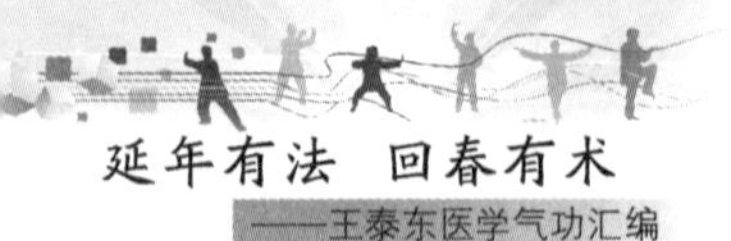

“天道观”，同样也束缚着人们思想的发展进步。老子“道”的提出，是从自然认识上寻找否决“天命观”“天道观”的理论革新。因此，它实现了中国古代哲学的革命和突破。

《周易·系辞》提及“一阴一阳之谓道，继之者善也，成之者性也”。其意为：一阴一阳的运行变化为道，人从天道中得到善。人性是天道赋予人的本性之善；天道之善在人性之善中得以完成和显现。因此，人秉受天道之善是需要通过人性来实现的。善就是顺阴阳、合天地。

那么道与阴阳是什么关系呢？“道生一，一生二”，二就是阴阳；道与阴阳就是体用关系。道为本源，是看不见、摸不到的，是宇宙的本体和基础；在这个本体当中孕育生化出阴阳。阴阳是道体的用，道体通过阴阳而展现。

阴阳的变化规律是宇宙的基本规律。中医学中提到“阴阳者，天地之道也，万物之纲纪，变化之父母，神明之府也”；太极拳也言“阴阳分，天地判，始成太极”。所谓阴阳分，是指阴静阳动，阳生阴长；天地判是指清浊二气分，阴阳相交，化生万物。由此可见中医和太极拳理论与宇宙生成运行的基本规律是一致的。

道法自然是老子为我们提供的最高方法论。

“人法地，地法天，天法道，道法自然”，简单的解释，即人要效法地，地要效法天，天要效法道，也就是万事万物的运行法则都要遵守自然规律。道就是对自然欲求的顺应，任何事物都有一种天然的自然欲求，谁顺应了这种自然欲求，谁就会与外界和谐相处，反之则会产生抵触。因此，道是宇宙万物所必须遵循的一种规律，道所反映出来的那种规律即“自然而然”，就是让任何事物都能自由自在地得以展现，自然就是听任万物自然发展。

老子用一气贯通的手法将天地人乃至整个宇宙的生命规律概括得很精辟。道法自然揭示了整个宇宙的特性，囊括了天地间所有的属性，道通过德外化作用，只有按照道的规律表现出来的属性，才能称之为德，反之则为失德。“得道多助，失道寡助”。我们在练功中要求人与天道合，阴与阳之功方能上身；与地道合，掌法之刚柔变化，才能自如；与人道合，才能懂得做人的大道。因此，练功者必须与天地人道相结合，方能步入自然而然的规律，不然会进入逆境，别无正途所行。

故道法自然就是从思想上、行为上仿效自然，以此确定处事原则，积极引导其自然发展，最后达到水到渠成的目的。

第三节 法于阴阳，和于术数

阴阳的相反相成规律，在中医学中用来阐述人体生命的组织结构、生理功能、病理变化，以及用以指导临床诊断与治疗。道家气功与太极拳理论，在古代文化中属于术数的领域；它们都是以阴阳太极图为中心而推演出来的。太极图的圆中黑白分别代表阴阳的各自属性，反S线代表着阴阳消长变化。事物发展运动呈S形或螺旋形方式运动前进，以及在运动中维护平衡。其中黑中之白眼代表阴中有阳，白中之黑眼代表阳中有阴。由于运动是圆圈的，因此就可以出现阴阳消长、生命生长收藏的现象。

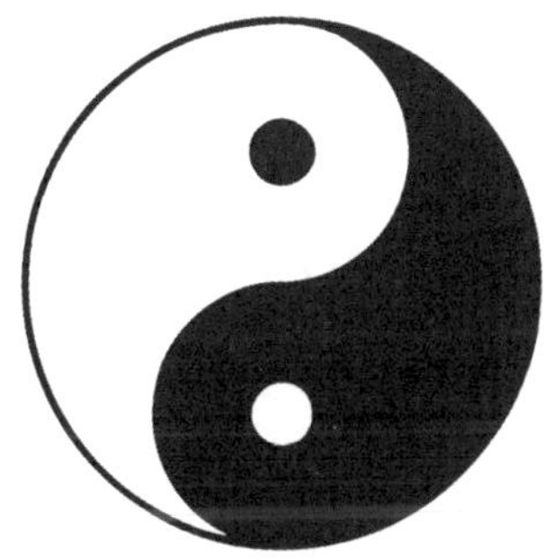

在道家气功及太极拳中有动静、开合、刚柔、虚实的要求，它们导引人体内气的动静变化、虚实分明、刚柔相济、吸开呼合。

"法于阴阳，和于术数"，二者是体用关系；前者为体，后者为用。法于阴阳要通过和于术数来体现，而和于术数是以阴阳为关键的。古人称术即五术："山、医、命、相、卜"，数就是河图洛书。和就是顺从、协调。术数是指方法、技术，以数字来表示。因此，术数是为寻求阴阳变化规律作为逻辑工具，阴阳与术数相生相成，密不可分。

"法于阴阳，和于术数"，提示我们不但可以与天地阴阳相协调，而且能够谙熟术数之理来获得体悟阴阳和阴阳协调的力量。

用现代汉语来说，若要获得阴阳平衡，得到健康，祛病延年，一生中必须要有一个符合自然规律，适合自己体悟，且又自己喜欢而热爱的有氧运动，持之以恒，终身受用。

综上所述，道与阴阳是体用关系。道内合阴阳，阴阳由道而派生，为道所用。阴阳是天地之道、万物纲纪；阴阳变化是宇宙的基本规律。道家气功、太极拳以及中医学均要以这个阴阳基本规律为依据，以此来指导人们的养生、治病和修道。

第二章　阴阳的动态再平衡

有平衡就有健康，失去平衡就要生病，主动性身心自我调节是恢复平衡的有效手段。我们常说“治病必求其本”，这个本是什么？就是平衡。平衡实际上是一个动态名词，那么是谁来取得平衡呢？这就是阴阳。

第一节　阴阳的内涵

中国古代哲学家认为，宇宙的本源是一团混沌之气，称之为元气；它可以称之为“无极”，由于其自身运动而逐渐产生了相互对立的阴阳二气，即“太极”。其中，阳气升腾而为天，阴气凝结而为地；天气下降，地气上升，天地阴阳二气相互作用，交感和合，产生宇宙万物，并推动它们的发展和变化。《周易·系辞下》说：“天地氤氲，万物化醇；男女构精，万物化生。”

一、阴阳交感

阴阳交感是阴阳二气在运动过程中的一种和合状态，它来自阴阳二气在运动过程中的协调平衡。

道是不以人们意志为转移的自然界客观规律。由道而生的“二”就是天地；“二生三”即天地人；“三生万物”是由于天地人之间的不断运动从而产生了世间万物；“万物负阴而抱阳”，即阴阳二气在不断运动中达到和谐状态时，就会产生交感作用，从而产生了万物。“冲气以为和”，这个“和”字就是阴阳动态协调再平衡。

二、阴阳互藏

阴阳互藏，是指相互对立的阴阳双方中的任何一方，都包含着另一方；即阴中有阳，阳中有阴。比如自然界中，上有天，下有地，即上天为阳，下地为阴，天包容地，地蓄藏天；以水火而言之，水暗为阴，火明为阳，但水中内明、火中内暗。阴阳互藏是阴阳双方交感和合的动力根源。阴阳互藏又是构成阴阳双方相互依存、相互为用关系的基础和纽带，同时又是阴阳消长和转化的内在根源。

三、阴阳对立

阴阳对立，指阴阳属性都是对立的、矛盾的，而且是主要矛盾，比如上与下、水与火。同时，在对立的属性上还存在着相互制约的特性，对立的阴阳双方相互抑制、相互约束，表现在阴强则阳弱、阳胜则阴退的错综复杂的动态联系。一旦阴阳失衡，就需要运用调整的手段使其动态再平衡。如阴胜于阳者，则必须运用抑阴的方法，或扶阳的方法进行调整，恢复再平衡。比如中医治疗虚实之证，“虚则补之，实则泻之”，以平为期。

四、阴阳消长

阴阳消长，指阴阳两者始终处于运动变化之中。所谓消，就是减少、消耗；所谓长，就是增多、增长。消长指的是阴阳在数上的变化。阳消阴长，则富贵不出三代；世间没有永久的富人。现在社会做家长的普遍有一个错误的观念，对下一代娇生惯养，管衣食住行，抓学习，独缺管道德，造成有些富二代自私、不合群、好吃懒做，终日以声色犬马、纸醉金迷的生活为自豪。如果这样，富二代一心享乐到头来必定走向穷途末路。这就是阳转阴的规律。反之，阴消阳长。比如，目前我国有8亿农民，要走共同富裕的道路，除外部条件外，更重要的是自身的发愤图强，即用知识来改变穷途，科学种地，逐渐消除工农差别、城乡差别，这就是我们要走的社会主义道路，也就是由穷变富的道路，是我们国家的神圣任务。

这种阳消阴长的现象需要时刻注意，维护其动态再平衡。比如曾国藩，他在《曾氏家训》中提醒大家，时刻注意做人的道理，及时警惕富贵带来危害的一面，注意工作、学习的平衡和个人修养，好的家风才能代代相传。这样，家庭的阴与阳始终保持相对的平衡。曾氏家族在一百多年的时间里，后代始终保持着好的名声。

阴阳消长如果在一定范围、一定程度、一定限度、一定时间内进行，往往不易察觉，或者变化不显著，事物在总体上仍旧呈现相对的稳定，有识之士就要看到消长的变化而随时进行调整。

五、阴阳转化

阴阳转化，任何事物均存在着阴阳两个方面，阴阳孰主孰次，决定这一事物当时的主要特性。事物内部阴阳的主次不是一成不变的。它们处于消长变化之中，一旦这种变化达到一定阈值，也就是量变到质变时，就可能导致阴阳属性的相互转化。这种转化一般都出现在“物极必反”的阶段。这个“极”是指事物发展到了极限顶点,这就促使事物转化。

中国历史上朝代的更迭,历代各种新政变法的失败,人类因各种疾病导致的猝死,各类腐败官僚从父母官到阶下囚,大多是逐渐地缓慢地不知不觉中由量变到质变的过程。到了极点,事物的性质就走向了反面。这是我们每个人做人处世都要十分警惕的。

第二节 阴阳的动态再平衡是普遍规律

阴阳是大自然中存在的一个普遍规律,在不断地运动着。在运动过程中有矛盾的斗争性,也有矛盾的同一性,从不平衡逐渐到达平衡,再失去平衡,再获得新的平衡;而矛盾的斗争性是绝对的,同一性是相对的。由于事物不断的运动,从而推动了大千世界向前发展,人类科学技术的进步,医学的不断发展,气功太极拳等养生手段,都是以阴阳学说为本的,不断在阴阳运动中求得新的平衡,使整个人类物质文明不断向前发展。我们的身心也要按照阴阳学说求得新的平衡,实现"阴平阳秘,精神乃治",从而实现防病治病、健康长寿的目的。

在我个人及学生们的练功过程中常提到或感觉到的一个问题,就以练太极拳或练回春功的过程为例:在最初学练的三个月中大家普遍反映,从一个门外汉跟老师学练拳或功,逐渐在生活中加入了新的内容,也就是在自己原来的动力定型中加入有利于身体向好的内容,建立新的平衡,那时人就会感到心情舒畅,病痛减轻,这就是一个逐渐建立新的平衡的渐进过程。但如果再继续按老的方法进行练功或打拳,逐渐感到不舒服,如胸闷不舒或呼吸不畅,有时头晕乏力,怀疑是否出了问题,到底是好是坏,捉摸不定,这就是通过练功或练拳使得机体素质有了提高,也就是老的练功方法已不适应不断提高的机体的需要,必须要不断打破老的平衡去建立新的平衡,也就是量变到质变的一个过程。这时就要自己不断地悟,或请老师指导方法,如调整呼吸,逐渐做到身息相应,逐渐在行拳中掌握升降开合的呼吸规律,使之身息相应,使机体又得到了新的平衡,从而练功进入第二阶段,也相当于由小学水平进入中学水平。如练功 1 年左右之后继续练功或行拳过程中,脑子始终不能静下来,不能达到"动中求静是真静"的境界;有时会感到烦躁不安,不能很好地气沉丹田,机体又出现了新的不平衡,必须要寻求新的方法,去适应机体不断提升的新的要求。这时也要不断地悟,不断地学习,或去请教老师或高人指点迷津,从而进一步做到"心与意合,意与气合,气与力合",掌握"力从跟起,发之于腿,主宰于腰,形于手指"的太极原则。或在练功中,真正达到"三调合一,融会贯通"的境界;

行拳时真正“力从丹田发，指挥全身，一动百动，动中求静，整体合一之柔劲圆满无亏”，真正达到“动中求静是真静”的境界。

因此，我提出练功或行拳过程中，时时刻刻求平衡，不断打破旧的平衡，不断建立新的平衡的辩证思维方法。因为斗争是绝对的，而平衡是相对的，要求在不断的斗争中，去建立新的平衡。练功或打拳者如要有所作为，必须要强调一个公式，即“信＋练＋悟＝成功”。每日在练功过程中要时刻在悟，不断把理论知识，通过学、练和悟逐渐转化为自身的能量，最后不仅得到了健康，同时也成为有功底有修养的气功师或太极拳的行家。

第三节　中医治病——和调阴阳，以平为期

阴阳学说是中医学的重要说理工具。阴阳动态再平衡的机理运用到中医学的方方面面，比如阐述人体组织结构、生理功能、疾病诊断、疾病治疗、药物性能等。

一、人体组织结构的“阴阳和合”

人体是一个有机整体；组成人体的所有脏腑、经络、形体组织，既相互联系，又相互分工。其中，从功能特点来看，它们又划分为相互不同属性的阴和阳。人生有形，不离阴阳；脏腑经络各系统分属阴阳。

二、人体生理功能的“阴平阳秘”

人体整体生理活动是由各脏腑、经络、形体、官窍各司其职，协调一致来完成的。而脏腑与经络的功能是以贮藏和运行其体内的精气为基础的。精藏于脏腑之中，主内守而属阴；气由精而化，运行全身，供给能量而属阳，并以其不同功能作用，而又分成阴气及阳气。其中，阴气主凉，负责宁静、抑制、沉降的生理功能；阳气主温煦、兴奋、升发的生理功能。气之升降出入是机体维护生命活动的基本运动，也是维护机体内在精气的生化和阴阳功能的协调平衡，保障各种生理活动正常进行的前提和基础。

三、疾病诊断的“阴阳辨证”

阴阳是中医八纲辨证的总纲，临床辨证中首先要辨明阴阳证候。通过中医的望闻问切，收集到症状和体征，然后采用阴阳来进行分析。比如：闻诊，声音高亢洪亮属阳，低弱无力者属阴。问诊，以寒热喜恶分阴阳，喜寒恶热属阳，喜热恶寒属

阴。望诊，面部望诊以色泽分阴阳，面容红润、明亮、有光泽说明五脏安康且是健康的，面部鲜红、触之热则为阳，面部晦暗无华则属阴；看舌苔，如少苔无苔而属阴，苔黄或腻者则属阳，舌质胖嫩有齿痕属阳虚，舌质绛红而干小者属阴虚。切诊，浮数洪滑等属阳，沉迟细涩属阴。从四诊中区别了阴阳证候，为治疗提供可靠依据和调节方向。

四、疾病治疗的“以平为期”

阴阳可以来确定治疗原则。阴阳偏盛，表现为邪气盛，为实证，治疗上应当“实者泻之”。比如急性尿路感染，高热、尿频、尿急、尿痛，必须用大量清热解毒之剂，以消除其邪热实毒。

阴阳偏衰，则表现为正气不足之虚证，治疗上当“虚者补之”。比如阴虚阳亢的虚热证，宜以补阴治之，方药有知柏地黄丸等，以滋阴降火。阳虚不能制阴而致阴盛(阳消阴长)，宜用补阳治之，方药如金匮肾气丸。这种阴病治阳、阳病治阴的方法，称之为“益火之源，以消阴翳；壮水之主，以制阳光”。

五、中药性味的“四气五味”

药物效用主要靠性、味和升降浮沉来决定，并可用阴阳来归纳说明。药性主要有寒热温凉四种，称之为“四气”，其中寒凉属阴，温热属阳。热药治寒病，寒药治热病。药味主要包括酸苦甘辛咸，又称“五味”。其中辛甘属阳，酸苦咸属阴。升降沉浮是指药物作用的趋向，“升”者上升，“降”者下降，“浮”者发散，“沉”者泻利。升浮之药其性多上升、发散，属阳；沉降之药，其性多收涩、泻下、重镇，故属阴。

六、治病必求其本，“本于阴阳”

中医理论认为，人体是由阴阳所代表的两性物质产生和形成的。《素问・生气通天论》曰：“生之本，本于阴阳。”人体必需经常保持阴阳的相对平衡才能健康地生活。《素问・生气通天论》曰：“阴平阳秘，精神乃治。”阴平阳秘是保证正常生命活动的基本条件，而阴阳失衡是疾病产生的基本原理。治病必求其本，本就是阴阳；若阴阳失衡，就产生病理现象。防治疾病就是要维持这种平衡和调整失去的平衡，并使之恢复。

“和调阴阳，以平为期”，这种以整体平衡为前提的人体阴阳动态再平衡是中医养生治病的理论内核。围绕患者的生理平衡、心理平衡为中心，力求使之动态平衡，从而达到防病治病、益寿延年的理想境界。我们只有认识阴阳学说的广义相对平衡观，遵循这一“大道至简”的自然法则，并以此为思维理论工具来指导中医理论，中医学才能在新的历史条件下长足进步。

第四节　功法养生——主动性身心自我调节实现阴阳动态再平衡

太极拳及道家回春功均来源于道家，阴阳学说是练拳及练功的核心思想。太极拳的缔造者，当之无愧是一个伟大的哲学家——阴阳学家。《周易·系辞》曰，“一阴一阳之谓道”“易在太极，是生两仪，两仪生四象，四象生八卦”。北宋周敦颐著太极图，创立以太极为中心的世界构成说。他认为：一动一静产生阴阳，构成世界。这种古典阴阳学说构成了太极拳的拳论。

一、太极拳——静定生动、阴中求阳

太极名家王宗岳在《太极拳论》中提及“太极者，无极而生，阴阳之母，动之则分，静之则合”“一阴一阳为之拳”。太极拳是由阴阳两大范畴构成之运动。太极拳的身、心、息调节，都贯彻“一阴一阳之谓道”的原则，比如有上必有下、有左必有右、有前必有后、有蓄必有斥、有起必有落、有开必有合，这些道理均来自太极拳核心机理——“一阴一阳为之拳”。

太极拳健身治病，不是针对什么病用什么招，它的治病原理离不开阴阳。在练太极静功时，我们强调一个“静”字；只有在虚静的前提下，生命内在的元气会发动起来，通过经络运行去修复和调整五脏六腑的失衡，并补充其消耗的能量，从而达到“阴平阳秘，精神乃治”的目的，也就达到了健身治病的目的。

在当前高度文明的社会中，一方面，人们生活节奏快、竞争激烈、压力大、思想负担重；另一方面，由于生活水平提高，有些人整天膏粱厚味，缺少运动，歌舞升平。如此不遵循阴阳法则的生活方式，造成了较多的阴阳失调症，最多见为阴虚阳亢证。西医理论认为，一方面，精神压力和不健康的生活方式引起了大脑皮层兴奋与抑制的失衡，特别是大脑皮层抑制过程减退；另一方面，不属大脑皮层控制的自主神经系统，也因上述原因引起失调，引起各类身心疾病及各系统的疾病，比如心血管系统神经官能症、失眠、抑郁症、焦虑症、神经衰弱等。事实证明，这类难以以单纯药物治愈的疾病，通过学练太极拳，均有明显的效果。我本人就是学练太极拳的得益者。

随着学练太极拳的逐步深入，功夫渐深，通过太极静功（内炼精气神），调整大脑皮层兴奋与抑制，特别加强大脑皮层的抑制过程，使兴奋与抑制过程达到新的平

衡，也就实现了“阴平阳秘，精神乃治”，达到阴阳新的平衡；同时又调整自主神经的迷走与交感平衡、大脑皮层与自主神经系统功能的平衡。这些作用是单纯药物不能达到的。按照阴阳原则进行太极拳的学练，首先外练筋骨皮，强健体质；然后进一步调整阴阳，做到动中求静是真静；最后再进一步做到“去识神，出元神”（这一原理，在后文有专门篇章阐释），调整阴阳求得新的平衡。

太极拳的求静功法，表现为对“定”的追求。我的老师吕继唐先生经常说，为求全面平衡，要追求一个“定”字，也就是学太极拳之“本”。太极十三势“掤捋挤按，采挒肘靠（为八卦），前进、后退、左顾、右盼、中定（为五行）”，通过前面十二势的手段达到一个最终目的“定”，也就是实现了全面平衡。

二、回春功——动中求静、阳中求阴

道家回春功，包含着太极、阴阳、五行、八卦为核心的哲理思想；它不仅在调心（静动）方面，将这些哲理作为主导思想，而且在调身（动功）方面也对此有充分的体现。全真道创始人王重阳主张：“夫全真者，合天心之道也。神不走，气不散，精不漏，三者俱备，五行都聚，四象安和，为之全真也。”可见，回春功学练目的就是要达到“神旺精足气顺”，健康长寿。

回春功的理论也源于阴阳学说。回春功动静相兼，动者为阳，静者为阴。回春功中，静功要求静中求动是真动，动功要求动中求静是真静。要得到练功的真谛，必定是阳中有阴、阴中有阳；单练动功或单练静功，均不得善终。如果动功中不寓静，或静功中不寓动，不能形成阴阳和合，就不符合回春功的宗旨。

另外，回春功习练中，将外生殖器归属于下丹田修炼。道家早就认识到“精气神”为人之三宝，而精为其首，精足是健康长寿之本。随着人年龄的增长，过度的消耗，肾精逐渐出现负平衡，也就使人逐渐衰老。道家为求长生，必定要保精；为保阴阳平衡，而提出“妙炼下丹”的方法，创造出裆内八项特定动作，发挥人内在的潜力，提高性激素水平，保精固肾，还精补脑，做到神旺精足气顺，阴阳和合，健康长寿。

因此，回春功与太极拳相同，均以阴阳为本，动静相兼，动中有静，静中有动，阴阳和合，以“松、静、圆、连、合、柔、定”作为练功练拳之法则（这一法则，在后文有专门篇章阐述），从而达到“阴平阳秘，精神乃治”的目的。

第三章　我命在我

第一节　21世纪——自己的健康自己管

在吴仪副总理提出弘扬中医学“治未病”的观念后，上海诸多三级医院先后成立了“治未病”的研究小组或临床科室。从现在的运行情况来看，“治未病”的理念贯彻和落实并不理想。

早在20世纪60年代，我本人就提出了“以主动性身心自我调节为主，以被动性药物治疗、针灸推拿等为辅”的医疗观点，这与“治未病”的观点不谋而合。

当下的健康模式是有病求医的被动方式。患者有病就去医院求医诊治，医生根据患者的叙述以及凭借多种现代化的仪器检查，得出诊断结果，并给予对症治疗。这属于古人所言的“下医治已病”。

随着科技的进步和人性的解放，我们已经在当今新世纪的健康倡言中看到“自己的健康自己管”的观点。在新世纪，最好的医生是自己，原有的被动医疗模式将会让位于以“主动性身心自我调节”为主的、防治康复相结合为一体的新模式。

第二节　治未病是自我养生治病的开始

“治未病”主要包括未病先防、已病防变、病愈防复。这三部分内容都应当包括“主动性身心自我调节”——各种自我养生、康复的有效手段。

所谓“主动性身心自我调节”，就是要发挥人的主观能动性，调动生命机体的内在潜力，然后适当结合被动的治疗措施。主动性身心自我调节，强调的是人体内环境的平衡，同时适应外环境，追求天人相应，达到“阴平阳秘，精神乃治”的目的。

一个理想的治未病中心，应该完全包含如下的三块内容：

名称	主要内容	主动性身心自我调节
未病先防	健康教育、基因检测、体质分型、养生手段、体格检查、自我判断等	太极拳、回春功、四线放松吐纳炼丹功、膻中开合功、逍遥功、减肥健美回春功、降糖消脂回春功、其他运动等
已病防变	健康教育、心理调摄、医患关系、医疗随访、养生手段、药物治疗、其他各种治疗	
病愈防复	心理调摄、健康教育、养生康复手段、理疗等各种被动治疗	

一、未病先防之知己知彼

治病如制敌。要预防疾病发生，首先要知己知彼。每人都需要了解自身的健康问题，包括家族遗传史、个人生活经历以及易患病症、个人的神经类型、个人的体质情况，做必要的体格检查和易感基因测定等，在充分了解自己的基础上探索自我养生的手段。

(一) 全面体格检查

了解自己的身体中是否存在着潜伏性的隐患，如血糖、血脂、血尿酸、血黏度、血压是否处于正常高位状态，肝肾功能、肿瘤指标是否处于正常高位状态，有助于我们有的放矢地进行针对性预防措施。

(二) 体质分型

中医体质是人在生命过程中，在先天禀赋和后天获得的基础上所形成的形态结构、生理功能和心理状态等方面综合的、相对稳定的固有特质。体质也是人体在生长、发育过程中所形成的与自然、社会环境相适应的人体个性特征。上海中医药大学匡调元教授从 1977 年起从事中医体质病理学的研究，至今已有 40 余年。他把人体质分成六型，分别是燥红质、迟冷质、倦㿠质、腻滞质、晦涩质、正常质六型，并提出相应治疗方法。北京中医药大学的研究人员对中医体质学从基础理论、实验研究、临床运用等方面进行了全面、系统的研究，为中医体质学的创立和发展奠定了良好的基础，把人类体质分成九型，分别是和平质、气虚质、血虚质、阳虚质、阴虚质、痰湿质、血瘀质、气郁质、特禀质，在每一型中分别提出总体特征、形体特征、常规表现、心理特征、发病倾向、对外界适应能力。2009 年 4 月 9 日《中医体质分类与判定》正式发布，该标准是我国第一部指导和规范中医体质研究及应用的文件，对疾病的防治措施和治疗手段建立在体质辨识的基础上，能充分考虑到个人的体质特征，给出相应的治疗措施，贯彻中医学“治未病”的学术思想，结合体质进行预防；通过改善体质，调整功能状态，为人们从体质的角度预防疾病提供了理论和方法。

（三）基因测定

通过基因测定，我们可以对疾病做到早知道、早预防、早调整、早治疗。基因是生命的基本因素；基因是人类生老病死之因；基因是生命的操纵者和调控者；基因是生命之源，主宰生命。一切生命的存在和衰败都是由基因决定的，如长相、身高、体重、肤色、性格等均与基因有关。遗传基因评测是取被测评者一滴血或唾液，通过基因芯片对被检测者细胞中的 DNA 相应分子做测评，分析他所含有的各种疾病易患基因的情况，预先推测身体患疾病的风险，从而指导调整自己的生活环境和生活习惯，做到防患于未然。

（四）自我判断

我们说“自己的健康自己管”，这是 21 世纪最重要的健康长寿的核心口号。“自己的健康自己管”，如何管，这与“治未病”有异曲同工之妙。我们讲“知己知彼，百战百胜”，我们需要对自己的体质进行自我判断，即从先天因素（遗传性体质、过敏性疾病、聪明程度、性格）和后天因素（包括饮食、生活工作、心理素质、环境因素、人际关系、思维方式、易患疾病等）在长期生活过程中进行全面的分析与总结。然后才能全面了解自己的健康状况，有哪些优点，有哪些缺点，从而在日常生活中尽量纠正缺点，巩固优点，达到阴阳动态再平衡。

（五）养生手段

现在有很多书籍大量谈及养生，事实上养生也就是治未病的主要手段之一。一般来说，养生包括四个方面，即心理平衡、适量运动、合理饮食、戒烟限酒。通过学习四方面养生知识，对照自己的生活方式，优点继续巩固与保持，缺点或不良习惯及时予以纠正。

（六）健康教育

为了进一步了解自己的健康情况，我们必须要充分利用多种知识，包括哲学、医学（中西医知识）以及解剖、生理、细胞学、药理学等基础知识。同时，医务工作者也应该通过多种渠道向人们宣传各类有关的健康知识，通过演讲、电台、电视、诊病等方式宣传各类健康知识及主动性身心自我调节的观点。

二、已病防变之辨证施功

“已病”包含两种疾病前状态：一是有症状但无客观指标；二是客观指标已正常高值或超过，但未到达患病的指标，并且尚无明显临床症状。如不注意调养，或思想不够重视，或医务人员无从下药，处于观察阶段，二者均可进入疾病状态。

比如空腹血糖报告为6.3 mmol/L，尚不能诊断为糖尿病，不能用药，而要进一步观察；又如智力测定中发现有早期逆行性健忘症，以及有表情淡漠、性格改变、行为异常等早期老年痴呆症的表现，但尚未达到诊断标准。这些症状和指标若不重视，当事人将迟早进入患者的行列。

为此，我在这方面进行了近30年的研究和实践，以气功、太极拳为主设计出辨证施功的方法，按不同疾病的趋向进行不同方式的功法治疗。我认为，以下功法和措施具有较好的针对性，本书将在下篇中逐一介绍这些功法技术。

主动性身心自我调节技术一览表

序号	技术名称	技术简介	针对病症
1	减肥健美回春功	本功法由回春功衍化而来。本功法通过持续性柔和运动，舒展脊柱，升发阳气，调理神经内分泌，并保持乐观愉悦的精神状态，来调和气血、健运脾胃、消耗脂肪、增长肌肉。其功理科学、功法巧妙，不要求严格禁食，不容易反弹，同时美体美容，健康长寿。功法内容包括青龙游春、金蟾戏水、春猫扑蝶、天地功等十势动作	肥胖症
2	降糖消脂回春功	本功法以传统功法回春功中站功及坐功为主，起到妙炼下丹、按摩胰腺、消脂降糖的作用，共10节，主要功法内容包括青龙游春、金蟾戏水、灵龟缩颈、金童柔身等	糖尿病前期、2型糖尿病、高脂血症、脂肪肝等
3	爬式三环功	本功法由回春功的坐势三环衍生而成，它由预备式、意念青春、导引令和、三环爬势、顺息养气、引气归元、收势等组成。其功法特色是采用头尾同高的爬行姿势，消除了重力对脊柱、脏腑的重坠影响，同时采用环行运动来健运脊柱、摇摆腰胯，具有燮理阴阳、平衡脏腑、抑阳升津、调理内分泌等功效	高血压、颈腰椎病、内脏下垂、男科和妇科疾病等

（续表）

序号	技术名称	技术简介	针对病症
4	生精补肾回春功	本功法由回春功衍化而来，动作优美、儒雅、古朴、柔和，通过锻炼下丹田，起到生精补肾、增强性功能的独到作用。功法内容包括吐故纳新、灵龟缩颈、玉女下凡、春猫扑蝶、八仙庆寿等	男科病症：性功能障碍、阳痿、早泄、少精无精症、前列腺病症等；妇科病症：妇女卵巢功能早期衰退、性欲减退、更年期综合征等
5	三环坐功	本功法是回春功中九套功法之一，由沈新炎老师传授，包括意念青春、起势导引、前后环、左右环、上下环、身息导引、引气归元。本功法是以腰为轴心，以头导引脊柱向三个方向划圆作整体弧圆形运动，它能振奋督脉、生精补肾、还精补脑、调顺带脉、交通心肾等	脊柱病、内分泌失调、心脑病变、性功能障碍、肥胖症、失眠等
6	颈椎回春术	本功法按照颈椎的生理结构和病理变化特征，采用大采字以活动颈椎关节、小采字以活动颈部肌肉的运动来活络颈部、消除病痛；其动作简单易学、见效快，适应度宽，男女老少皆宜	颈椎病（注：颈椎病脊髓型禁用，颈动脉型慎用）
7	天柱回春术	通过科学的脊柱运动，脊柱及周围组织退化得以有效的延缓，脊柱病及部分内脏疾病得以有效的防治。功法内容包括双手托天转天柱、双手托天拔天柱、双手向地伸天柱、双手合十整天柱、双手侧弯弓天柱、左右龙游旋天柱、四隅缠丝抽天柱、全身抖动松天柱、导气令和顺天柱、引气归元养天柱等共 10 节	预防脊柱病变、骨质疏松、椎间盘突出症、强直性脊柱炎，以及防治肛痔疾病、肥胖、性功能减退等
8	伸筋拔脊刚柔功	本功法在少林热身功、道家八部金刚功、道家回春功的基础上不断衍化而成。其中刚柔主功八节，即一刚一柔，符合一阴一阳之谓道：上下伸拔补脾胃（刚）、拎水转腰补肾经（柔）、犀牛摆头舒肝经（刚）、左右云手旋丹田（柔）、左右挑担舒心肺（刚）、双手推磨旋带脉（柔）、双手搓绳搓丹田（刚）、升降开合抖丹田（柔）等	防治骨质疏松、脊柱老年性萎缩、各类筋骨病等
9	卧式三环功	本功法由回春功坐式三势衍化而成，利用卧式三环整体带动跟腱运动。它包括预备式、起势导引、三环卧式、卧式蝤泳、顺气养气、引气归元、收势还原等	慢性跟腱炎、习惯性小腿痉挛等

（续表）

序号	技术名称	技术简介	针对病症
10	四线放松吐纳炼丹术	本功法在陈涛老师三线放松功及吴惠芳老师吐纳炼丹功的基础上衍化而成，是静功的基础功，可由此入门而进入到高级功法，是“去识神，出元神”的主要手段，主要功法内容包括预备式、四线放松、吐纳炼丹呼吸法、全身抖动、顺息养气、丹田旋转等共6部分	失眠、抑郁症、焦虑症、心肺疾病等
11	手巧心灵法	本功法在手部按摩法的基础上结合整体调节、疏通经络、调和气血、丹田旋转、放松抖动以及快乐调心、自然呼吸所组成。本功法依循神经反射原理，可产生内源性药物因子。功法内容包括静心养气、六合求中、指尖对压、指缝相叉、伸拔十指、合劳柔按、商商相按、扳指转腕、擦掌摩面、拍手屈趾、交叉拔背、放松抖动、顺息养气、丹田旋转、引气归元、经络拍打等共16节	心脑血管疾病预防、老年痴呆症预防，免疫力低下、呼吸功能障碍以及头痛、头晕、疲劳、神经衰弱等
12	欢笑回春拍打法	本功法采用部分古代道家养生长寿术回春功法中的面部回春术、拍手回春、手巧心灵以及全身拍打法及经络拍打法，并结合微笑、嘻笑、呵笑、哈哈大笑的三丹田笑法，可以调整大脑皮层兴奋与抑制的平衡，减轻压力，能有效地防治心身疾病。功法内容包括回春拍手好、手巧心灵防老呆、颜面回春好、全身拍打好处多、三笑疏三焦、飘飘然、顺息养气、引气归元等共9部分	焦虑症、抑郁症、神经衰弱、失眠以及肝胆脾胃等疾病
13	逍遥功	本功法由董妙成老师创编。本功法以轻松快乐、逍遥自在为核心，采用自然呼吸与腹式呼吸相结合，以下丹田为中心柔和的圆周运动为特色，其机理是在意静前提下，去识神出元神，通过元气修复体内五脏六腑的不平衡之处，达到协调平衡，特别是大脑皮层兴奋与抑制的失衡，加强大脑皮层保护性抑制过程，实现“阴平阳秘，精神乃治”。功法内容包括吐纳炼丹、左右托天、开胸解郁、按地划圆、双手按膝、升降开合、自然抖动、引气归元等共8节	心身疾病、抑郁症、焦虑症、神经衰弱、亚健康状态、疲劳综合征等

（续表）

序号	技术名称	技术简介	针对病症
14	肺部回春功	本功法由道家回春功、膻中开合功、逍遥功、六字诀、三丹田旋转等部分功法组成，以先天呼吸与后天呼吸相结合的方式来增强肺部呼吸机能，共10节内容，包括预备式、六合求中、举踵拔脊、吐故纳新、膻中开合、金蟾戏水、丹田开合、温肾养精、顺息养气、丹田旋转、气沉丹田、收势；其中前6节以泻为主，后4节以补为主，动静相兼，预备式丹田旋转、气沉丹田为静功，其余均为动功。本功法刚柔相济，动静相兼，舒展大方，古朴典雅，老少皆宜，只要坚持，必有成效	慢性阻塞性肺疾病、哮喘、肺癌术后等
15	颜面回春术	本功法为回春功中颜面功。在整体调理的基础上运动头部和颜面部，可使脸部皮肤滋润细腻富有弹性，减少皱纹、痤疮、色素斑，并能醒脑明目、灵嗅增聪，达到青春常存、驻颜有术、容光焕发的佳境。功法内容包括虚神入静、神鹿运尾、拉气运睛、抹耳增聪、顺鼻灵嗅、吐舌搅海、叩齿咽津、撅嘴促眉、按摩前额、上推风尾、抹运双颊、击面生辉、推扳颈项、磨颈活血、温肾养精、顺息养气、守中归一等共18节	黄褐斑、老年斑、痤疮、皱纹、五官病症等
16	乳房返原功	本功法依据乳腺增生症的生理病理机制，采用多家功法，结合本人多年临床经验设计而成，有解郁疏肝、调和冲任、振奋阳气、活血化瘀、消癖止痛、调整性激素的作用。本功法由静功（四线放松吐纳炼丹功）、动功（乳房回春术）及行功（凤凰起飞）三部分组成	乳腺小叶增生症
17	明目回春功	本功法由意念青春、面含微笑，静立拉气、运气转睛，按摩明目、回春运睛组成。具有健运眼睛、消除用眼疲劳、促进精气上注于目的作用	各类眼病
18	拍打行步功	本功法是将拍打与走行步相结合，可以内练精气神、外练筋骨皮。其功法内容有行步定志、行步拍掌、行步手背互拍、行步掌侧互拍、行步指缝互插、行步虎口互插、行步敲合谷、行步互拍掌根、行步扳指转腕等	各类关节病、心身疾病、腰腿老化等
19	拍打自疗法	本功法通过全身拍打，达到疏通气血、活利关节、活血化瘀的目的。其具体内容包括拍手、拍头部、拍肩井、拍胸背、拍神阙命门、拍下肢等	各类慢性病、心肺疾病、心身疾病、失眠、肠功能紊乱等

三、病愈防复之密切医患关系

主动性身心自我调节及被动性药物等治疗的配合终于把疾病治愈之后，我们还应该总结一下疾病的发病全过程，查明发病原因，治疗过程中的成功经验与失败教训，然后制定疾病向愈的预防、康复措施。

病愈防复要密切医患关系，患者在医生正确的指导下，定期进行主动性自我身心调节，学习健康知识，进行经验交流，最后真正做到病愈防复。

康复手段充分跟上。康复手段包括被动性肢体器械锻炼、主动性康复操、康复知识教育三个部分。病愈进行康复治疗，是“治未病”的重要手段之一，医生指导患者进行多项活动并进行较长时间的随访，真正做到病愈防复。当然，医疗气功及太极拳应作为主要康复手段。

四、治未病与治已病的关系

一方面，凡治未病中心发现患者已病，宜进行系统的药物治疗，应立即与有关专病科室主动联系，到相关科室进行系统治疗；另一方面，凡专病科室发现患者主诉较多，或检查又无客观指标者，大多属于亚健康状态，缺乏针对性治疗措施，可转诊治未病中心。有些疾患临床治愈后容易复发，也应该转治未病中心治疗。

治已病与治未病二者相结合，共同治疗一种疾病，可使疗程更短，效果更好，复发率降低。比如失眠症，除药物治疗外可配合放松功，既能增加疗效，同时又可减少药物用量及其副作用，还可预防复发。又如糖尿病，在药物控制下配合消脂降糖回春功，并配合饮食控制，实践证明这种模式可改善糖尿病症状，降低血糖，减少用药量，预防并发症的发生。治未病与治已病的有机结合，在很多疾病范围内有着巨大的研究潜力，这里能充分体现中西医结合的优势，并在健康长寿方面起到有益作用。

治未病与治已病的有机结合是21世纪实现“自己的健康自己管”的最有效措施，应该是未来医学模式的发展方向，也是全民提高身体素质，实现健康长寿之道。

我虽已85岁，但我秉持“主动性身心自我调节是健康长寿之本”的思想，努力促动让治未病理念深入到每一个医务人员的心中，在治已病的过程中要想到治未病的重要性。如果治未病与治已病能相互有机结合，则我们的国民健康素质、平均寿命必定有大幅度提高。

第三节 回春功是治未病的最好手段之一

回春功治病机理独特，效果神奇。1989年1月由国家自然科学基金委员会资助，在山东中医药研究所靖玉仲教授领衔下立项——“古代长寿养生术延缓衰老的机理研究”，至 1990 年 12 月如期完成。1991 年 8 月在山东省中医药管理局主持下，该科研项目经山东省内外 11 位专家评审，通过鉴定。鉴定委员会鉴定意见为：该研究以中西医有关衰老的学说为依据，运用现代科学手段证明，练功对糖代谢、脂代谢及血浆环核苷酸含量产生双向调节作用，改善和提高垂体、甲状腺、性腺等的功能，提高胰岛素的生物效能，维持机体内环境和外环境的相对稳定，增强细胞活性，改善微循环状态，提高心肺功能和气血运行，从而延缓组织、器官、细胞老化的进程，揭示了古代养生长寿术延缓衰老的科学理论。该研究弘扬了祖国医学和气功事业，为强身祛病，防治老年病开辟了一条具有我国特色的非药物保健延衰的新途径，具有重要理论价值和推广意义。原上海第二医科大学邝安堃教授在评审意见中提到：“证明了古代长寿养生术是通过调节机体内分泌激素及调节代谢平衡，增强各器官功能，并通过有效的补益机体虚损状况，来达到保健祛病、延年益寿的积极作用，继承发扬了我国传统的非药物保健作用，为人类在进行探索抗衰老的道路上提供了科学的依据。”

至今，靖教授的研究成果发表已有 18 年，在这 18 年中我先后与上海市第九人民医院、瑞金医院、上海北站医院合作进行回春功防治糖尿病、男子性功能障碍以及肥胖症的临床研究。无论在临床症状改善、尿内激素水平（尿睾酮水平、尿雌二醇水平）测定，回春功锻炼前后自身对照测定均有明显统计学上的意义（$P<0.01$ 或 0.05）。实践证明，回春功在治病及延衰方面确实有明显的疗效。现将回春功的养生治病、延寿防衰的机理探讨论述如下。

一、对大脑皮层有抑制性的保护作用

我们知道大脑皮层有两个过程，即兴奋过程与抑制过程。两者得到平衡，也就是“阴平阳秘，精神乃治”；一旦失衡，没有及时处理就会由亚健康状态进入疾病阶段。目前我国处在经济快速发展时期，人们的工作学习节奏加快、压力增大；超负荷的工作学习，必定会造成大脑皮层兴奋与抑制的失调，首当其冲的则常见于大脑皮层抑制过程减退，也就是目前流行于白领中的心身疾病，诸如失眠、心烦、心悸、记忆力减退、思想不能集中、焦虑、抑郁、易冲动、胆小如鼠、对声音过敏、对前途事业失去信心等，甚至有些人焦虑地到处求医，但药石无效，且饮食失调，在疾病的泥潭里苦苦挣扎，越陷越深。我们知道大脑皮层的抑制过程不仅调节睡眠，而且更重要的是对外界不良的刺激进入脑部后予以抑制，不引起反应。大脑抑制过程一旦减退，则外界不良刺激进入脑部后就无法抑制，引起有损健康的不良反应，在人体内出现诸如对声音过敏、无谓的紧张、焦虑、担忧、失眠等不良反应，在高压下不能适应而心烦意乱，这些反应正常人均能抑制。气功能加强大脑皮层保护性抑制过程，使兴奋与抑制获得平衡，是治疗目前流行性身心疾病最好的方法。气功不但调整大脑皮层的失衡，而且也提高了机体免疫功能，并能减小识神对元神的干扰，从而充分发挥元神对机体的调节作用，并能疏通经络、调和气血、平衡阴阳、扶正驱邪，促进体内精、气、神三宝不断充盈，逐渐达到“精充气足神旺”，达到治病强身、发挥潜力、陶冶情操、延年益寿的目的。除上述气功治病的共性外，回春功还有一个突出的特点，也就是“乐字当头”。快乐可以促使大脑皮层分泌快乐激素即为β内啡肽，它能创造一个快乐的人生，起到提高免疫功能，延缓衰老，促进血液循环，抗癌及镇痛等作用，创造了一个祛病延年的机体内环境。回春功不仅在练功全过程要求“意念青春、面含微笑”，而且要把这个“乐”字贯穿于整个人生，包括工作、学习、社交；要求“乐字当头”去处理任何事与物，包括困难事及难处人，达到心想事成的目的。

二、妙炼下丹

道家全真道的“下丹”包括外生殖器，妙炼下丹也就是性激素的自我调整。中医认为内分泌激素属人体内精微物质，尤其是性激素。回春功通过独特的不同的裆内按摩动作，如夹、擦、压、磨、兜、震、靠、提等，轻微而舒适地按摩性腺器官，起到“炼形生精、还精补脑”的作用。按现代医学内分泌学说的观点，妙炼下丹起到了调节性腺内分泌的作用，而性激素的平衡是有效地增强性腺器官及其他脏器功能的主要因素；这对维持人体机能活动、延缓衰老、促进机体生长发育起着重要的调节作用。因此，在防治康复与内分泌有关的疾病，诸如肥胖、糖尿病、男子性功能障碍、女子月经病及卵巢早衰综合征等方面，回春功均有其独特的效果。

三、妙运脊柱

回春功功法多样化，除有站、坐、卧、蹲、跪、爬、滚 7 种功法外，再加上静功及颜面功，共有 9 种功法。在这 9 种功法中，特别强调脊柱活动。我们知道脊柱是人的顶梁柱，脊正身直则健康，脊斜身歪则生病。为何年老体弱而多病呢？这与脊柱衰老退化有着密切的关系。老年人脊柱椎体骨质疏松，受压扁平，使整个脊柱前倾弯曲，压迫交感神经链以及脊神经前后根，造成内脏功能紊乱、下肢行走受限等病症（脊柱病变可引起 70 余种内脏相关疾病）。中老年人若不注意脊柱锻炼，必定老相提前出现，疾病由此而来。为了神形俱全，精气神旺盛，我们必定要有正确的脊柱运动。回春功中有上下伸拔、左右侧弯、前俯后仰、四隅方向旋转、上下螺旋形旋转等多方位运动，合理地、充分地、科学地运用和活动脊柱。因此，回春功是主动性的治脊疗法，可使脊柱的粘连分开、错位小关节复位，从而使由自主神经功能紊乱引发的各类内脏疾病得到根本性的康复。同时回春功对脊柱柔和地、缓慢地、有序地各向活动，增强了脊柱的活动度，增强了椎间盘及其韧带的弹性，增强了颈、肩、胸、腰、背肌的肌力及血供，增强了骨、关节、机体、神经及交感神经干的供血，改善了营养，同时又可保持脊柱的挺拔，不使人老而萎缩变矮。

四、整体与局部相结合的治疗观

在练习回春功时，要求整体合一、一动百动，要求松、静、圆、连、合、柔、定。有松、静、圆、连才能做到合，即整体合一，在合的基础上才能达到一个柔字，在柔的基础上才能做到定。在养生治病过程中，实现"三调合一、融会贯通"(后面会有专门篇章论述此观点)，即在意的主导下要求每一动作整体合一，充分发挥人的潜力来祛病及健身，同时也注重局部的治疗。

以我治愈自己患了 19 年的慢性跟腱炎为例。首先要有一个良性的意念，即利导思维(这一思维原理，后文有专门篇章论述)，然后利用卧功来充分活动踝关节。由于跟腱炎与小腿后方浅层腓肠肌、深层比目鱼肌的活动有关，而此二肌起端组成跟腱附着于跟骨后方。因此，小腿肌肉有序的、柔和的、科学的收缩活动，对治疗跟腱有莫大的帮助。但肌肉活动最好结合三维空间做正逆方向的有序活动，所以需要以丹田为中心来带动全身的三维方向活动，包括带动下肢肌的活动，特别是小腿肌肉；随着踝部三维方向的活动，再配合逆腹式呼吸加强会阴肌及下肢肌群的肌力，从而在"三调合一、融会贯通"和整体与局部相结合的主动性身心自我调节下，充分调动自身的潜力，最终治愈了多年的顽疾。

又如为提高性激素水平，治疗男子性功能障碍方面，回春功可采用妙炼下丹的方法。回春功防治糖尿病方面，由于胰腺的解剖部位在命门穴之前，而回春功中的三环坐功以活动命门和丹田为中心，以正反三维活动作为主体动作，再配合妙炼下丹，可以有效增强胰岛 β 细胞的血供及活力，有利于发挥身体潜能来治疗糖尿病，获得满意效果。回春功减肥方面，其代表是龙游功。龙游功以腰部为中心螺旋形上下正反旋转，可以减去腰臀及下肢的多余脂肪而不减少乳房脂肪，使形美体健。

回春功独特的治疗观，"乐字当头""妙炼下丹""妙运脊柱""整体与局部相结合"，通过主动性的身心自我调节，充分发挥机体的自愈潜能，在大脑皮层统一指挥下调整体内的失衡，实现"阴平阳秘，精神乃治"。因此，回春功是一个延缓衰老、健康长寿的根本大法。

第四章 习练功法的七个基本要领——静、松、圆、连、合、柔、定

"道法自然"的"法"是法规、规则、方法，是术的原则和规则。在我们讲解具体的功法技术之前，我们需要先学习基本的练功法则，如此方可事半功倍、目标明确。

阴阳是运动的基本规律，法就是顺应这个基本规律而制订的具体规则。法门万千。经过长达半个世纪的实践和领悟，我将练功方法简化为七个字：静、松、圆、连、合、柔、定。这"七字"是我们练功入道的关键和门槛所在。谁要是懂得并做好这七字要诀，谁就能进入功法养生、康复健康的大门，谁就能真正恢复青春、延年益寿！

第一节 静

综观多家修身养性之要诀，其核心脱不了一个"静"字。各家门派修炼目的是不同的。比如道家讲求修炼内丹(炼精化气、炼气化神、炼神还虚)，以求长生不老、得道成仙。佛家通过禅定来见性明心、定能生慧、超越生死。儒家也采用静坐法(特别是宋代朱熹采用静坐作为教学手段，提出"半日静坐，半日读书"，认为"如此一二年何患不进")来作为达理通道之路。还有武术界，特别是内家拳如静功太极，"静"字作为修炼内功的重要手段，注重以静制动，四两拨千斤。

习练静功，方法很多，如坐、卧、站等数百种方法。然静功的核心问题就是一个"静"字。万法不离其宗。因为"静"是修炼的必需前提，是入道的必经途径，人只有在静的前提下才能"去识神，出元神"。

入静开启元神。我的静功太极拳老师吕继唐先生曾提及，人的精神有识神和元神两个方面。元神是先天的，属静。它有两种体现：一是"神志"，主宰着气的运行和五脏六腑的生化功能，维持机体的整体协调平衡；二是"灵感"，可以不通过感官而出现突发性灵感。近人张锡纯认为，元神藏之于脑，"元神者，无思无虑，自然虚灵也"。

识神属动，是后天产生的，是大脑主观能动的产物。识神用之于外为“心情”，感受和应付着外在的一切变化；识神对内为“意念”，进行分析、思考、计划和运筹，包括后天学到的知识。

练习静功是保养元神最好的方法，可以减少识神妄动，是维护健康的不二法宝，也是走向健康长寿最重要的手段！“去识神，出元神”的原理，后文有专门篇章论述。

第二节　松

松与静是一对姐妹花，它们相互渗透，相互关照。只有在静的前提下才能真正放松，同时只有放松才能顺利入静。松静的联系者是意和气。在静的前提下，可以通过意、气来促进内外放松。这种松是有感无觉的，对外是皮肤及骨骼肌的放松，对内是五脏六腑的放松。“松”的功夫深浅，决定于“静”的水平——静得越深则松得越自然、越柔和，对健康长寿越有好处。

1958 年，上海气功疗养所陈涛老师创编三线放松功，就是松静相合的典范。三线放松功治好了很多疾病，特别是由身心失调引起的疾病。比如大脑皮层抑制过程减退可引起神经兴奋与抑制的紊乱。此时，人体对不良刺激不应该引起的反射也会被引起，机体抑制不良刺激的功能减退，就会造成严重的身心障碍。这种病可以表现为对声音过敏。病人晚上睡觉时，一有轻微响声，就会引起心跳加快、失眠，终日心神不安，如缺了点什么；工作、学习思想不能集中；对人缺乏热情，心情抑郁，感到前途渺茫。我本人就患过此病，药石无效，后经过学练太极拳及三线放松功，加强了大脑皮层的抑制过程而痊愈。

放松回归本性。老子崇尚道法自然，认为自然放松是人的本性。老子讲到婴儿松柔，天生握固，却是“精之至”“和之至”也。这表明松是人先天固有的本性。反之，人随着年龄的增长而变得身体僵硬、活动欠灵、易于跌倒。很多紧张僵硬的习惯均是因后天不良生活习惯所造成的，而学会放松则能消除这些后天的弊端和病根，恢复人体生命本有的活力。

如果你现在用力握拳后立即放开，你就会感到手掌放松的感觉。有时，你和知心朋友愉快地交流漫步，两手臂轻松自然地摆动，你会觉得愉悦舒畅。还有，人在深睡眠的时候，四肢彻底松软，内脏受到气血的充分滋养，第二天你的精力就会充沛旺盛。因此，你要学会在生活、工作中时时处处真正地内外放松。然而，要真正消除紧张、恢复松柔，需要后天返先天的功夫和方法。

松的层次和手段。松是有层次的，应在循序渐进中逐渐提高。要放松，先决条件是要在形正、气顺、意宁的基础上进行。其中形正，也就是调身，是基础。以站功为例，要求头正、身直、足平、两肱圆、虚领顶颈、沉肩垂肘、宽胸实腹、竖脊沉胯、掖胯敛臀、开裆合膝、挺膝挺踝等正形的细节。放松的目的是使气血在经络内顺利地流通，这样才能使心神安宁。

对初学者来说，虽然知道松是人所固有的，是先天存在的。但由于后天多种原因的干扰，造成相应的僵硬、紧张等掩盖了先天的松。所以，我们需要静心来反思自己的后天不良习惯，哪些习惯造成不必要的紧张和僵硬。我们需要去除“习惯成自然”的不良动力定型，但这也是不易的事，需要循序渐进。

松与柔。前面讲了松与静的关系，我再讲讲松与柔的关系。柔不同于软，软是局部放松法且无内在刚劲；而柔意味整体合一，一松百松，且柔中有刚。当练功进入更深层次的静时，全身进入放松状态，气在经络里行走时就会舒畅通达。这时，如果你想要哪里放松，在全身放松前提下局部放松就会很敏感，更易做出调整。

太极推手中有“听劲”的功夫，就是要求在全身高度松静的基础上，静听对方的来劲，然后瞬间作出反应，当然这种高度敏感性的、局部放松的听劲，是在平时不断练习功夫的基础上慢慢形成的。

第三节 圆

圆者，宇宙之缩微模型也，自然之法则。三圆构成球，容纳百川，组成万物。圆是一切的母体，此为至理。

太极图是太极拳的图徽，这个图徽显现了太极拳的理论特色和运动规律。太极图的外圆是太极拳的心法指南；太极图的阴阳鱼体现的是事物发展变化的基本规律，其中的S线表现在太极拳就是螺旋式前进，缠丝形缠绕。阴阳鱼的鱼尾交相互回，此消彼长，此长彼消，生生不息。

因此，太极图中象征的圆周运动，是自然万物的普遍规律，也是人体生命活动的基本运动形式。

圆者，无极而太极也。太极者，是宇宙生化之图景。宇宙起源之奇点，称之为无极，无极是阴阳未分，混沌一片。

宋代哲学家周敦颐认为太极是混而为一的元气，是无到有的联接点。而太极是从无极发展而来的，以阳动阴静为基点。“道自虚无一气生，便从一气产阴阳”，太极是阴阳生化的状态，是阴阳之母体，为宇宙万物生化之器皿。

我们习练功法、太极，均从静立始，此为无极。静而生动，无极生太极，太极分阴阳。此过程均是圆的运动。圆是世界上最简洁大方的几何图形。好的身体运动应该是圆运动，四面八方，处处是圆；气似车轮，腰如车轴；一动无有不动，一圆无有不圆；其轨迹小圈、大圈，椭圆、半圆、圆弧，绵绵不绝、处处缠丝。在划圆时，外形上手腕、肘、肩、胸、腹、胯、膝、踝、足都有圆形或圈意，最典型爬式三环功上下、前后、左右三维空间的划圆。当然，外在筋骨皮，内在五脏六腑，也随之在划圆，随着外动而内动。

圆活无滞。无论功法还是太极，对内在气的运行，均要求周身完整一气，运化于四肢百骸之中。气运之作用有二：一使气血津液贯注充盈于四肢百骸，滋养脏腑经络，以发挥强身健体的功效；二用于技击，内劲起之于跟、发之于腿、主宰于腰、形于手指。其劲者，气劲也；其发者，圆转也。意到气到，气到力到；无往而不利、无处而不圆；周身节节贯穿，完整一气。其中只有圆，才能轻灵圆活，气遍周身，顺逆无阻，循环不息。

此外，从生活修炼而言，圆是人们说话办事的艺术。做人不一定非要直来直去，要婉转而周全。《道德经》言“曲则全”。长期练习、太极，能使人中气充足，气机圆转，久之自然具有态度谦和、圆润大方、恬淡虚无、精神内守、底蕴十足的大雅风范。

第四节　连

动功一般要求连绵不断、一气呵成，少有快慢、少有起伏。

太极拳经中提及“动中求静是真静，静中求动是真动”。静者，“去识神，出元神”也。动功之高层次在于“动功静练”。动功静练，也是创造“去识神，出元神”的重要条件。动功静练，一是必须要有相对安静的环境；二是动作要连绵不断，少有大起大落，少有快慢相间，意念从有为到无为，一气呵成。因此，此时“连”字诀就很重要，既要把动作有机地、合理地、熟练地连接起来，又要在无为意识中连绵不断，一气呵成，从而创造一个动中求静的良好条件，实现强身健体祛病。

熟“连”生巧。在实践中我体会到，习练动功在非常熟练后就能生巧，也就是达到动功静练的状态。经典道家功法回春功有“意念青春，面含微笑”的心法，其动作古朴典雅、自然柔和、绵绵不断、气遍全身、快慢一致、内走经络、外仿动物，如行云流水、舒展自如，极易进入动功静练状态，达到形正、意到、气到、力到的境界。

我曾经学过杨式太极、吴式太极、六合太极及静功太极。比较来看，健身祛病

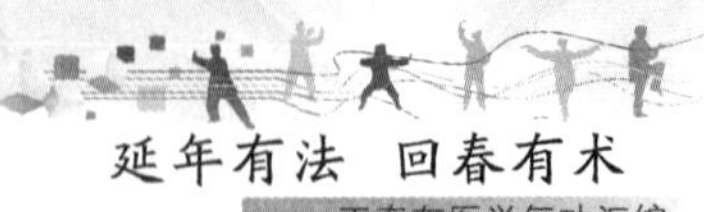

的效果应该以静功太极为最佳。静功太极从无极而始，先静功站立，调摄至“去识神，出元神”状态，然后开始练功，从而动功静练，较快进入状态，也就是无极生太极。静功太极的套路动作，是在静功基础上发挥而成的，要求全套动作绵绵不断、一气呵成，动作快慢一致、起伏很小，连踢足、蹬足动作也缓慢伸缩，缠丝式进行。静功太极，意气形三者密切结合，是入静的很好套路。

动功静练，练功者如坠五里云雾中，缥缈虚无；行拳如行云流水，连绵不断；心舒体松，犹如“飘飘然如羽化独立而登仙”。

第五节　合

合，即阴阳相济之意，一阴一阳相合之谓道。

行太极拳，要求举手投足、前进后退、左顾右盼，均符合阴阳和合之理，也即合劲。《太极拳经》云“一动无有不动，一静无有不静”。要练到这种合劲，非用功日久不能豁然贯通焉。太极拳之身形部位、运动开合均互相依存，互相制约，对立转化。比如：有拔背，就有含胸；有虚领顶颈，就有沉肩坠肘；有开裆，就有合膝等。

三调合一。合之思想，最重要就是三调合一。三调合一者，身、心、息整合为一。三调合一是气功、太极的灵魂，也是练功由浅入深的重要手段。太极拳中，将其分解为“六合”：心与意合、意与气合、气与力合、肩与胯合、肘与膝合、手与足合。做到“内外三合”，才能真正做到三调合一、融会贯通。

练功之进阶，大致分为三阶段：先练形，要求形正；次练气，要求意到气到，气到力到，气通全身，循环不息；最后练意，要求心与意合，意与气合，气与力合，要求拳架功架，一举一动，均在心意的指挥下运行，要求凝神入气穴（下丹田），以丹田带动全身四肢运动，以命门为核心，气与劲合，做到一动无有不动，一静无有不静，整体合一，圆满无亏，内外相合，整体发放。

第六节　柔

合之高深者，即“专气致柔”，内功内劲出焉。

柔者，有柔软、柔松、柔和、柔韧、柔弱、柔静、柔美、柔嫩之意。太极气功之柔，不在此意。根据我多年练功的体会，这个“柔”字大有学问。老子说，“天下之至柔，驰骋天下之至坚，无有入无间”。天下最柔软的东西，却穿行于天下最坚硬的东西当中，无形的力量可以穿越任何没有间隙的东西。

老子还有一句话“天下莫柔弱于水，而攻坚强者莫之能胜，以其无以易之。弱之胜强，柔之胜刚，天下莫不知，莫能行”。意思是说，天下万物，没有比水更柔弱的了，然而攻坚克强却无物可以胜过水。因为水是没有事物可代替的，柔胜刚，弱胜强，天下没有人不知道的，但是没有人能实行。

老子所说的柔弱，是柔中有刚，弱中有强，坚韧无比。

柔身正形。柔并不是松软。练功时如果处处松软，则拳不成势，功不成形。因为内无主心轴，就不能形正，对健身、技击都无好处。而柔是形正的核心。柔者，以腰胯为身体轴心，支配调运躯干及四肢，从而达到“形正，气顺，意宁”的目的，如此方能“柔中有刚，外柔内刚”。刚者，柔中有展也。

“上善若水”。若我们练功学习水势，模拟水的千变万化之形态，则周身融会贯通，最终击倒最坚强的东西。世界上没有任何东西不被水所融化，俗语说“退一步海阔天空”。以退为进，借力打力，四两拨千斤，这些都与水柔有密切的关系，因此我们打拳行功均要贯穿这个柔字。

柔者合一。柔，代表着“意气形”三者的整合为一。一方面，身体有了一动百动的主轴心骨；另一方面，我们的视听言动均由丹田、命门指挥，一动无有不动、一静无有不静。

此外，柔者，外柔形体筋骨，内柔精神意念。《黄帝内经》言：“柔以养筋，精以养神。”在保持柔和的意念、动作、呼吸的前提下，周身犹如“绵里裹铁”，金刚不坏。正如老子所言婴儿赤子“骨弱筋柔”，却“精之至”“和之至”也。

第七节　定

定者，中定也。太极拳十三势言“伸展开合，未发为之中，寂然不动，谓之定。心气清和，精神贯顶，不偏不倚是为中定之气，亦道之本也”。

中定之中首先，表现为位置结构上的居中，得中。太极拳论说“退圈容易进圈难，所难中土不离位”。所谓中土即太极十三势中的“中定”。守护中土即处处太极。中心不同于重心，中心之意有三：①人之中轴线，头顶尾闾一条线；②腰腹命门为生命之中心；③内气由丹田命门发动，发至四肢，重心应在丹田，无论遇到什么情况，中土不离，重心不失，走架，练功，要时刻留心于中土。

其次，中定者，须中时。即在一阴一阳的变通当中，须时时处处适应事物发展的不同阶段。抓住不同时间的契机，采取相应的对策；应当时止则止，时行则行，动静不失其时。行架、拳势均是动态，随时在发生变化，甫一得中，瞬间变为离中。因此，我们需要迅速正确地“识时”、识中，及时地调正，方能得中、返中，才能始终维持中正圆满。

第八节 道法自然，自然而然

道法自然揭示了宇宙中事物间的关系，是为人处事必须遵循的原则。“人法地，地法天，天法道，道法自然”，是老子在分析研究了宇宙各种事物的矛盾，找出了人、地、天、道之间的联系之后所做出的论断。在宇宙中，人受大地的承载之恩，故其行为应效法大地；而大地又受天的覆盖，因此大地应时刻效法天的法则运行；然后道是天的依靠，故天也效法道的法则，周流不息。道是化生天地万物之母，其性质是无为的，其发展变化是“自然”的。自然是道的自性，道本来就是自然无为的。道法自然要求人类效法自然，顺应自然规律。

太极拳、回春功等均源于自然，其招式无一不是师法自然的结晶，如太极拳中的“揽雀尾”“白鹤晾翅”“金鸡独立”“野马分鬃”等，回春功中的“金蟾戏水”“春猫扑蝶”“仙鹤伸肢”“灵龟缩颈”“青龙游春”等。太极拳及回春功的功法理念均要求效法自然，轻灵圆转，自然而然，轻松灵活，刚柔相济。

所谓的自然，就是练到高层功夫，拳架招式呈行云流水，轻灵流畅，如绿柳回燕，内劲磅礴；如大海浩瀚，汹涌不息。越是自然的东西，越是最充实的，也越具有生命力。

“松、静、圆、连、合、柔、定”这七字练功法门，是我在练功 50 余年过程中，结合对传统经典文化的思悟后总结出来的。其中：

静乃太极之基。没有静一切均无。

松为太极之辅。静需松辅，松形方能静心，展以松为基。

圆是太极之道。没有圆，太极无处生化阴阳，产生万物。

连是太极之桥。意、气、形之贯通，以连为基础。

合是太极之用。形与神合，三调合一，人体的生机重蕴。

柔是太极之美。柔身养形，柔心怡情，柔美圆和。

定是太极之本。行拳练功没有中定，十年一场空。

道法自然的七字法门，不仅在行拳走架当中作为重要的基本准则，在为人处事中也有极其重要的意义。“自然”是道的自性，自然是最大的和谐。而道乃生天生地生万物，为天地万物之祖源，涵育万物，运化万物，始终与天地万物共生相处。道乃是顺应事物发展规律而运化，无为而无不为，不妄为，是万物之常态；反之，不和谐就失去万物生存的条件，天灾人祸，物毁人亡，天下不太平，社会难进步。道生之，德蓄之；道法自然是《道德经》的基本要义。修道养德，是效法自然的根本。这就是循规律、讲科学、求和谐，顺之则畅和，逆之则失衡，这就是道法自然展示的天道。

第五章　习练功法的追求目标——三调合一、融会贯通

调身、调心、调息，称之为“三调”，是功法养生的主要操作手段。在功法养生过程中，调身就是“熊经鸟伸”，引动形体作松柔运动；调心就是“致虚极，守静笃”，自我调整心理功能及精神状态；调息就是“专气致柔”，培养元气。这三者相互依存、相互制约、相辅相成、融会贯通。

第一节　调身、调心、调息的内涵

按国家高等中医药院校规划教材《中医气功学》中所言，气功是调身、调息、调心融为一体的心身锻炼技能。这个表述有四层意思：第一层，表述气功修炼的操作内容，即“三调”；第二层，三调合一、融会贯通；第三层，心身锻炼；第四层，技能性知识。

“三调”当中，调身是基础，调息是动力，调心是核心。

一、调身正形，气顺意宁

调身就是调节身体姿势与动作。

形正则气顺；形不正则气不顺，气不顺则意不宁，意不宁则气散乱。所谓形正就是调整姿势和动作处于最合宜的状态，使气血在经络中运行畅通。

人们常见的职业病就是“形不正”而引起的疾病。比如：长期伏案工作导致颈椎病；长期下蹲工作导致腰膝病；长期肩负重物导致慢性腰肌损伤等。因此，调整正确的姿势、使用合宜的动作，不仅能使发病部位气血畅通、恢复平衡，而且对不同疾病的独特病理生理特点及病情轻重，可以循序渐进地进行科学的调整和修复。

比如：站式练功对高血压、青光眼、神经衰弱、阴虚阳亢型病人效果好；对久病体弱、失眠、胃溃疡者，则以卧式为佳；对气血下陷、内脏下垂者，以爬式为宜。

二、主动调息，提供动力

气功的呼吸形式，有自然呼吸、腹式呼吸、长吸短呼、长呼短吸、停闭呼吸、顺逆

腹式呼吸等等多种。但总的要求是深长、均匀、柔和、缓慢的呼吸。

气功的呼吸与调整自主神经系统功能有着密切关系。吸长呼短可兴奋交感神经,呼长吸短兴奋迷走神经。这给我们辨证施功提供了重要的依据。腹式呼吸不但可以加大肺通气量,而且还可以按摩肠胃,增加肠蠕动;逆腹式呼吸对内脏下坠、肛门疾患均有明显的疗效。由于腹式呼吸可提高横膈上下运动增加 5 厘米,这不仅增加回心血量、改善血液循环,还可提高冠状动脉的灌注量。

调息提供了主动性自我身心调节的动力。中医学认为,"气为血之帅,血为气之母"。凡气血在经络里走行发生障碍,就可用调息的方法予以调整,重新获得贯通。西医学认为,调节呼吸能调整自主神经系统的紊乱,交通大脑意识与自主神经的信息,能动地调节机体的代谢水平,能动地治疗因自主神经系统紊乱引起的疾病。

三、调心入静,修复平衡

调心,即是调节意念。这是机体主动性自我调节的主要方面。

练功入静,不外乎是松、静、自然、愉悦。练功入静时,大脑处于主动性内抑制状态;大脑单位时间内氧耗量明显下降,而储能增加,可以排除和减少机体内外环境不良刺激对大脑的干扰,从而使中枢神经得到修复。入静对调整机体的失衡,对防病治病、益智延年、发掘潜能,具有极为重要的意义。

临床实验证实,练功入静,大脑功能有明显的增强,表现为记忆力、计算力、观察力、分辨力等均有提高。同时,良性的诱导可以掩盖病理性兴奋灶,使兴奋抑制获得平衡,从而使疾病获得痊愈。因此,调心是主动性身心调节的主心轴。

三调是通过主动性自我身心调节,来逐渐形成良性条件反射的手段和方法。特别是调心,既能加强大脑皮层与自主神经系统的功能联系,又能加强大脑皮层与筋骨肌皮的功能。调心可进一步加强大脑皮层的功能,发挥脑细胞的潜力,既能调整大脑皮层兴奋与抑制的功能,特别是大脑皮层保护性抑制功能,又能加强内外二反射的功能,从而促使心理功能去影响生理功能。这就是气功养生、防病、治病以及太极拳的健身功能的核心原理。

第二节　习练功法强调"身""心""息"合一

一、健身气功中的三调合一

健身气功,顾名思义就是利用气功作为手段达到健身的目的。因此,健身气功中的"三调合一、融会贯通"重点是以调形为主，通过形正、气顺、意宁达到精盈、气盛、神旺，从而达到强身健体、延年益寿的目的。

由国家体委创编的最初四套健身气功功法，逐渐发展到目前的九套，这些功法都是从古代导引术的精华中，通过挖掘继承、去伪存真，又结合现代人的生活特性及工作学习特点，再用科学的方法创编而成的。将祖先传承下来的瑰宝转化为现代人的健身手段，这是一个伟大的创举，应该值得庆幸并加以推广。

一般而言，气功应该包括两部分，即静功和动功，并应以静功为主，动静相兼，动中有静，静中有动。健身气功虽然以调身为主，但必须贯彻气功的这个基本原则，即调身是基础，调息是动力，调心是核心。现有的9套健身气功，在调身操练的基础上，还需加强调心及调息，由外向内发展，真正做到"三调合一、融会贯通"。

气功界前辈张广德教授在《健身气功意气形之我见》一文中，对三调的关系阐发得很好，我也有同感。张教授认为，通过意守有三大好处：①有助于排除杂念、净化大脑、清虚静定；②有助于改善皮层下自主神经系统的功能，促进交感、副交感神经配合协调，保证人体更准确地适应环境；③有助于活跃脏腑经气，增强机体防病能力。所以，人在意守时，可以主动性身心自我调节，平衡机体内外环境，从而实现身心健康。用气功的话说，"意到则气到，气到则血行，血行则病不生"。张教授提出对意守的要求："意形结合，似守非守，绵绵若存，犹如清溪淡流。"

此外，张教授对气的认识：气有自然之气（即呼吸之气）、灵精之气（即精气）及水谷精微之气，三气通过意气形有机结合，融会贯通，逐渐充实元气，元气是强身健体、延年益寿之本。

张教授对形的认识：中医认为"形乃神之宅，有形方有神"。动以养形，但形劳不倦，不妄作劳以养形，说明动不宜过劳，反之则伤身。这就是运动员的寿命不到平均寿命的道理所在。要做到运动养形，则需做到形正、体松、有恒、有序、有度。

意气形相互促进、三位一体。练意离不开练气，因气顺方能神宁；练气离不开练意，因为意到则气到；练意练气又离不开练形，因为形正方能气顺意宁。因此，意气形三者是一个统一的整体，是强身健体、防治疾病的重要部分，被称为健身气功之精髓。

张教授的意见和观点很好，我都同意，在健身机理方面我想再补充三点意见：

（1）应加强大脑皮层兴奋与抑制的平衡，特别是加强大脑皮层保护性抑制过程，因为很多身心失调，均与大脑皮层抑制过程减退有关。

（2）强调加强大脑皮层对外（筋骨皮）的调节（机体神经），对内（五脏六腑）的调节（自主神经系统），即通过静功创造在静的条件下"去识神，出元神"，主动调节五脏六腑的失衡，达到"阴平阳秘，精神乃治"的目的。

（3）三调合一应分三阶段循序渐进地进行。第一阶段以调身为主即心身合一;第二阶段以调息为主即心息相依;第三阶段以调意为主。通过这三个阶段,真正做到心与意合、意与气合、气与力合、力与形合,即三调合一、融会贯通。

"健身气功是以自身形体活动、呼吸吐纳、心理调节相结合为主要运动形式的民族传统体育项目",这是目前对健身气功的定义。从这个定义来看,我们可以说健身气功以调身为主,如有条件则进一步提升到心息相依及三调合一、融会贯通的阶段。张国明同志在《浅谈习练健身气功的三个阶段》一文中指出:第一阶段以调身为主,调息调心为辅;第二阶段以调身调息为主,调心为辅;第三阶段调身、调息、调心协调配合,逐步达到三调合一的境界。他的分三阶段的三调操作的观点,完全符合健身气功的定义及要求,是习练气功由外向内、由浅入深的指导思想。

二、医疗气功习练中的三调合一

气功是中国传统文化的精华之一,是中华民族的瑰宝。在医学领域内,医疗气功是传统中医药的重要组成部分,已有数千年的发展史。自 20 世纪 90 年代以来,传统中医药领域中的气功疗法逐渐形成体系,初步发展成一门独立的、既古老又年轻的学科。

本人学练并研究回春功已有 30 年,本文就以回春功为例来阐述我的一些初步体会。回春功是全真道华山派养生长寿功法,距今已有 800 多年历史,是道家得道长寿的重要手段,传至我为第 21 代。第 20 代弟子山东靖仲玉教授在国家自然科学基金委员会的资助下,于 1989 年完成 11 项养生科研指标测评且均获得成功,临床症状有改善,如糖尿病、气管炎、冠心病、高血压、高血脂以及多项免疫指标均有不同程度改善。20 世纪 90 年代我在上海与瑞金医院、第九人民医院、北站医院合作也进行糖尿病、男子性功能障碍以及肥胖症的气功治疗研究,在临床上及生化指标上均获得改善。因此,回春功属于医疗气功。

前文提及回春功在妙运脊柱和妙炼下丹方面的机理,这是回春功独特的调身价值,远非一般体育运动可以比拟的,也不是健身气功所能达到的。因此,回春功对男性性功能下降、阳痿遗精、精索静脉曲张,女性不孕、更年期综合征以及产后肥胖、更年期肥胖,强直性脊柱炎、慢性颈肩腰腿痛等方面都有其独特的医疗健康价值。

另外,回春功强调自然呼吸与顺逆腹式呼吸相结合的方法,并贯彻升吸降呼、开吸合呼、后吸前呼的普遍规律,并强调顺逆腹式呼吸的重要性。在形正、气顺、意宁的三调合一中,腹式呼吸起到核心作用。在心意的统领下,在气顺的前提下化为力(即能量)与形正相结合,达到健康长寿的目的。

还有,回春功强调"乐字当头",以"意念青春,面含微笑"作为核心意识,不但贯穿于练功全过程，而且在生活上、学习上、工作上、人际关系上也贯穿这八个字。这就是提倡“利导思维”，反对“弊导思维”(具体在后文有专门篇章论述)。这也是回春功之所以有助于健康长寿的一个重要秘密所在。

总之，回春功在“意念青春”调心的统帅下，在以腹式呼吸为主的动力活动中，配合巧妙而特殊的调身活动，在“松、静、圆、连、合、柔、定”的法则下，做到了“三调合一、融会贯通”。功法看上去面含微笑，动作古朴典雅、优美柔和，有不是舞蹈胜如舞蹈的优美意境。

三、太极拳习练中的三调合一

本人练习太极拳已有近60年，曾经先后学习过杨式太极、吴式太极、静功太极及阮氏六合太极，也学习过太极推手、散手、太极剑等招式。下面我来谈一点太极拳与“三调合一、融会贯通”的认识。

太极拳是一种高层次的内家拳术，由无数前辈实践经验的累积，精心提炼而成。太极拳的核心灵魂是技击，每一招一式均有其精深的攻防含义。太极拳以“化意味着进”为绝招，在练拳时始终要有一个假想的敌人在你面前，自己与自己搏斗。太极拳在发劲时，要求身、眼、手、法、步五法齐到，整体合一，“一动百动”“太极无法，处处有法”。

太极拳的三调是衡量内家拳中太极功夫高低的核心。在冷兵器时代，拳术是防身打击敌人的重要手段，武艺的高低与“三调合一、融会贯通”有着密切的关系。

(一) 太极拳的调身

习练太极拳，要求对身体姿势或动作进行主动性调整、锻炼，使之逐渐达到练功练拳的要求和目的，也就是做到动作规范、势正招圆，这是太极拳入门的基础。

太极拳在调身方面有严格的要求：松静站立，头正，项直，沉肩，坠肘，展腕，舒指，含胸，拔背，竖脊，沉胯，敛臀，挺膝，挺踝，舌顶上腭，五趾抓地等。

(二) 太极拳的调息

太极拳的调息在意气合一、完成技击方面具有非常重要的作用。太极十三势“掤、捋、挤、按、采、挒、肘、靠、进、退、左、右、定”是太极拳内功的核心。太极拳要做到“任他巨力来打我，牵动四两拨千斤”，没有身息相依是绝对做不到的。比如用向后四隅方向的采劲及向上的履劲必定是采用逆腹式呼吸中的吸气。如果向前的发劲，必定是逆腹式呼吸中的呼气。如此方能达到意到气到，气到劲到。

在练太极静功时要求意沉丹田，呼吸“匀、细、柔、长”，要遵循顺其自然、循序渐进的原则，切忌急于求成。太极拳是在形正体松、心神安静的基础上，通过长期练习而逐步达到形、气、神三者合一的状态，再进一步融会贯通。此时不调息而息自调，呼吸自然会变得“匀、细、柔、长”，有时发劲是配合发“哼、哈、啊、呼”等声音，以声助气，以气助力，气到劲到。

(三) 太极拳的调心

调心是太极拳中最核心的环节。因为在太极拳习练中，无论是以调整动作姿势为主的调身，还是以调整呼吸吐纳为主的调息，都是在意识的指挥和参与下进行并最后完成的。太极拳以高超而独特的攻防技击而出名，要求身、眼、手、法、步在攻防技击中一出招就要齐到，而且要整体合一、一动百动。有人提到“太极无法，处处有法”，这是太极拳对“三调合一、融会贯通”的更高要求。而太极拳三调中，心意是核心、灵魂。为了更好地练意，太极拳分成无极静功与太极拳动功两个部分；前者练意静，后者练形动，做到静中有动，动中有静，动功静练。

心静是太极拳的根本，心静时要求思想集中，意念专一，精神内守，排除杂念。严格来说，心不能静下来练拳就不是太极拳。如果心能静下来，凝神清虑，消除杂念，必然气息和畅，这样就可以心灵澄清敏感，对外界反应和自身的判断都能做到敏捷和准确无误。

(四) 习练太极拳逐步实现三调合一

1. 练形

在学练太极拳的过程中，第一阶段为练形阶段，是动作熟练阶段，要求动作规范有序，姿势工整，方法准确，注意方位、角度，虚实分清，松紧合度，尽量做到外三合，即“肩与胯合，肘与膝合，手与足合”，并注意起承转合，连贯圆熟，并向“松静圆连合柔定”七字迈进。

在这个阶段的意念可采用“一念代万念”，即动作本身不使有遗漏和差错。在动作熟练以后，还要在身法上下功夫。太极拳对身法有一定的要求，常见的有：虚领顶颈、含胸拔背、沉肩坠肘、竖脊沉胯、开裆合膝、尾闾正中以及手法手型、挺膝挺踝、五趾抓地、展腕屈指(末节)等。

2. 练气

在身法熟练之后，并在丹田内已有气机发动，并随意识走动，在练拳中就要用意念体验内气和内劲的运转。这个阶段要把意念贯彻到每个细小动作中，体会气在身体内的运转及太极拳深层次的意念，如起式走螺旋、处处有弧圈、力从足底发、节节要贯穿，逐渐做到气布全身，有气感。然后，习练太极拳逐步向“内三合”，即

“心与意合，意与气合，气与力合”的方向前进，也就是心意领气、意气相随、意到气到，并逐渐摧僵化柔，产生柔劲和整劲。

由于气是看不到摸不着的，必须要靠自己的体悟，因此要强调一个“悟”字。每次练完太极拳后，要悟一下练拳过程中的喜与忧，喜者即有新的体会：心静如水、神清气爽、遍体舒泰、松静圆柔、整体合一等；忧者即不足之处，如练功中有杂念，胸闷不舒、气血行走不顺，四肢百骸、五脏六腑有些不适不松不平衡的地方。忧者均需通过三调予以纠正。

在习练太极拳第二阶段“意气合一、以意领气、气从丹田发动运行全身”的基础上，进一步练习发劲时发于丹田，上肢采用上吐纳炼丹法路线发劲，下肢采用下吐纳炼丹法；反之在采履吸劲时则采用上下吐纳炼丹术的吸劲，同时逐渐产生一种柔中有刚的整体劲力，外似棉花，内似钢铁，并随着丹田的旋转带动身形四肢产生各种大小内外不同的缠丝劲力。功夫越深，内劲的质量越高，其内刚劲是在日积月累的松柔展基础上逐渐产生的，最终达到绵里裹铁、刚柔相济的境界。

顺便说一点太极拳“松”及“柔”的含义：

全身放松是太极拳修炼最基础也是最重要的手段。松不是松懈，也不是松软，而是要做到松柔；柔不是软，柔是在三调合一、融会贯通的前提下，使丹田内气在意的引领下，每一动作通过丹田的开合、旋转、吸斥等运转，以腰为主宰、以意念为引导，使得内气贯注全身直达四梢。

外形之动多在筋骨皮，而它的灵魂都是锻炼人的心意。练拳时如果不能做到全身放松，不能平心静气、静若止水，则身上会有僵劲和浊力，内气就无法贯注。心中有杂念，则不能“以意领气，气贯全身”，这样就永远达不到太极拳第三阶段的“练意”。

3. 练意

“练意”过程，不能急于求成，要注意避免用意过重，如着意、着想、执着，用意要淡似无意（无极）似有意（太极），勿忘勿助，不可用心、不可无意；用心则着想，无意则空；有意即出识神，无意则出元神；在静的条件下淡淡地意守，勿忘勿助，心里明明白白，清清楚楚。

太极拳的练形、练气、练意三个阶段要循序渐进，由浅入深，由外到内，渐入佳境。注意，不是每一个人都能进入第三阶段，这其中需有一定的条件及悟性。有一个公式是“信＋练＋悟＝成功”。首先要相信太极拳的奥秘，然后有决心去练，有毅力去坚持，才能最终成功。练不是完成任务每天练一次，而是在名师指导下，有计划有步骤的逐步渐进的过程。悟是悟性，即每一个人的慧根。太极拳有很深的哲学理论，根据太极拳中哲学理论结合老师的指导，每次练拳后，要有一个回忆的过程。有哪些新的感觉，哪些不舒服的地方，如形不正，气不顺，意不静等。顺与不顺之处，自己不断地思考、研究、琢磨，做到去伪存真，去粗存精，如还不能自我解决就去请教老师，或阅读有关资料，这样逐渐做到实践、理论，再实践、再理论循环不断，逐渐由外到内、由浅入深，并逐渐由第一阶段调身到调气，再进入调意的阶段，真正做到“三调合一、融会贯通”，利用三调的手段达到三性(哲理性、技击性、健身性)的目的。

第三节　三调合一、融会贯通

三调合一是气功、太极拳的灵魂，是练功由浅入深的最重要手段。一般而言，三调中第一阶段以调形为主，配合心意及呼吸；第二阶段以调息为主，配合心意及调身；第三阶段以调心意为主，在心意的主导下真正做到调身的内三合及外三合，然后实现“以意领气，以气运身”，从而融会贯通，气遍周身不少滞。

为达到“三调合一、融会贯通”，调身是基础，通过对身体姿势或者动作进行主动性调整，做到动作规范、势正招圆、松紧合度、柔和缓慢、绵绵不断、圆活连贯。一般而言，即使是在调身初期，也最好配合静功的锻炼。各势静功都可考虑，以站桩功为主，坐卧静功也可。在调身的基础上，若配合四线放松吐纳炼丹功，可初步进行意气合一，意守丹田。

在“三调合一、融会贯通”中，调息发挥了主体动力的作用。调息是调运内气的一个重要方式。人体之气，分为呼吸之气和脾胃之气等内气。其中，内气包括元气、经气、营气、卫气、脏腑之气等。气功锻炼调养内气，主要就是“养元气”“调经气”“固卫气”。内气看不见，但能感觉到；要使内气更快地引起气机发动，最快的方法就是站桩。年老体弱者以无极式站桩为主，可以配合四线放松吐纳炼丹功；体质较好的中青年建议进行八卦站桩。八卦桩不但可以加强下盘的功力，做到上虚下实；因其手掌掌形呈半阴半阳式，便于练习上下吐纳炼丹术，为以后一动百动、力达四梢打好基础。

“三调合一、融会贯通”中，调心是核心，也是健身、治病、技击发挥作用的关键所在。在健身方面，它通过静功练习，或动功静练的方法，达到“去识神，出元神”。通过元神、元气对五脏六腑的内在调整和卫气对机体与外环境的平衡，实现“正气存内，邪不可干”“阴平阳秘，精神乃治”的目的，从而健身延年。

在治病方面。大多数身心疾病是由于各种原因造成大脑皮层兴奋与抑制的失衡，特别是大脑皮层抑制过程减退。诸如抑郁症、焦虑症、失眠、心血管系神经官能症、各类神经衰弱症等，目前尚无有效的药物根治。由于气功、太极拳是由外而内的主动性自我身心调节，在其静功、站桩以及动功静练过程中，可以逐步加强大脑皮层的抑制过程，调整大脑兴奋与抑制失衡，从而使这类身心疾病好转康复。而

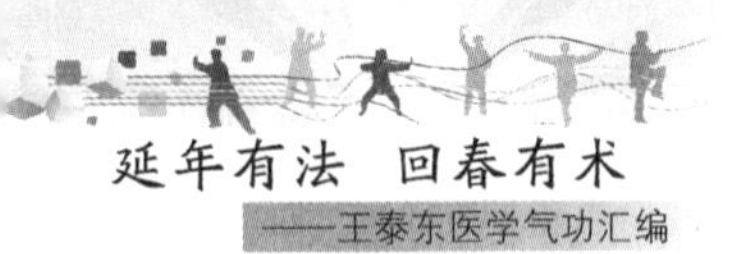

且，只要坚持练功，这些难治之症也都可以根治。我本人就是一个通过练功将抑郁症伴心血管神经官能症根治的例子。

在武术技击方面，太极拳被称为拳中之王。杨氏太极拳的宗师杨露禅，当年被称为杨无敌，打遍天下无敌手。太极拳是内家拳，其核心锻炼就是“三调合一、融会贯通”。河南的心意六合拳，顾名思义，就是在心意的指导下实现“内三合、外三合”，即“三调合一、融会贯通”。心意六合拳要求一招出去，身、眼、手、法、步齐到。“十大形”，全国闻名的凶狠拳种之一，它也是内家拳的一种。太极拳之所以能小力打大力、以慢制快、引进落空、四两拨千斤，其核心锻炼也是“三调合一、融会贯通”。只有做到心与意合、意与气合、气与力合、力与形合，或者说以意领气、以气运身、力达四梢、整体合一，如此内家拳方能全身处处有弧圈、全身都有缠丝。在太极推手时，方能运用“粘连沾随，听化拿法”的方法，科学巧妙地战胜敌人。

一、动功静练，是实现“三调合一、融会贯通”的最好方法

目前，很多人在习练健身气功、医疗气功及太极拳方面，都是以调身为主的。他们认为，气功和太极拳的健身治病机理是通过多种脊柱运动、四肢关节活动、增肌减脂等来实现的。其实，气功太极的祛疾延年功效远非如此。随着练功功夫的深入，在习练动功时，逐步摒除杂念，静静地如做静功。此时，以意领气、以气运身、意到气到、气到力到，其调养内气的功效是单练静功的数倍。

动功静练，是在入静的状态下“去识神，出元神”，同时又调节整治脊柱四肢关节的开合运转，同步实现“外练筋骨皮，内炼精气神”。动功静练，就是在摒除杂念的前提下，身心处在有意无意之中，似睡非睡、双目微闭、神不外露，行功如行云流水、绵绵不断、圆活连贯、整体合一，真正做到“松静圆连合柔定”。如此练功，减少了识神的妄动，开启了元神的能动，即有意（识神）、无意（元神）当中，实现元神主宰、自愈康复。

二、练功时“乐字当头”是实现“三调合一、融会贯通”的捷径

调心是“三调合一、融会贯通”的核心所在。在诸多功法中，回春功以其独特的养生祛病、延年益寿功效被世人广为流传。回春功有个调心的妙招，叫做“意念青春，面含微笑”。调心历练是功法习练中最难的操作。如何通过一定的意念自我调节，达到“一念代万念”，进入身心合一的入静状态，开启元神自愈的潜能，是评价功法优劣的重要内容。根据日本春山茂雄的“利导思维”原则（后面有专门篇章论述该原则），回春功这一“意念青春，面含微笑”的良性意念，可以很好地柔和身心、平复情绪，从而将身、息、心融会贯通。

第六章　功法养生治病的关窍——“去识神，出元神”

第一节　何谓“元神”和“识神”

“神”为人身“三宝”之一，历代医家医著皆有论述。《灵枢·本神》说，“生之来，谓之精，两精相搏谓之神”；《灵枢·天年》又说，“血气已和，荣卫已通，五脏已成，神气舍心，魂魄毕具，乃成为人”。

父母媾精，结胎成形，神气舍心，然后才会产生新的生命。《黄帝内经》中的论述只提及神的来源，却未分述元神与识神。元神和识神的理念，在道家修炼书籍中有较详细的论述。这与道士长时间炼养的体验总结有关。

道书中将“神”分成先天与后天。其中，先天之神称之为“元神”，元，即本元、根本、原始之义，元神是指与生俱来禀受于先天的神气；识神，又称欲神，是出生后由外界事物为心所任而逐渐产生的后天认知。

元神藏于脑中。《脉望》云，“脑为上田，元神所居之宫”“何谓元神，内念不萌，外想不入，独我自主，谓之元神”。《乐育堂语录》：“元神者，即吾真心之主宰也。”《青华秘文》：“元神者，乃先天以来一点灵光也。”近人张锡纯认为元神藏之于脑：“元神者，无思无虑，自然虚灵也；识神者，有思有虑，灵而不虚也。”

第二节　元神与识神的关系和前人经验

道家把元神看成是“体”，识神看成为“用”。识神是在元神的基础上进行活动的，它受元神的主宰，元神凝则思虑之神泰定。《坛经》言：“真如是念之体，念是真如之用。”张伯端也说：“盖心者，君之位也。以无为临之，则其所以动者，元神之性耳；以有为临之，则其所以动着，欲念之性耳。有为者，日用之性；无为者，金丹之用心也。”可以说，元神与识神是体用关系。

元神与识神对立统一。《青华秘文》记载,“欲神者,气质之性也。元神者,先天之性也”“元性微而质性彰”。人在生、长、壮、老的过程中,质性日彰,元性日微,结果识神掩盖元神,此乃气质之性胜本元之性,杂念纷纷则元神即退,摒除杂念则元神即现。

虚静是出元神的必要条件。《道德经》曰“致虚极,守静笃”。虚者,恬淡虚无,内无所求,外无所逐。《性命圭旨》云“心中无物为虚”。静者,内心处于一种无思无虑、安祥宁静之态。《元气论》讲“内心不起,外境不入,内外安静,神定气和”。《黄庭内景经》云“虚中恬淡自致神”。《养真集》云“念止神即来,念动神则去”。《天仙正理》云“当虚静致极时,亦未涉一念觉知,此正先天之真境界也”。

识神去元神来之境界。《武术汇宗》云“此神亦谓之本性,亦谓之真意。其心必要清清朗朗,浑浑沦沦。无一毫念虑,无一毫觉知,则空洞之中,恍惚见元神悬照于内,斯时殊觉五蕴皆空,四肢皆假,而我有真我也”。李涵虚的《三车秘旨》言“学人收心调息,闭目存神,静之又静,清而又清,一切放下,全体皆忘。混混沌沌,杳杳冥冥,功夫到此,如天之有冬,万物芸芸,各返其根,如日之有夜,亥漏沉沉,各息其心,此无知无识之时也”。

出元神是道家内炼精气神的基础。内丹家们认为,精气神是一个整体,三者相互作用、相互联系,是内丹修炼的三要素。《淮南子·原道训》说,形是生命的居所,气充斥生命体当中,而神为生命的控制者。三者应各司其职,各安其位;一方不好,就会影响另外两个方面。《太平经》说,精气神是一个整体,来自于天地人之气。神源自天,精源自地,气来自中和。神与气合,在人体内运动;若想长寿,必须炼养精气神。清代《抱混元仙术》云:“神一凝而气自壮,神一清而精自勇。神聚则气聚,气聚则精聚;神清则气清,气清则精清。”《青华秘文》说:“内丹修炼尤重元神,元神见而元气生,元气生则元精产矣。”张伯端也说:“炼精者,炼元精,非淫泆所感之精;炼气者,炼元气,非口鼻呼吸之气;炼神者,炼元神,非心意念虑之神。”

第三节 我在练功过程中体验的“元神”和“识神”

一、我在练功过程中对“元神”的体悟

元神与识神源于道家丹书中,有着详细的论述,历代医家也有论述。它不是唯心论,而是一个伟大的创举,是防治疾病、延年益寿、发挥人的潜力的重点和关键所在。

在练功过程中，我体悟到，元神是先天而来的灵质体。元神包含着父母遗传的基因信息以及后天获得的部分识神信息。元神作为一个灵质体，在练功入静时，去除了识神的干扰和控制，就会元神再现、灵感喷涌。练功的人，有时在梦中也会出现意想不到的灵感，这就是元神灵质体的作用。

识神是显意识，而元神是特殊的潜意识。在平时，元神隐于大脑皮层下，不显露于外，由识神主事。因为元神是与生俱来、带有明显自然属性的原生潜意识，是个体的一种强大的内驱力源，每个人的生命活动其实都在不知不觉中为它所左右。当条件创造后，比如练功入静状态下，元神能迅速激发人体内之生理潜能使脏腑经络、气血阴阳达到“阴平阳秘，精神乃治”，从而使机体处于最佳的功能状态。

数十年来，学者们试图用现代科技手段研究练功入静时大脑机能的变化。通过脑电图和中枢神经介质的生化分析，研究者们发现，入静会使大脑皮层进入特有的主动性内抑制过程。脑电图显示，入静时大脑皮层活动逐渐由兴奋状态转入到抑制状态；这是一种良性的保护性抑制，平复由于大脑皮层紧张兴奋而出现的机能紊乱，从而维持人体生理的动态平衡。

我们看到，消化系统的疾病通过练功后获得明显好转，甚至痊愈。消化系统由自主神经系统控制，练功可双向调节交感神经和副交感神经的功能，从而缓解紊乱，恢复平衡。我们也观察到，糖尿病患者通过练功能使血糖下降，甚至使血糖峰值处于常态下的峰值。这表明，练功入静可降低交感神经—肾上腺系统和垂体—肾上腺系统的功能，兴奋迷走神经和胰岛素系统。这些效应其实都是在练功入静、“去识神，出元神”的状态下出现的。元神有着强大的康复机能，是大脑皮层自我调节身心健康的核心。

疾病的本质是失衡。人体的自主神经系统维护着各脏器之间的平衡、内分泌的平衡、心血管的平衡以及内外环境的平衡，它们不受大脑皮层的指挥却又那么精确、适时。一旦人体内的这种奇妙平衡被各种病因打破，疑难杂症就会接踵而至，让患者和医生一筹莫展。这时，我们就需要通过练功入静，开启元神的强大自复功能，正如老子所说：“致虚极，守静笃，万物并作，吾以观其复。”“夫物芸芸，各归其根。归根曰静，静曰复命。”

二、我在练功过程中对“识神”的体悟

识神是后天获得的意识体。生命从诞生之日起，进入世界后就不断地用身体和感官接收天地间各种事物的信息和能量以及人文知识和生活教导。因此，每个人的大脑里都积累着非常多的后天知识和事物信息，然后慢慢形成我们每个人独特的大脑思维。

识神的能力取决于大脑原有机能和大脑储存的信息量。不同类型的人就具有不同的识神。有的人知识渊博学问好，这就是说他的识神中储存的信息量充沛。人之所以区别于动物，是因为有识神。人类大脑的机能比其他生物要强大得多，其所接收的信息量也比其他生物大，表现为个体的意识性及意识力更强。因此，人不但能够“天人相应”，还能够“改造世界”。

识神具有情感和欲望的控制力。一旦大脑皮层受到损伤，人脑储存的信息也会发生紊乱，导致识神紊乱，造成精神意识和行为状态的异常。当人的情感和欲望过于强烈时，识神也会被眩晕，甚至丧失理性和意志。在这时，如能练功入静，使元神出，识神去，元神就能掌握生命控制权，逆转情感与欲望，使人走向平衡和理性。

识神是人出生后所获得的知识、信息以及各种情感、欲望，它们在大脑皮层中形成了特定的意识体。识神具有调控身心的作用，但没有灵体，受大脑皮层所制约，一旦人的大脑皮层受损或者受到强烈影响，识神也随之紊乱。

识神具有两面性：好的一面就是识神可以储备丰富的知识信息，为社会创造了财富和价值，使社会文明大踏步前进；另一方面，识神容易妄动，“贪嗔痴”无法自我约束克制，就会导致我们的周围和世界动荡不安，甚至爆发战争。

三、我在练功过程中体悟到的“元神”与“识神”的辩证关系

识神依附于元神而生存，元神为体，识神为用。一般而言，人在生、长、壮、衰、已的过程中，识性日彰，元性日微，结果识神将元神掩盖，此即识神胜元神；若杂念纷纭则元神隐退，摒除杂念则元神即现。

前人提及“念止神即来，念动神即去”。识神与元神有相对的一面，在虚静的条件下，识神可以暂息，元神就能复出；元神可以修复由识神造成的机体不平衡，从而祛病延年。在平时，如果我们能保持元神与识神的和平相处，比如平心静气，此时识神不妄动妄想，头脑清醒理智，既能生慧，又能防疾，这就是二者的统一性。《黄帝内经·素问》讲，“恬淡虚无，真气从之，精神内守，病安从来”，就是明证。

如果运用识神不当，比如情绪过于夸张持久、道德败坏、玩物丧志、意念妄用等，势必影响元神的正常发挥，必定会造成内脏功能的紊乱、机体的失衡。这就是识神与元神的矛盾性。因此，养生必须克制识神，减少妄想杂念，保持心平意静，以增加元神的活动，来维持整体功能的协调平衡。

俗语中有“习惯成自然”的说法。人的性格通过持久锻炼，也可以“习惯成自然”。比如一个性格内向的人，由于工作关系，必须与人多接触才能做好工作并改善生活，这样识神就必须每天对元神提供外向型信息，长久下来潜移默化地使元神

按识神提供的信息，进行调节活动，时间长了，也就“习惯成自然”，无形中改变了自己的性格，这就是识神对元神的反向影响。

第四节　功法养生治病中如何实现“去识神，出元神”

一、习练静功养生治病的“去识神，出元神”

在现代社会当中，竞争激烈、人际关系复杂、事务繁杂，万事劳其形而扰其心。所以，人们要想经常保持和谐统一的心态，谈何容易！

我们知道，一个人若能具有良好的德性与崇高的品性，并在日常生活中经常保持超脱恬静的心态，这是对元神最好的涵养。古代养生家以“去识神，出元神”作为核心思想，来指导饮食起居、练功修炼。

我们在练功入静时，会处于恬淡虚无状态，此时呼吸绵绵、若存若无，无思无虑，什么都不想，什么都知道，心里明明白白，飘飘欲仙，恍恍惚惚，这一境界，就是元神出现的状态。在练功过程中，我们进行自我松静诱导，并且将这种松静状态贯穿练功全过程，使大脑皮层处于保护性抑制状态；然后自然而然，元神出，识神去。练功过程中，一些特定的训练方法，诸如存想法（良性诱导）、凝神入气穴、吐纳导引等，确能激发内气、疏通经络、活跃气机，从而使元神不断得到高能量物质的涵养，实现其调整和改善全身的生理机能的目的。

根据我50余年的练功体悟，我建议，为了你的健康长寿，请为元神主事提供良好条件：每日晨起后闭目养神（静坐）15～30分钟，晚上睡前一小时站桩或练无极静功15～30分钟。这样，每天由于识神所造成内脏的失衡（如压力、生气、食饮不节等因素），都通过“出元神”的机会，进行自我修正和康复，真正实现治未病，远离亚健康。每天多花半小时，就可以赢来一整天的安宁。

除了每日练功外，在日常生活中，我们可以保持气功状态，以提高修炼的效果。也就是说，在平时生活中要乐观豁达、心平气和、无忧无虑、无恩怨恐惧（不做亏心事），在心理上和生理上经常保持松静自然、协调平衡的状态，这对维护身心健康具有十分重要的意义。

二、习练动功养生治病的“去识神，出元神”

有人问，练动功是否能达到“什么都不想”（去识神）、“什么都知道”（出元神）？从我个人经验体会，这是完全可以达到的，但与外部条件及自身内因成熟有关。

一般来说，练习太极气功有三个阶段：练形、练气、练意。从内因来说，练形阶段是一个熟练过程，脱不了识神的干扰，因此很难成功。但可做到部分“识神去，元神出”，所以也有一定的健身养生意义。到达练气阶段，自觉有气感，层次较练形阶段又深入一步。要真正做到“识神去，元神出”，则要进入练意阶段。在练意阶段，“意到气到，气到力到”，我们就可以做到什么都不想，什么都知道，心里明明白白。但也不是每次练功时均能做到，还需要配合外部条件：

(1) 练功前先要短时期无极站桩，也就是进入角色。

(2) 动功功法要动作起伏小，踢足和单脚平衡等动作要柔和缓慢，而且动作绵绵不断，松静自然，呼吸细长匀慢。

(3) 心情舒畅，没有心事，外部环境要清静，气候以阴天为佳。两上眼睑轻轻下垂，凝神入气穴，进入气功态中，自感头脑清空，呼吸绵绵，若存若亡，无思无虑。人在气中，气在人中，不知不觉自己在上下左右动，四肢消失，神识恍恍惚惚，心中明明白白，乐在其中。

综上所述，在练动功过程中，只要在合适条件下，做到动功静练，即动中求静是真静境界，也可以得到与静功同样的养生功效。而且动功还有利于健运气血，延年抗衰。

第五节 再论识神——合理使用人类智慧

识神是后天获得的意识体，它受大脑皮层所控制。我们后天获得的知识信息，都归识神所统管；识神也会产生和调控人的情感和欲望。目前，人类智慧的开发、科学技术的进步、人文科学的发展推动人类的衣食住行和社会文明大踏步进步，人类享受着较为富有和舒适的生活。各种过去难治或诊断不明的疾病也在逐步地被解决和确诊，人类的平均寿命也大幅度提高。所有这一切的人类文明成果，都由人类强大的识神所赐。于是，人们自然对识神青睐有加。

但识神其实是一把双刃剑，它既有改造世界的美好作用，也有破坏世界、破坏人类身心健康的弊端。人类利用识神来发明先进的杀伤力强大的武器，给人类带来大规模的战争和痛苦；人类利用识神来提升科技水平，大量开采资源，大量排放废气，破坏了人类赖以生存的、存续亿万年的自然生态平衡，产生热效应，使全球变暖、自然灾害增多；还有人类本性中的“贪嗔痴”借助于识神之力而大开方便之门，人性更易堕落，毒品、色情交易、艾滋病等给人类的健康带来巨大隐患。以上这些都是识神妄动给人类带来的不良后果。

我不提倡“活着就要拼命干”的观点。虽然是在为人民、为社会作贡献，长时间过度运用识神，耗竭元气，其结果必然导致短寿，比如，不少名人大家的平均寿命不及周围人的平均寿命。我认为，如能细水长流，识神与元神和谐相处，就会活得更健康，更长寿，那么你对社会的贡献就会更大。巴甫洛夫发现“条件反射”时已年过70岁，就是最鲜明的例子。

我们要健康长寿，为社会多作贡献，首先要摆正心态，协调元神与识神的体用关系，使元神与识神和谐相处，相互关照。首先，一个人要重视道德修养，减少识神妄动，合理控制自己的情绪。学习古人提到的“法于阴阳”的观点来处理人生的“七情”(喜、怒、忧、思、悲、恐、惊)，既不能过也不能不及；做到仗势不欺人，受挫不气馁，骄傲不自满，爱财不贪财，利己不损人，发怒不失态。处理情感时要有“度”，不可大起大落，要适可而止。在控制情欲方面，也要有个“度”。人类的欲海是无底的，如果不择手段地赚钱敛财，必定会走向反面。贪官污吏的下场，就是最好的镜子。

作为普通人，我们要学会控制识神的妄动，随时随地想到识神的妄动会对人类社会和自身健康带来莫大的伤害。在你即将回忆一生的时候，不妨总结一下识神对你的影响是流芳百世，还是遗臭万年？

第七章　功法养生治病的动静辩证统一

第一节　生命在于运动抑或在于静止？

同样是老年人，有的人身体健康，老当益壮；有的人却病魔缠身，老态龙钟。为什么有如此之差距呢？古今中外，人们一直在寻求其中的原因，探索长寿的途径。苏联一位医学博士兹乌诺夫斯基，总结世界众多长寿老人的经验，提出了一个公式：

$$健康长寿=\frac{经常运动+情绪稳定+适度饮食}{嗜烟+嗜酒+懒惰}$$

明眼人一眼就能看出，分子是长寿之助力，分母是长寿之杀手；分子越大则越能健康长寿，分母越大则身体越差。由此可见，排在分子第一位的"经常运动"对健康的作用是很大的。

"生命在于运动"是18世纪法国著名思想家伏尔泰的一句名言。伏尔泰认为运动是使人形成冷静与自强的一剂良药。长期进行体育锻炼的老人，有可能保持工作能力至70岁，甚至90岁。英国一家杂志曾报道：英国一个活到152岁的老农托马斯·佩普，身心健康、耳聪目明，英国女王为此请其入宫，向他探索长寿秘诀，并为他进行全面体检，并赐予美味佳肴、华丽服饰，让其过着十分舒适的生活。而这位老农说，"我并没有什么延寿不老的秘诀，只是平时喜欢登山远行、素食淡饭和衣仅御寒罢了"。英国女王把老农留在宫中，由于这位老人改变了自己的生活方式，没有了爬山远足、素食淡饭，从而破坏了他的固有动力定型，使其原来的与内环境相适应的规律被破坏了，也就失去了健康，不久就去世了。

现在我们生活条件好了，行有以车代步，吃的是山珍海味，结果进食无度、不思运动，这就逐渐出现了由于少动导致的营养过剩的肥胖病、心脑血管病以及"四高症"（高血压、高血脂、高血糖、高血黏度）等现代流行的常见病。可见，"生命在于运动"十分重要。

然而，1989年上海市气功研究所张文江气功师却写了一本《生命在于静止》的书，该书提出了与“生命在于运动”截然相反的观点。1987 年 12 月 30 日，上海《新民晚报》刊登了马奔安先生的一篇文章，题目为《难题》。全文不长，照录如下：丈夫叹道，“唉，我的体质越来越差了”。妻子教训他：“野象能活 200 年，而训养的象只有 80 年的寿命；牧羊犬能活 27 年，而家犬只能活 13 年。生命在于运动嘛，谁叫你一天到晚像乌龟一样缩着不动呢?”不料丈夫说：“亲爱的，请问乌龟能活多少年?”在这篇幽默的小品中，象和狗的例子说明生命在于运动的重要性，但是乌龟是运动最少的动物，却是动物中最长寿者。

1988 年 1 月 28 日上海《文汇报》以《梅县发现大活龟垫在柱下二百年》为题，转载《采风报》消息：最近广东省梅县市在重修城南梅江畔的观澜亭时，人们搬开千斤石柱的基石后，发现了一只又大又扁微微颤动的活龟，龟壳留着石柱压下的印记。据《嘉应州志》记载，此龟是 241 年前建亭时知州命人垫在石柱下的。用活龟垫物是我国的一种风俗，古已有之。可能有人说乌龟长寿是遗传决定的，但长寿基因没有轮到擅长运动的动物身上，而压在石柱下的乌龟却在 241 年后还能活着，这也证明少动或静也能长寿。

“生命在于运动”“生命在于静止”，这是客观存在的一个现象。另一个普遍的现象是，大量的优秀运动员、重体力劳动者以及过去的武将，其平均寿命均不及同时期的普通凡人，更不用说与儒释道医武等修炼人士相比了。目前，有些高级知识分子英年早逝，也可能与运动过少、用脑过度等因素有关。

生命在于运动抑或在于静止?

第二节　运动与静止的辩证统一

一、哲理思辨表明动静辩证统一

我们的祖先创造了一个充满哲理的太极图，来提示人们养成良好的思维和行动习惯。太极图中，白的代表阳，黑的代表阴，黑白之间有 S 形分隔；白的中间有一黑点，黑的中间有一白点。

太极图是代表阴阳动态再平衡的法则，是人们思维行动的准则。我们的祖先认为，宇宙万物必有阴阳两方面，两者互根互用，即有阴必有阳，有阳必有阴，无阴也无阳；阴中藏阳，阳中含阴；阳以阴为体，阴以阳为用；阴阳相反相成，物极必反。从古老的太极图中，我们可以领悟出万事万物的阴阳两面，必然互相对抗、融合、贯通、转化，最终走向中和，即太极图中的 S 形中线。

动与静，也是一对阴阳矛盾，其中动代表阳，静代表阴。生命在于运动，人们只有在不断运动中才能保持健康、延缓衰老；但要使人健康长寿，必定要有一个适合其本人身体条件及兴趣爱好的科学运动，也就是要有个度，这就是准则。不能过度，不能脱离准则，过了就是错了，必定走向反面。如果一个人做不切合自己实际的运动，运动量太大，锻炼超过自己的负荷，就会引起机体能量的过度消耗以及脊柱、四肢关节、肌肉韧带的劳损，就会引起早衰。这就是阴阳转化、物极必反的道理；这也是大运动量运动员及重体力劳动者为什么不能长寿的原因。

生命在于静止，然而万物没有绝对的静，只有相对的静。静代表着生物合成、休养生息；人在静的时候，大脑皮层加强抑制过程，有助于精神内敛、形体松弛。而经常不动或少动的人士，特别是老年人，如果脱钙已有骨质疏松的趋势，过度的入静打坐必然引起脊柱的弯曲、四肢关节活动欠灵活，也就是脊弯腿老的老态，反而提前进入老年期，这也是"物极必反"。因此，静固然是健康长寿必要的手段，是儒释道修炼的必修课，但如果只静不动，必定走向反面。

综上所述，要保持健康长寿，既要动又要静，而且动静之间要有一个准则。保持动静平衡，随时修正，才能真正达到健康长寿。

二、中医养生治病体现动静辩证统一

先秦时期，中医学经典《黄帝内经·素问》的开篇大论《上古天真论》中说："上古之人，其知道者，法于阴阳，和于术数，食饮有节，起居有常，不妄作劳，故能形与神俱，而尽其天年，度百岁乃去。今时之人不然也，以酒为浆，以妄为常，醉以入房，以欲竭其精，以耗散其真，不知持满，不时御神，务快其心，逆于生乐，起居无常，故半百而衰。"

上述论述说明古人对养生正反两方面的看法：

(1) 时时刻刻注意阴阳平衡，思维行动要有准则，即"法于阴阳"。

(2) 动静相兼，劳逸结合，即"不妄作劳"。

(3) 科学的锻炼，适合自身条件，乐于去进行运动是长寿之要素，即"和于术数"。

(4) 生活无度，失去准则，随心所欲，酒色无度，必然早衰。所谓"不知持满，不时御神，务快其心，逆于生乐，起居无常，故半百而衰"。

《上古天真论》告诉我们，凡事有个"度"，并强调动静相兼，相互平衡才能"度百岁乃去"，反之则"半百而衰"。

三、“儒释医道”的平均寿命证实动静辩证统一

我国著名学者姜亮夫、陈垣、陈国甫、任继愈等人考证和审核的史料，从公元前472年—公元1910年中国古代儒、释、医、道各家的历史人物共12 021人，其平均寿命见表1。

表1　中国古代各流派人物平均寿命统计

流派	总人数	平均寿命/岁	百岁以上人数	百岁以上人数占比/%
儒家	9 536	62.51	12	0.13
释家	2 206	68.22	28	1.27
医家	103	73.62	5	4.88
道家	173	81.12	31	17.92

四家流派的平均寿命为63.9岁，而当时老百姓平均寿命均为36岁左右，相差29岁。平均寿命的提高固然有很多因素，但与动静相兼有着密切关系。

我国古代儒、释、道三家鼎足而立。其中儒家重视修身，倡导齐家治国平天下；儒家人士期望干一番惊天动地的事业，立千古不朽的功勋，因此期望有一个健康的身体。儒家的养生长寿之术，在饮食、男女、心理、居处等方面多有论述。孔子说“君子食无求饱，居无求安”，不能饱食终日，安逸丧志；宋朝理学家朱熹提倡“半日静坐，半日读书”，提倡以修身养性的静功，用以存心养气。儒家人士虽不排斥动，却更强调静。儒家长寿一方面有较丰富的知识，知道如何养生，但同时文人往往过于强调“静”字，对脊柱、四肢百骸缺少有效的锻炼，故其长寿是偏于“生命在于静止”的结果。

释家(佛家)由印度释迦牟尼创立，自西汉时期传入中国，其教义是与世无争，把着眼点放在出世，主张在自觉(开悟)的基础上觉他，自度的基础上度他，普度众生、同臻西方极乐世界。佛家的养生之道包括禅定、劳动、素食、绝欲等。禅定就是打坐，认为只要静坐敛心，专注一心，久而久之就能达到一种身心愉悦、观照明净的状态。这种状态能稳定情绪、减少思虑、排除杂念，同时又可降低新陈代谢、减少消耗，这为延长生命打下基础。佛门有一句话“一日不作，一日不食”，意思说佛门弟子，需要主动劳动，农禅并举。另外，佛家主张的绝对素食及绝对绝育，有它的优点，但也有不足之处。佛家主张养其心，不修今生修来世，其养生长寿的目标是摆脱轮回，修解脱。因佛家有其动静相兼的养生手段以及配合素食及绝欲等，故可赢得长寿，但不是最长者。

道家崇尚自然，主张通过各种修炼，达到长生久视、羽化登仙。道家的着眼点

在于加强自身修炼，以求长生不老。因此，在传统养生长寿术中，道家的地位是最重要的。要修炼成仙，首先要健康长寿，方能有机会修成正果。道家的养生法十分丰富，诸如精神修炼、呼吸修炼、形体修炼、叩齿鼓嗽、辟谷服饵、炼丹术及房中术等等。这其中有精华，也有糟粕，但精神修炼(静功)及形体修炼(动功)是大家公认的道家养生精华。精神修炼的核心是清静无为，主张“炼精化气”(小周天)、“炼气化神”(大周天)、“炼神还虚”三个层次到达形神俱寂。心虚是本，形寂是标，达到坐忘的境界。道家的形体修炼，也就是动功，主要包括按摩与导引两个部分。导引即是屈伸肢体、导气令和、引体令柔。道家书籍《玄鉴导引法》中归纳导引的功效为以调营卫、消磨水谷、排祛风邪、长进气血。目前流传下来的全真道华山派长寿养生术——回春功，被认为是道家的经典养生术之一。道家，既主张“生命在于运动”，又主张“生命在于静止”，且动静相兼，因此更符合养生规律，从而也获得了普遍的健康长寿。

第三节 功法养生的动静统一在于度

动与静是一对矛盾，既有对立的一面，又有统一的一面，也有互相转化的一面。因此，“生命在于运动”与“生命在于静止”均是相对而言的。既然这是自然界的一种规律，我们需要更合理地来利用这个规律，切莫走向极端，使矛盾转化；要有“度”，要扬长避短。

以静养生是基本功，儒释道三家都以此为根基。特别是在当前激烈竞争的社会生活中，人们的心志大多处于浮躁、焦灼、高度兴奋之中，缺少的是虚静养神的时间，导致持续性疲劳和猝死，使许多人才“英年早逝”。这个现象应当引起高度重视。大脑皮层如果长时间处于高度兴奋状态之中，其兴奋与抑制过程就会明显失衡，并大量消耗元神的能量，造成五脏六腑的失衡，所以引起各类慢性病。据最新统计，国内糖尿病发病率已达 11.8%，患者总数将近 1.3 亿人，这一可怕的数字应该要引起我们的高度重视。现在，很多老年性疾病均出现年轻化，如四高症——高血压、高血糖、高血脂、高血黏度已成中青年的常见病、多发病。我所从事的男性病专科，也发现男子的精子密度、精子活力、活动率特别是 A 级精子明显下降。如果我们再不采取有效措施，则我国国民的身体素质将会进一步恶化，劳动力不足、生育质量下降、治病费用高涨，就会大大阻碍中华民族的复兴。

因此，我大声疾呼，希望我们每个人每天要有 20～30 分钟的闭目静神时间，让元神有时间去修复识神所造成的五脏六腑不平衡，使机体休养生息、防患于未然。

动者，锻炼筋骨皮，也就是要进行多类的有氧运动。我建议：每个人每天按时去做一个自己喜爱的、柔和的、缓慢的有氧运动。从个人的体质情况、兴趣爱好、环境及工作条件出发，选择一种或两种锻炼方式，比如太极拳、散步、慢跑、快走、健身气功、回春功、游泳等，都是非常好的运动方式。无氧运动会产生大量自由基，而中老年人超氧化物岐化酶（SOD）已明显不足，因此无氧运动对老年人不但无益，反而有害。

关于运动的"度"，我们以督脉的"命门"穴为例。命门者，生命之门也。就好像门窗的铰链，合理的开关和运用，铰链不会被腐蚀而损毁，即流水不腐，户枢不蠹；如果过度使用，必定是提前损坏。生命的门户也是如此，每日合理应用，筋骨关节韧带就会得到滋养维护，人的寿命就会长，所谓"骨正筋柔，长有天命"。如果像职业运动员那样用之过度，则必然会造成命门提前损伤，而引起腰腿病变；没有运动习惯的人，会导致命门开合不利，生命活力不能激发，就会提前引起腰腿不灵，所谓"人老腿先老"。

概括来说，内练精气神（内静）和外练筋骨皮（外动）是主动性身心自我调节的首要手段。

第八章　乐字当头——开启健康之源

第一节　春山茂雄的《脑内革命》

1996年，日本医生春山茂雄写了一本书——《脑内革命》，在日本引起轰动。1997年，该书由郑民钦译成中文。我阅读之后，受益匪浅。《脑内革命》的核心观点就是人若要健康长寿，就要把以左脑为核心的生活方式改变为以右脑为核心的生活方式。

一、人体左右脑的分工和右脑的健康价值

在学习改变生活方式之前，让我们先来了解人体左右脑的功能特性。

人体左右脑各司其职，职责分明。人体的左脑，又称自身脑，其有六大功能：①存储本人出生以后所获得的信息；②活跃身体活动的行动力；③以左脑为中心的情感，受利害得失和愉悦感觉所左右；④左脑重要的信息记忆可以通过脑桥传到右脑，储存到右脑的遗传因子里；⑤具有判断利害得失和愉悦感觉的功能；⑥具有语言、计算、逻辑思维等功能。

人体的右脑，又称祖先脑，其有七大功能：①继承接受祖先的遗传因子，是储存500万年以来人类聪明才智的基本软件，是人类智慧的精华所在；②右脑储存的信息是左脑的10万倍，其中包括伦理观、道德观、宇宙观等；③右脑既是祖先脑，又是心灵之所，灵活运用右脑是最佳的生活方式；④右脑具有创造性、直觉能力和认识图像的功能；⑤下意识行为的本能属于右脑范畴；⑥右脑送出祖先的信息，从更高层次告诉左脑，通过脑梁传至左脑“应该这样做”，重大发明或大彻大悟，往往以这种形式获得启示（如冥想、气功静坐、定能生慧、睡眠、形象练习等形式），这就是右脑与左脑相应沟通的结果；⑦促使脑内出现α波分泌脑内吗啡及β内啡肽。

二、脑内吗啡及β内啡肽具有神奇功能

脑内吗啡及β内啡肽的功能有：①显著提高机体免疫力，防止衰老。②保持

脑细胞的青春活力，增强记忆功能，充分发挥人的干劲、韧性及创造性。③创造一个愉快的人生，使人精神舒畅。④抑制癌细胞。自然杀伤细胞 NK 细胞（natural killer cell）是重要的抗癌细胞，脑内吗啡接触这种细胞会使细胞变得年轻，出现返老还童现象。NK 细胞能分泌出一种物质叫帕氟啉（perforine），能在癌细胞内穿洞，然后吸入盐水，很快将癌细胞杀死。⑤可使肌肉放松、血管扩张、微循环增加，预防三高症（高血压、高血糖、高血脂）的发生。⑥镇痛作用，针麻的镇痛作用与脑内分泌 β 内啡肽有关。

三、利导思维和弊导思维

（一）利导思维促使分泌脑内啡肽

利导思维是一种凡事向好处看的良性思维模式，愉悦心情可以提高脑内吗啡样物质（β 内啡肽）的水平。

如何掌握利导思维的方法，简言之就是：

（1）养成凡事向好的方面想的习惯。因为想愉快的事，会刺激 A_{10} 神经（快感神经），促进脑分泌内啡肽，使我们心情舒畅，健康长寿；反之，弊导思维则使人生病，加速老化。

（2）养成凡是思考时在脑内形成图像的习惯，“恍兮惚兮，像在其中”。这时就使右脑工作，使工作效率提高。

（3）发出声音可以促使右脑工作，在思考问题时自言自语，因为要在右脑存储信息，就要变成图像和声音通过脑梁由左脑传入右脑。

（4）冷静对待变故。比如受伤骨折、疼痛难耐，可以这样安慰自己——活着就会受伤，受伤就会疼痛，这是正常现象。也就是说，一旦产生不顺心的事，不是悲观失望，而是因势利导，向前看，向好的方向想，脑内就会分泌 β 内啡肽，要坚信无论发生什么事，都可以进行利导思维，学会这种生活方式就是右脑思维，对镜自语，赞美自己，脑内会有所意识。

（二）弊导思维促使分泌压力激素

弊导思维是一种凡事向坏处想的不良思维模式，这种思维模式的人容易生气发怒，郁郁寡欢，从而易造成精神过度兴奋、紧张，使大脑分泌去甲肾上腺素，产生活性氧（自由基），或者惊恐慌乱产生肾上腺素，或者不适当地过度工作分泌多巴胺，这些都使机体消耗大量能量。

肾上腺素与去甲肾上腺素是人体所必需的内分泌激素，它们能提高人们的激情和活力;但对人体也有很大的害处,它们能使血管收缩、血压上升、血管阻塞,而后者可能导致中风、早老性痴呆、冠心病、心肌梗死等,甚至导致英年早逝。

第二节 乐字当头,开启元神

从春山茂雄的《脑内革命》中,我们知道,在日常生活中,人们大多是以左脑为核心的生活方式,就是以利害得失、是否愉悦作为自己的人生价值观。因此,大多数人的大脑刺激分泌都是为斗争做准备的肾上腺类激素。所以,大多数人的生活方式,一直处于紧张状态。经商者希望自己一本万利,越多越好,结果使自己身处竞争、斗争,再竞争、再斗争的恶性循环之中,不断产生情绪波动,最终产生大量肾上腺素,引起高血压、高血糖及癌肿,甚至提前衰老。

因此,我们在日常生活中必须重视的是右脑生活方式,我们可以从入静和乐动开始。

一、入静——愉快的自我沉浸

简单的入静法,就是"一念代万念"。让我们的身体在松静状态下,思考愉快的事情,使思想集中收敛。这在传统气功习练中,称之为存思法。比如,你看一部喜欢的电影,或者听一段美妙的音乐,或者以激动喜悦的心情设计自己美好的未来,这时候你的心情舒畅,脑内就会出现 α 波,身体会得到放松,脑内吗啡就会分泌。如果在这种状态下进入睡眠,体内还会分泌出生长激素。

入静能够镇静左脑,从而让我们能够专心致志地聆听右脑的声音。在入静的同时,可以配合腹式呼吸法。平常人呼吸,一般为胸式呼吸;而入静过程中所采用的腹式呼吸,则会分泌前列腺素。后者具有消除活性氧、扩张血管的功能。前列腺素大量沉积在肺部下面,在腹式呼吸横膈膜大幅度上下活动时,它就渗进血管和淋巴管中,清除机体活性氧毒素,促进血液循环。所以,腹式呼吸结合良性语言的诱导,就能产生理想的入静状态。

入静是打开右脑大门的钥匙。入静对开发人的创造力大有裨益。入静时,如果你有意识地把想要解决的问题导入,此时,大脑正分泌脑内吗啡,右脑智慧大门洞开,你就能在我们的祖先智慧的庞大信息储备中发现答案。

传统的修炼当中,佛家提倡"坐禅入定,定能生慧"。这就是入静打开右脑大门,从遗传信息库中获得智慧的典型例子。禅定可以帮助人们摆脱一切与"生命和智慧"无实际意义的世事纷扰,诸如虚荣、名利、得失和欲望等,常常搅得人们晕头转向，心无宁静之日。道家、儒家的打坐忘我，也同样是改变人们以左脑为核心的生活方式，转向以右脑为核心的生活方式。

另外，所谓的利导思维，其实也就是我们气功锻炼中的良性诱导，可以充分发挥机体的潜在能力。如果在练功中，一直“意念青春，面含微笑”，就能良性诱导生命回春。

二、乐动——快乐地宣动气机

研究证明，肌肉发达的人脑内吗啡分泌量也较大。所以，要使日常生活中我们的大脑不断分泌脑内吗啡，不管年龄大小，必须进行以保持肌肉量为目的的运动，不运动肌肉就衰退。

运动又分两种。一种是无氧运动，即剧烈运动，适宜于年轻人。剧烈运动后产生无氧代谢，体内产生大量活性氧，与此同时，体内也很快产生 SOD 即超氧化物歧化酶，迅速中和活性氧（自由基），很快起到解毒作用。然而，人过 30 岁后还经常进行剧烈运动，无异于慢性自杀。原因是，30 岁以后，人体不能产生足够的 SOD 去中和体内的活性氧，于是多余的活性氧与脂肪结合产生过氧化脂，沉积于血管壁内引起动脉硬化，沉积于脑中导致老年性痴呆，沉积于皮肤下形成老年斑，沉积于细胞中引起细胞早衰。

人到中年，由于忙于事业、家务和教育子女，往往就会忽略了运动。很多人理解运动是竞技体育，而现代人往往没有时间运动，出门以车代步，过食膏粱厚味，欲望不知节制，逐步导致了脂肪细胞肥大、肌肉萎缩、血管阻塞，中老年慢性疾病不知不觉就产生了。从这个意义上讲，衰老是自己造成的。

“自己的健康自己管”。若不想把自己推入到亚健康的行列中去，就要坚持每天做些力所能及的运动，但不做剧烈运动，以免引起早衰。建议可做些适合自己的、愉悦的运动，比如气功、太极拳、体操、慢跑步、爬山等。

第九章　太极三性——哲理性、技击性、养生性

太极拳以“太极”为名。《太极拳论》曰：“太极者，无极而生，阴阳之母，动之则分，静之则合。”一阴一阳谓之拳；太极拳就是动静阴阳两范畴构成的独特运动。阴静者，吸、蓄、屈、退、落、俯、入、收、化、引、柔、静、虚、合、降、下、右；阳动者，呼、发、伸、连、起、仰、往、出、放、打、击、刚、动、实、开、升、上、左。太极拳是动静阴阳配合的极佳运动，张三丰在创编太极拳时说，“详推用意终何在，延年益寿不老春”。

我对太极拳的动静养生效用是深有感触的。1956 年，我得了心血管系统神经官能症，中西医治疗均无效，当时情绪低落，对前途悲观失望。很巧，当时医学院里来了一位著名的太极拳师，我经过 3 个月专心习练，病情症状明显改善，至 6 个月时病已痊愈。但在 1958 年，我参加外科工作后，由于工作繁忙，没有坚持打太极拳，结果旧病复发，以后再坚持锻炼，病情才逐渐痊愈，从此太极拳成了我每天早晨的必需。我也由一个得益者逐渐转变为一个研究者，从杨式太极到吴式太极、六合太极、静功太极、太极推手、赛手及太极剑等，经过近 60 年的实践。我对太极拳的动静关系有了更深的体会。

“静极而动，动中求静”，这是太极拳哲理、养生、技击的精华所在。目前，国家承认的太极拳有五大派，即陈、杨、吴、武、孙，除此之外还有其他派别，都各具特点。杨式太极拳舒展大方、动作协调、柔和优美；吴式太极拳姿势紧凑、灵活，技击性强。静功太极拳由山东陈济生老师创编，它分无极静功及太极架势两部分。无极静功也是我们常称的静功。我多年习练静功太极拳，感悟到静不是绝对的静，而是相对的静，核心是在清静的前提下要悟出平衡，即对内是五脏六腑、四肢百骸的平衡，对外是机体与环境的平衡。如此，方能使机体达到“阴平阳秘，精神乃治”，开启与生俱来的神奇自愈潜能。另外，我感悟到静与乐是相互依赖、相互生化，静与松又是练功中不可分割的要素。因此，在“精神内敛”“满体松弛”的无极状态下，使人体各部分无任何紧张、僵硬和懒怠，而感到舒适自然，在精神上既不为情思所激动和压抑，也不会因无所事事而萎靡，故显得格外轻松、精神

焕发和宁静，由此进入太极运动，既能活利气血，也能产生灵感。

太极拳具有哲理性、技击性及养生性，我称之为“太极三性”。其中，太极的哲理性贯穿、落实于太极拳的技击性和养生性当中。

第一节　太极拳的哲理性

太极拳源于“道”。老子在《道德经》中说“天下莫柔弱于水，而攻坚强者莫之能胜”，意思是看上去柔柔弱弱的水却能冲破一切坚强障碍，这个道理被称之为“天下至柔，驰骋天下之至坚”“以柔克刚”。太极拳中，“以小胜大”“以弱胜强”“以柔克刚”“舍己为人”“后发先至”“以静制动”“以顺避逆”等的“反者道之动”的技术思想和技术方法，是太极拳能够实现动静平衡养生的重要依据。

在“人法地，地法天，天法道，道法自然”思悟中，老子认识到世间万物无不存在着矛盾对立，又同时和中统一。这一哲学思想贯穿于太极拳的练功、技击、推手、散手、分类器械的演练当中，也是太极拳动静平衡养生的精髓。

老子认为，“致虚极，守静笃，万物并作，吾以观复”。通过主动虚静的身心调节，太极拳达到了技击和养生的双效应。

老子的“周行不怠”的循环思想，形成了太极拳“圆”运动，也是其动静转化的一个重要方法。

老子的“虚其心，实其腹”思想，形成了太极拳中对“含胸拔背”“气沉丹田”“舒胸实腹”的操作要求。

第二节　太极拳的技击性

太极拳属于内家拳，要求走劲沉着稳定，以意气神形高度和谐为特征。其中，意气是内劲，神形为外功，意气神形内外相合。本人在60余年的太极拳习练过程中，逐渐体会到要真正全面了解太极拳的养生真谛，还必须要深入研究太极拳动作的攻防技术。太极拳的每一招式都有其攻防原理，需要熟练操作、熟能生巧，所谓“由着熟而渐悟懂劲，由懂劲而阶及神明”。太极拳的养生、技击源于其中的神明，即太极动作是体，技击养生是用。

太极拳的攻防原理，我总结为三点。

一、意气合一，以柔克刚

一般搏击均是手快打手慢，力强胜力弱，而太极拳动作缓慢，用意不用力。太极拳何以能应敌？其原理就是“以天下之至柔，驰骋天下之至坚”。王宗岳《太极歌诀》云，“掤捋挤按须认真，上下相随人难进，任他巨力来打我，牵动四两拨千斤”“引进落空合即出，沾连粘随不丢顶”“彼不动，己不动，彼微动，己先动”。可见太极拳与一般搏击不同，主张舍己从人、后发先至，凭机智与动力克敌，这就是太极拳的高明之处，也是太极拳伤敌不伤己的道理所在。太极无法，处处有法；太极行功，要求“以意引气，力达四梢”“起于根、发于腿、主宰于腰、形于手指”“一动百动，整体合一”。

二、听化拿发，沾连粘随

所谓“听”就是觉察对方力的大小和方向；所谓“化”就是用圆弧缠丝的方式化解对方之力，其中顺半圆为化，逆半圆为发，使之“我顺敌逆”，使对方失去重心，或难受不顺，然后拿住对方，采用八法中的一法将对方击出或踩倒。在太极的运行过程中，采用沾连粘随的方法，使对方用不上力，有粘住使其不能离开，前后失去重心，然后将对方击出的感觉，这是我和老师在对练过程中的深刻体会。我在和马岳樑老师的推手过程中，确实体会到了“引进落空”“四两拨千斤”的感受。在听化拿发过程中，其核心是听劲，实际上需要锻炼虚静的功夫。这个锻炼的过程也是蓄养元气、养生长寿的过程。

三、三调合一、融会贯通

三调合一，是身、心、息合一；其中心“致虚极，守静笃”，息是“专气致柔”，身是“熊经鸟伸”。三者必须相互依存，相互制约，相辅相成，融会贯通，缺一不可。所合之一，谓之“元气、元神”。人之所用之力，皆为后天浊力、僵劲。太极拳习练，需要不断主动性自我身、心、息调节，使之虚化、入静。老子言，“夫物芸芸，各归其根，归根曰静，静曰复命”，生命的原力，只有在清虚恬淡的状态下，才能源源不断地使将出来。这个过程，也是技击和养生殊途同归的源头所在。

第三节　太极拳的养生性

太极拳养生治病的作用，不是针对什么病用什么动作或套路，而是在虚静的前提下，“去识神，出元神”，修复和调整因识神妄动所造成的机体内和外的失衡。所以，太极拳的养生性，可以概括为“阴平阳秘，精神乃治”。

因此，我们习练太极拳，应当特别强调一个“静”字，即“动中求静，静极而动”。习练太极拳，要求大脑放松而寂静，动作招式绵绵不断，如行云流水。我所习练的静功太极拳强调动作缓慢、柔和、缠丝、平稳，少起伏，无纵跳，在行拳中练静功，在静功中增动力，可完全避免运动型受伤，更适合中老年锻炼。我的静功太极拳老师吕济唐老师说“静中求动是真动，动中求静是真静”。

太极拳是我国的瑰宝，它的光芒已放射到世界每一个角落，为人类健康长寿作出了巨大的贡献。作为太极拳发源地的中国人，更应继承、发掘，把太极拳发扬光大，这是每个中国人的责任。太极拳起源于河南温县陈家沟(说法尚未完全统一)，至今已有 300 余年历史，它综合了我国武术之长，把养生、健身、技击、防病治病融为一体，也是中老年理想的运动形式之一；它既适合于医疗保健，也适合于习练防身，是全人类延年益寿的重要手段之一。

第十章　功法养生的自我选择

第一节　自我辨证

我们要采用功法来养生治病，首先要自我辨证，进行病情诊断。

随着现代科学技术的发展，医学上的生理、生化、病理、解剖等学科精细深入的程度日新月异。这给医学诊断带来了福音，诸如 B 超、CT、核磁共振以及各种生化、诊断试剂、同位素检查等现代化诊断手段，不仅能作出精确定位，而且也可以作出定性预测。因此，先要搞清自身得了什么病，然后再选用相应有效的功法。

此外，中医的体质学说，对功法的自我选择有较大的帮助。体质是个体在生长发育过程中形成的脏腑功能、神经类型、人体结构与体质上的个性化特性。体质表现在对环境的适应力和对疾病的抗病能力上具有独特性，其形成与先天的禀赋和后天的调养有关。每个人应当根据自身体质，选择习练不同功法。

人的体质取决于先天的遗传及后天的调养。有些体质类型的人不宜练气功，如神经类型属于弱型、不均衡型或有歇斯底里性格或有精神病家族史的人群，或者性格偏执、胆小怕事、遇事惶恐不安、多思多疑、喜怒无常、孤僻不合群、常有奇思异想的人群最好不要练习气功。这些人学练气功要慎之又慎，否则易出偏差。

第二节　功法选择

目前医疗气功及健身气功种类繁多，流派众多，大部分来源于道、佛、医、儒、武五大派。每种功法俱说自己疗效显著，能治多种疾病。就医学健康角度而言，个人认为选择功法应当：①按照该功法长期实践的治病经验总结；②现代科学的实践依据；③在中医辨证论治的基础上再进行辨证施功。

比如：郭林气功是目前较公认的治癌的优秀功法；心血管疾病以膻中开合功为主，疗效明显；肺部疾患以肺部回春术、吐纳炼丹功效果好；糖尿病、减肥、性功能障碍等以回春功为佳。这些都经过基础科学实验及临床实践总结证实。高血压、神经衰弱有三线放松功；胃肠病有内养功等等。这些针对性的功法均有临床实践证实。

由于每种功法的实质、作用点、治病机理以及适应证等都不尽相同，我们不能用一种功法包治百病，也不能以一种功法不按病情变化而一治到底。郭林气功如果锻炼过度，反而会促使病情恶化。

第三节　气功偏差

气功偏差是指在练功过程中，由于意念不当、呼吸过度以及调身不正而引起的气机失调及精神障碍，古代称之为“走火入魔”。

一般的气功偏差引起机体气机失调，表现为：气冲头顶，持久不下，症见头痛、头胀、头昏及如重物压头、烦躁少眠等；气停胸膈，症见胸闷气短、频频叹息、憋气不舒、担惊受吓、终日坐卧不安等；气聚小腹，症见丹田鼓胀、气团经久不散、腹痛、腹胀、腹泻或便秘、肛门漏气、矢气频频、遗精等；气机乱窜，症见自感体内气团乱窜，可沿筋骨肉四处乱窜，并可在身体任何部位停留，窜到哪里，就在该处形成气丘，引起不适感，或身体不自主的摇动，由小到大，重者可大动不止。

严重的气功偏差会导致精神障碍。有些练功者心理体质过度敏感，是弱而不均的神经类型，或有精神病家族史以及不良心理状态，在练功中过度追求气感、意象，也有可能是由于气功师的误导及暗示，或练功中受惊吓而惶惑不解等因素，造成精神障碍和心理异常反应。常见的气功所致情感障碍，包括：

(1) 癫疾(抑郁症)，症见沉默痴呆、神情抑郁，重者有轻生之念、神思恍惚、心悸易惊、善悲哭，有时语无伦次或喃喃自语、夜寐不安，受惊则惊恐万分。

(2) 狂证(躁狂症)，症见妄言乱骂、不避亲疏、妄想丛生、行为异常、跳楼上屋、毁物伤人，有时有自杀及伤害他人行为。

(3) 精神分裂症，症见幻听、幻觉、偏执、被害妄想、关系妄想、夸大妄想、疑病妄想及自杀妄想等。随着幻觉妄想的产生，也伴随着多种情志障碍和行为障碍，如木僵、刻板言行、冲动行为、自伤与他伤、饮食异常等。

(4) 神经衰弱，症见激动伤感、感觉过敏、心悸多汗、呼吸不畅、食欲不振、月经不调、性功能减退、易紧张、易疲劳。

(5) 焦虑症，症见情绪焦虑、忧心忡忡、惶惶不安、少眠、全身不适。

(6) 强迫症，症见强迫观念、强迫意向、强迫行为。

由于气功偏差所产生的病机不同，因此治疗方法也有所不同。气机失调的病症，在治疗上以主动自我纠偏及气功师气功导引为主，再配合心理诱导、气功点穴、按摩及中药调理。而气功所致精神障碍及不良心理，出现多种精神、神经及躯体症状，除狂证以外，应以主动性身心自我调节纠偏及西药治疗为主，配合气功点穴、按摩、气功导引、心理疏导及中药调理。

针对各系统疾病的自主健康功法

本篇重点为医疗气功按医学系统进行分类，以辨病施功的方法，对号入座，其目的有三：

（1）区别医疗气功与健身气功。医疗气功是通过气功手段达到防病治病的目的，特别在治未病方面有独到之处，如郭林气功治疗肿瘤、膻中开合功（刘文清老师创编）治疗心血管疾病。本书中还有减肥健美回春功、乳房还原功、降糖消脂回春功、生精补肾回春功等，功法丰富。

（2）使病人对气功防治有方向、针对性强。诸多办法经过临床实践及科学研究验证，更有利于疾病的康复。

（3）由于辨病施功，便于将古老的气功及现代人创编的功法结合，更有利于进行科研工作，特别是进行前瞻性的研究，更好地指导临床。

第一章　内分泌系统疾病自主健康功法

第一节　减肥健美回春功

一、功法简介

本功法由回春功衍化而来。肥胖症已是影响我国人民健康的大敌，目前尚无特效的方法。1989 年 8 月，我曾在北站医院以回春功为减肥手段，以办班形式进行研究，历时 3 月，结果表明：练功者体重、腰围均有减轻和缩小，面部出现回春，精神更好。经近 20 多年的不断努力及改进，创编以健美减肥为目的的减肥健美回春功，同时兼顾美容，实现颜面回春(后文介绍)。

二、功法内容

(一) 预备势

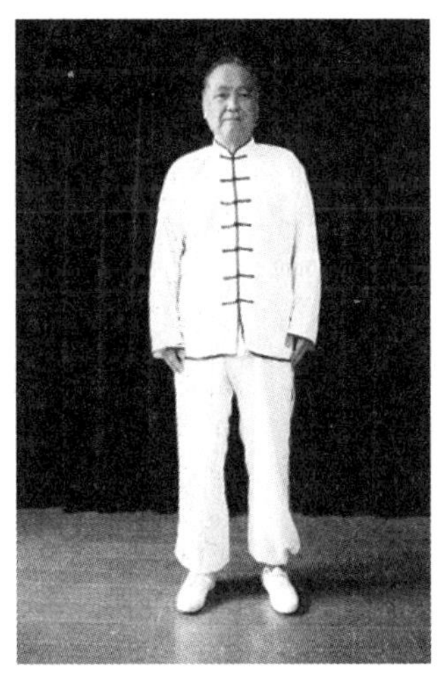
图 1－1－1

调身：松静站立，头正，身直，百会顶天，下颌内收，虚领顶颈，两上眼睑轻轻下垂，露一丝之光，沉肩垂肘，展腕，五指放松，虎口圆，劳宫穴松，中指对风市穴，含胸拔背，舒胸实腹，竖脊松腰，开命门，掖胯敛臀，开裆合膝，挺膝挺踝，五趾抓地，足平，涌泉松。(见图 1－1－1)

调息：意沉丹田，顺腹式呼吸，吸气想静，呼气想松。

调心：意念青春，面含微笑，回想青春年华，想到当年青春焕发，精力旺盛，体态健美，英俊美貌的可爱形象，又仿佛来到生命中最美好的地方，那里青山碧水，树木葱郁，百花盛开，百鸟朝凤，大地回春，优雅宁静，心情自然十分愉悦，从而有发自内心的微笑，并贯穿于整个练功全过程中。

功理：这是一个练功开始前去杂存静的过程，也是祛除杂念乱念，进入由动到静，逐渐进入练功状态的过程。华山派的经验是用存思法，在自己的头脑中，恍恍惚惚出现自己青春年华的美好形象及沉浸在优美的环境中，从而面含微笑，内心愉快，并将这种美好心情贯穿于整个练功全过程。这种微妙状态，对身心健康起到十分有益的效应。

（二）六合求中

调身：同预备式站桩，以丹田为核心，先后做三次左右摆动、三次前后摆动、三次上下摆动，摆动时要求头正、身直、足平，五趾轻轻抓地，身躯带动四肢。（见图 1－1－2～5）

调息：左右摆动，向外为呼，向内为吸；前后摆动，向前为呼，向后为吸；上下摆动，向上为吸。逆腹式呼吸，向下为呼，初可自然呼吸，以后进入顺腹式呼吸。

调心：六合即为三维空间而求一“中”字，指人的正中部位，即在脐与命门的中点，也就是人的重心部位，即为下丹田。通过六个方位寻求丹田之处，若要中定要找点，也就是我们用意念通过六个方向去寻求重心。

功理：本功法重点通过三维寻找定点，要用心去感受自己身体各部位是否得到平衡，骨骼、肌肉、韧带是否放松，感到舒服，也就是有利于疏通经络、和顺血脉、气血流畅，为动功做好形体上的准备。

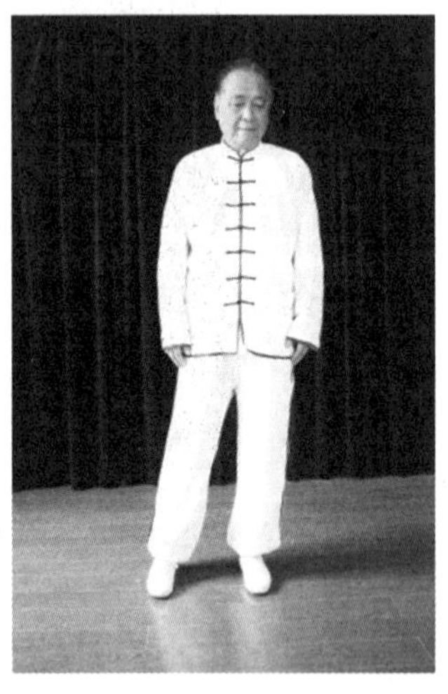
图 1－1－2

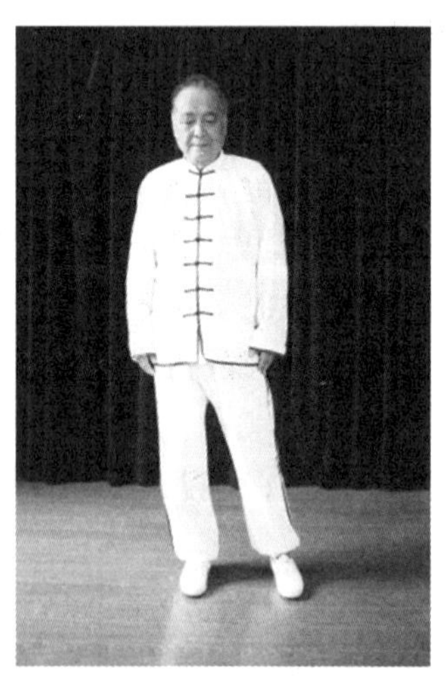
图 1－1－3

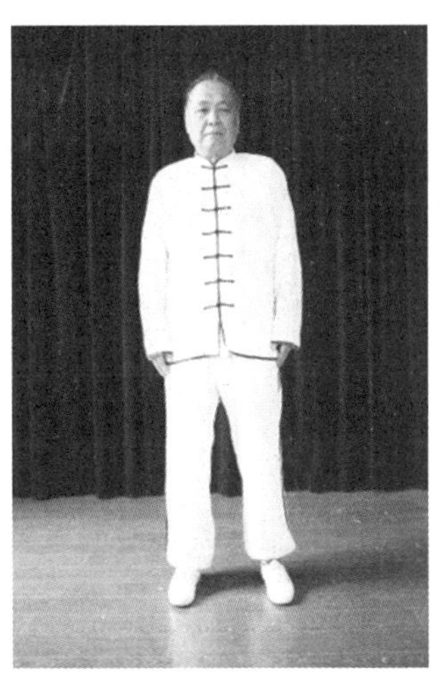
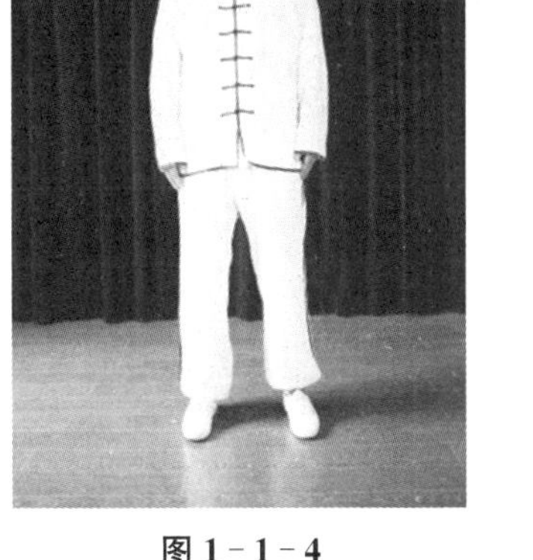

图 1-1-4

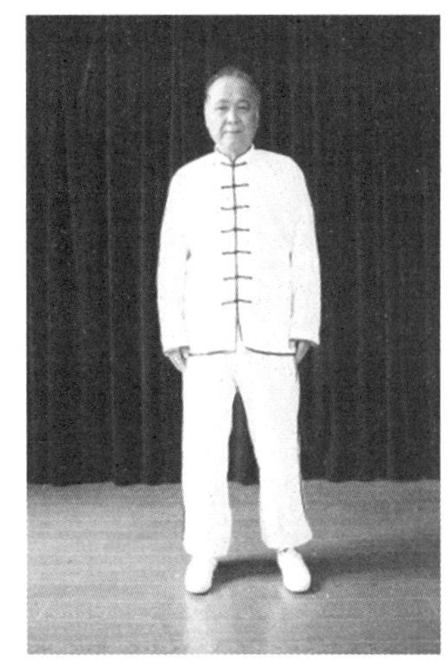

图 1-1-5

(三) 吐故纳新

调身：顺势动作。

(1) 自然站立，先弯腰屈膝，开命门，点头，上体后坐下落，两上肢自然下垂，合谷穴向前，虎口要圆，五指放松。(见图 1-1-6～7)

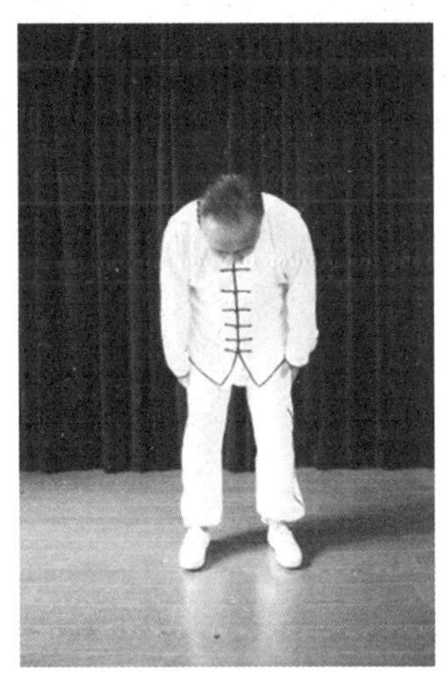

图 1-1-6

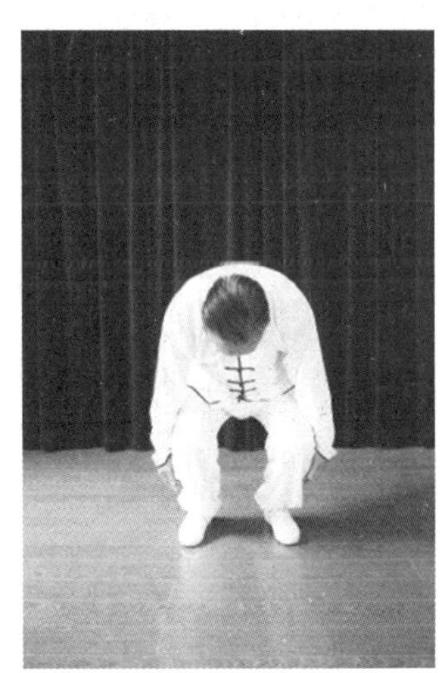

图 1-1-7

(2) 含胸，松肩，举踵，伴随缩腹提肛，逆腹式呼气，然后头徐徐上抬，呈龟头式伸颈，举踵，随着形体缓慢上升时，就使胸廓最大限度地扩张，深细轻悠地用鼻徐徐吸气，随着扩胸两肩向后划圆弧，处于全身舒适状态，两上肢沿内侧足三阴经徐徐上升，随二肩由前向后旋转，还原于体侧，虎口向前。（见图 1－1－8～10）

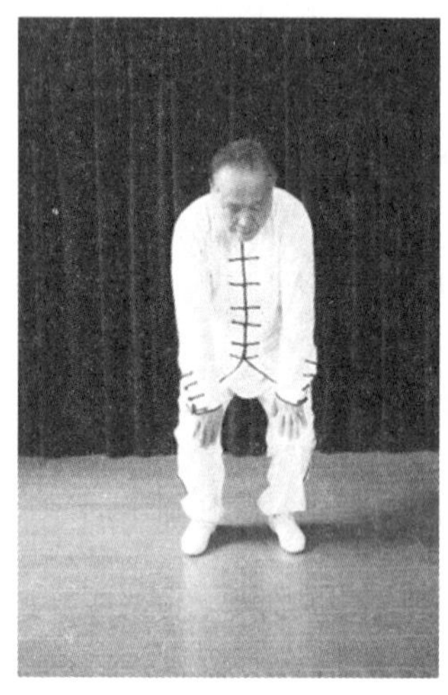
图 1－1－8

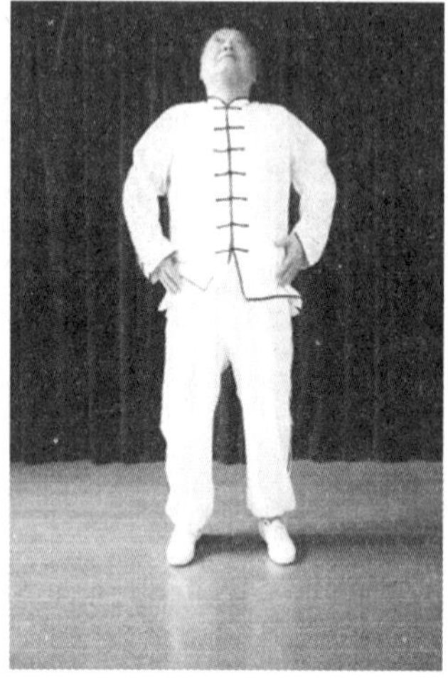
图 1－1－9

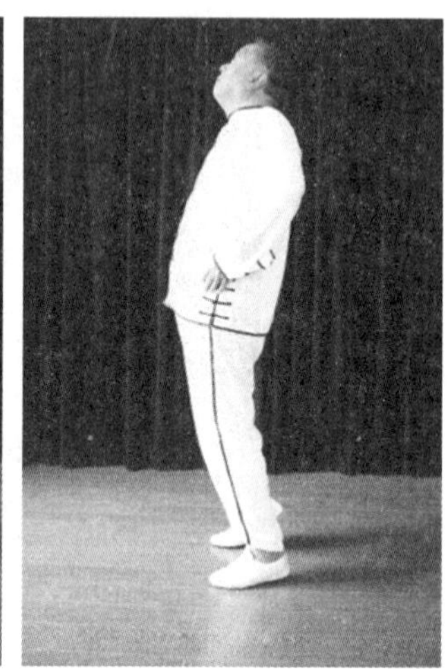
图 1－1－10

（3）落肩，松体，深呼气，并发声六字诀"嘘"字，两肩由前向后旋转后，身体立即徐徐下落，足跟着地，肢体放松，再度低头弯腰，开命门，坐臀，屈膝，两上肢沿后腰至环跳穴，大腿外侧沿足三阳经至外踝处。（见图 1－1－11～13）

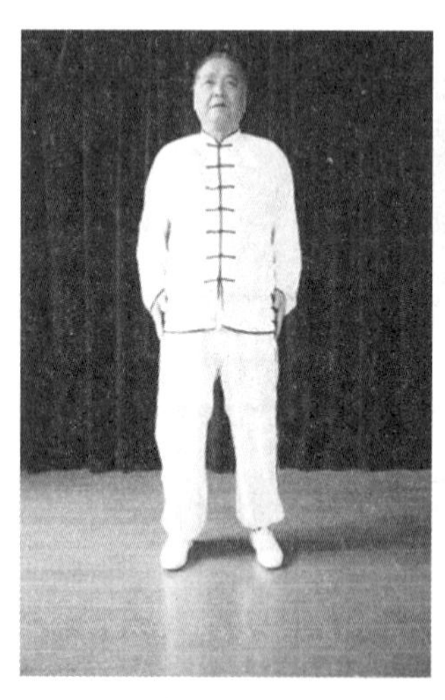
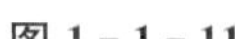
图 1－1－11

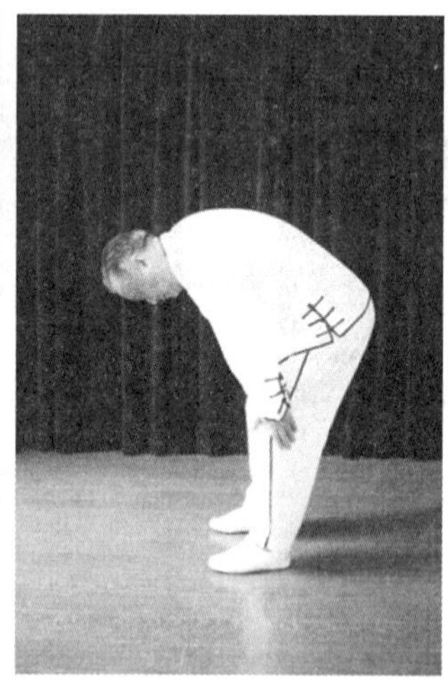
图 1－1－12

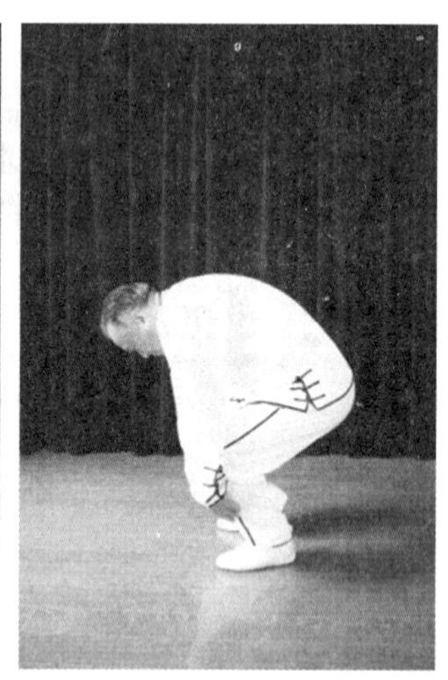
图 1－1－13

逆势动作。

在顺势下蹲后，接着进行逆势，弯腰，低头，开命门，举踵，徐徐上升，由后下向前上方向转肩，扩胸吸气，两上肢沿两大腿外侧上升，然后在两肩前下方向下落，深呼气，同时配合六字诀，足跟落地，再度低头，弯腰，开命门，坐臀，屈膝，两上肢向下由外转入内，沿足三阴经下落至内踝处。（见图 1-1-14～17）

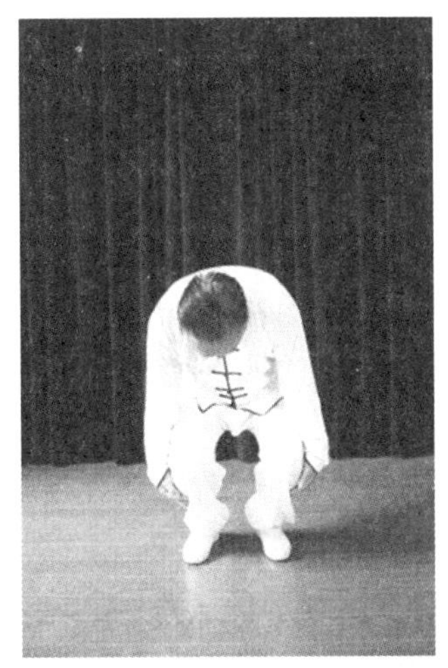

图 1-1-14

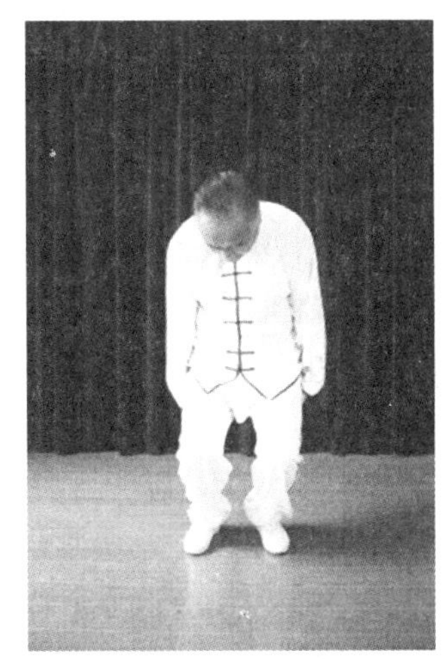

图 1-1-15

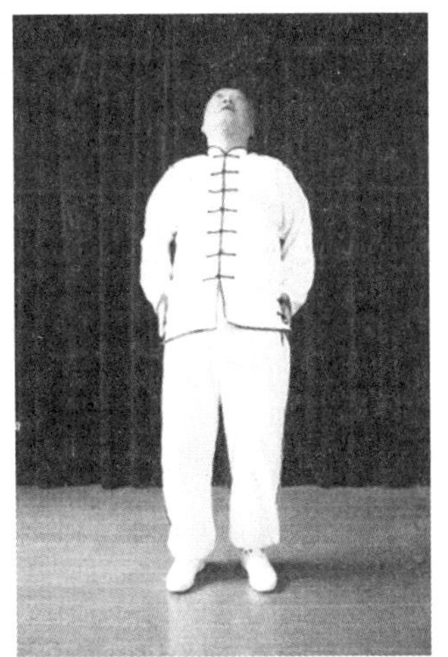

图 1-1-16

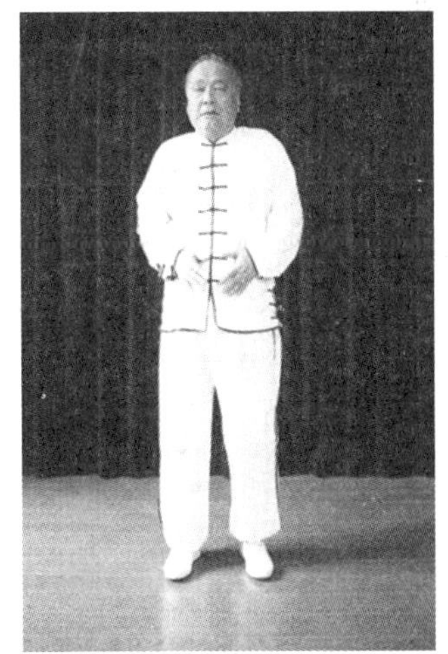

图 1-1-17

这样巧妙地变成顺逆二势，并配合六字诀，共行正反方向各 6 次。

调息：本功法调息有它的特殊性，通过三丹田配合肺的呼吸运动，如灵龟缩颈，为上丹田呼吸，旋肩后旋，扩胸吸气，缩胸呼气为中丹田肺部呼吸，命门开合，腹部以下丹田为核心，再配合举踵落根为下丹田呼吸，因此也是后天呼吸（中丹田肺呼吸），与先天呼吸（下丹田逆腹式呼吸）交汇，更有利于肺的气体交换，有利于肺功能的回春。

功理：①加大肺活量，减少残气量。山东靖玉仲在《回春功对老年前期及老年人肺功能的影响》一文中用肺活量（VC）、最大呼气第一秒量（FV 1.0）、最高呼吸流速（PEFR）及用力肺活量（FVC）四项指标作测定，练功一年后做自身对照，其结果显示，四项指标均有明显改善，有显著的统计学的差异（$P<0.01\sim0.001$）。②本功法是调节肺气的最主要的功法，通过龟头伸缩，以膻中为核心的肺的扩张与收缩状态，更有利于改善呼吸肌力，提高膈肌的活动度，从而改善了肺功能，提高肺活量，改善氧对组织的供应，促进机体代谢，改善了机体的内环境，阻断了因病理变化和生理衰退引起的肺功能减退并使之得到逆转，从而发挥回春功对延缓衰老的作用。

注意点：①本势均以圈为核心，有头圈、肩圈、手圈、命门开合圈及足圈，五圈必须密切配合，它的核心就是一切循行肺部呼吸在五圈密切配合下，成为一个柔和而圆的整体，配合呼吸及调心才能发挥良好的作用。②举踵很重要，举踵能使上升时脊柱伸拔，可刺激椎体前交感神经及迷走神经，进一步调整呼吸功能。③整个吐故纳新的动作，重要的是要做得柔和，但要把握“升紧降松”的原则，相对而言，引体向上，动作要稍紧，而下落则相对要舒松，体现了有张有弛，更好地促进气机升降开合，利用精气在脉中流畅地充盈全身。④“六字诀”以除病气为主，且有排毒作用。在做六字诀时要配合呼气进行，同时六字诀配合五脏及三焦，即肝（嘘），心（呵），脾（呼），肺（呬），肾（吹），三焦（嘻），吐什么声即要想到相应脏器排病气。

（四）青龙游春

调身：

（1）龙游起势。预备式站立，两足靠拢，两膝二踝紧贴，两手从体侧在裆前相合，然后合掌沿中线上提，同时指尖由下渐渐向上翻，指尖转向上，合掌向上过头顶，并举踵。（见图 1-1-18～19）

（2）左势下龙游，开始下行合掌第一半圆，由头顶上向左向下划圆，向右到颈部水平，上体随合掌运行向左倾斜，臀部则扭向右方划圆时，二肘向胸部靠拢，指尖向前，同时，两腿仍并拢，稍屈膝，微微下蹲，划圆至天突穴时，右手背在上，左手在下，此时头部、上体、臀部各自相应地随之回归正中。（见图 1-1-20）

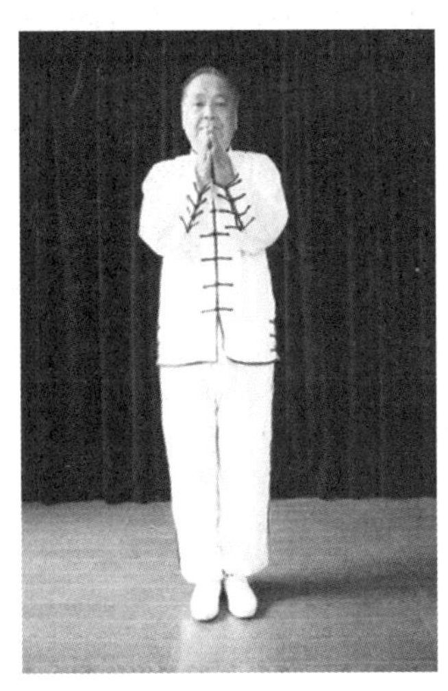
图 1-1-18

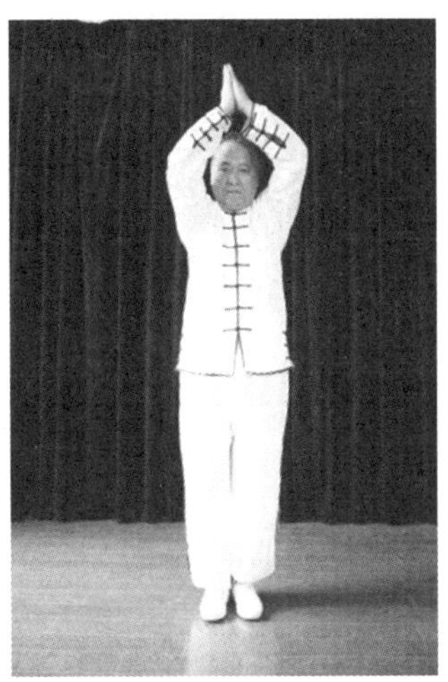
图 1-1-19

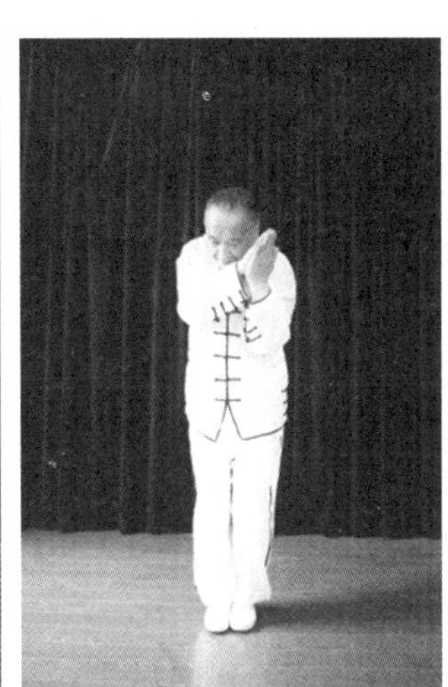
图 1-1-20

下行第二个半圆：在天突前合掌，继续由两臂的合力拉着向胸前右边划圆，指尖斜向右上方，此时，头部、上体跟随合掌运行而斜向右边，臀部则扭向左边，同时两腿仍相并，继续徐徐下蹲，合掌继续由两臂合力从胸前右侧向中线慢慢划圆，直至神阙穴（脐），同时翻掌，左手在上，右手在下，指尖向前，上体和臀部，各自相应地随之回归为正中，两腿继续屈膝徐徐下蹲，重心下降。（见图 1-1-21）

下行第三个半圆：在脐前合掌，继续由二臂合力，向左下方划圆，此时头部上体随合掌运行向左边倾斜，臀部则扭向右方，同时二腿稍屈膝，而继续下蹲，合掌继续由两臂合力拉着，从身前左侧向身前正中线划圆划至腕部对膝下，右手在上，左手在下，指尖向下，指地，头、上体、臀部各自相应回归为正中，两腿继续徐徐下蹲至全身呈半蹲状态，重心下降，龙游下行完成。（见图 1-1-22）

(3) 龙游左势上行：合掌自下向上划三个半圆。上游第一个半圆，上游至膝前合掌后，由二臂合力向身前右上方划圆，不翻掌，仍然右手在上，左手在下，此时，头部、上体随合掌运行向右倾斜臀部则扭向左方，两腿缓缓上升一些，合掌两臂从身前右边斜向前上方正中线划圆，直至脐水平，不翻掌，右手在上，左手在下，与下行第三个半圆合成一个整圆，指尖向前，头、上体和臀部相应回归正中，身体重心徐徐上升。（见图 1-1-23）

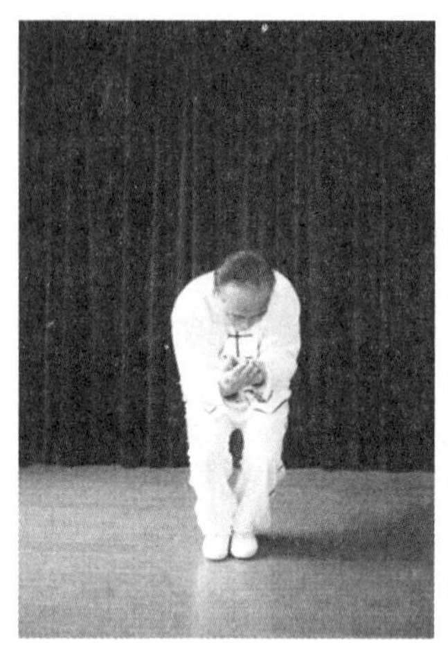
图 1-1-21

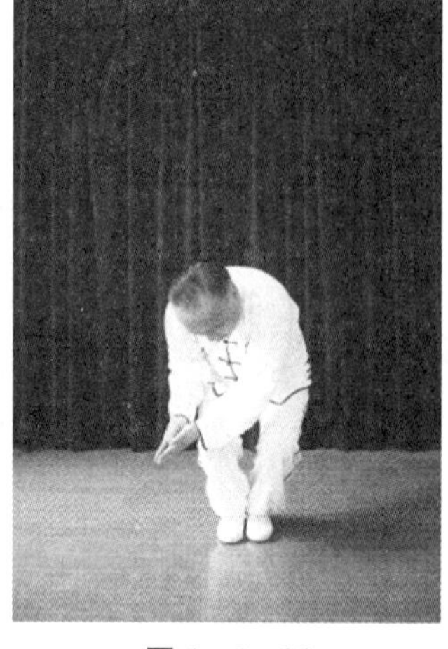
图 1-1-22

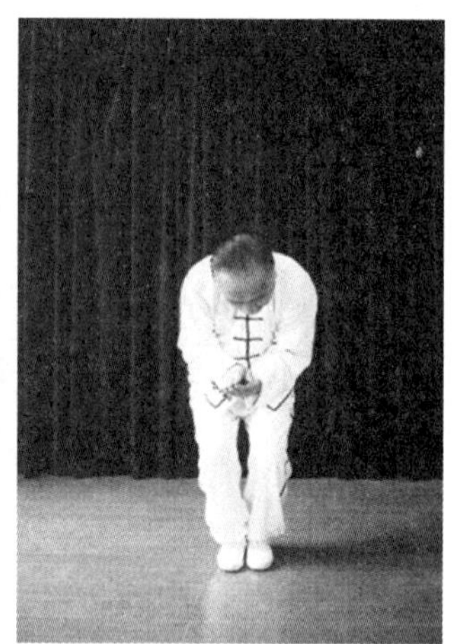
图 1-1-23

上行第二个半圆：在脐前合掌，继续由双臂合力，向身前左上方划圆，此时，头部、上体随合掌运行，向左上方倾斜，臀部则扭向右侧，两腿继续缓缓上升，合掌继续由两臂合力，由身前左边斜上向正中划圆，向上至颈下天突穴水平，左手在上，右手向上，指尖向前，与下行第二个半圆，合成一个整圆，同时头部、上体、臀部相应回归正中，两腿继续徐徐上升，屈膝，身体重心再徐徐上升。（见图 1-1-24）

上升第三个半圆：在天突穴合掌，继续双臂合力推着向右上方划圆，此时头部上体，随合掌运行向右边倾斜，臀部扭向左侧，两腿随划圆而徐徐向上稍直，合掌继续由二臂合力向上由头右侧向头顶正中线划圆，指尖向上（指天），腕对神庭穴与下行第一圆合成一个整圆，徐徐举踵，头部、上体和臀部各自相应回归正中，全身回复原位。（见图 1-1-25）

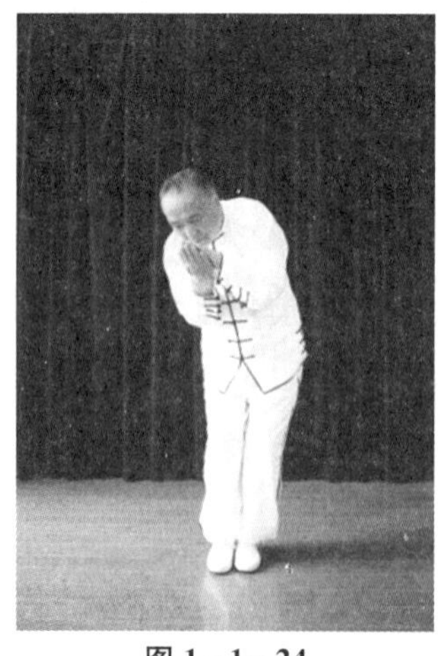
图 1-1-24

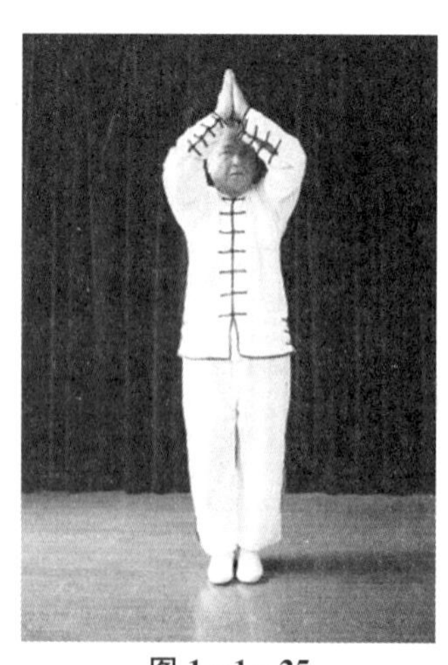
图 1-1-25

(4) 龙游右势：龙游右势操作方法与左势相同，唯方向相反。

(5) 龙游收势：合势完成后，合掌分开呈抱球状，顺势摆向右上方，举踵，目视右上方，接着两掌同时摆向左上方，目视左上方，脚跟缓缓着地，两手在印堂前合掌，引体向上，合掌下落，两足尖分开，两足分开。(见图 1-1-26～29)

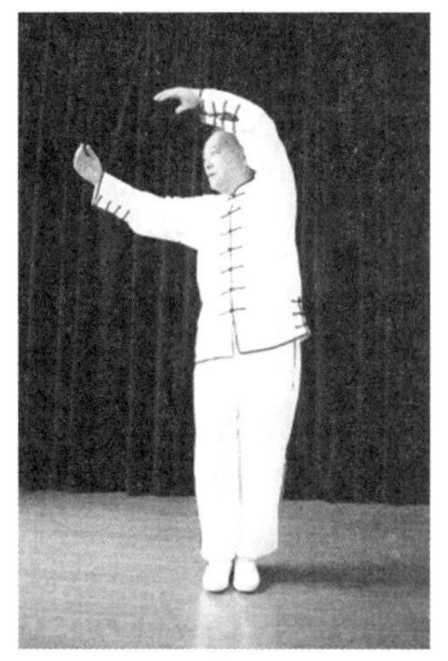

图 1-1-26

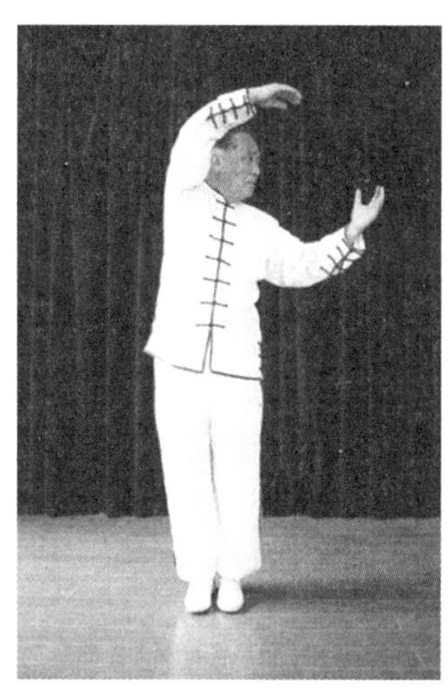

图 1-1-27

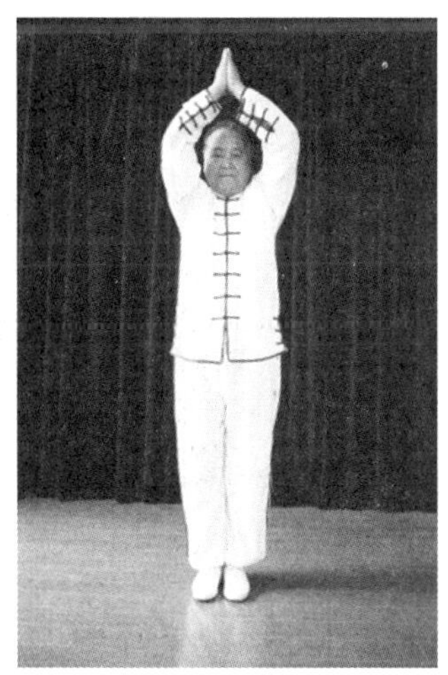

图 1-1-28

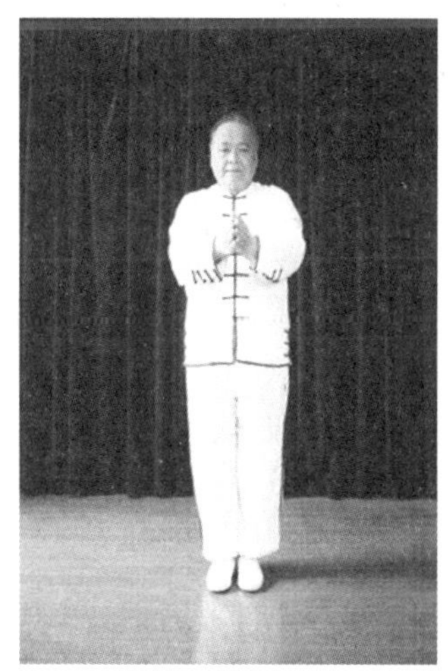

图 1-1-29

调息：初为自然呼吸，以后进入逆腹式呼吸，向外呼气，向内吸气。

调心：仿佛自己是条小龙，上游如蛟龙出海，下游如翻腾入海，心情愉悦，活泼可爱。

功理：①耗散脂肪，减肥健美。龙游功是减肥最主要功法，不但动作优美，而且减肥作用全面合理。对内有力而柔和地按摩外肾（睾丸），促进性激素的分泌。有人做过研究，发现肥胖男性性激素特别是睾酮水平明显较非肥胖者低，说明睾酮对脂肪代谢有一定的作用。对外由于特定的姿势，使运动的重点部位在堆积脂肪集中的腹、臀、大腿等处，通过上下各三个半圆扭动，使各部位的脂肪较多地消耗，产生独特的自然减肥作用，这是任何药物无法与之媲美的。②舒筋活血，活络关节，提高性功能。脊柱是人们的顶梁柱，在行上下龙游时，脊柱呈最大限度的S形扭动，不仅有益于颈、胸、腰椎和骶骨的活动，对中老年防治脊柱病，保持身躯正直，对青年保持体态优美，对少年防治脊柱畸形及促进发育均有良好的防治作用。而且由于上下龙游有特殊的夹裆及磨裆的作用，对提高性功能有独特的作用。③柔韧锻炼，强健体魄。龙游功充分体现它的柔韧、伸展、弧形、耐力和力量，它能增加肌肉的弹性和力量，活络大小关节和韧带的柔韧度，有助于预防骨质疏松和防治关节老化。龙游功看上去在优美地扭动，实质上是消耗大量的能量，且饭前一小时锻炼，进食时有饱胀感。因为已将消耗的脂肪转化为能量，它既能减肥使形体优美，又能使自己成为有耐力、肌肉有力的人。

注意点：①上下龙游各有三个半圆即四个平面（头、颈、脐、膝），要求划圆要一样大小，向上指天，向下指地，以命门为核心，带动身形，手指向前，两手肘部靠拢两胁肋，两手翻掌均在圆的最远处。②整个龙游过程，要求二手相合，不留缝隙，两下肢从裆到足尽可能要相合，这样可提高下丹能力。③龙游过程上体与下肢动作要求协调和谐，在S形扭动时，要求柔韧、连贯、流畅、轻松、优美、自然，上游宛似蛟龙出海，下游又如翻腾入海，摇头摆尾、扭动身腰。

（五）金蟾戏水

调身：

（1）预备起势。预备式站立，然后收左足，二足靠拢呈立正式，稍点头，弯腰，两手于裆前相合。（见图1-1-30）

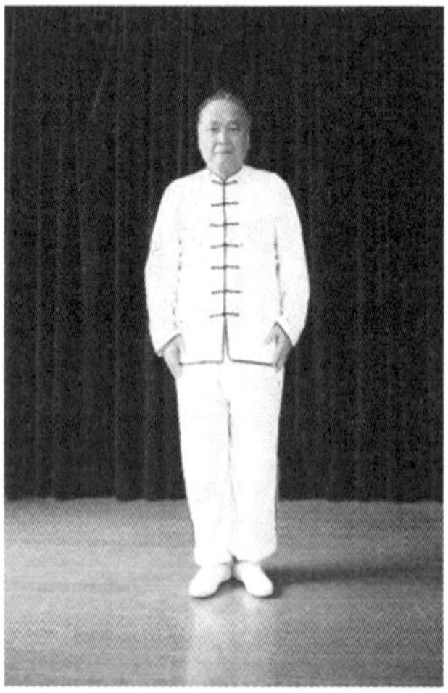

（2）蟾泳前势。①两手分开，离中线约5厘米，手指向下，沿足少阴肾经缓缓上行至灵墟穴（距中线2厘米，3—4肋间隙水平）。逆腹式吸气，提踵、挺胸、缩颈、耸肩、头微抬、夹裆。②然后渐渐下蹲，脚跟着地，向前弯腰并呼气，两手向前向外划弧，呈向前蛙式手势。③再次上行，由下行蹲式渐渐站起仍并腿夹

图1-1-30

裆，举踵，直腿，逆腹式吸气，两手上升至灵墟穴。④然后再徐徐下蹲，足跟落地。（见图 1－1－31～36）

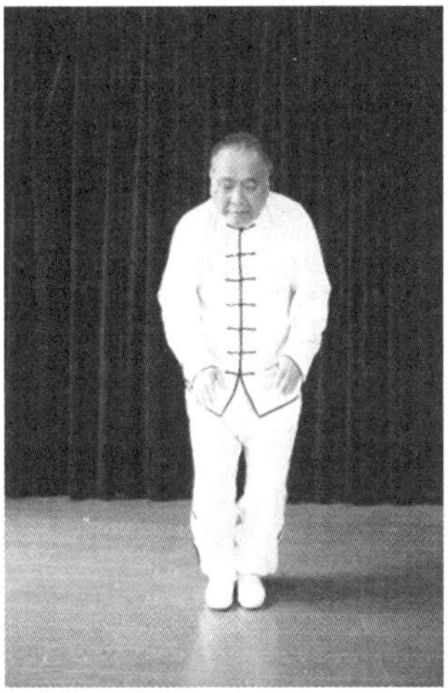

图 1－1－31

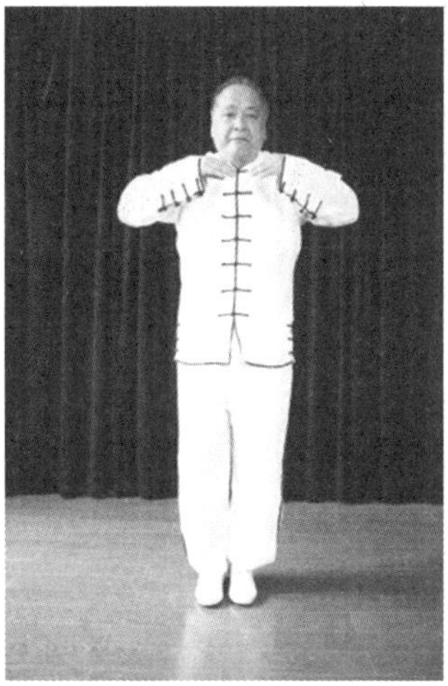

图 1－1－32

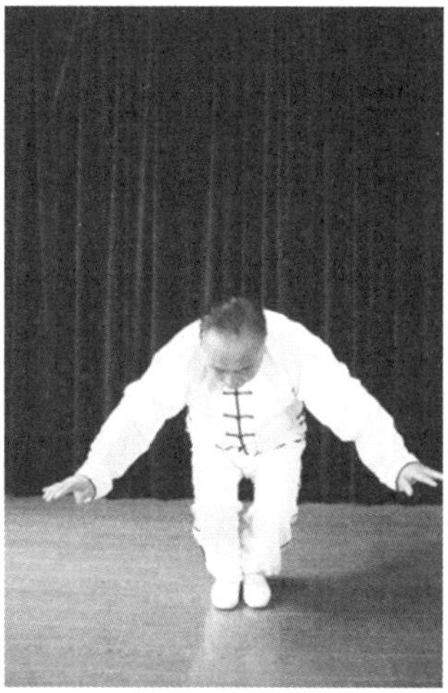

图 1－1－33

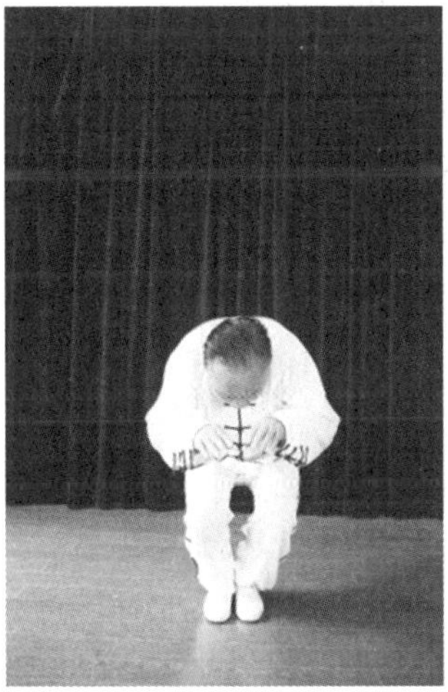

图 1－1－34

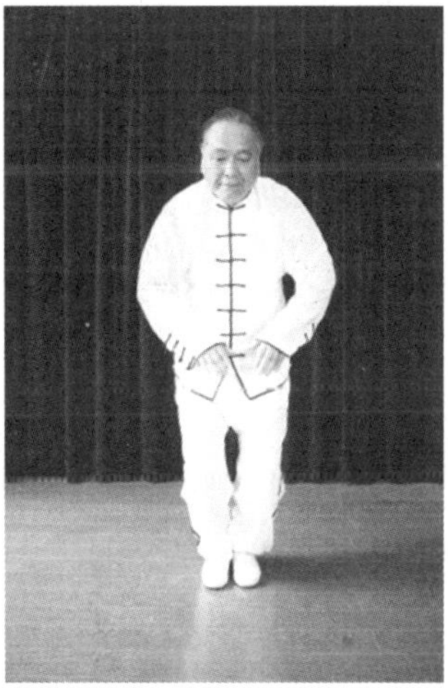

图 1－1－35

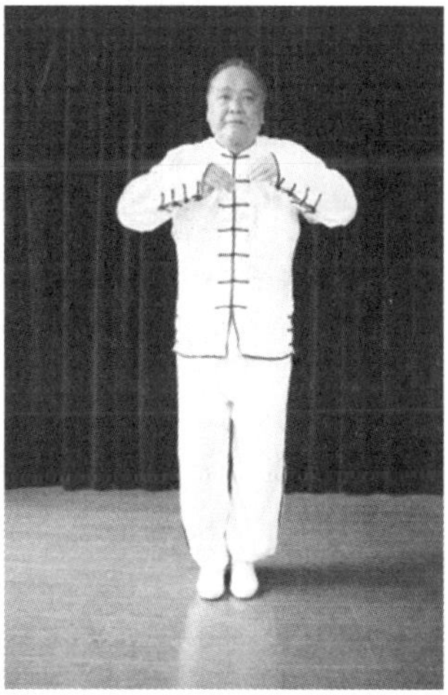

图 1－1－36

（3）蟾泳后势：接上势向前弯腰，含胸弓腰，两手心向下，沿胸后两侧缓缓向后拉开划弧（呈向后蛙式手势）并呼气，然后再上行，方法同前，前后势各做 6 次。（见图1－1－37～40）

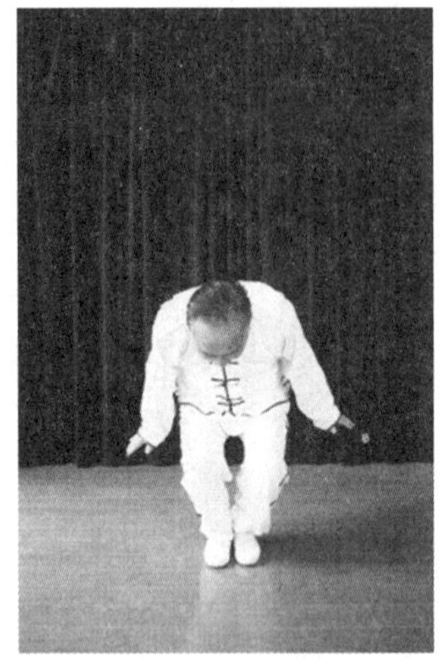

图 1－1－37

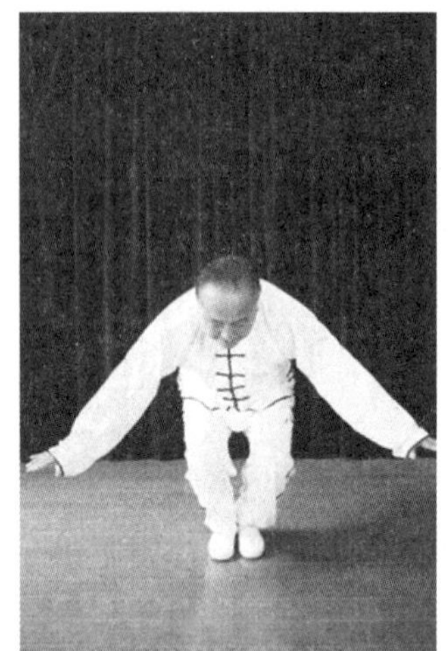

图 1－1－38

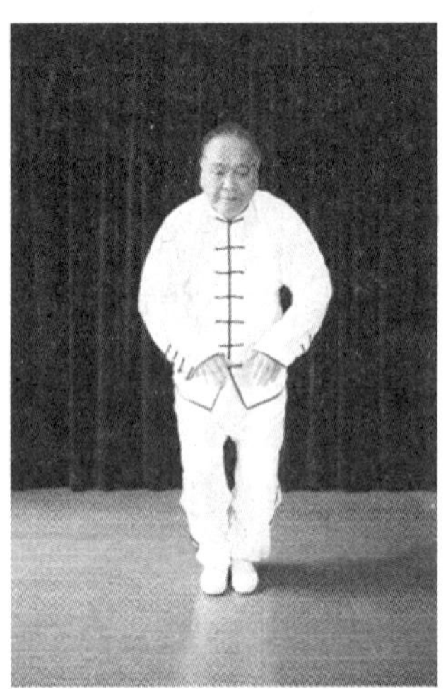

图 1－1－39

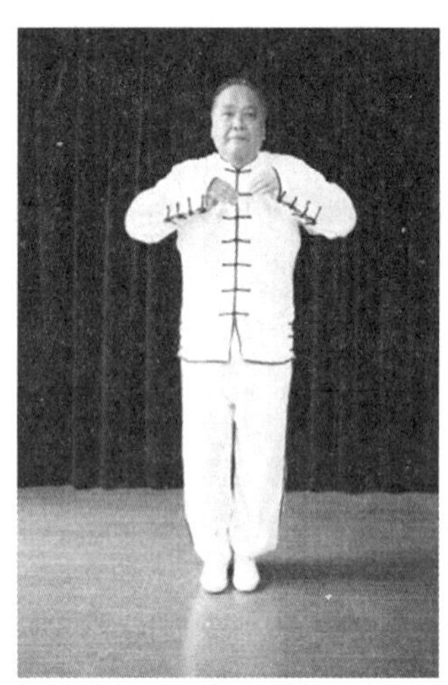

图 1－1－40

（4）收势。两手在裆前相合，足尖分开，做收势导引。上体稍弯，两肩上耸，带动合十，沿任脉上升，合十上旋，掌指向上，上行至膻中穴前，吸气；接着二肩后旋，呼气，然后合十继续慢慢上举过头顶，同时提踵，并再吸气，然后合十下落至膻中穴前，指尖向下，下行至中极穴，两手分开，回于体侧，并足跟落地，呈立正式。（见图 1－1－41～42）

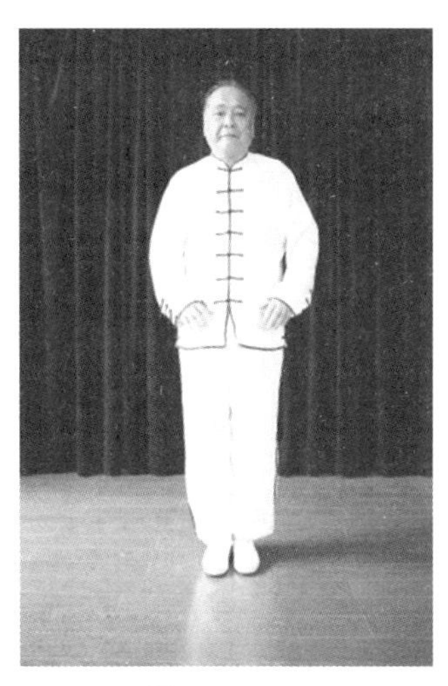

图 1－1－41

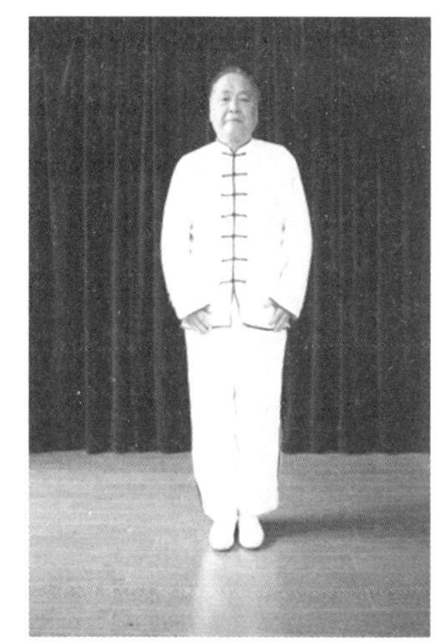

图 1－1－42

调息：采用逆腹式呼吸，上吸下呼，前呼后吸。

调心：想象自己是金蟾，在仙境瑶池中游泳戏水，飘然欲仙，无比舒畅，是一种美好的享受。

功理：①金蟾相传为三足，前二后一，因此练本势上下、前后蟾泳都是两腿相并，这样下行或前后蟾泳时裆内压、擦、按摩下丹田的作用良好，这点很重要，对消脂减肥、提高性功能均有益处。②龟头的伸缩，即上行时抬头，缩颈挺胸；下行时，伸颈耸肩，有按摩延脑的作用，增强低级呼吸及心跳中枢的功能，后面对颈椎有治疗作用，前面对甲状腺有按摩作用，促进甲状腺激素的内分泌功能。③加强命门开合，下蹲时使命门打开，上升时使命门闭合，使生命之门更为灵活，对强肾及健康长寿均有益处。④运动方式中龟头伸缩，可以按摩甲状腺，提高甲状腺素的分泌功能，有消脂的作用，上升下蹲及前后蟾泳，对消耗腰、腹、臀及下肢脂肪有明显效果，增强肌肉活力，活络腰、胯、膝、踝关节，达到既减肥又强肌的美形效果。

注意点：①本功法牵动人体与生命有关的三大要点，即上有龟头伸缩，对颈椎病、甲状腺、心肺功能不佳均有作用，因此在练本法时伸缩要求充分，松柔而灵活，要求尽量到位；中为命门开合，它是生命之门，两肾之本，本功法能最大限度活动命门，既不能过度，也不能僵化，是健康长寿重要之门户；下为举踵与落踵，这时行足少阴肾经涌泉穴的开合，落踵可将身体病气排入地下，举踵可将地气（营养之气）通过涌泉穴进入体内，储存于下丹田，充实肾气。因此，我们要求龟头伸缩要充分自然，命门开合要适度，举踵落踵要到位。②本势运动量较大，下蹲上升时要量力而行，循序渐进，不要勉强，不要受伤。

(六) 春猫扑蝶

调身：

(1) 起势。同青龙游春起势。

(2) 向东扑。

第一步：在裆前合掌，从任脉上升，至人中穴水平，左臂向右上方推，右臂上抬，指尖转向左上方，同时腰向右扭，身体重心落于右脚，左足尖点地，左腿跟转向右，与右腿跟相靠(靠裆)。(见图 1－1－43～44)

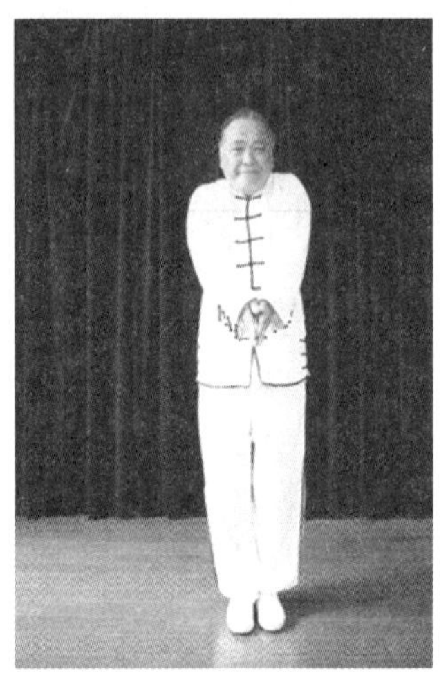

图 1－1－43

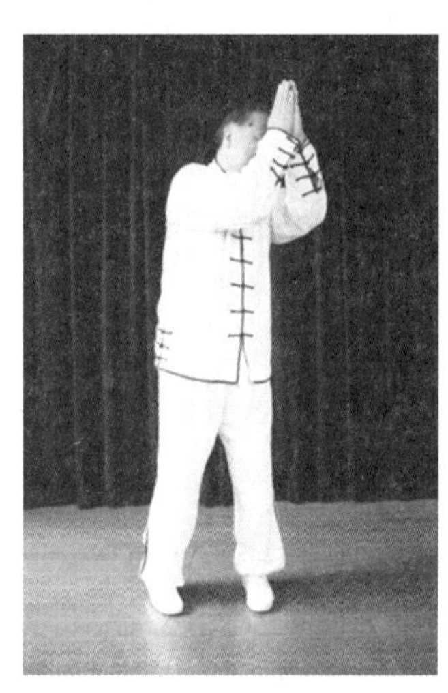

图 1－1－44

第二步：腰向左转，面转向东，左足尖随转体顺势弧形向东迈出半步，身体重心移至左足，稍屈膝扭腰，右脚尖点地，右腿根部向左腿根部相扣，形成夹裆，与此同时，两掌左右分开，同时沉肩坠肘，左肩高，右肩低，左少商穴对左瞳子髎穴，右少商穴对右瞳子髎穴，掌心斜向前，五指自然微屈，状如猫爪准备摸物之势。(见图 1－1-45～46)

第三步：右脚踏实，身躯后坐，重心落于右足，左脚尖点地，以左腿根部向右腿根部相吸(吸裆)，两手弧形向右上方下扑，身形稍弯腰前倾。(见图 1－1－47)

第四步：左腿屈膝呈前弓步，重心移向左足，右足尖踮起，并以右腿根部向左腿根部相扣呈合裆，两手向右上方弧形呈欲向左扑之势，身躯进一步弯腰前倾，两手在身前中膝下合掌(合裆)。(见图 1－1－48)

第五步：右腿屈膝后坐，重心移于右足，左足跟微提，左腿根部向右腿根部靠

拢（压裆），然后后坐开命门，合掌，两肩由前上向后下旋转，两合掌落于膻中穴前，状如礼拜。（见图 1－1－49）

第六步：身躯顺势前移，左足踏实，重心移至左脚，右足尖点地，稍屈膝，右腿根部向左腿根部相扣（磨裆），同时腰由左向右平旋，并开掌，两手向左右斜向上方弧形展开，状如猫爪准备扑物之势。（见图 1－1－50）

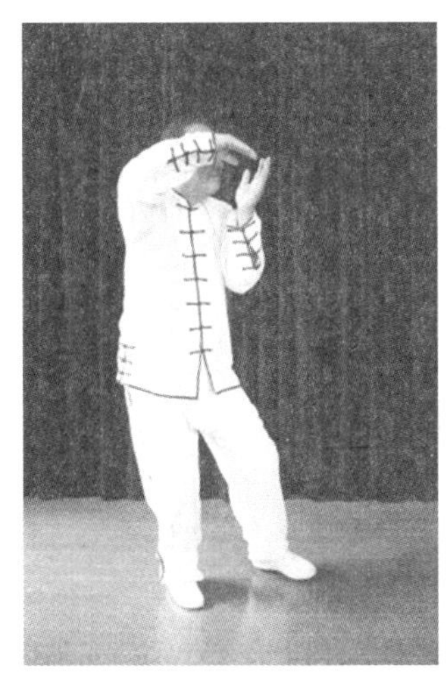
图 1－1－45

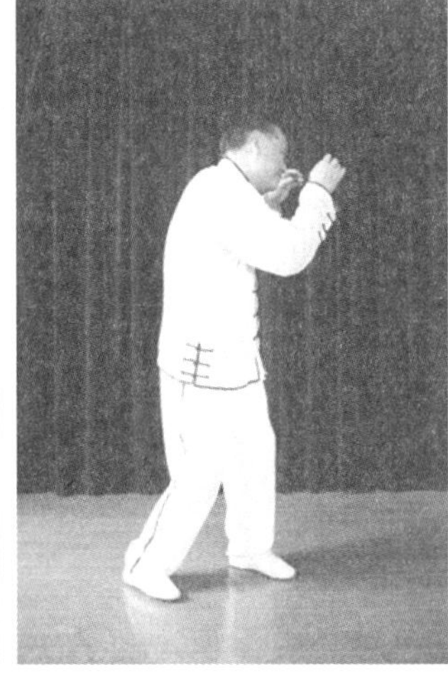
图 1－1－46

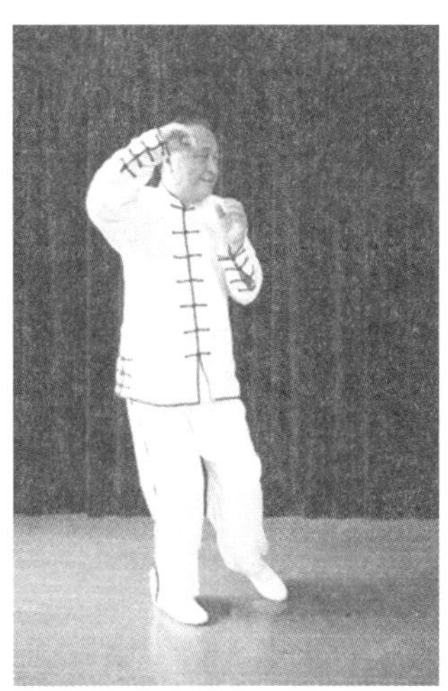
图 1－1－47

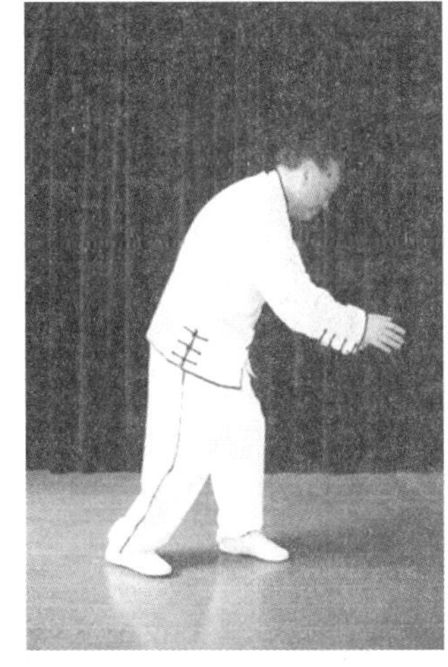
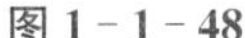
图 1－1－48

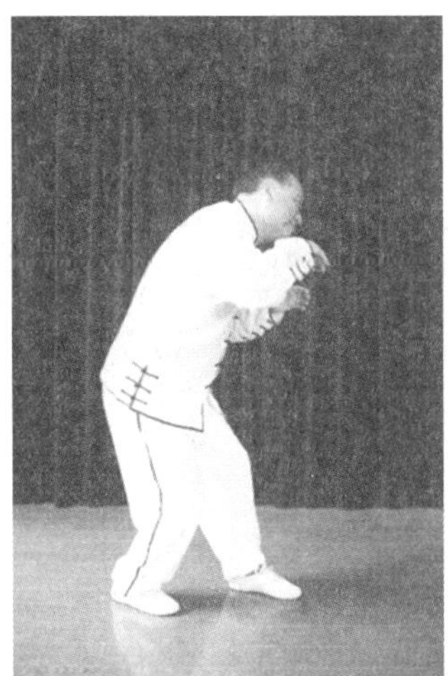
图 1－1－49

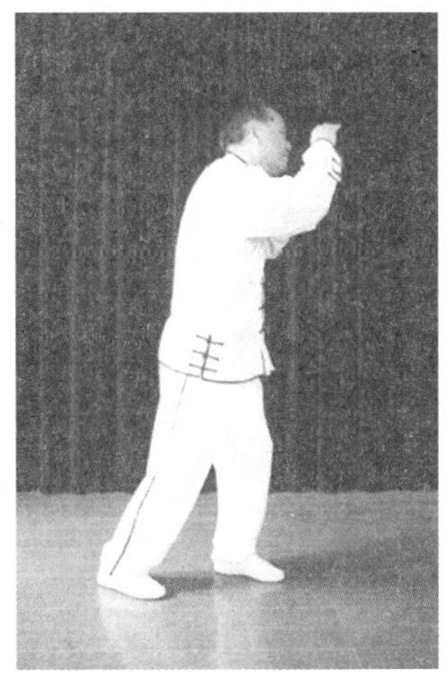
图 1－1－50

（3）向南扑。

第一步：右足尖转向西南，踏实，身形转向南偏东，重心移至右足，稍屈膝扭

腰，左足尖点地，左腿根部向右腿根部相靠（靠裆），上肢呈猫爪准备扑物之势。（见图1－1－51）

第二步：左足顺势由内向外划弧，向南迈出半步，踏实，重心移至左足，稍屈膝扭腰，右足尖点地，以右腿根部向左腿根部靠紧（夹裆），上肢呈猫爪准备扑物之势。（见图 1－1－52）

第三步：与向东扑第三步相同。（见图 1－1－53）

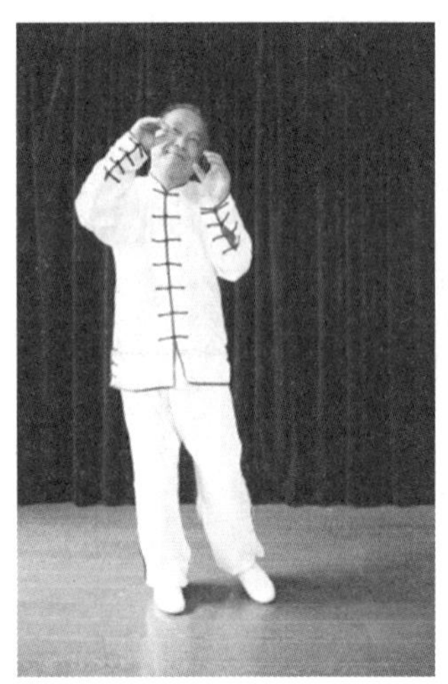
图 1－1－51

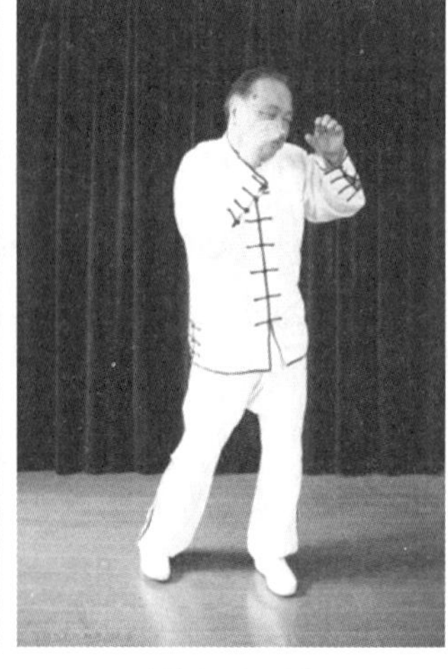
图 1－1－52

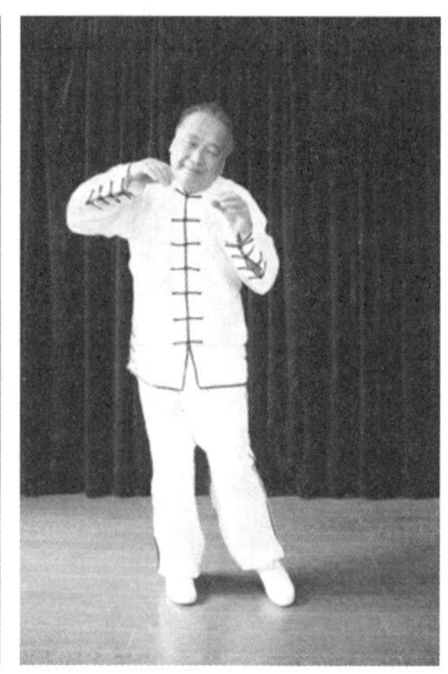
图 1－1－53

第四步：与向东扑第四步相同。（见图 1－1－54）

第五步：与向东扑第五步相同。（见图 1－1－55）

第六步：与向东扑第六步相同。（见图 1－1－56）

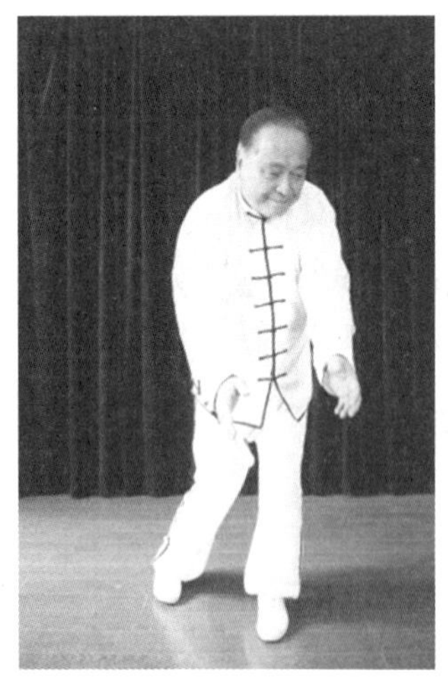
图 1－1－54

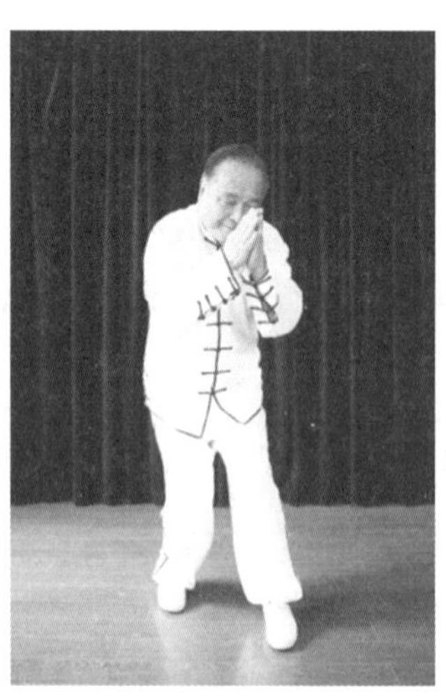
图 1－1－55

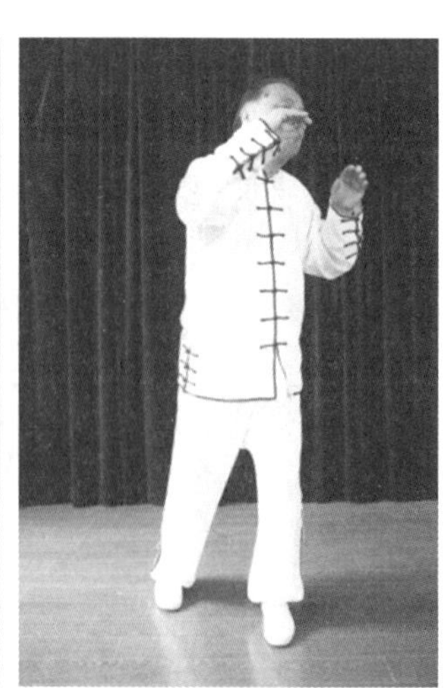
图 1－1－56

至此完成向南扑方位猫扑。

(4) 向中扑。

第一步：右足尖转向南踏实，重心移至右足，稍屈膝扭腰，左足尖点地以左腿根部向右腿根部相扣(靠裆)，上肢呈猫爪准备扑物之势。(见图 1-1-57)

第二步：左足由内后向外画弧，向东方迈出半步与右足平行，重心移至左足，右足尖点地，并以右腿根部向左腿根部靠紧(夹裆)，上肢呈猫爪准备扑物之势。(见图 1-1-58)

第三步：右足跟回至原位踏实，重心移至右足，稍屈膝扭腰，左足尖点地，并以左腿根部向右腿根部相靠(吸裆)，两手左右展开，身躯随之稍弯腰前倾。(见图 1-1-59)

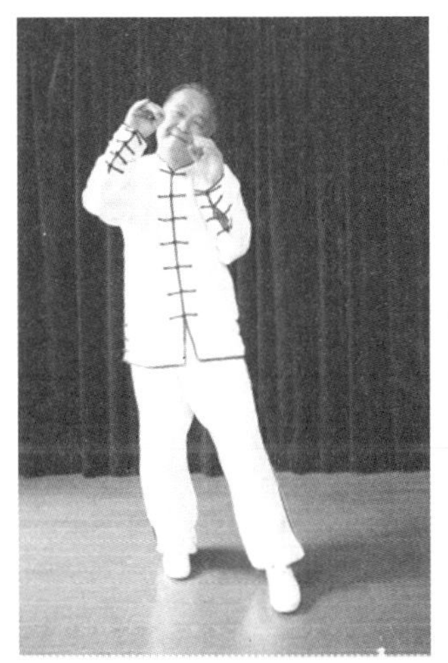

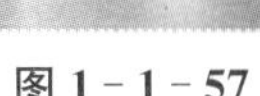

图 1-1-57

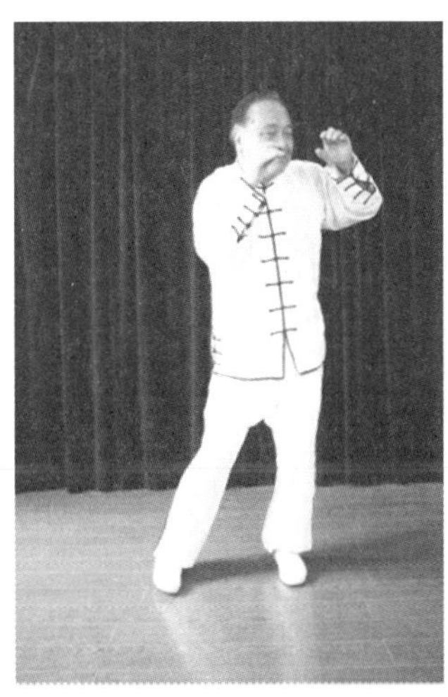

图 1-1-58

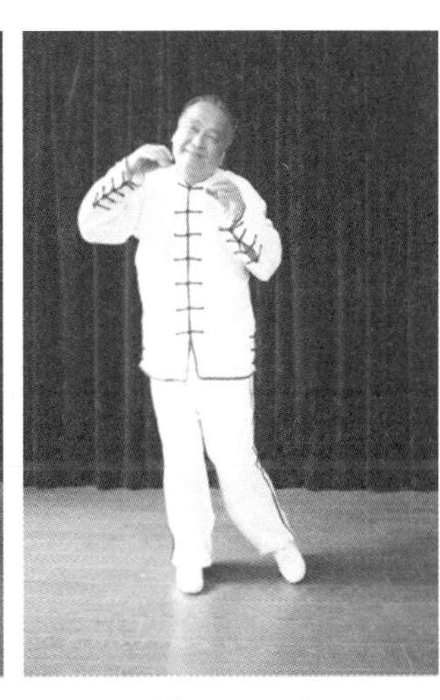

图 1-1-59

第四步：左足跟回至原位踏实，重心移至中间，两膝相屈，两腿根部相合(合裆)，两手向两膝中间下扑，身躯进一步弯腰前倾，两掌合于两膝下正前方。(见图 1-1-60)

第五步：两膝仍同屈，两腿根部仍相扣，压裆，以腰带动躯干稍直起合掌随两肩由下前向后上旋转，指尖转向上落掌于膻中穴前，同时弓腰，状如礼拜。(见图 1-1-61)

第六步：重心移于右足，稍屈膝扭腰，左足尖点地，以左腿根部向右腿根部靠紧，向右磨裆，同时开掌，两手向左右斜上方弧形展开，状如猫爪准备扑物之势。(见图1-1-62)

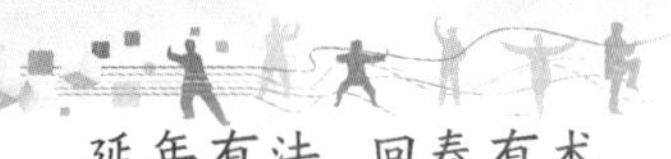

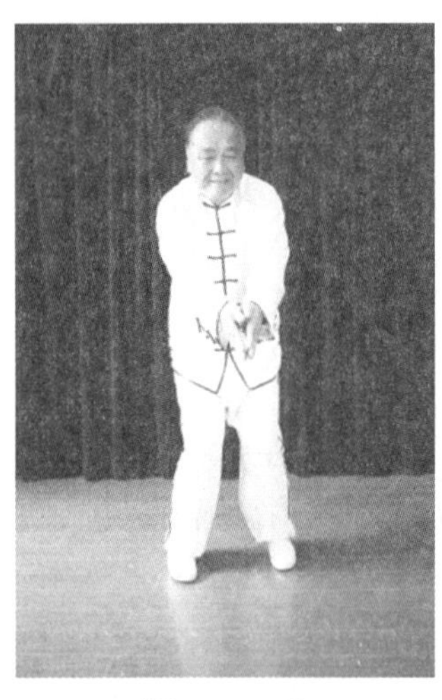
图 1-1-60

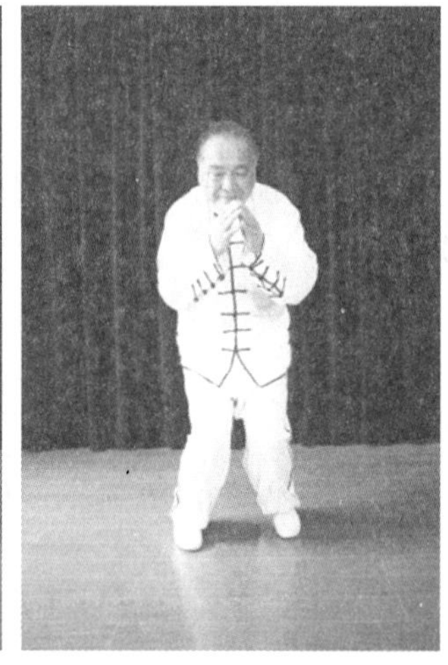
图 1-1-61

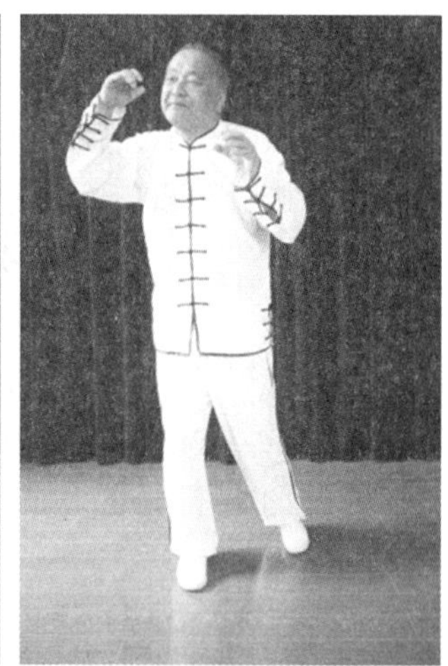
图 1-1-62

(5) 向西扑。

第一步：左脚跟提起外撇，足尖转向西南方，重心移至左足，身体转向西，稍屈膝扭腰，右足尖点地，并以右腿根部向左腿根部靠紧(靠裆)，上肢呈猫爪准备扑物之势。(见图 1-1-63)

第二步：以腰带动身躯向右转，面向正面，右足顺势弧步向西迈出半步，重心移至右足，稍屈膝扭腰，左足尖点地，并以左腿根部向右腿根部靠紧(夹裆)，上肢呈猫爪准备扑物之势。(见图 1-1-64)

第三步：除左右相易外，余均与向东扑第三步相同。(见图 1-1-65)

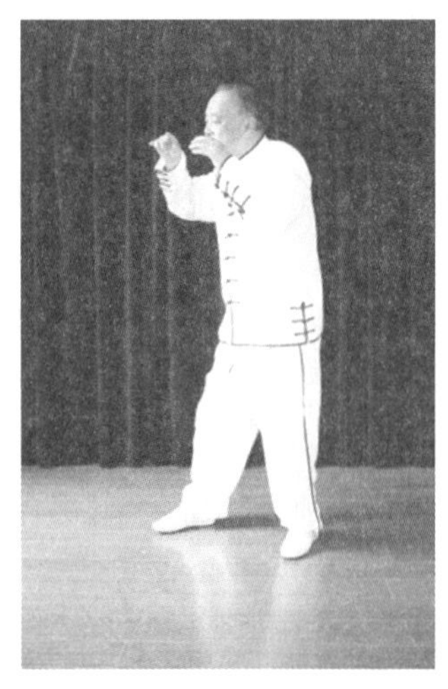
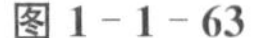
图 1-1-63

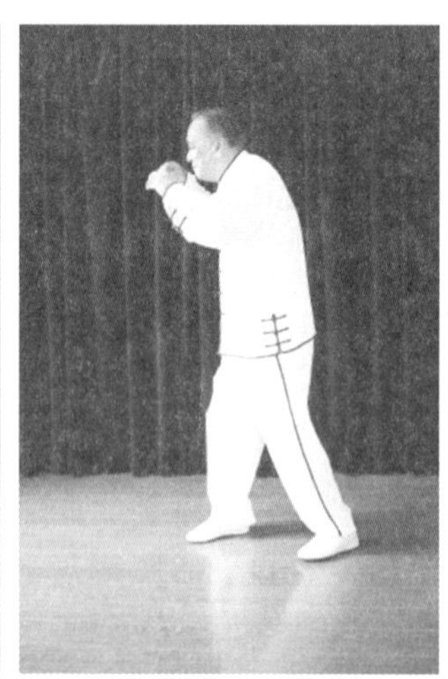
图 1-1-64

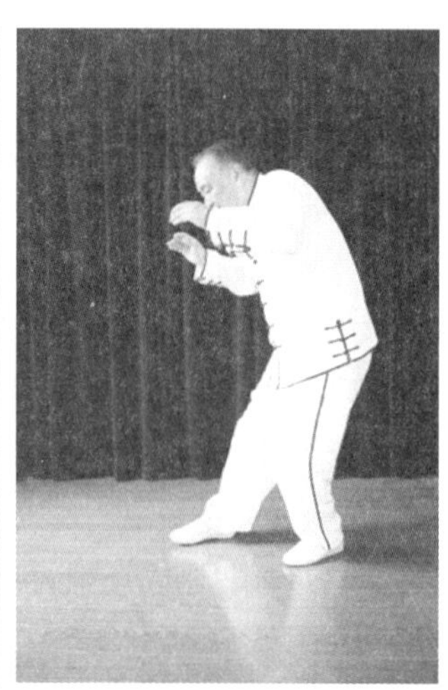
图 1-1-65

第四步：除左右相易外，余均与向东扑第四步相同。（见图 1－1－66）

第五步：除左右相易外，余均与向东扑第五步相同。（见图 1－1－67）

第六步：除左右相易外，余均与向东扑第六步相同。（见图 1－1－68）

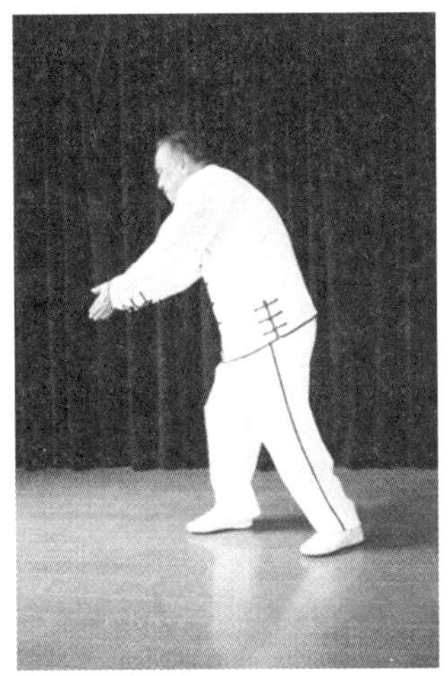
图 1－1－66

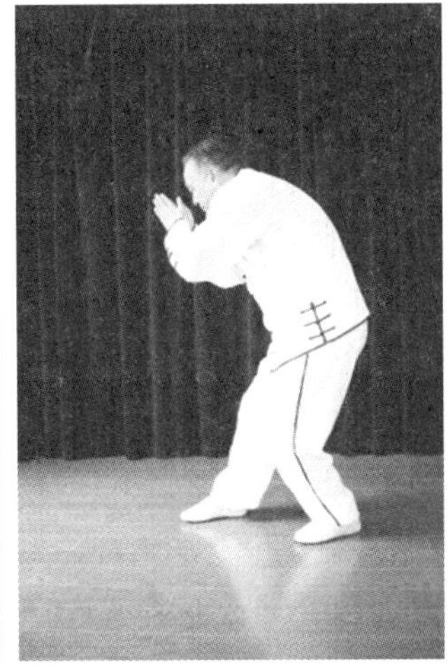
图 1－1－67

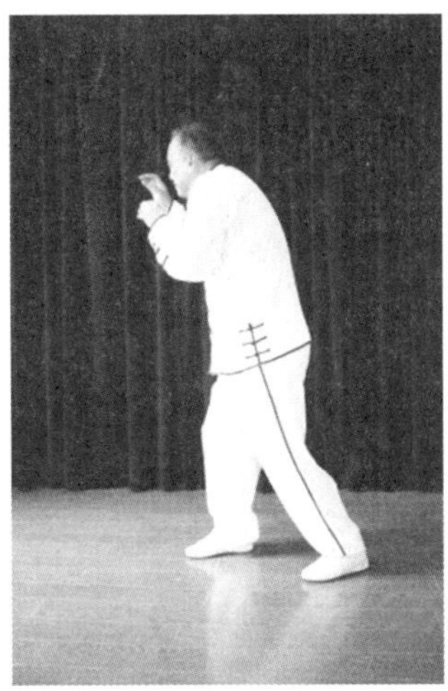
图 1－1－68

至此完成向西扑方位猫扑。

（6）向北扑。

第一步：左足跟起外撇，足尖转向西北踏实，稍屈膝，腰稍右转，身体重心移于左足，扭腰，足尖点地，以右腿根部向左腿根部靠拢（靠裆），上肢呈猫扑准备之势。（见图 1－1－69）

第二步：以腰带动身躯向右转，面向正北，右腿顺势，由内下向外上划弧形，向北迈出半步，重心移至右足，稍屈膝弯腰，左足尖点地。并以左腿根部向右腿根部靠紧（夹裆），上肢呈猫爪准备扑物之势。（见图 1－1－70）

第三步：除左右相易外，余均与向东扑第三步相同。（见图 1－1－71）

第四步：除左右相易外，余均与向东扑第四步相同。（见图 1－1－72）

第五步：除左右相易外，余均与向东扑第五步相同。（见图 1－1－73）

第六步：除左右相易外，余均与向东扑第六步相同。（见图 1－1－74）

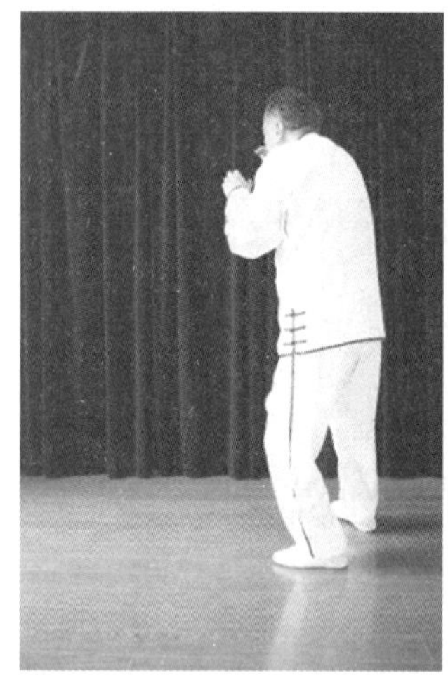
图 1-1-69

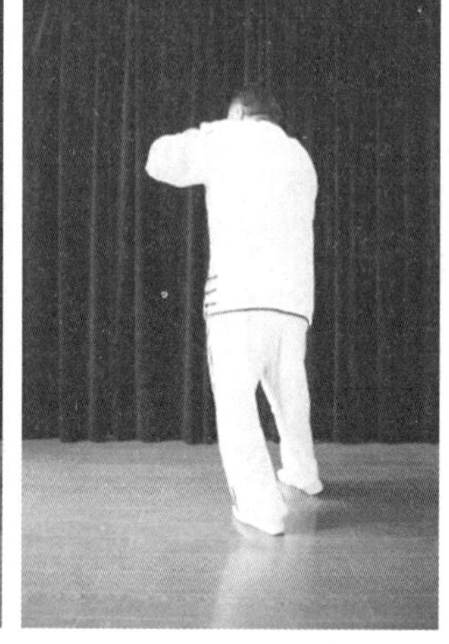
图 1-1-70

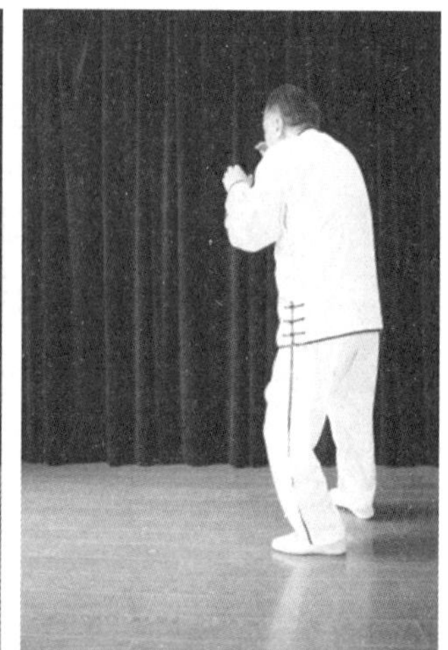
图 1-1-71

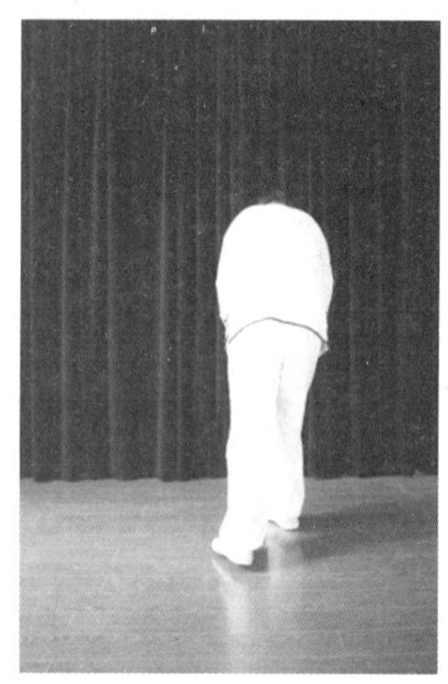
图 1-1-72

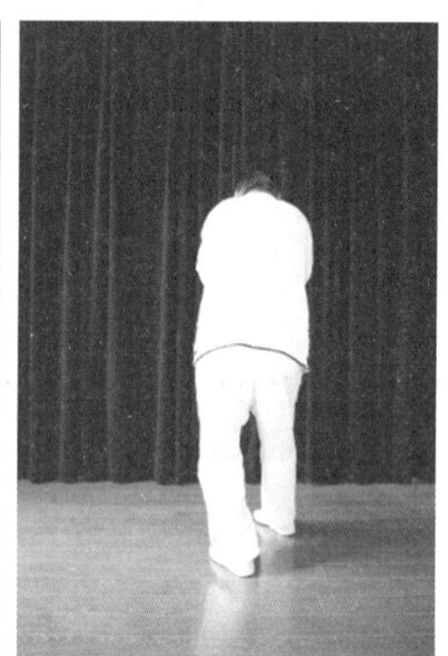
图 1-1-73

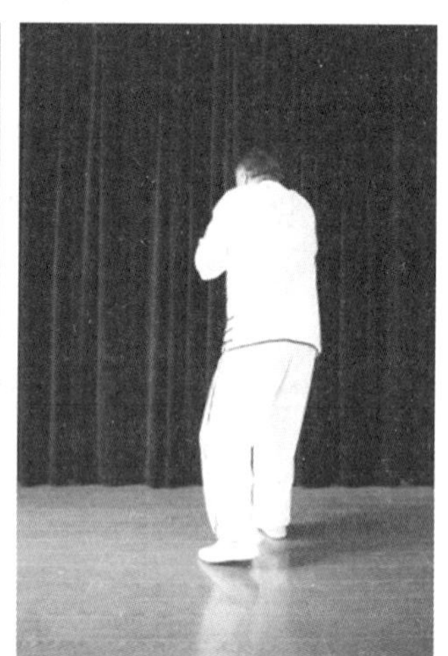
图 1-1-74

至此完成向北扑方位猫扑。

(7) 回归正中。

第一步：接着左足跟提起里扣，足尖转向西南，踏实，身躯向左转，重心移至左足，稍屈膝扭腰，右足尖点地，以右腿根部向左腿根部相靠(夹裆)，面向西，上肢呈猫爪准备扑物之势。(见图 1-1-75)

第二步：右足顺势向西迈出半步，右足尖指向西南，身躯转西南，重心移至右足，稍屈膝弯腰，左足尖点地，并以左腿根部向右腿根部相靠(靠裆)，上肢呈猫爪欲扑之势。(见图 1-1-76)

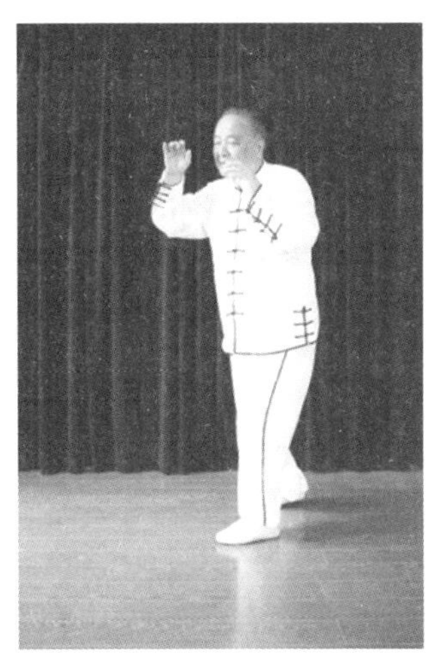
图 1-1-75

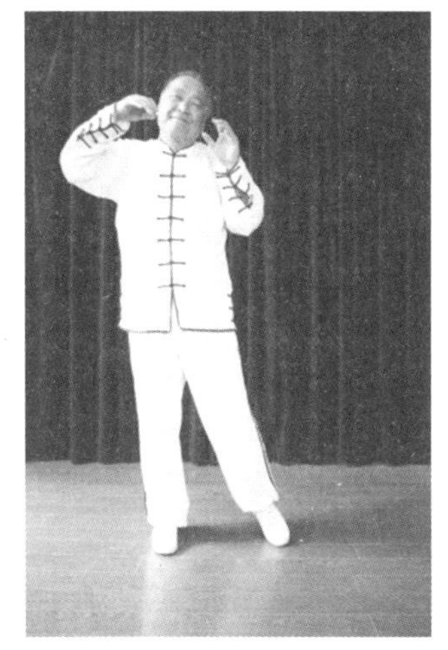
图 1-1-76

至此春猫扑蝶势完成东南中西北(五行)五个方位的动作。

(8) 收势。同蟾泳功收势。(见图 1-1-77~79)

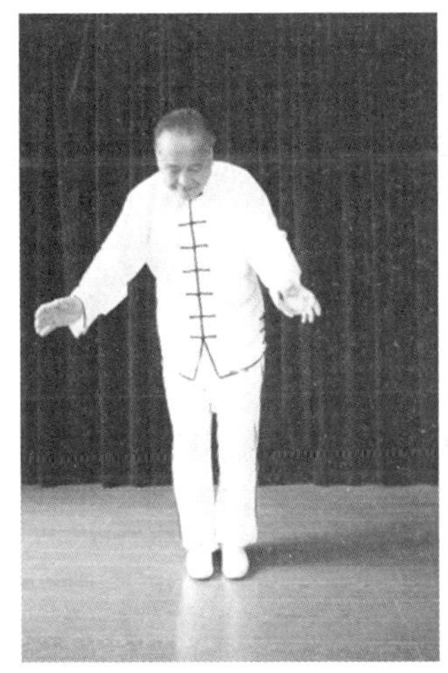
图 1-1-77

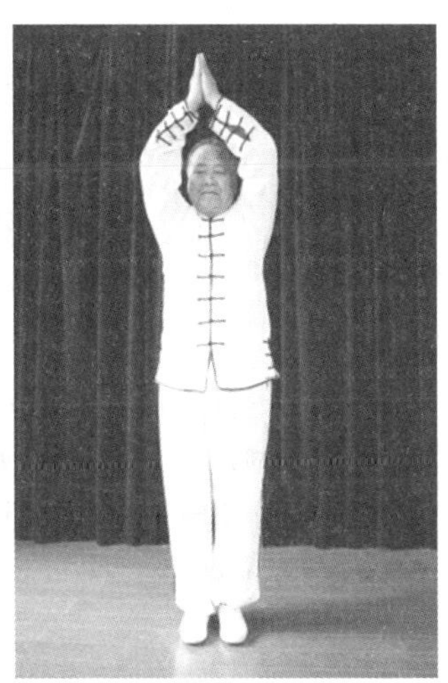
图 1-1-78

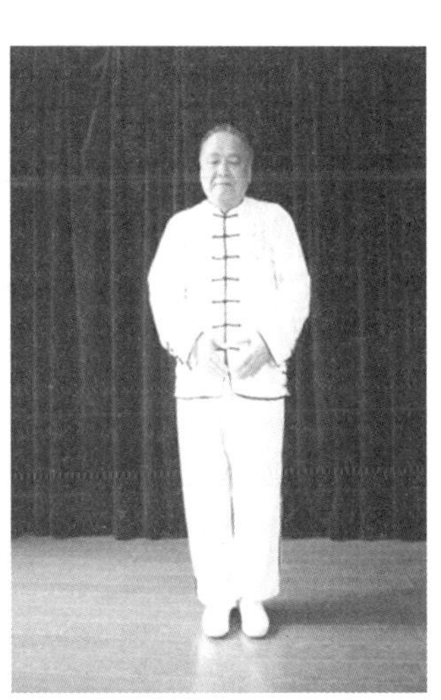
图 1-1-79

调息: 本势强调一个柔字,因此调息以自然呼吸为主,但要求轻松柔和,配合调身。

调心: 仿佛自己似猫扑般柔软、轻盈、灵活、敏捷,在春天里与蝶嬉戏,使自己沉醉于这样美妙的意境之中。

功理: ①本功法在站功中是最美、最柔、最轻灵的一组功法。其美的核心是柔,而柔的核心是合,合的核心在丹田命门。要达到美和柔,也就是由外入里,以丹田指挥全身整体合一，一动百动，达到出步轻盈、无声，似猫行视觉敏锐，双上肢如春天里与蝶嬉戏的神志，不仅自己心情舒畅，而且他人见之，更有不是舞蹈胜似舞蹈之感。我们提倡快乐减肥，一方面能增强减肥的信心，另一方面改变因肥胖造成的懒散笨重、缺少灵活、失去信心的通病。本功使你更乐观、更有信心、更灵活，逐渐向体态灵活、轻灵的方向迈进。②五行生化。本功法在向东南中西北五个方向扑动中，每个方位均有三才天地人三个层次的吐纳和身体开合动作，上吸天之混元之气入丹田，下吸地阴之精气充实丹田，中有命门开合充实肾气，能够大补元气，起到减肥不伤正气的作用。③妙炼下丹。本法有32个多种形式的夹裆，有靠、夹、吸、合、压、磨6种按摩下丹的姿势，调理内分泌，尤其是性激素，对调节性功能及平衡脂肪代谢有积极作用。

注意点：①练本势有些难度，要循序渐进，头、手、身躯、下肢活动要整体一致，不能有先后，要去除僵劲，刚柔并济，以柔为主。②要注意妙炼下丹的重要性，每节有6个动作，每小节均有不同形式的妙炼下丹动作，有靠、夹、吸、合、压、磨，要仔细体会，其中奥妙无穷，同时要求下丹田带动全身，双上肢及身躯完全要在下丹田指挥下行动，不能随意活动。③本势是最美妙的功法，说其美妙，就在于身心均要美妙。从心来说，意念青春，仿佛自己是一年轻而富有活力的春猫，在与蝴蝶玩我扑你飞的游戏，从而有发自内心的微笑；从身形来说，则施以柔中带刚，以柔为主的整体运动，做到一动无有不动，没有僵劲。要达到这样高的境界，必须要循序渐进，并且要做到“信心＋勤练＋悟”，方能成功。

（七）天地功

中国传统医学即道家养生功理强调道法自然，天人相应的整体观，“人法地，地法天，天法道，道法自然”是高度概括，全真华山派在长期修炼实践中，认为养生修炼不能忽视吸收天地之精华以滋补自身的气血，从而创造仰采天阳、俯摄地阴的操作姿势。

1. 天环功（仰采天阳）

调身：

(1) 左势。双手举过头顶，两手中指意对，掌心向上。（见图1-1-80～81）

然后双手与臀部两者以相反方向，同时旋转，即双手向左—后—右—前，划成一个圆环，同时臀部向相反方向也划一个圆。在双手划天环时，手臂自然伸直，两膝放松微屈，五趾抓地，稳住全身重心，躯干、头颈、两上肢（手心向上）也随腰转圆而随势带动，目光内敛，鼻尖对脐，劳宫穴松，以便采集天气。（见图1-1-82～85）

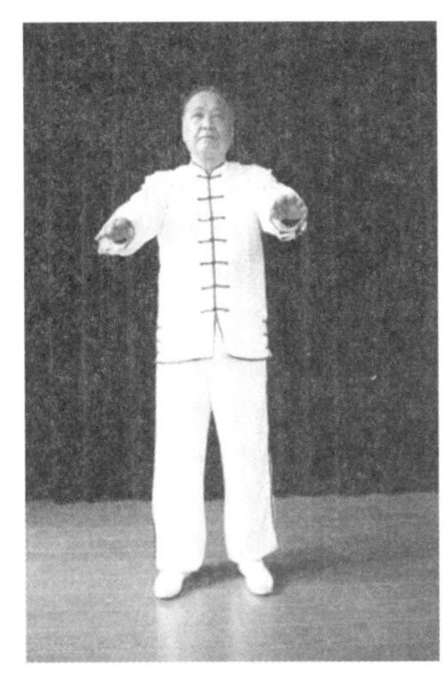
图 1-1-80

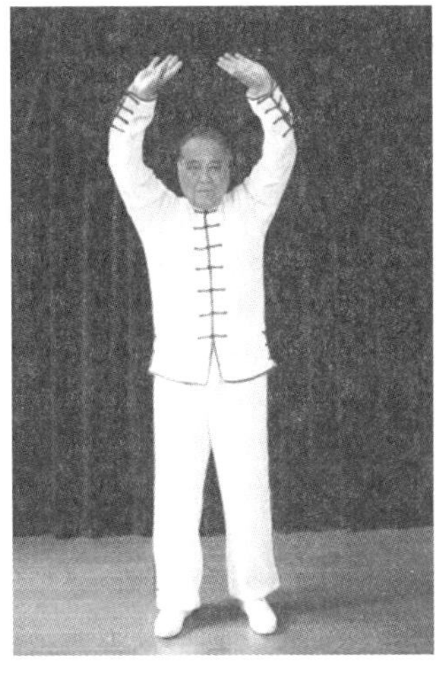
图 1-1-81

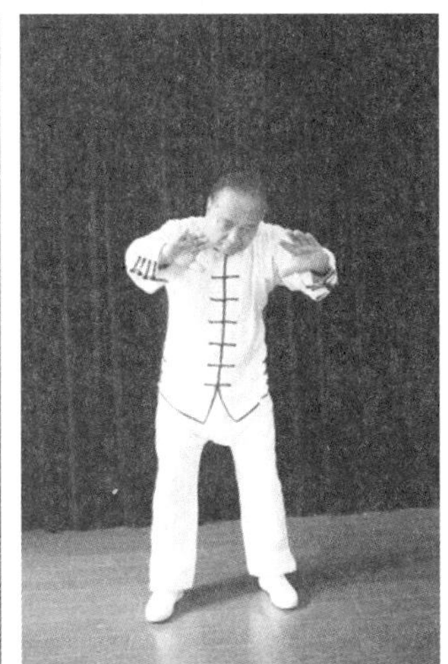
图 1-1-82

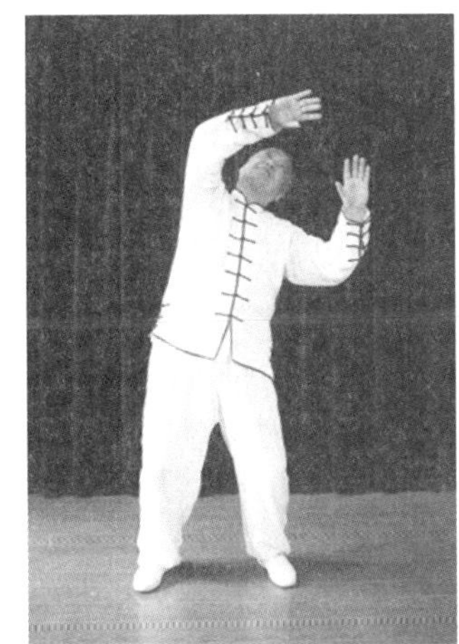
图 1-1-83

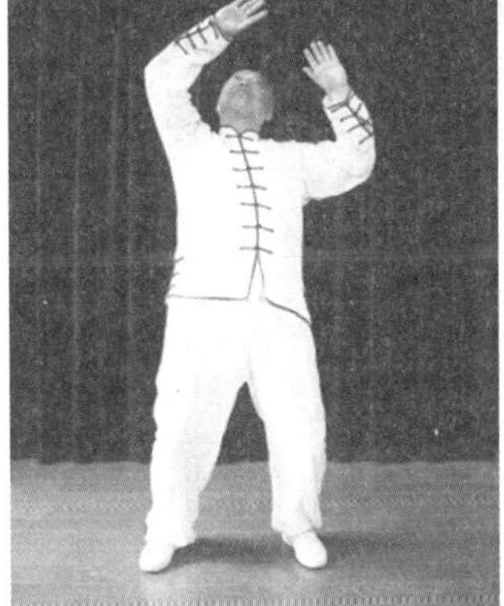
图 1-1-84

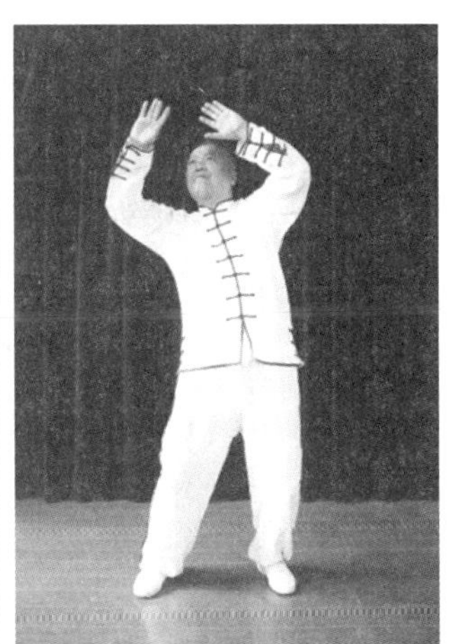
图 1-1-85

(2) 右势,做法与左势相同,唯方向相反。(见图 1-1-86～89)

调息: 初练时可自然呼吸,以后可进入逆腹式呼吸,吸气想静,呼气想松。

调心: 意念自己在山明水秀的环境中,吸收天地日月之精华通过劳宫穴进入百会,经中脉而入丹田,与自己的元气会合。

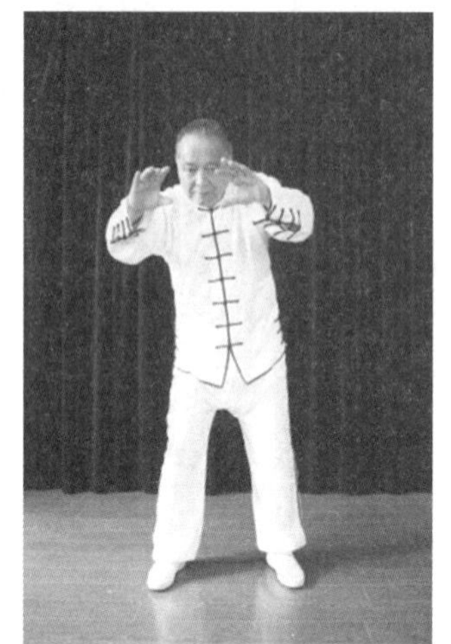
图 1-1-86

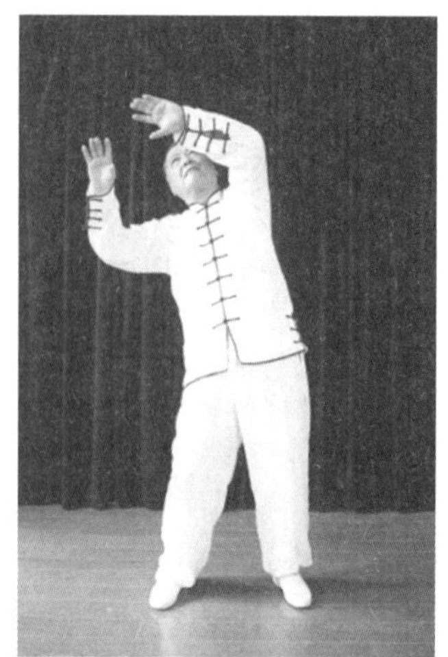
图 1-1-87

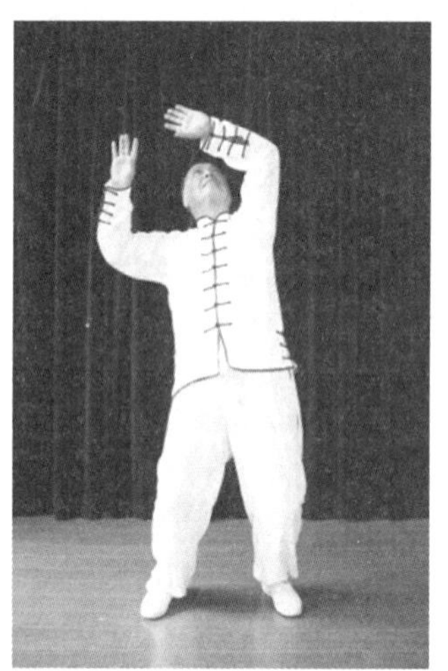
图 1-1-88

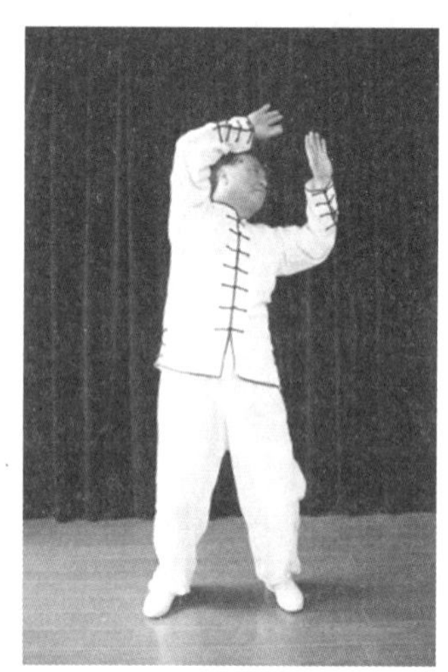
图 1-1-89

2. 地环功(俯摄地阴)

调身:

(1) 左势。左足向左前方迈出半步,身体重心渐渐移向左足,并呈左前弓步,右足跟提起,足尖点地,以右腿根部向左腿根部轻柔相合(靠裆)。(见图 1-1-90~91)

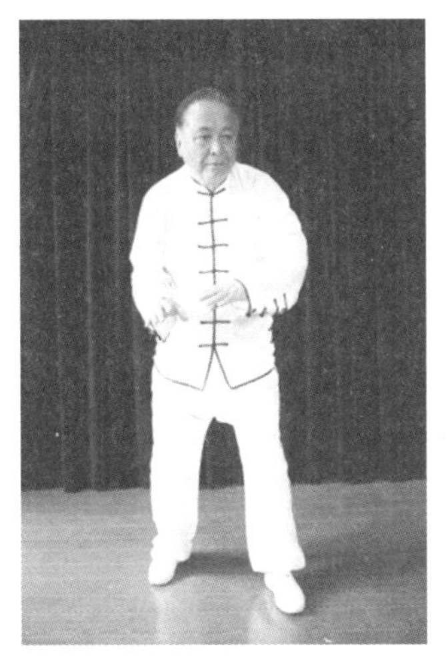

图 1-1-90

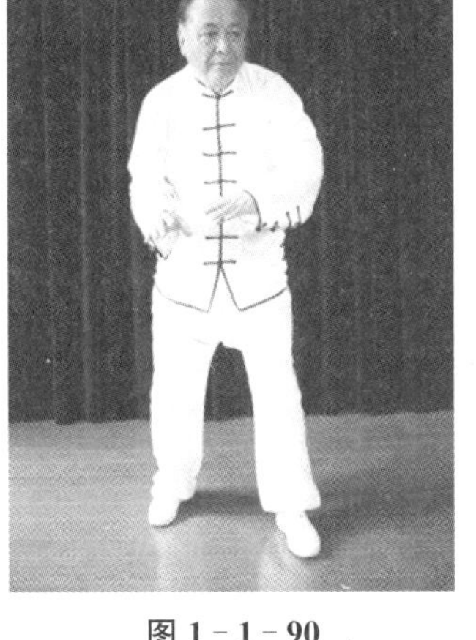

图 1-1-91

随着腰的转圆(由左前向右后旋转),右腿根部向左腿根部夹磨(磨裆),带动双手也由左前向右后转圆,手心向下,劳宫穴对地阴,双目平视,然后身体重心渐渐后移,左足收回两足平行。(见图 1-1-92～94)

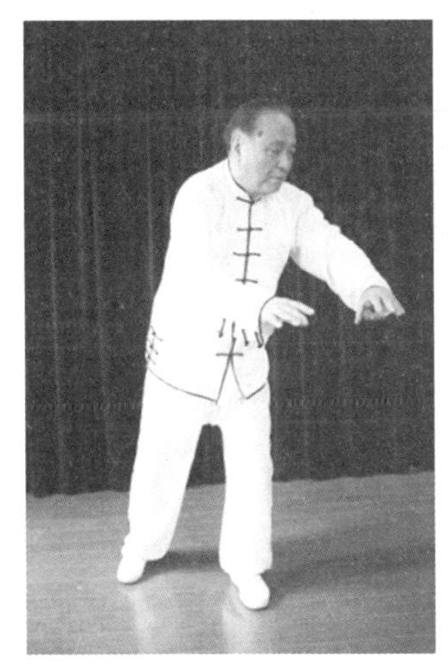

图 1-1-92

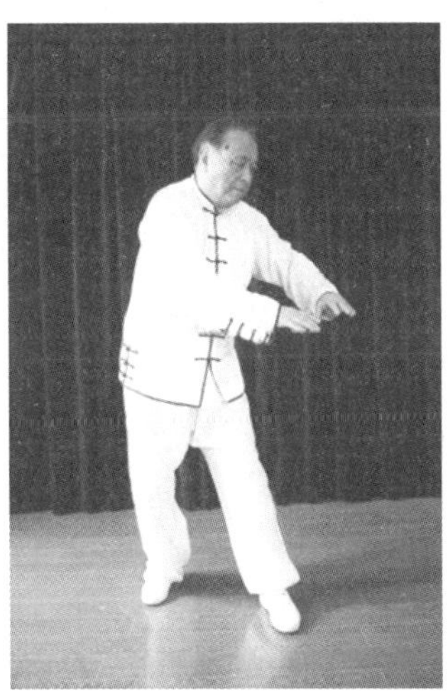

图 1-1-93

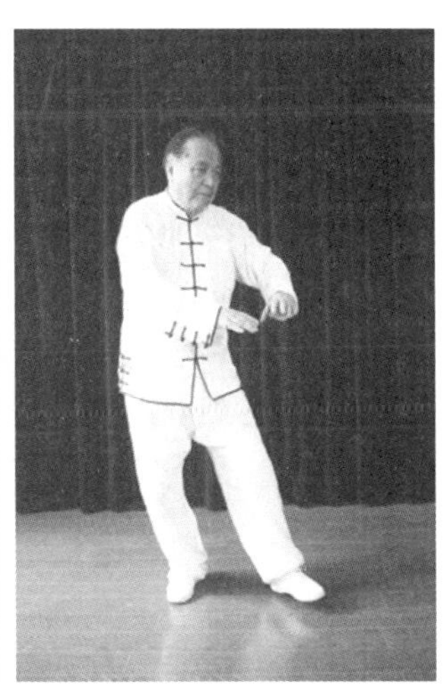

图 1-1-94

(2) 右势。然后右足弧形,向右上方出右足半步,其操作同左势,唯方向相反,最后两足呈平行步。(见图 1-1-95～98)

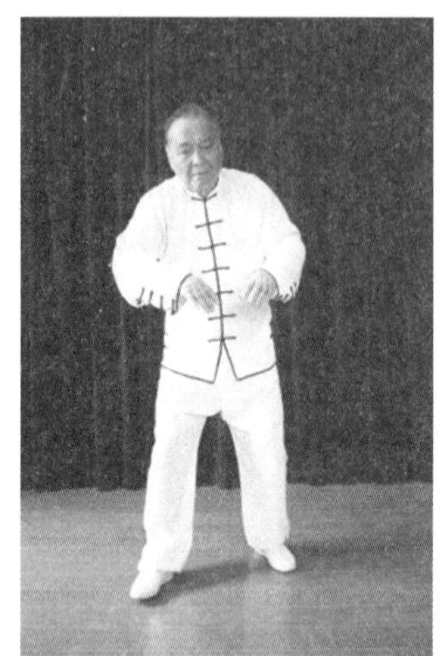

图 1－1－95

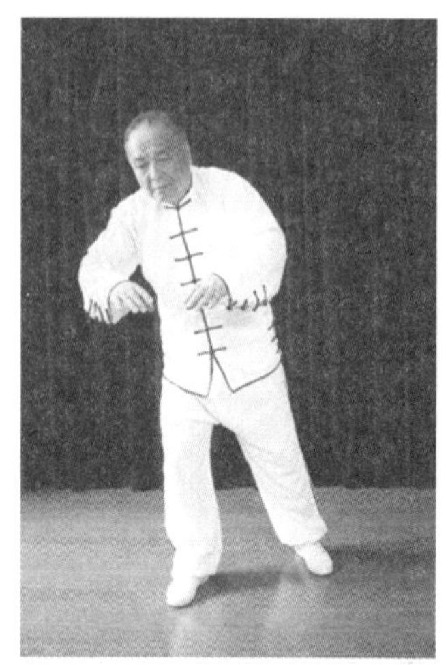

图 1－1－96

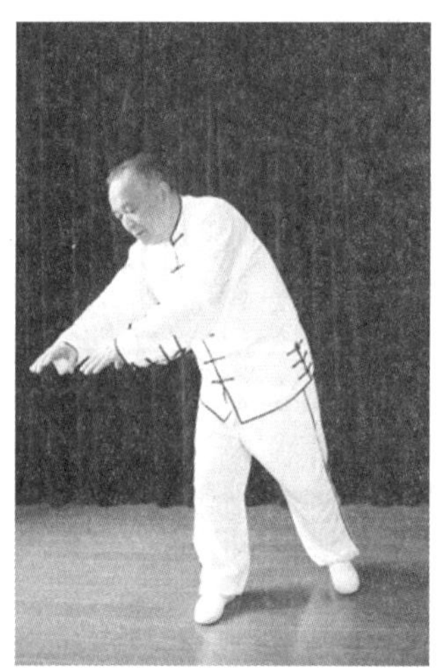

图 1－1－97

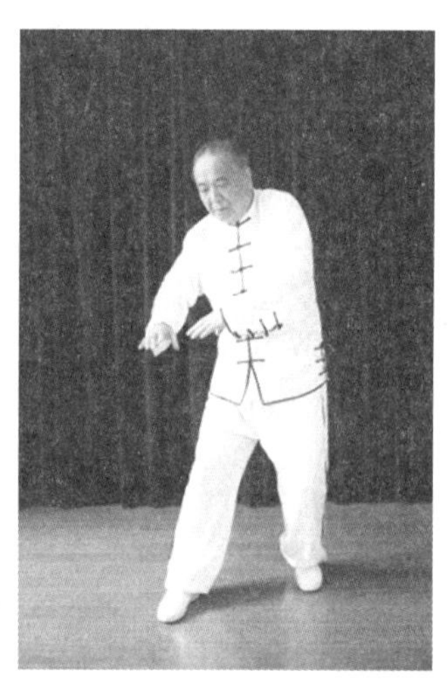

图 1－1－98

(3) 收势。同蟾泳功收势。(见图 1－1－99～100)

调息：以逆腹式呼吸向前旋转时呼气，向后吸气。

调心：意念手心向下对地阴，摄地阴之气血，由手三阴经经膻中穴而进入下丹田，充实丹田之气。

功理：①提挈天地，把握阴阳，和天地人于一体，融导引、吐纳还精补脑于一炉，故能精气神齐练，形神合一，能强身健体，益智延年。②调理带脉，疏通经络。带脉起于季肋部的下面，横行于腰腹之间，统束全身纵行经络，故带脉调顺，有利于全身经络的通畅。如带脉不固,则出现多种疾病,特别是妇科疾患。本功法天环地、地环法是以腰为轴心,进行带脉旋转既强壮了腰背、腹肌的活力,同时健全了内脏功能。③消脂健美。本势是全身性的柔和运动,对全身脊柱、肌肉韧带、大小关节均能产生良好的按摩回春作用,特别能较好地消耗腹壁及腰臀的脂肪,并提高腰腹肌的功能,因此对减肥健美有明显的效果。④补肾益精,还精补脑。天环功,全身性柔和圆转运动,通过夹裆有效地牵引性腺系统。地环功通过夹裆、磨裆作用,更有效地牵动内分泌系统,这是极妙的增强肾精、延缓衰老的途径。因此,天地功对很多脊柱关节病如颈肩腰腿痛,以及内脏病如心肺疾病、肠胃病、妇科月经病、男子前列腺疾病及性功能障碍均有效果。

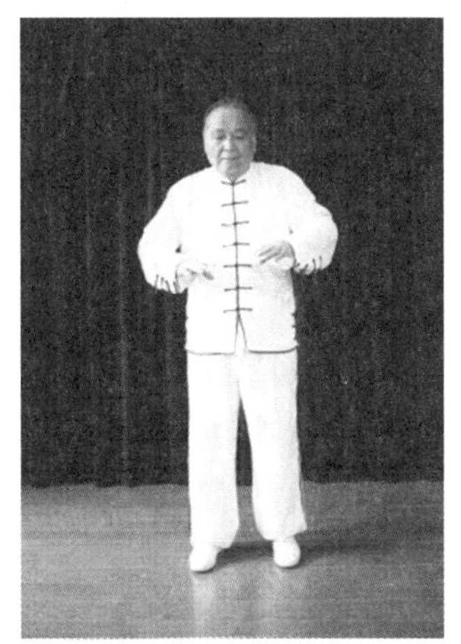

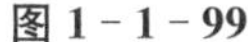
图1-1-99

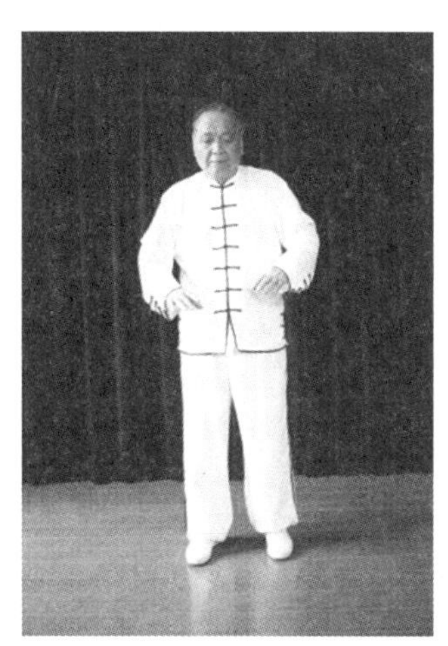

图1-1-100

注意点:①本功法是以腰为轴心带动躯干及上肢,做左右圆周运动,因此躯干及上肢不能乱动,要随腰轴的命令而动,要整体合一,特别是头不能乱动,要虚领顶颈,鼻尖对脐,中指意对。②注意三调合一,融会贯通。首先练本势,意识到上仰采天阳、下俯摄地阴,吸取天地日月之精华,充实自己,要通过丹田呼吸及带脉旋转的方法,三者密切配合。

(八) 温肾养精(抖动)

"肾为先天之本""受五脏六腑之精而藏之",由于先天之精和后天之精均藏之于肾,因而人之生长、发育、衰老过程均受肾及精的盛衰所制约,而本功法就是温肾养精的重要功法。

调身:

(1) 慢速悠动。初期可以膝关节上下抖动为核心,带动全身抖动,以后可以丹田为核心带动全身抖动，抖动要轻松缓慢富有弹性。

(2) 慢速抖动：4 个八拍。

(3) 快速抖动，以较快速抖动：5～15 个八拍。

(4) 慢速抖动，恢复慢速悠动：4 个八拍，逐渐停止。（见图 1-1-101～104）

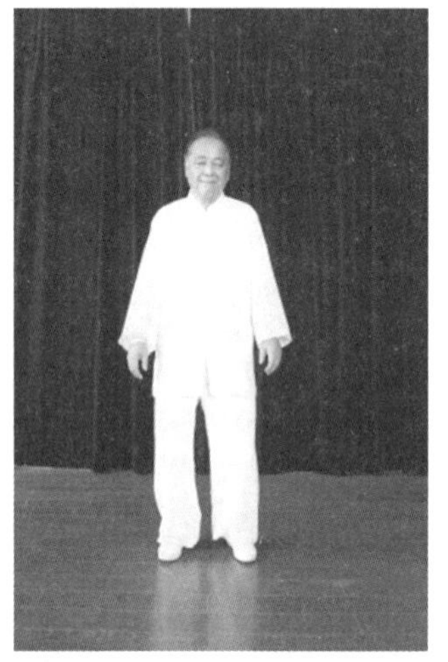

图 1-1-101

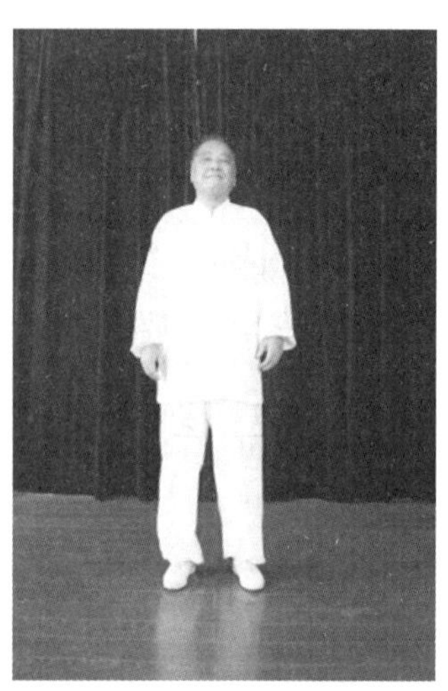

图 1-1-102

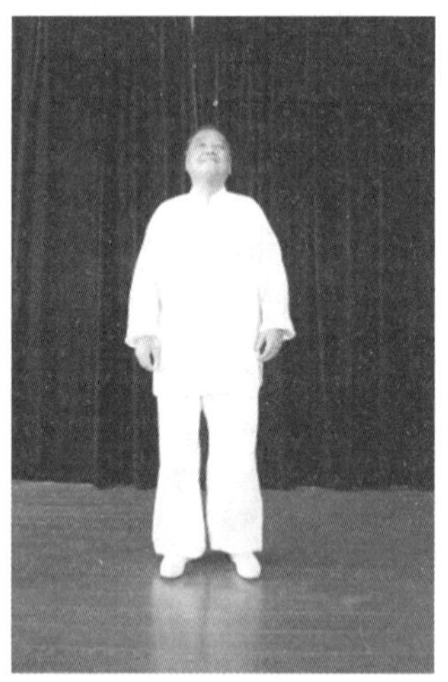

图 1-1-103

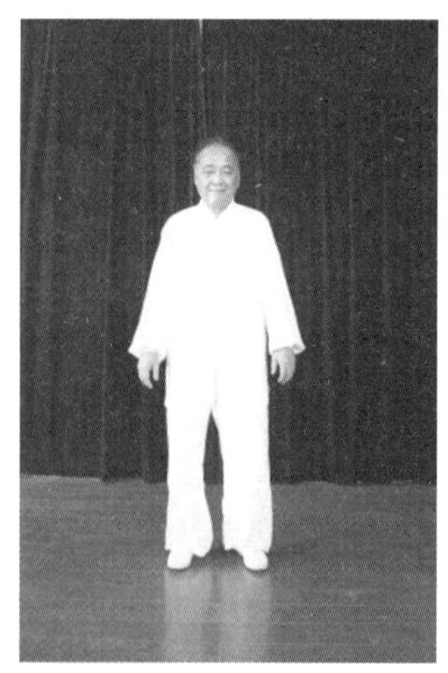

图 1-1-104

调息：自然呼吸，要求松柔、悠均。

调心：意念自我感觉“越抖越放松，越抖越舒服”，自我感觉精气充盈，心旷神怡，浑身无比舒畅。

功理：①舒筋活络，通利关节。抖动的运动量是很大的；抖动不仅使外在筋骨皮快速地抖动，而且使气血旺盛，经络疏通，达到内外均治的目的。因此，抖动使整个脊柱椎间关节、韧带、椎间盘，全身大小四肢关节均得到柔和富有弹性的松动，是一种真正意义上的全身运动，有利于防治关节炎和脊柱疾病。②按摩脏腑，健脾和胃，激发肾气，还精补脑。由于五脏六腑的抖动，一方面按摩五脏六腑，增强和协调脏腑功能达到新的平衡，同时也增强胃肠蠕动，改善消化功能，达到健脾和胃的目的；另一方面由于抖动牵动男子的下丹抖动，女子的双乳悠动，进一步激发精气，刺激性腺系统，有利于调理内分泌及肾功能，对男女性功能减退均有良好的治疗作用。③减肥美形。由于全身内外放松柔和的抖动，脂肪组织也随着抖动而逐渐消耗，更有利于内脏及全身脂肪的消耗，从而达到健美减肥健身的目的。

注意点：①抖动是以丹田或膝为核心带动全身抖动，切忌双手自由乱动、头部乱摇，这样不仅得不到好处，而且有可能造成意外的损伤，抖动时不要起踵，各位学员要多加注意。②时间不宜过长，一般以 2 分钟为限，过长反而要伤精气，不是越长越好。

（九）顺息养气

气是充养人体的一种精微物质，是人生一切活动的动力。顺息养气的功法在温肾养精之后有炼精化气的功效。

调身：

（1）预备式站立，两手掌心向前上，缓缓从体侧向斜上方上举，到头顶上方后，两手掌心转向下，中指意对，两中指相距 10 厘米。（见图 1－1－105～108）

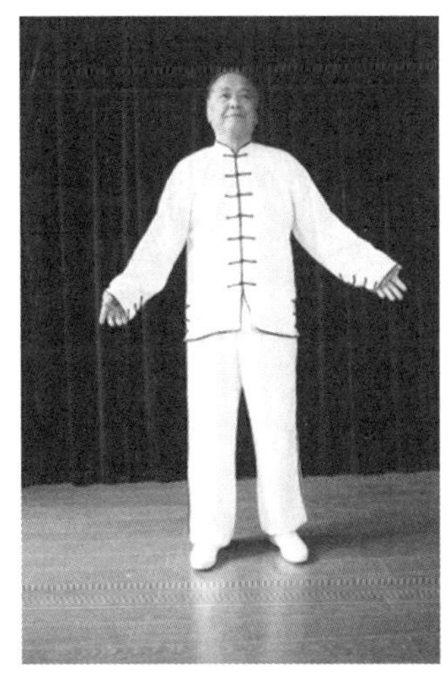
图 1－1－105

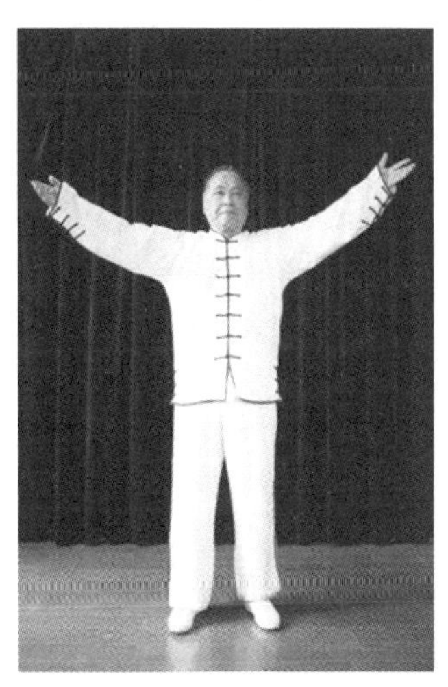
图 1－1－106

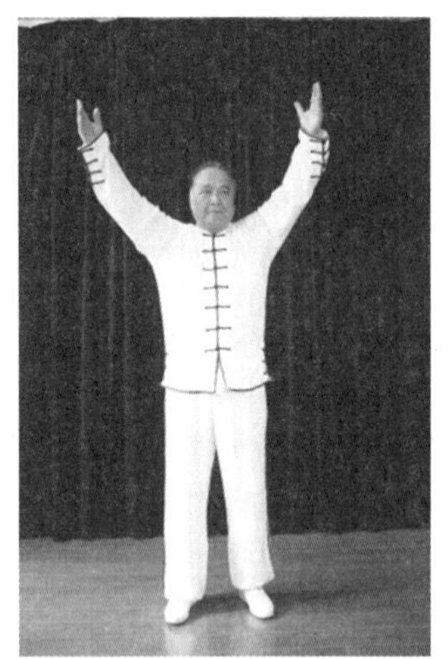

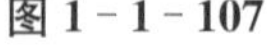
图 1-1-107

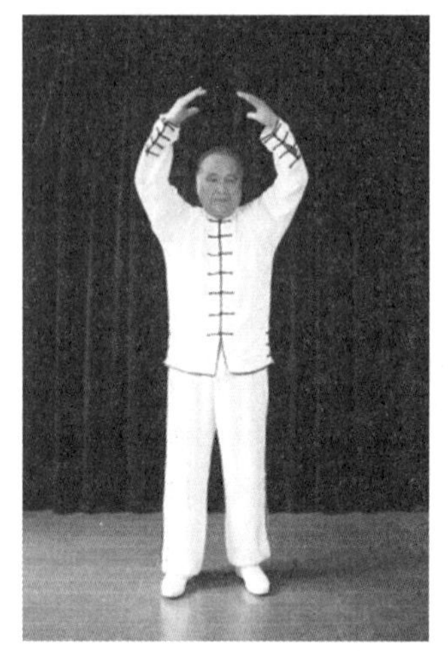

图 1-1-108

(2) 两手沿神庭穴前上方下落,贴近身前沿任脉两侧下行,经上、中、下丹田至曲骨穴处两手分开回于体侧。(见图 1-1-109～112)

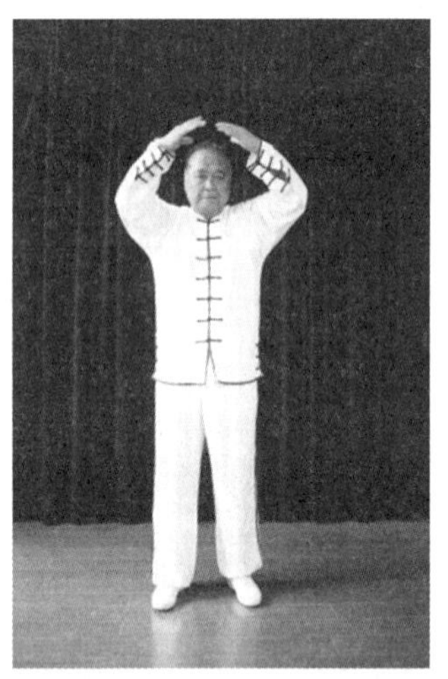

图 1-1-109

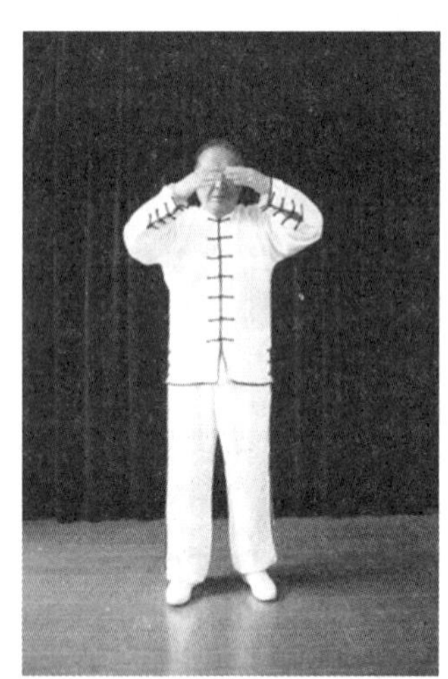

图 1-1-110

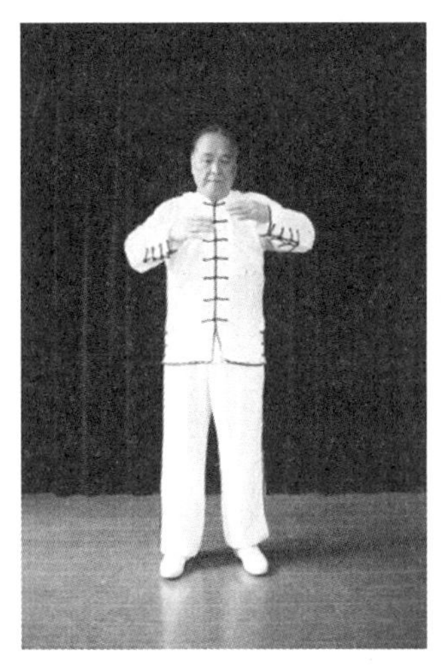
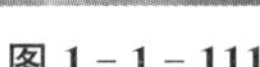
图 1－1－111

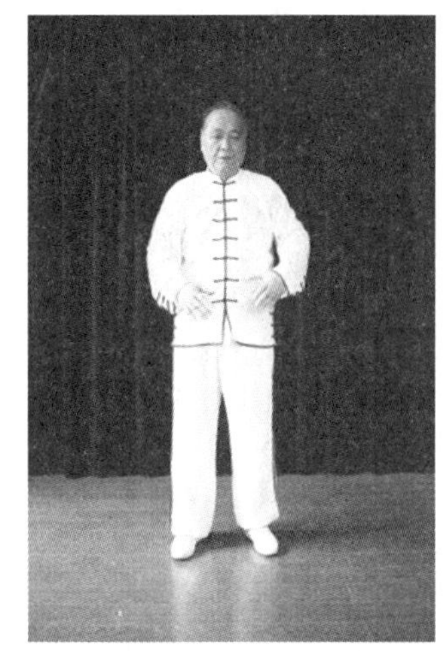
图 1－1－112

(3) 双手上行犹如捧大自然混元之气，下行经上中丹田，贯气聚于下丹田，要缓慢，柔和而有气感。(见图 1－1－113)

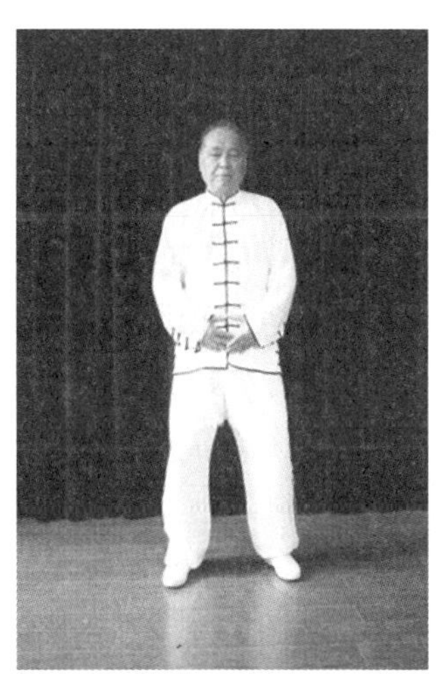
图 1－1－113

调息：上吸，下呼，逆腹式呼吸，外气导引内气，后天之气与先天之气交汇。

调心：意念天地精华之气，为我所吸，贯入体内，并通过中脉导引至下丹田充实先天之气。

功理：①道家认为："人在气中，气在人中。"内外之气总是不断地在交换着，本势就是不断地把天地精微之气，通过调身及意念和调息的锻炼，使之转化为自身的内气。②通过前八势功法的锻炼，体内精气已被充分调动起来，经络要予以整理和归顺，更好地滋养机体，使人与天地间通过气的交融而达到天人合一，更好地达到"阴平阳秘，精神乃治"的目的。③通顺肺气，有解除郁闷、活血化瘀、心肾相交、调和脾胃、消除疲劳等作用。

(十) 虚静养神

道家认为，"致虚极，守静笃"，高度的放松和宁静可以"归根""复命"，颐养心神，虚静养神是一个由浅入深的过程，本功法属于初级阶段，只要求松静下来，然后心息相依，达到初步虚静养神的功夫。

调身： 双手在脐下相合右拇指与中指相扣呈圆环，左手拇指穿过右手圆环，点着右手无名指指根，其余多手指均宽松相握，道家称“子午扣”，双眼轻闭，全身放松。（见图 1－1－114～115）

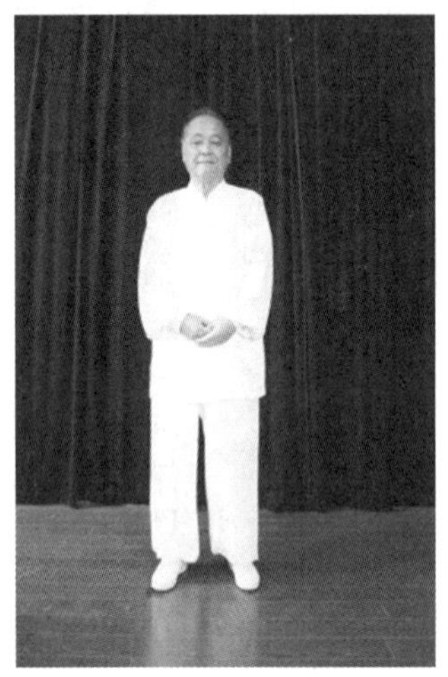

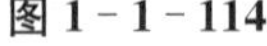

图 1－1－114

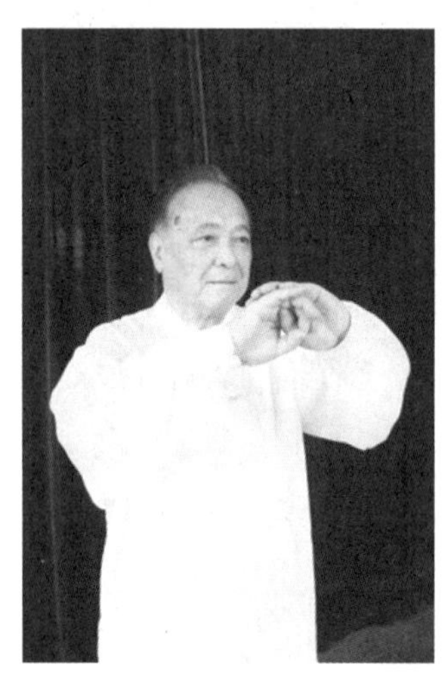

图 1－1－115

调息： 运用顺腹式呼吸，要求吸气时随着缓慢、细匀、轻悠的深吸气膈肌收缩下降，小腹自然微鼓。然后徐徐呼气，膈肌、腹肌恢复原位，小腹自然放松。

调心： 吸气时意念“静”字，要求身心清净无为，在呼气时意念“松”字，身心完全放松，感到无比舒畅，虚静呼吸，共做 8 次。

功理： ①通过温肾养精和顺息养气，体内精气充盈，这时如能使全身进一步内外放松，意境清净，大脑进一步进入保护性抑制状态，则对加强大脑抑制过程，减少耗能，提高工作与学习效率起到很好的作用。②本势是由动到静，精气神会聚丹田进入归根状态，对治病及强身均有很好作用，如防治神经衰弱、抑郁症、失眠、高血压、心脏病等慢性病均有疗效。

三、减肥机理与功效研究

肥胖已俨然成为当今人们关注健康的一大焦点。随着科技经济的飞速发展、人们物质生活水平的极大提高，营养过剩和运动过少造成肥胖病患者逐年增多。有关资料显示，中国目前肥胖病患者超过 6 000 万，超重人群超过 2 亿。特别是在北京、上海等大中型城市，肥胖病的发病率很高，在青少年人群中超过 20％。肥胖不仅仅影响体形，更是诱发诸多慢性疾病的罪魁祸首，比如糖尿病、高血压、代谢综合征、脂肪肝、冠心病、慢性呼吸系统疾病、性功能障碍以及肿瘤等，都与肥胖有着直接间接的密切关联。有鉴于此，国内外各种减肥方法如雨后春笋般层出不穷。迄今为止，较为常见的预防和治疗肥胖的方法包括药物疗法、饮食疗法、运动疗法和行为疗法等，其中：药物疗法往往作用单一，大多有一定副作用；饮食疗法目前也尚无科学统一的方案；而运动疗法则是防治肥胖症的一大利器。

什么样的运动最适合肥胖症的防治？日本学者宫崎义宪指出，剧烈的运动消耗血糖，而低强度长时间的锻炼则消耗脂肪。《脑内革命》的作者春山茂雄也认为，柔和持续的周身运动可以有效促进肌肉运动来消耗脂肪。回春功，全名为中国古代养生长寿术道家秘传回春功，是全真华山派功法，一直在道门内秘传。回春功起源于金元时期，距今800多年，历经将近20代道长的不断丰富和精炼，目前已经包含站、坐、蹲、跪、卧、爬、滚等多套养生术。回春功讲究道法自然、贵精、致柔、舒适、安全，动作柔和、优美、轻松、灵活，动静相兼，具有减肥健美、益智开窍、延年益寿及提高性功能等功效，故美其名曰“回春功”。20世纪80年代，第19代传人边治中(智中)老师将其公布于世，上海沈新炎(信言)老师将其全面整理发展。近20余年的研究和事实证实：回春功具有良好的减肥健美功效。下面作者试简述回春功的减肥功效、研究结果及其减肥特点，并附部分功法简介，供同道参考。

(一) 回春功的减肥健美的功效与机理研究

作者曾在1989年2月到1989年8月在上海北站医院，以回春功为减肥手段，采用办班形式干预肥胖症，共47例患者(男20例，女27例，最大74岁，最小24岁，平均52岁)完成三个月的学练。结果表明：3个月以来体重下降最多为10千克，最少0.5千克，平均下降3.3千克；95%病人均有腰围缩小，最多减少10厘米，最少减少2厘米，平均缩小5厘米；并普遍反映腹部胀感消失，脸部肌肉松弛改善，脸部皮肤皱纹减少，色素及寿斑变浅，皮肤光洁滋润，腰臀变小，四肢肌肉较前结实，身形灵活，上下楼急行走引起心跳气急症状改善，男子性功能障碍、女子性冷淡获得改善而青春再现，这些改变均是健康、美形、美容的变化。

1989年，在国家自然科学基金会资助课题“古代养生长寿术(回春功)延缓衰老的研究”中，山东省中医研究院靖仲玉教授的研究表明：习练回春功一年后可以非常显著地降低甘油三酯、β-脂蛋白和低密度脂蛋白(自身前后比较，$P<0.001$)；回春功可良性双向调节血糖和血清胰岛素水平，十分显著降低血清胰岛素增高症(自身前后比较，$P<0.001$)；回春功降低胆固醇，升高高密度脂蛋白(自身前后比较，$P<0.01$)；血清载脂蛋白含量发生明显改变，$APO^{A-I}/APOB$比值显著增高(自身前后比较，$P<0.001$)，与胆固醇水平和高密度脂蛋白变化相一致；回春功改善垂体—甲状腺的功能状态，提高甲状腺T_3、T_4激素水平(自身前后比较，分别

$P<0.01$,$P<0.001$),降低促甲状腺激素(TSH)(自身前后比较,$P<0.001$),同时改善形寒畏冷,免疫力低下的状态;回春功提高男性老年前期及老年人的睾酮(T)激素水平(与对照组比较 $P<0.05$,自身前后比较 $P<0.01$),降低雌二醇(E2)、促卵泡刺激素(FSH)和促黄体生成素(LH)(与对照组比较,分别为 $P<0.001$,$P<0.05$,$P<0.01$),提示习练回春功可以有效调节内分泌系统,特别是垂体—性腺轴,从而延缓衰老。

(二) 回春功的功法特点与减肥优势

1. 道法自然,健身减肥

肥胖是目前医学界的一个难题。单纯性肥胖的病因复杂,用单一的减肥方法往往效果不理想,或者带有明显的副作用,以伤害身体为代价。世界卫生组织推荐的减肥方案绿色安全、无伤害性、不反弹、缓慢减肥。就运动减肥而言,全身柔和的持续性运动是减肥的优秀方法。回春功"道法自然""专气致柔",倡导柔和缓慢持续的运动,配合呼吸和良好意念,具有全身性调理作用。坚持习练回春功可以增强四肢的肌肉,充满生命活力,从而调整机体的内环境,有效安全地减轻体重。比如回春功金童柔身(柔身功),柔韧转体,由腰带动身躯,由身躯带动两肩,由两肩带动臂和手,使全身运动连绵不断,周而复始地柔韧运动。运动过程中,小腹部(包括性腺系统)被牵引,五脏六腑得到有益按摩。习练金童柔身,由于增进了肠胃蠕动,会出现肠鸣、嗳气、腹腔排气等现象,这都是促进了消化和气血循行的表征,有利于轻身减重。

2. 妙炼下丹,精充气足而身轻

许多减肥的方法或者强调过度节食,或者要求做剧烈运动,甚至有采用腹泻方式来使机体脱水减重,更有吸取抽脂和缩胃手术等来减肥的。这些减肥方法就其减重效果而言或许是立竿见影的,然而却以伤害身体健康为代价。这些方法往往导致减肥者精神倦怠、面黄肌瘦、免疫力下降,严重的甚至导致厌食症。因此,这些是得不偿失的减肥法,不值得推广。而良好的运动减肥法,要求外练筋骨皮,内练精气神。将脂肪有效地转化为热能消耗或利用。回春功妙炼下丹,强调保精、生精、还精补脑以及调整内分泌的作用,从而达到协调阴阳,疏通经络,有效纠正机体失调的脂肪代谢,增加脂肪动员。回春功的核心是调理内分泌,通过靠、挤、压、擦、振、抖、磨、兜等多种方式,柔和持续地刺激性腺外生殖器,促进性激素的分泌。如回春功春猫扑蝶(猫扑功),模拟春猫与蝴蝶嬉戏的场景。猫形体柔美,弹跳力好,出步轻盈无声,视觉敏锐,适应性强。猫扑功正好适用于形体重滞,行动迟缓,腿脚失灵,工作易于疲惫的肥胖病患者。猫扑功整套有 32 个夹裆,向东、南、中、西、北 5 个方位扑动,每个方位都有上(天)、下(地)、中(人)三个层次的吐纳和升降开合,呼吸天地精华之气而归中，培补先天肾中元气而填精，使精气神旺盛，精力充沛，在不知不觉中达到体态轻捷、形体健美的效果。

3. 致柔元和，动员脂肪而无须禁食

减肥需要适当控制饮食，但不应严格禁食。食物是我们生命能量的来源、生命活力的保障。《黄帝内经》说，“谷不入，半日则气衰，一日则气少”。实现自然而然地减少和节制食欲，是减肥的一个关键步骤。回春功三环坐式(三环功)，于每餐前45分钟进行，利用机体饥饿需要能量的机理，采用腰、腹、臀的联合运动，低强度较长时间的柔和运动，动员局部脂肪的代谢分解，提供能量，减少饥饿感。这完全符合宫崎义宪指出的低强度较长时间锻炼消耗脂肪的原理。因此，在习练完功后，由于脂肪的消耗已经补充了机体的能量，自然就减少了食欲，而不伤正气。回春功还通过神经内分泌调节，动员机体脂肪的消耗。比如回春功的灵龟缩颈(龟缩功)、金蟾戏水(蟾泳功)、吐故纳新(服气功)等功法，通过缩颈耸肩、伸颈沉肩可以有效挤压、牵拉甲状腺，增加血清 T_3、T_4 含量。而甲状腺素 T_3、T_4 可促进体内糖和脂肪代谢，增加产热作用，有效减少体内脂肪的堆积。

4. 妙运脊柱，美体又美容

好的减肥方法应当兼顾体型和肌肤。对于年轻女性来说，减肥需要减特定部位的脂肪，展现曲线美，不应将乳房等部位的脂肪也减掉了。另外，减肥也不能伤害内分泌，影响到皮肤美容。回春功的青龙游春(龙游功)、春猫扑蝶(猫扑功)等都是全身性柔和运动，可以使身材匀称，曲线优美。练功同时，带有美好的意念，还可以使精神愉悦、神情美好。龙游功通过扭动躯体，形如蛟龙出海而得名，它在减肥、健美、柔筋、细腰方面具有其他功法或药物较难与之媲美的独特功效。龙游功练习时脊柱以最大限度的S形摆动，从头颈胸腰骶关节无一不顺龙游姿势协调而动，这种以腰为主宰，以躯干为主体的全身性蜿蜒游动，热量消耗大，充分调动腰腹颈背臀以及大腿等部位的脂肪，在气血循行和激素调整的整合作用下，脂肪转化成热量，以补充练功过程中的消耗，达到减肥瘦身、细腰敛臀，使形体优美。龙游功的活动轴心在于总督一身之阳的督脉，使机体阳气振奋，身体挺拔，腰部柔韧，形体灵活，充满青春朝气。

另外，回春功还童颜功(还童功)，分眼、耳、鼻、面、口、项、颈等8个部分，再加经络按摩、叩击、拍打、颜面肌运动、舌运动、叩齿等方法。久练此功，可使面部皮肤滋润、细嫩、富有弹性，有光泽，减少皱纹，不长暗疮和减少老年斑，并能治疗痤疮、酒糟鼻及面部色素沉着，达到青春常存、驻颜有术、容光焕发的佳境。

5. 乐字当头，是持之以恒的法宝

众多减肥方案中，反弹是一个普遍现象，许多减肥者当初不是没有信心和决心，也不是没有付出时间和努力，可让人气馁的是三番五次的体重反弹。减肥是一个长期的过程，需要坚持。回春功“乐字当头”，在整套功法中均贯穿“意念青春，面含微笑”，从而使身心愉悦，大脑皮层兴奋和抑制得以平衡，纠正自主神经功能的紊乱，特别是由于过度紧张造成肾上腺素的分泌过多，从而有效调整内分泌垂体-甲状腺-肾上腺-性腺的神经内分泌免疫网络，保障练功锻炼的减肥效果。

回春功春猫扑蝶，意念自己“恍恍惚惚”地犹如一只美丽、矫健的猫，在青翠葱郁、春暖花香的山野里，舞弄着轻盈柔和的四肢和身躯，与几只色彩绚丽、十分可爱的蝴蝶嬉戏为伍，只觉得一股清气充盈全身，甚至会有一种吉祥的“耄（猫）耋（蝶）矫健，期颐康乐”的预兆感，心情无比舒畅。因此，习练回春功能让习练者有一种发自内心的愉悦，不知不觉沉浸在其中，从而就不会觉得减肥是一件痛苦而漫长的事情，而是一种乐趣和享受。正如孔子说的“知之者不如好之者，好之者不如乐之者”。

6. 简便易行，经济安全

减肥作为一个长期防治的过程，减肥方法的费用也是一个重要因素。回春功强调主动性身心自我调节，学会后可以完全自我坚持习练，就不会再产生费用。这是小投入大产出的行为。身体健康是一切事业、工作、学习、生活的基础，必定得在健康上作必要的时间和金钱的投入，其回报远胜于金钱投资。回春功功法强调顺其自然的减肥健美，正是充分调动自身潜能，培补精气神来轻身减重，容易坚持且不易反弹。习练回春功，无需大的场地。只要每天坚持20～30分钟，就必定能收到减肥瘦身、美形美容的美好结果。

综上所述，回春功通过持续柔和的运动，舒展脊柱，激发精气，调理神经内分泌并保持乐观愉悦的精神状态，全面调和气血、健运脾胃、消耗脂肪、增长肌肉。回春功减肥，功理科学，功法巧妙，不要求严格禁食，不容易反弹，同时美体美容，健康长寿，是完全符合世界卫生组织要求的绿色安全、有效简便的减肥方案，值得大力推广，其意义深远！

减肥健美回春功

第二节　消脂降糖回春功

一、消脂降糖回春功简介

本功法由回春功法衍化而来。1992年4月，我与上海市第九人民医院内分泌科吴万林、谢冠群主任等共同协作进行开班授功，经3个月认真教学已初见成效，并作自身对照。发现学员：①空腹血糖。24小时尿糖定量降低，$P<0.05$；②体重下降，$P<0.001$；③消谷善饥症状改善，精力旺盛；④部分病人用药量逐渐减少；⑤男子性功能改善。

回春功治疗糖尿病已初见成效。在以后20多年的实践中，我们也积累了一定的经验，特别是糖尿病前期的治未病工作，在群体大、人手少、方法不多的情况下，我们对以前功法进一步进行整理、修改，逐渐完善，成功地创编出消脂降糖回春功。

二、消脂降糖回春功内容

功法包括静功、站功、坐功三部分。其中，静功为四线放松吐纳炼丹功，坐功为回春三环坐功，这两个功法内容在本书后文会详细介绍，这里重点介绍其中站功部分。

(一) 预备势

同减肥健美回春功第一势。

(二) 六合求中

同减肥健美回春功第二势。

(三) 吐故纳新

同减肥健美回春功第三势。强调命门开合，胰腺在命门之前，命门开合等于柔和地按摩胰腺，促使β细胞分泌胰岛素，对降糖有一定疗效。

(四) 青龙游春

同减肥健美回春功第四势。

(五) 金蟾戏水

同减肥健美回春功第五势。其功法操作中，也强调命门开合。进一步按摩胰腺，促使胰岛β细胞分泌更多的胰岛素，以促进糖和脂肪分解成热量，减轻胰岛素的负荷，间接降低血糖，同时本功法又有很好的减肥作用，因为肥厚脂肪细胞，细胞膜对胰岛细胞的敏感性差，促使要分泌更多的胰岛素，造成胰岛素相对不足，引起糖尿病，一旦能减肥，就能提高胰岛素的敏感性，从而降低血糖。

(六) 灵龟缩颈

调身：

1. 左势

(1) 左抱球，两足平行分开与肩同宽，两手在胸前捧球，然后腰向左斜，两手捧球转为上下抱球，右腿根向左腿根相靠(夹裆)。(见图 1－2－1～4)

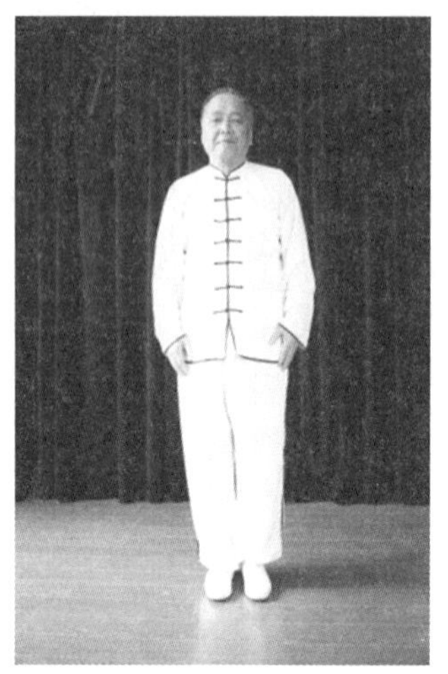

图 1－2－1

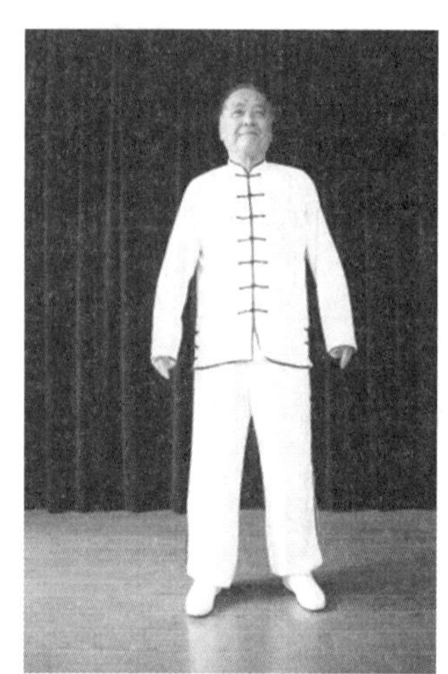

图 1－2－2

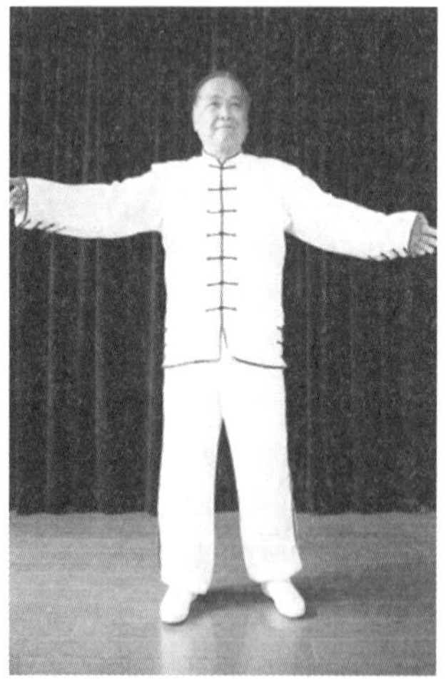

图 1－2－3

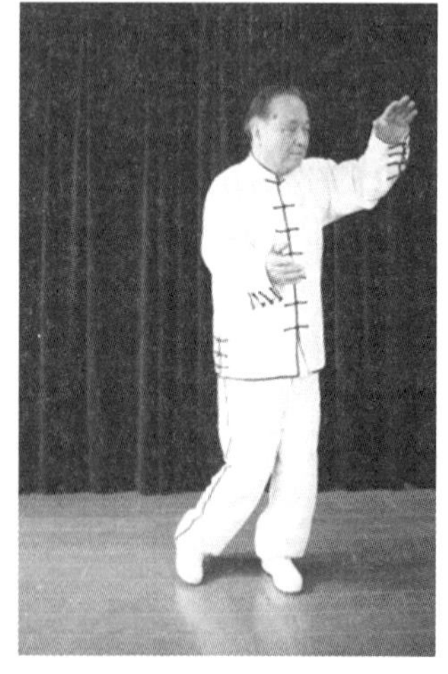

图 1－2－4

(2) 右抱球，腰向右斜，左抱球转为右转球，左腿根向右腿根相靠(夹裆)。(见图 1－2－5)

(3) 左奔马式，以腰带动躯干向左正方向转，足跟向左正方旋转后踏实呈左弓步，重心移至左足，右足尖点地，右大腿根向左大腿根相靠(夹裆)，左手向左前方弧形伸出，右手拇指向下点右臀环跳穴(在股骨头后上方)，呈左奔马势。(见图 1-2-6)

(4) 第一次龟缩，右手向前与左手会合，与肩同宽，手心向内，然后一起扳指(由小指起分别与指屈曲，如龟爪状)转腕(里旋)缩颈，耸肩，屈肘，躬腰开命门，收小腹，整个上体蜷曲呈龟缩状，出现龟背，随着后坐，左大腿根向右大腿根后靠(压裆)。(见图 1-2-7)

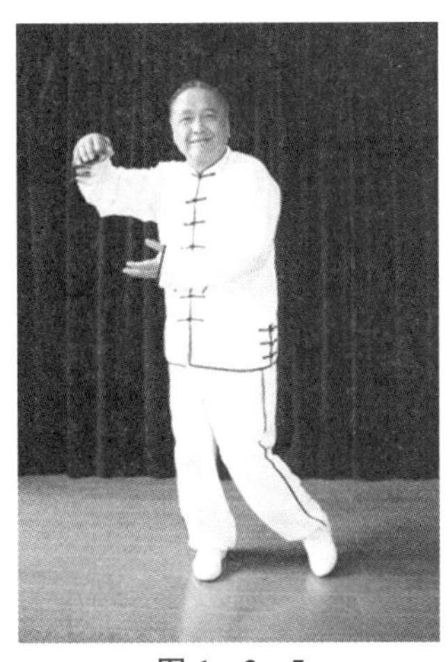
图 1-2-5

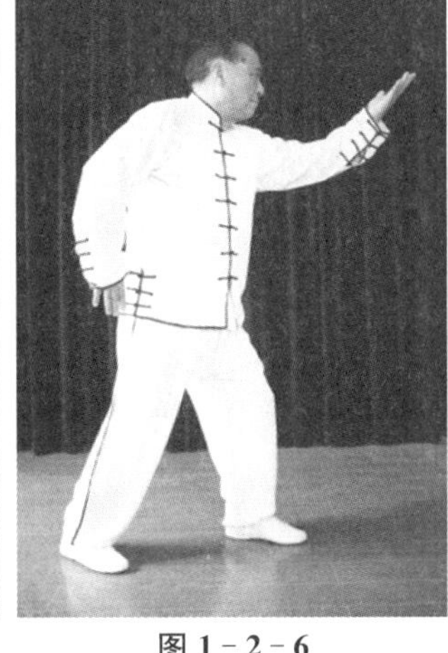
图 1-2-6

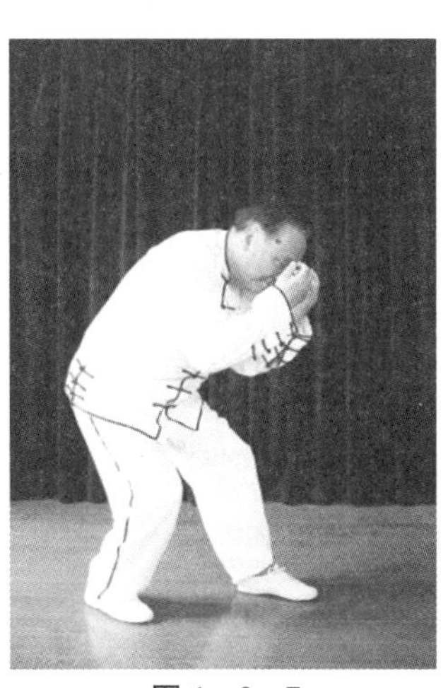
图 1-2-7

(5) 向前松肩，松开蜷曲上体，落肩，指、腕放松，仍呈爪形，由前上向后下呈弧形运作，然后腰胯及大腿根部向右前方平磨(磨裆)，重心渐渐落到左足呈左弓步，右足尖虚点。(见图 1-2-8～9)

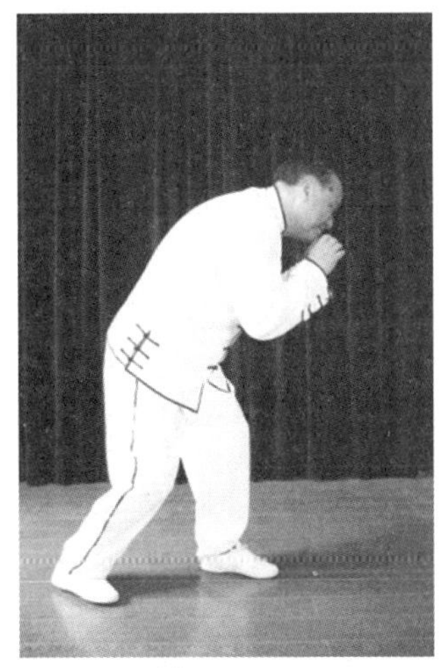
图 1-2-8

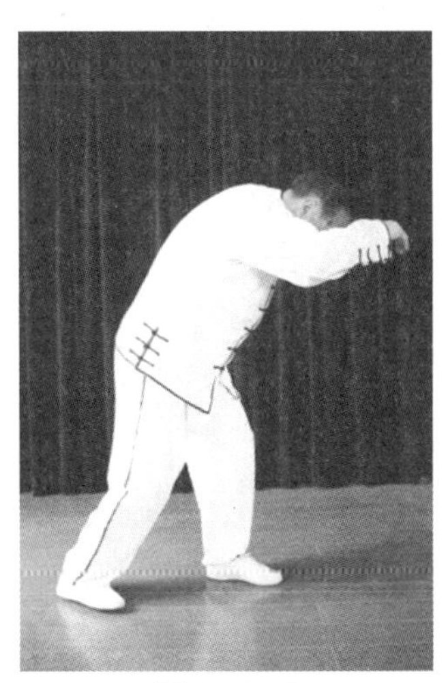
图 1-2-9

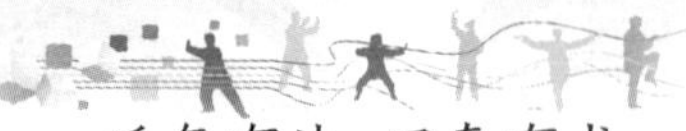

(6) 梳理三焦，腰渐稍直，双肩由前上向后下旋转，带动双腕旋转至劳宫穴对天突穴，掌心向内，随着腰胯旋转后坐二手劳宫穴由上焦沿任脉经中焦，下焦引导至中极穴，左大腿根向右大腿根相合(压裆)。(见图 1-2-10～11)

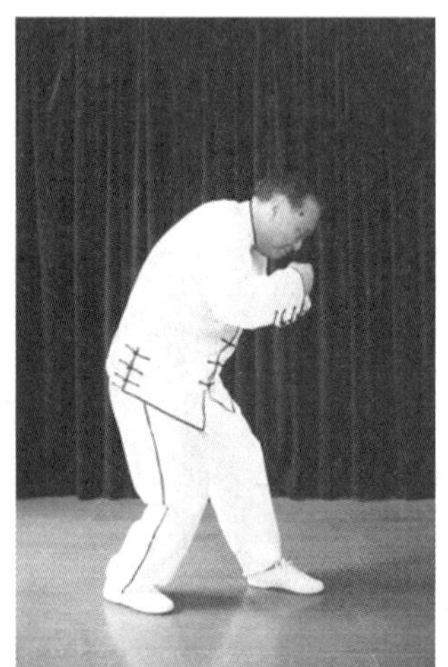

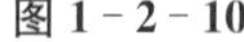

图 1-2-10

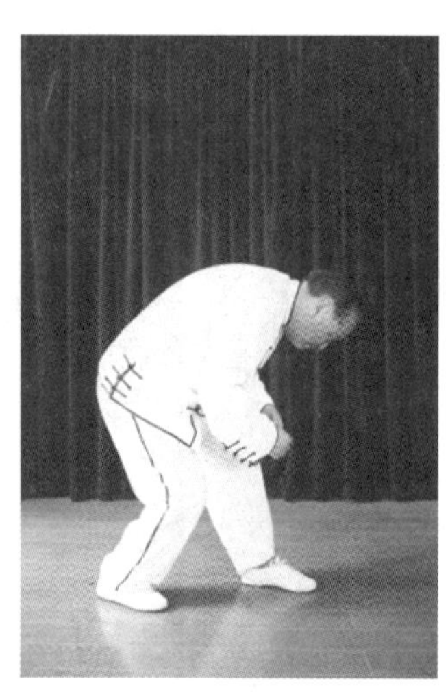

图 1-2-11

(7) 向上捧气，双手顺势向下，手心向上，并由下向上似捧大气球状至与肩同宽，右后弓步转为前左弓步，重心落于右足，右足尖点地，右腿根向前与左腿根靠拢(夹裆)。(见图 1-2-12～13)

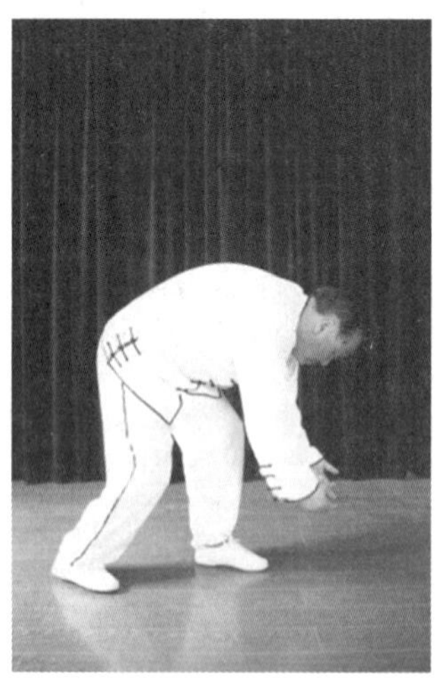

图 1-2-12

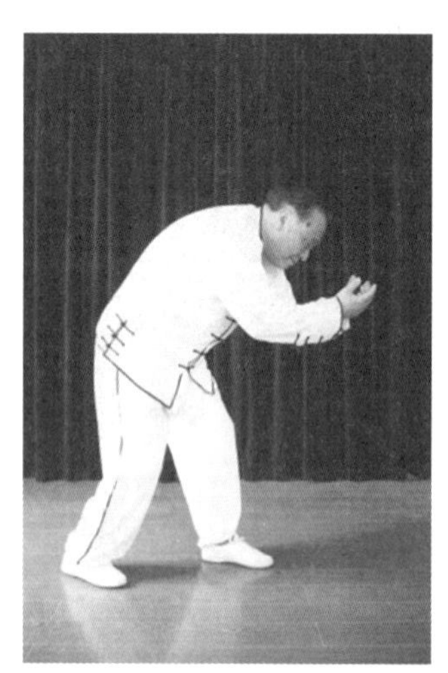

图 1-2-13

(8) 第二次龟缩，与第一次龟缩同时扳指转腕，缩颈耸肩，屈肘弓腰，收小腹，

整个上体向后蜷曲呈龟缩状，左前弓步改为右后弓步，右大腿根部向左大腿根部靠紧（夹裆）。（见图 1－2－14）

（9）向前松肩，操作同（5）。（见图 1－2－15）

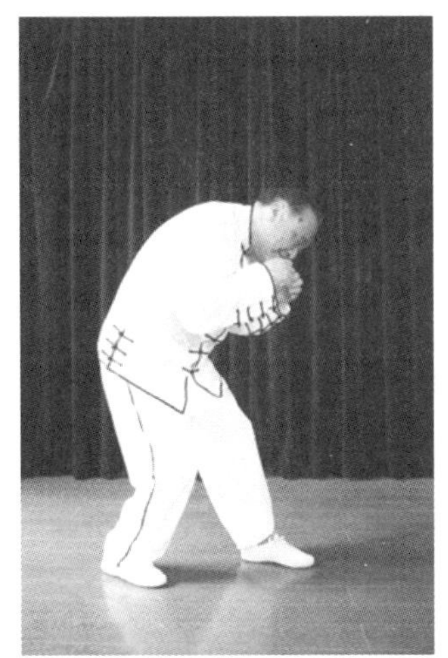

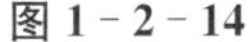
图 1－2－14

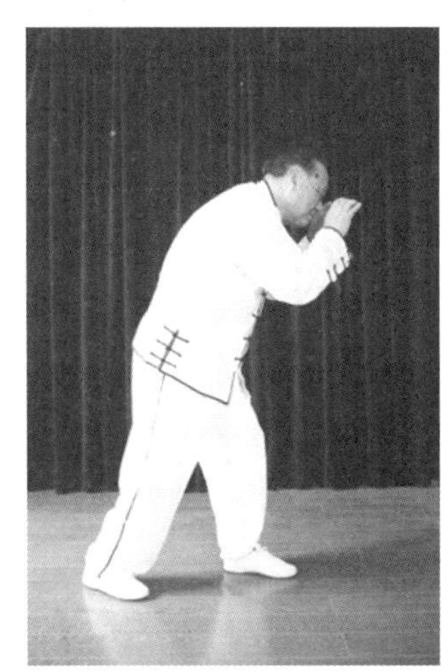
图 1－2－15

（10）疏理三焦，操作同（6）。（见图 1－2－16～17）

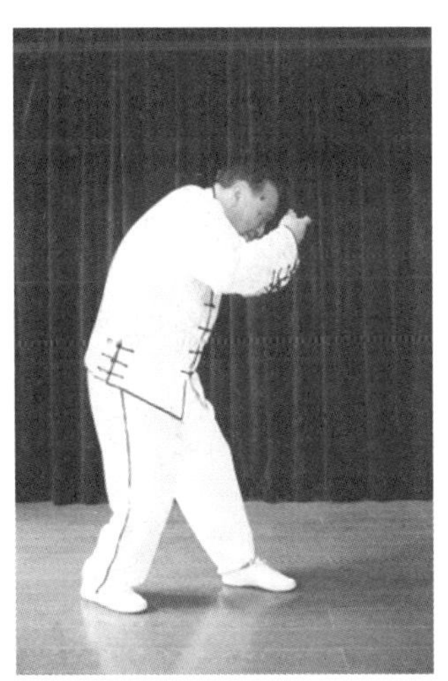
图 1－2－16

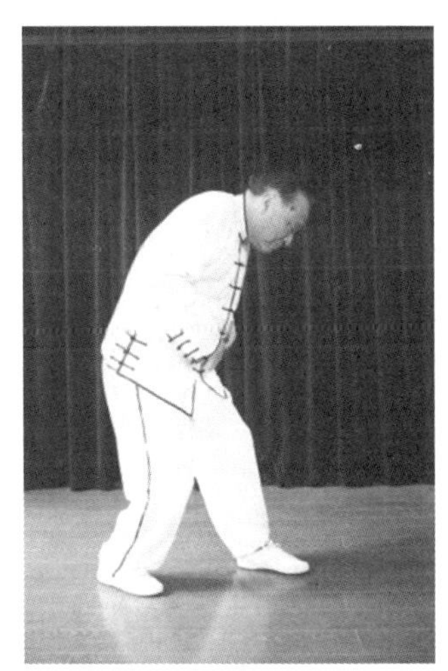
图 1－2－17

（11）由上向下，向前捧气，双肩上耸，带动在中极穴的双手，手心向下，顺势由后下向前上内划一大圆弧，似在怀内抱一人气球，在由上向下抱球时，重心前移，由右弓步变成左前弓步，重心落于左足，右足尖点地，右大腿根向左大腿根靠紧（夹

裆)。(见图 1－2－18～20)

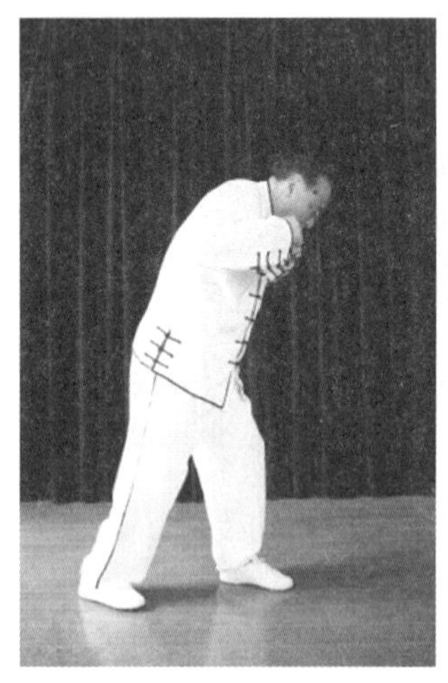
图 1－2－18

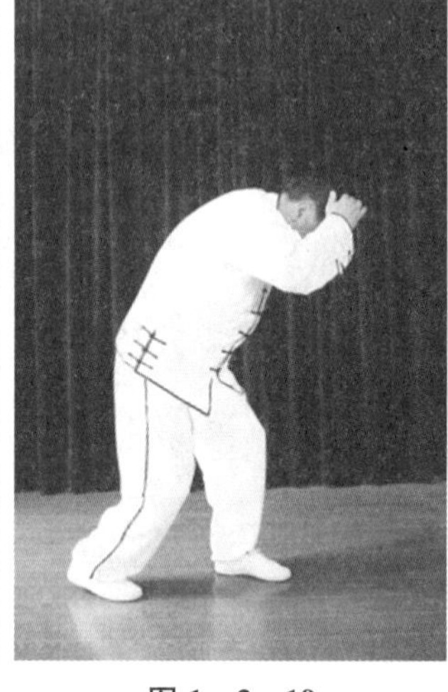
图 1－2－19

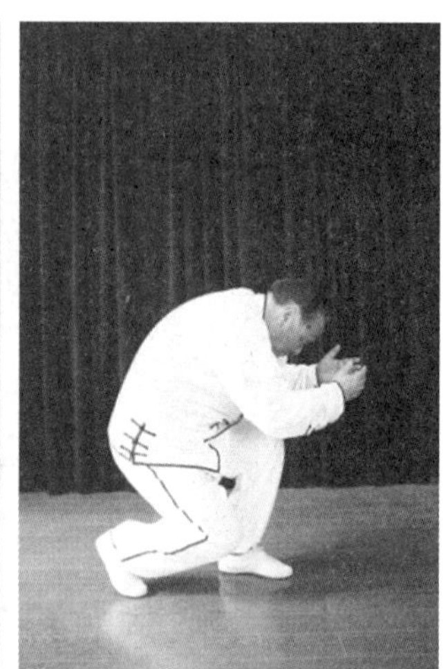
图 1－2－20

(12) 第三次龟缩,缩颈耸肩,屈肘弓腰,收小腹,重心继续向下,呈完全下蹲龟缩状,随后即渐渐向上直腰,伸颈,抬头,落肩,稍挺胸,双手下垂,此时,身躯徐徐上升,两大腿根相靠,并向左磨裆,呈左弓步,右足尖虚点,至此龟缩左势 12 层次全部完成,并完成 12 个裆内动作。(见图 1－2－21～22)

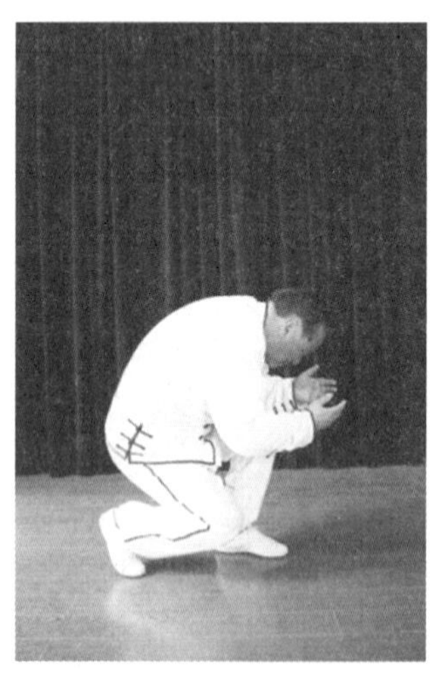
图 1－2－21

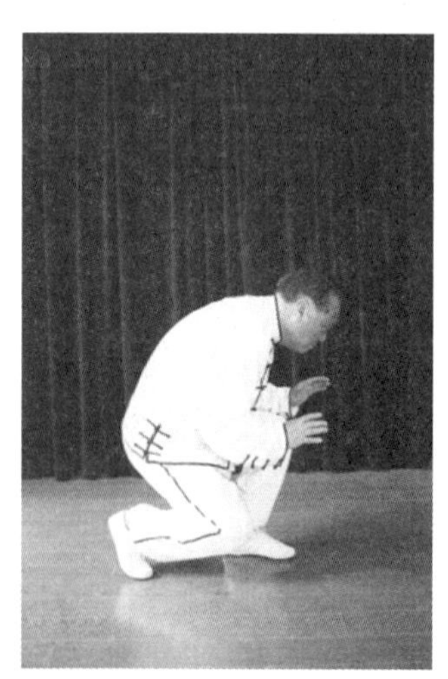
图 1－2－22

2. 右势

操作方法同左势,唯方向相反。(见图 1－2－23～35)

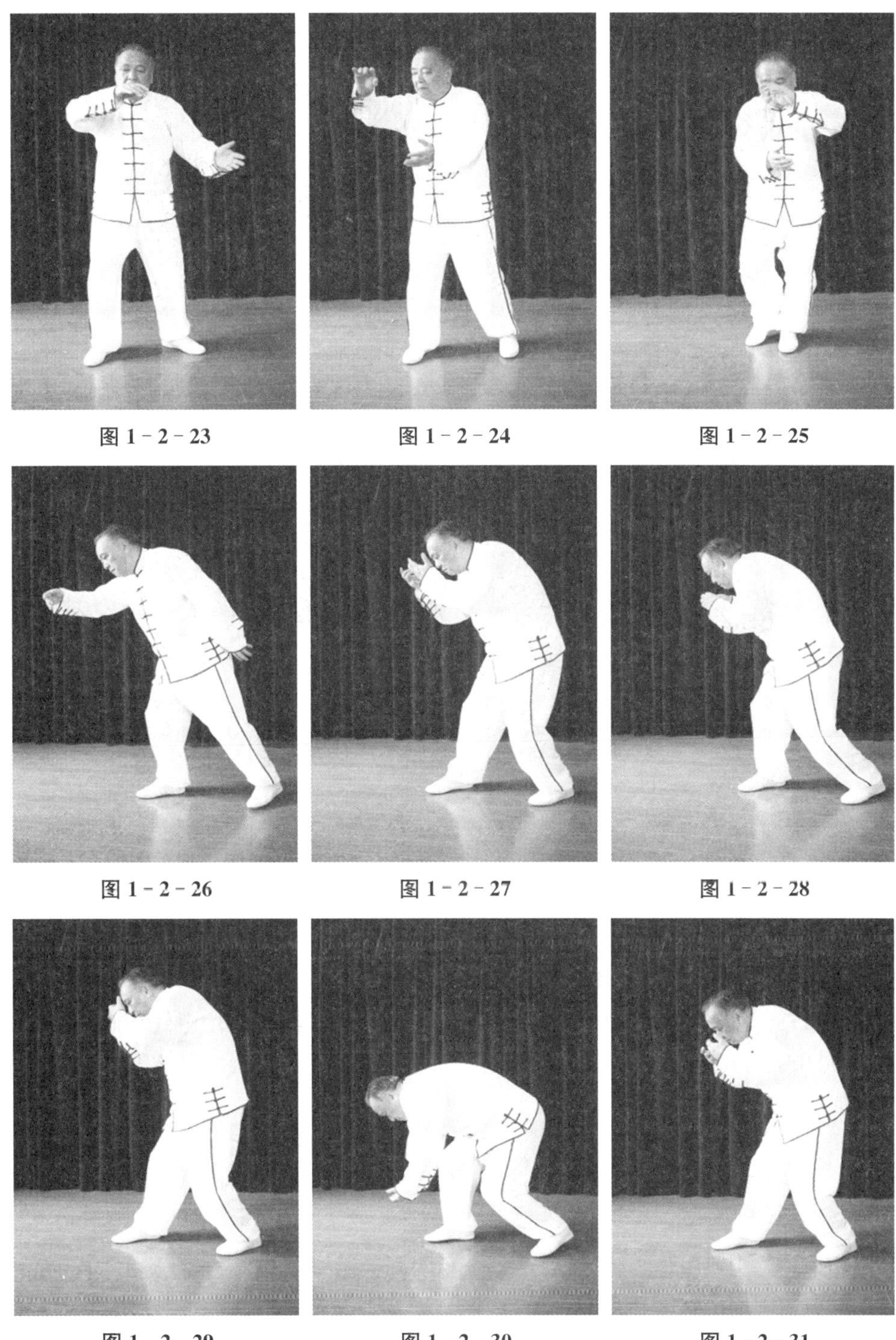

图 1－2－23　图 1－2－24　图 1－2－25

图 1－2－26　图 1－2－27　图 1－2－28

图 1－2－29　图 1－2－30　图 1－2－31

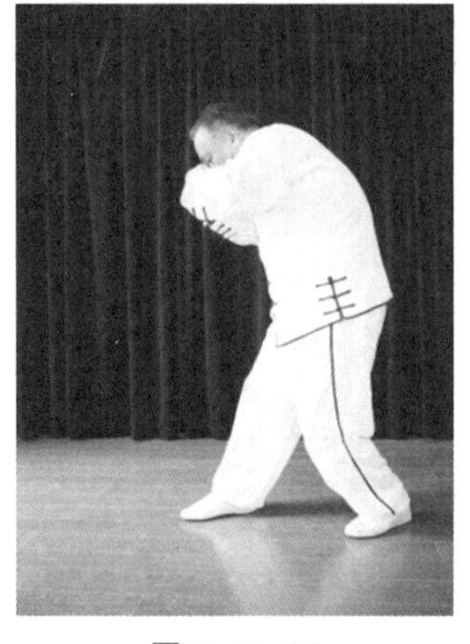
图 1-2-32

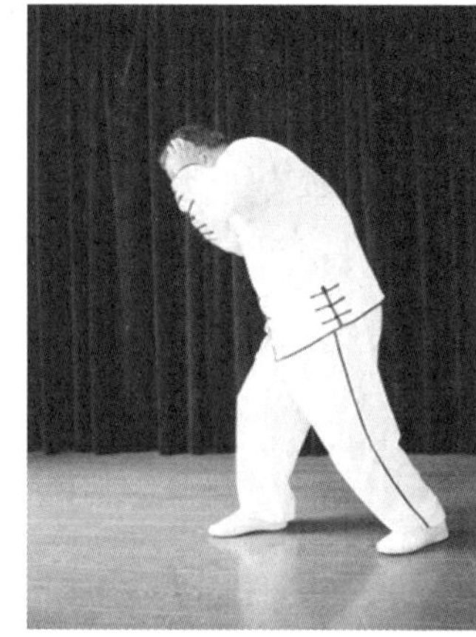
图 1-2-33

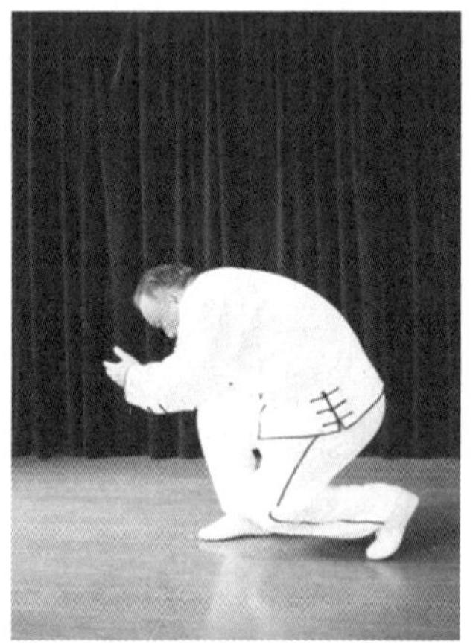
图 1-2-34

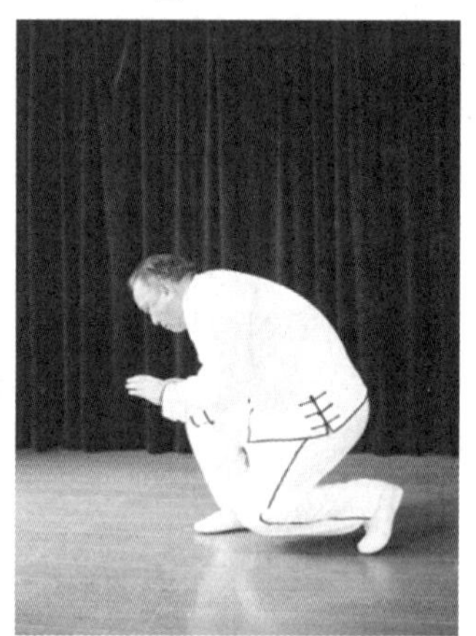
图 1-2-35

3. 收势

同前蟾泳功收势。（见图 1-2-36～41）

调息：意念呼吸从丹田而起，呈逆腹式呼吸，向后时吸气，丹田处缩腹提肛，向前时，丹田处呼气膨胀，带动全身，因龟缩动作均呈圆弧形，因此丹田呼吸腹部也是向前或向后旋转，如为初学即可用自然呼吸。

调心：仿佛自己是一只千年神龟，在海边上愉悦地慢慢地自由爬行，一会儿伸爪抬头，东张西望地观赏周围的美境，一会儿又缩头屈爪，静静地静息，无思无虑，健康长寿。

功理：①梳理任督二脉，二脉统领全身阴阳经脉，任督畅通，百脉相通，特别配合在由下而上向前捧气龟缩时的特殊呼吸，即在上升时吸气，意念由会阴沿督脉上升经尾闾，经三关枕后直入泥丸宫，上丹田，下降呼气时，经舌抵上腭鹊桥相会后，沿任脉经重楼，中丹田，下丹田，进入会阴，完成小周天，促进全身经脉畅通，活血化瘀，健康长寿。②强有力的命门开合，充分促使命门前的胰岛组织得到充分的按摩促进局部的血液循环及氧的供应，提高β细胞分泌胰岛素的功能，从而从源头上降低血糖。③本功法左右共有24个裆内动作，其中有夹、压、磨等不同方式柔和舒适地按摩外肾，从而出现欣快感，产生快乐激素，同时提高性激素的水平，使糖尿病患者原本低迷的性生活恢复正常。④本功法是回春养生术又一特色的脊柱运动，大幅度前屈后仰的环形运动，极有益于颈椎、胸椎、腰椎问题的防治，对中老年特别有益。⑤大幅度的龟缩，对内可增强延髓的呼吸及心跳中枢，有利于防治心肺疾病，对外可按摩甲状腺，保持垂体—甲状腺、垂体—性腺轴的功能，对调整机体平衡提高免疫功能均有好处。

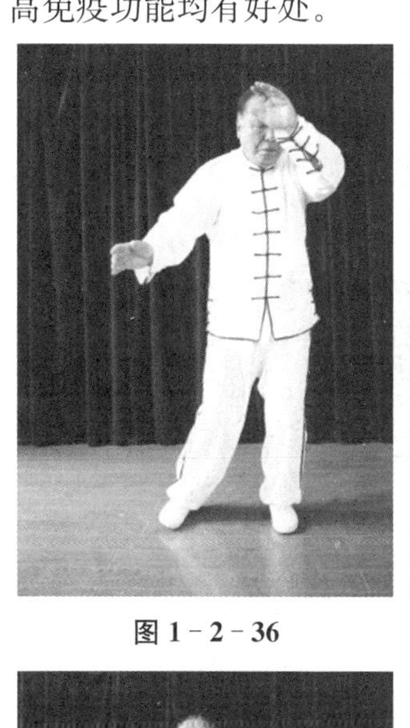
图1-2-36

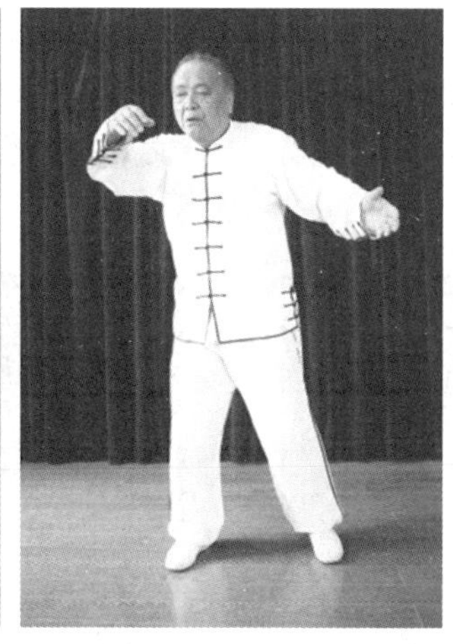
图1-2-37

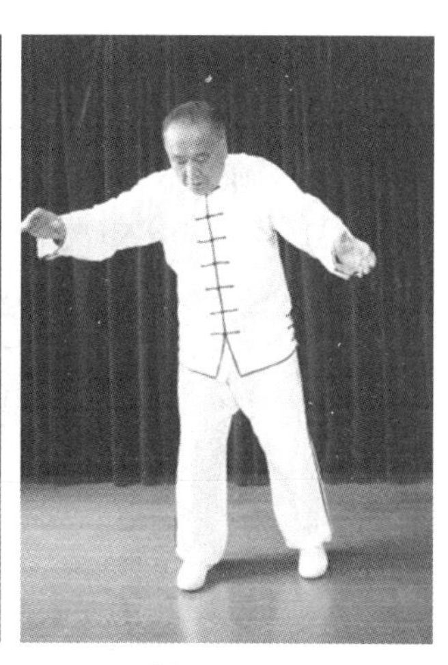
图1-2-38

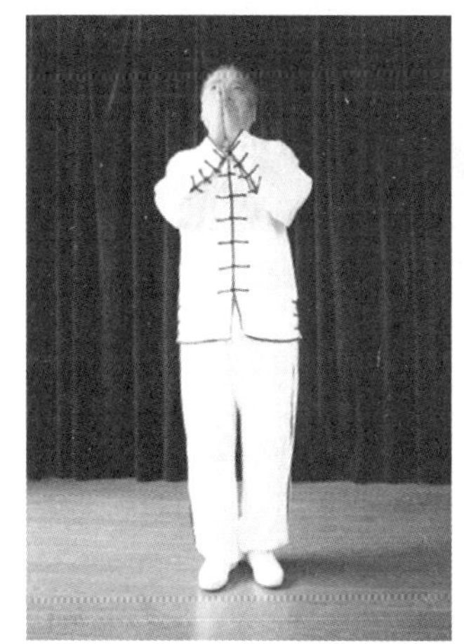
图1-2-39

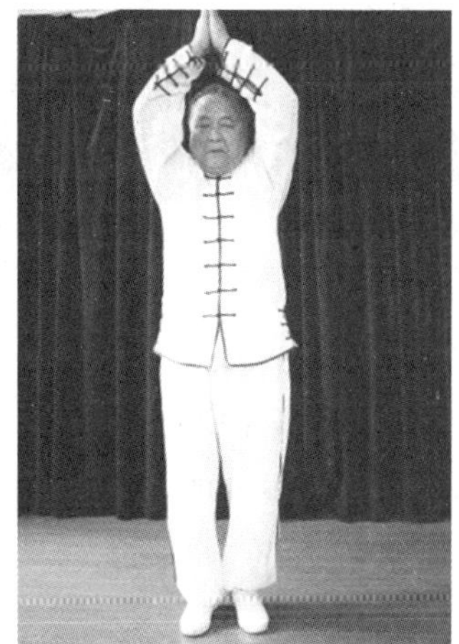
图1-2-40

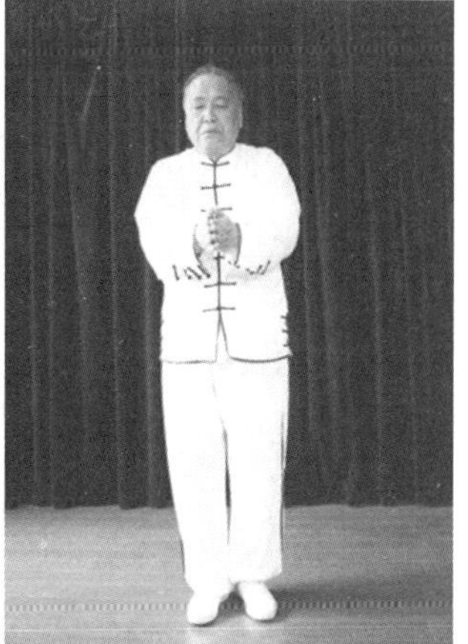
图1-2-41

注意点：①本功法运动量较大，且上伸下蹲幅度很大，对老年或脊柱、下肢不灵活者，不要强求到位，要循序渐进，以防造成运动性损伤。②本功法的核心是慢、柔、圆、连，圈中套圈，环环相扣，上有龟头伸缩，中有命门开合，下有按摩外肾，内有任督脉通，后有脊柱圆周运动，如能细心研磨，由外入内，由浅入深，逐步到位，必定对健康大有益处，这就是本功法被称为长寿功的要诀。

（七）金童柔身

调身：

1. 转体左势

（1）预备式，双腿稍屈膝，臀部后坐，以腰带动下肢，进行柔和而富有韧性的活动，先以左肩徐徐旋后，右肩向下向前弧形旋肩，躯干随之向前旋转，身体重心转向左足，右足尖点地，足跟提起向外转，右大腿根向左大腿根靠拢，呈夹裆势。同时虚领顶劲，下颌内收，保持正直，面向前方，面含微笑，目光平视前方，两肩自然下垂，手腕放松，手指松柔蜷曲。（见图 1－2－42～43）

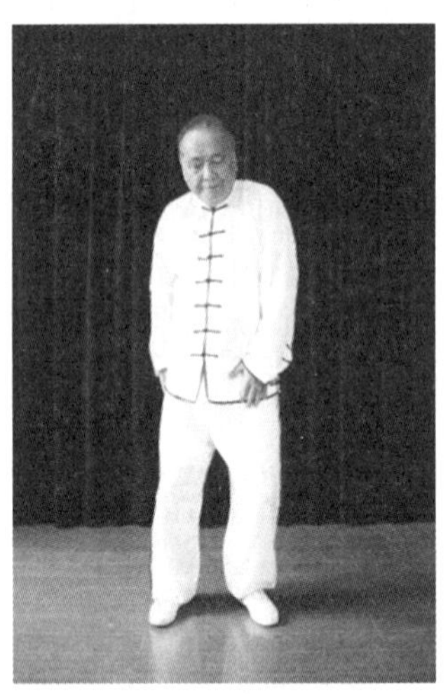
图 1－2－42

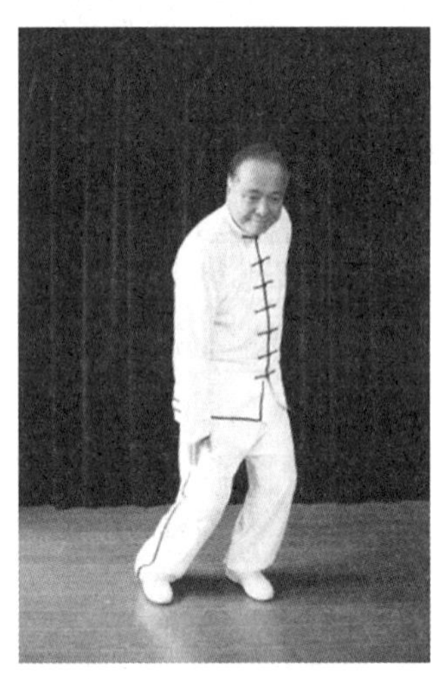
图 1－2－43

（2）两臂和手，随腰和二肩向前圆转，当右肩转到正前方时，呈右肩低左肩高势态，右手斜垂于裆前，掌心朝内，同时左肩转向后，左手背斜势，弧形按摩至骶骨为止，掌心朝外。右肩低，左肩高，头正，目前平视。（见图 1－2－44～46）

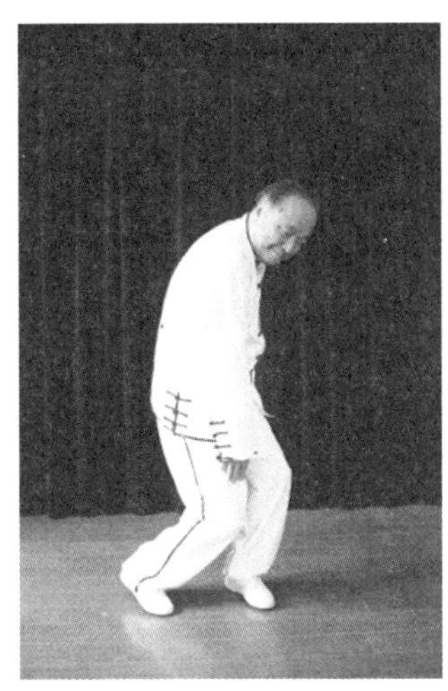
图 1-2-44

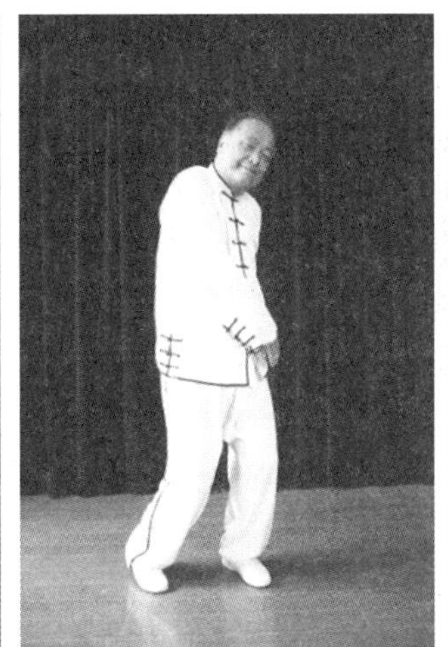
图 1-2-45

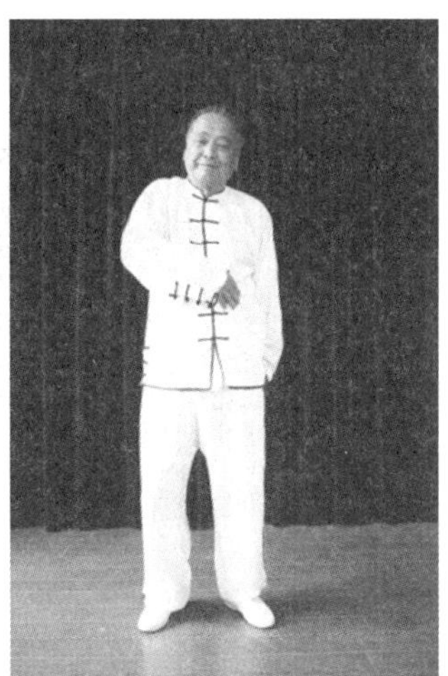
图 1-2-46

2. 转体右势

同前。(见图 1-2-47～50)

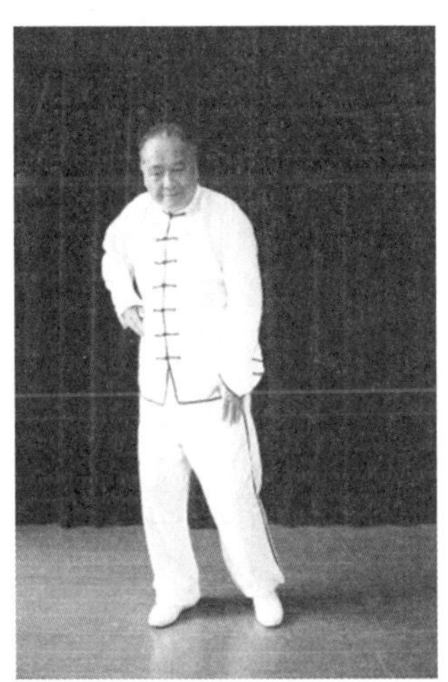
图 1-2-47

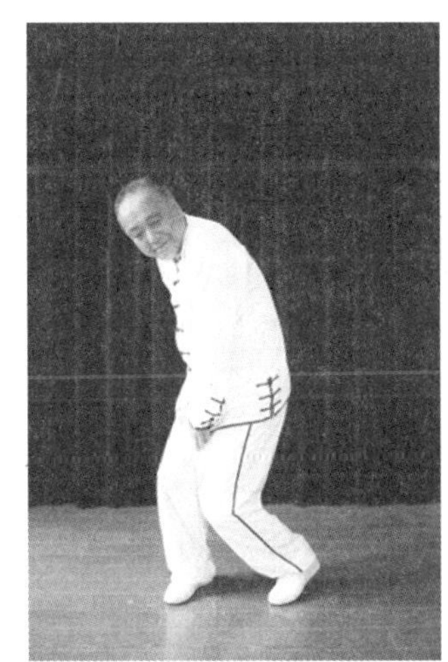
图 1-2-48

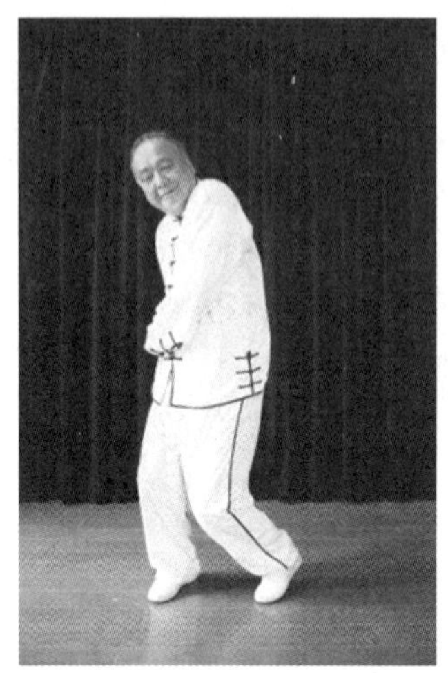

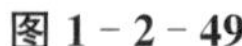
图 1－2－49

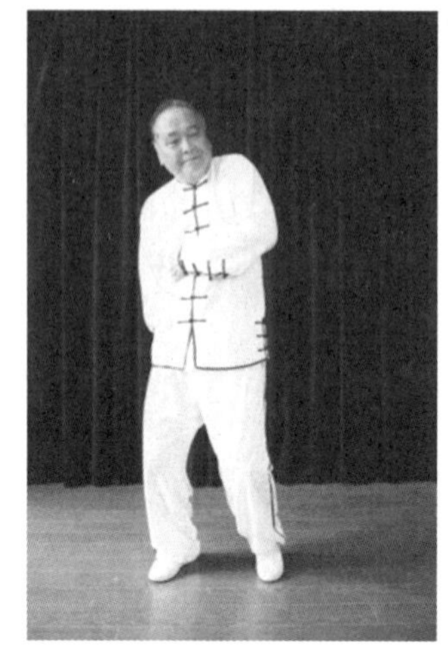

图 1－2－50

3. 收势

同前蟾泳功收势。(见图 1－2－51～54)

调息：初练时可保持自然呼吸，以后可行逆腹式呼吸，即转向前时为呼气，回复时为吸气。

调心：道家养生，贵在柔，老子认为，“专气致柔”“守柔曰强”。这体现以柔运刚，以柔为主的精神，仿佛自己是一金童，心境非常愉悦，面带微笑地在左右柔肩地练功。

功理：①疏通经络，活血化瘀，本势全身柔和地充分运转四肢、颈、肩、腰、背，有利于上通手三阴三阳经，下通足三阴三阳经，并由于左右旋转带动带脉，牵动全身奇经八脉，达到培补元气、活血化瘀、扶正祛邪、增强体质的效果。②健全脊柱，通利关节。在全身松柔的状态下，进行全身性的松柔圆周运动，上肢肩、肘、腕、指关节，下肢髋、膝、踝、趾关节以及整个颈、胸、腰、骶、尾、脊柱，均进行了缓慢而柔和的活动，关节腔得到按摩，韧带、肌纤维得到了有弹性的伸缩，这种运动极有利于增强全身关节和韧带的功能，防止老化。③和盛肾气，延缓衰老：由于左右旋转以命门为中心，左右旋转牵动两侧肾脏，在转动同时，同时有夹、擦、压裆动作，按摩外肾，进一步提高性腺激素，促进肾气和盛，肾精充盈，达到健身延衰的作用。④促进胰岛素分泌，降低血糖，由于以命门为中心的左右旋转并配合妙炼下丹，进一步按摩命门前方的胰腺组织，促进血液循环，刺激胰岛 β 细胞分泌胰岛素，进一步从源头上降低血糖。

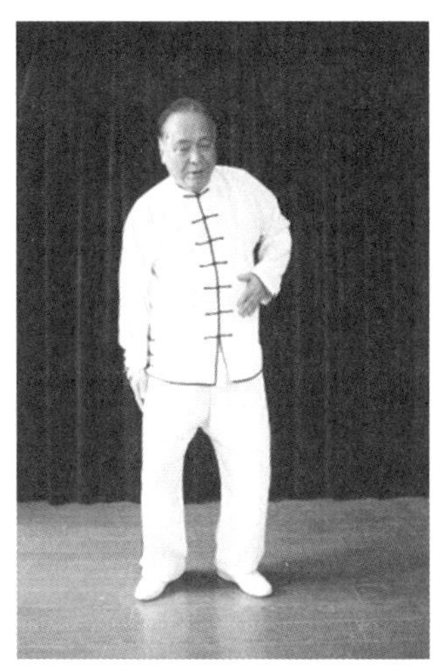
图 1-2-51

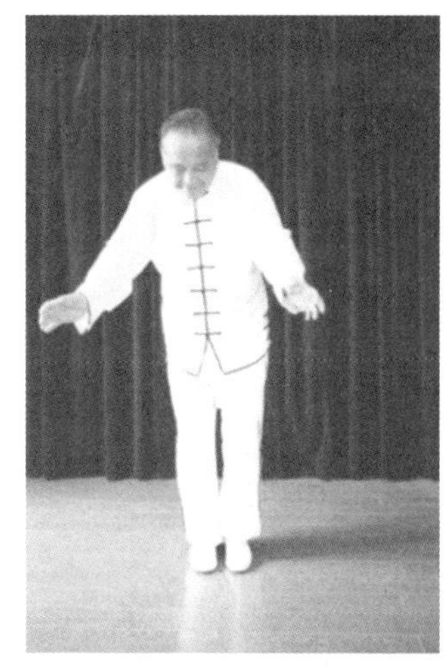
图 1-2-52

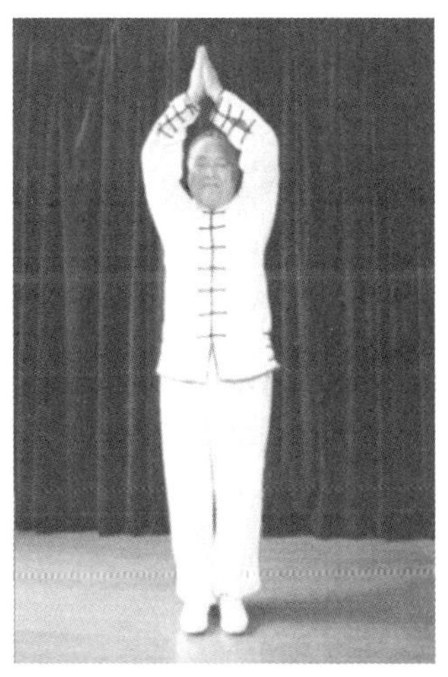
图 1-2-53

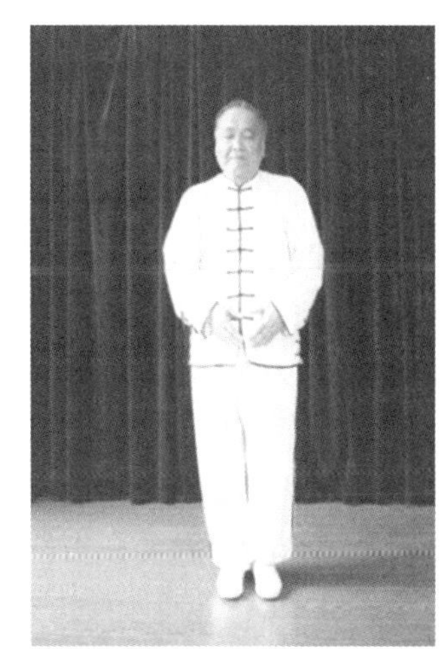
图 1-2-54

注意点：①在以命门为中心，左右旋腰时，一定要保持头正，目视前方，虚领顶颈，头不能随转动而转动，两手前手靠胸腹，后手靠腰骶，进行S形按摩，双手不能脱离腰腹及腰骶。②重视妙炼下丹，左右转肩时，以下丹为核心，全身进行柔和的转肩，一定要做到位，妙炼下丹不能太紧（不适）或太松（无感觉），要恰到好处（有舒适感），同时后足大拇趾尖要点地，有利于大脑功能。③在以命门为中心，左右旋腰时，意念在按摩胰腺，促使胰岛细胞分泌更多的胰岛素，从而降低血糖。

(八) 温肾养精

同减肥健美回春功第八势。

(九) 顺息养气

同减肥健美回春功第九势。

(十) 虚静养神

同减肥健美回春功第十势。

三、讨论

每年的 11 月 14 日是世界糖尿病日。由于生活水平的提高，饮食结构的改变，生活节奏的日趋紧张，以及少动多坐的生活方式，肥胖超重人群的急速上升等诸多因素，全球糖尿病发病率增长迅速，糖尿病已成为继肿瘤、心血管病之后第三大严重威胁人类健康的慢性病。目前，我国糖尿病患者人数已居全球第一。

2013 年，国家卫生计生委指出我国糖尿病患病人数为 1.14 亿，而 5 年前为 9 200万，更可怕的是血糖不正常的群体数量，大大高于患病人数。此外，有糖尿病家族病史者，以及老年人、肥胖者、代谢功能紊乱者等，将随时随地进入糖尿病前期及糖尿病行列。因此，糖尿病已成为严重影响我国国民健康的严重社会问题，特别是血糖偏高者更站在人生十字路口，如不重视或缺乏防范意识，就可能进入糖尿病患者的行列之中。北京协和医院向红丁教授等大声疾呼要重视糖尿病的防治工作。为此，早在 1992 年 4 月，我和上海市第九人民医院内分泌科吴万林、谢冠群主任共同协作，用降糖消脂回春功开班授功，经 3 个月认真学练，初见成效，并做自身对照，其结果令人满意。

降糖消脂回春功

第三节　爬式三环功

一、爬式三环功简介

“爬式三环功”由回春功的坐势三环衍生而成，包括预备式、意念青春、导引令和、三环爬势、顺息养气、引气归元、收势等。

二、爬式三环功内容

(一) 预备势

自然盘膝式，两手放于二膝上，手心向上，虚领顶劲，含胸拔背，沉肩坠肘，尾闾正中，竖脊沉膀，两上睑轻轻下垂，鼻对脐，下颌内收，全身放松，意沉丹田。(见图 1－3－1～2)

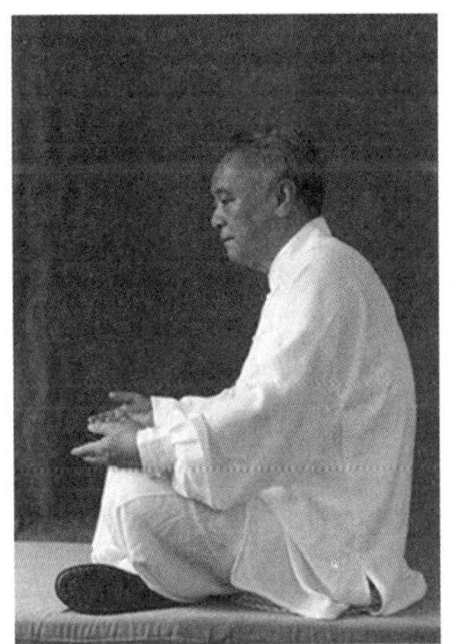
图 1－3－1

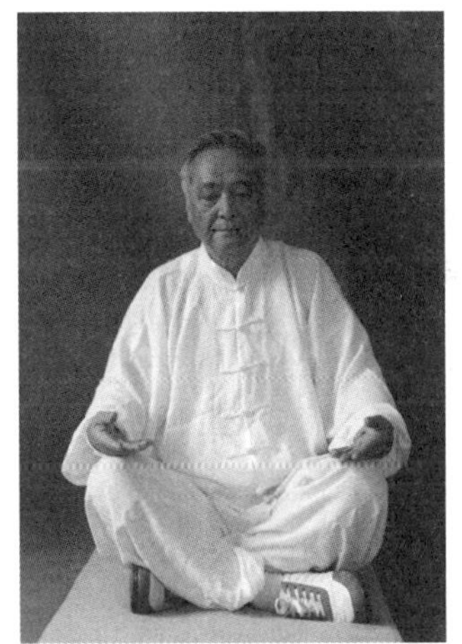
图 1－3－2

(二) 意念青春，面含微笑

意念自己仿佛回到年轻的美好时代，形象优美，充满着年轻活力，精力充沛，自我陶醉，心情非常愉快，同时又想到了一件人生最愉快的事或物，仿佛自己来到了风景秀丽的大堂杭州，在蔚蓝色的天空映照下，和爱人乘一叶小舟在碧波荡漾的西湖中游览，心舒情悦，要把这种心情贯彻于整个练功过程之中。(见图 1－3－3～4)

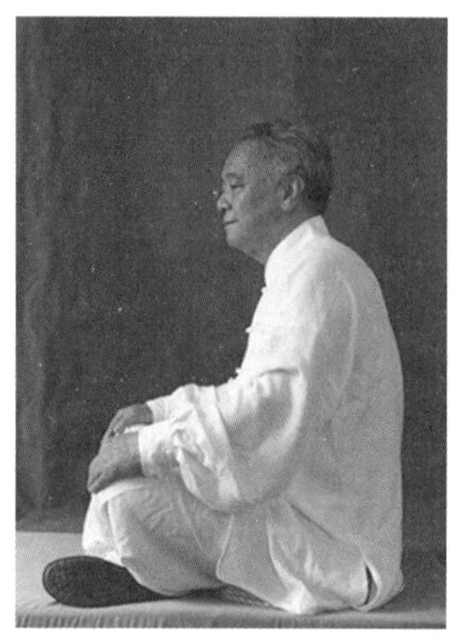
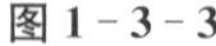
图 1-3-3

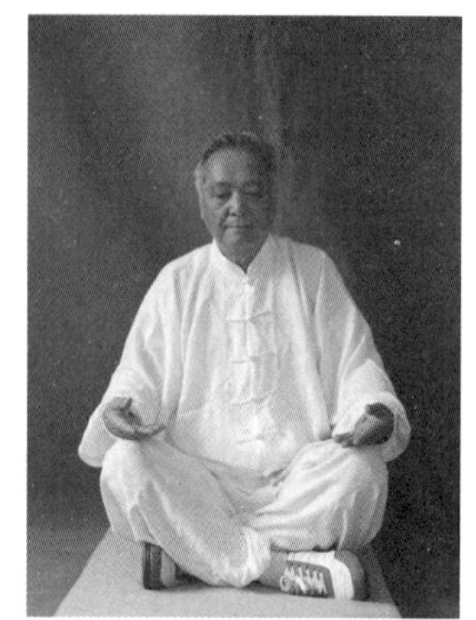
图 1-3-4

(三) 导气令和

自然盘膝式，二手侧平上举，过头顶，合掌，吸气，采用缩腹提肛逆腹式呼吸，然后合掌下落至胸前，大拇指对天突穴，并全身放松伴呼气，不动，再吸气，再呼气，合掌下落至丹田，两手分开，还原于身体两侧。（见图 1-3-5～7）

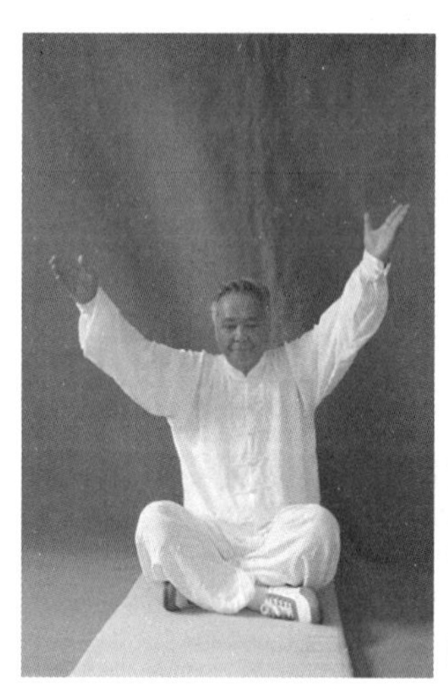
图 1-3-5

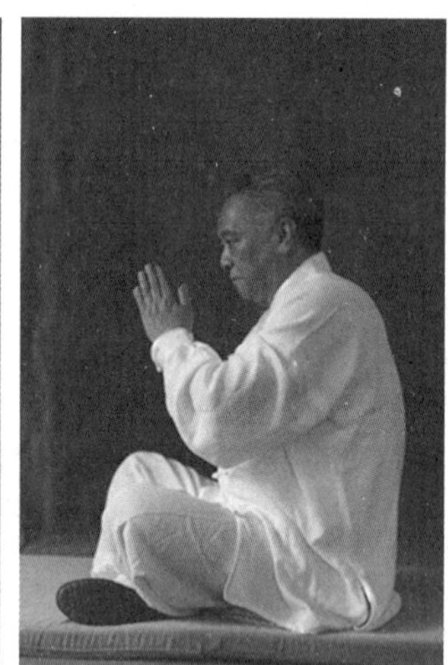
图 1-3-6

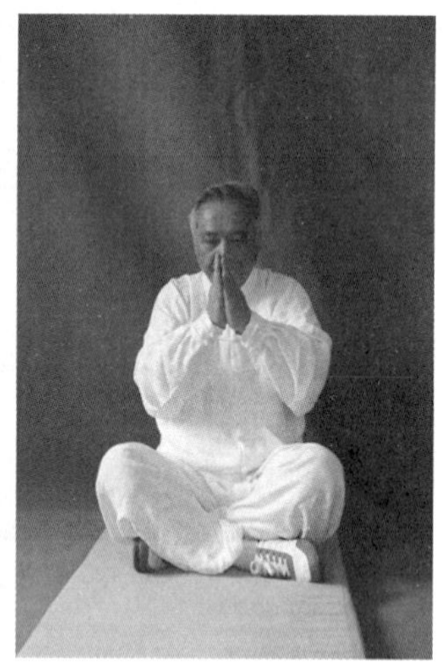
图 1-3-7

(四) 三环爬势

1. 上环

调身： 前下伏成爬势，二手着地，呈匍匐龟缩式，以头为导引，以腰命门穴为轴心，由前向后作圆周运动，如车轮定点向前转动。在向前旋转时，要尽量点头，下颌内收，两肘关节尽量向地面屈曲，使前胸尽量接近地面，肩关节下沉向前配合向前上转圆，腰以命门为中心向上弓起，命门打开，呈前低后高势，髋关节、膝关节向前旋，并采用逆腹式吸气，要求缩腹提肛。呼气时，由后向前作圆周运动，全身放松，头由下向上弧形上抬，下颌尽量向上抬，两肘关节弧形向前上抬起，肩关节也以同样方式向前上弧形抬起。然后头徐徐向前上方弧形抬起，下颌尽量向上向后，带动身躯也由后向前上旋转，肘关节也由屈而向前上弧形旋转，肩关节也配合身躯向前上旋转，两掌用力将身躯撑起，腰部以命门为中心向后向下塌，呈命门闭合势。然后再向前上旋转，两膝关节支撑着躯干下部重量，配合躯干由后下向前旋转，髋关节以同样方式进行活动，身躯呈前高后低势。最后恢复前下伏成爬势。（见图 1－3－8～14）

调息：采用逆腹式呼吸法，吸气时缩腹提肛，充分吸入氧气，扩大肺活量，充分扩大肺泡容量，呼气时充分排出二氧化碳，减少潮气量。

调心：以意领气，即吸气由会阴→尾闾→命门→华佗夹脊→大椎→天突，呼气→膻中→脐→会阴，沿督脉、任脉一个循环，做 8 次。虚静呼吸三次，吸气想静，呼气想松。

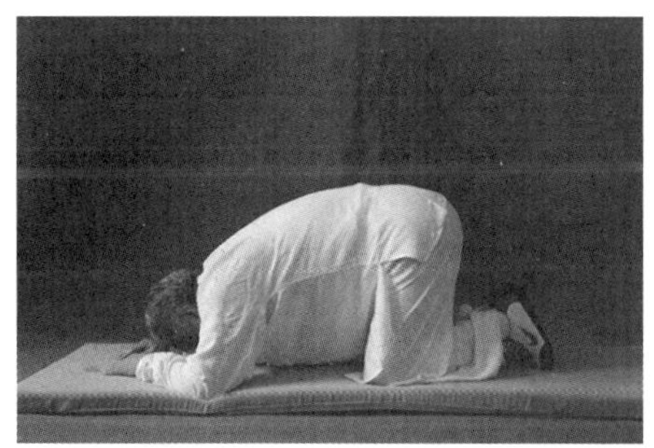
图 1－3－8

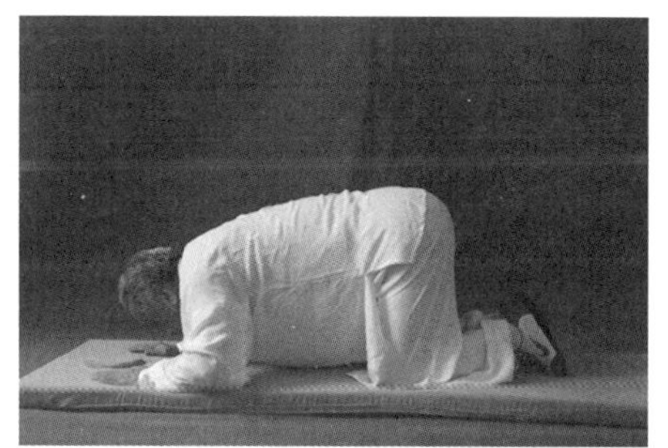
图 1－3－9

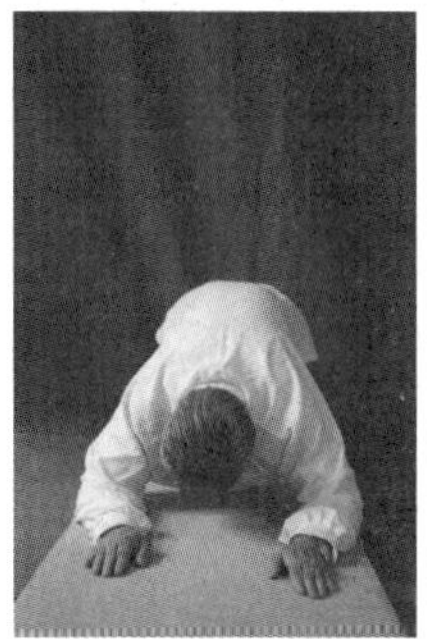
图 1－3－10

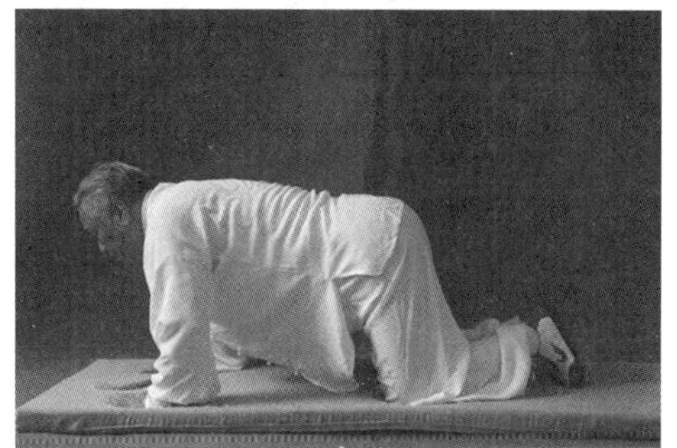
图 1－3－11

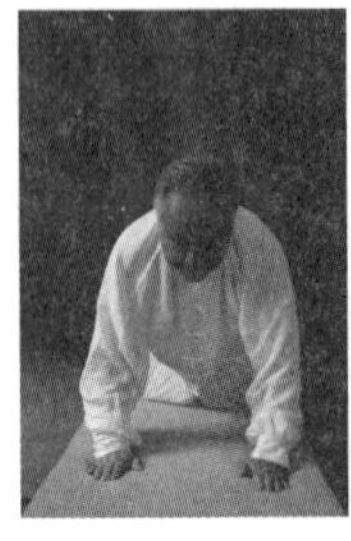
图 1-3-12

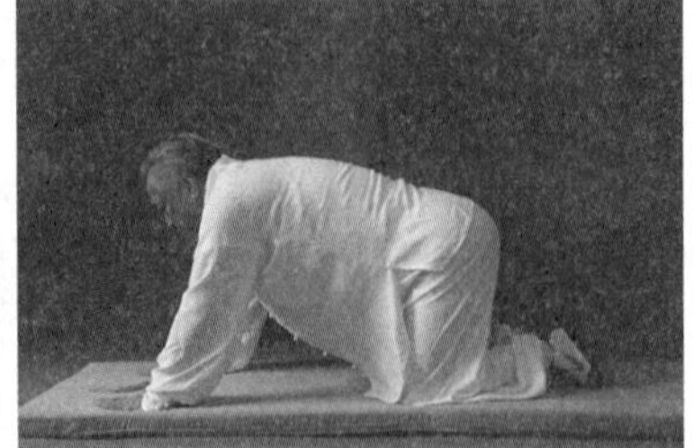
图 1-3-13

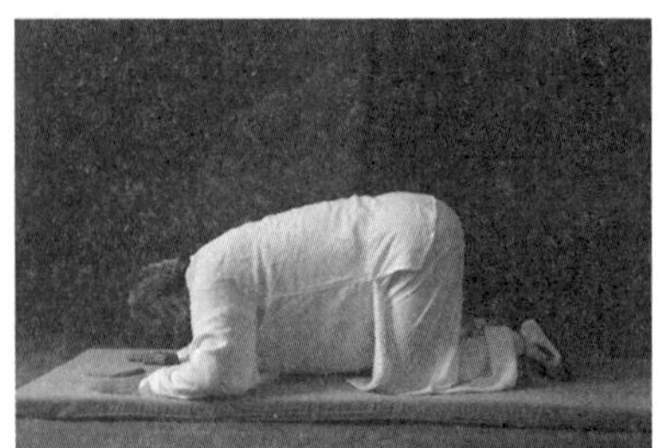
图 1-3-14

2. 下环

调身：匍匐龟缩式，全身放松，吸气头向上抬，由前上向后下方向旋转，两肘尽量屈曲带动躯干与头相同方向旋转，下腹两膝着地支撑身躯下半身，随命门穴由前向上旋转，由伸徐屈，命门逐渐闭合（吸气末）；然后呼气，头向前上方向抬起，两肘也由伸向后下方向屈曲旋转，带动身躯向前上方向后下旋转，两膝关节由后曲向前上方随命门穴徐开带动躯干由后下向前上方旋转，命门打开，回到龟缩状，这样逆向由后向前旋转一圈，完成后环一个循环。（见图 1-3-15～21）

调息：逆腹式呼吸，同上环。

调心：意念，吸气时从会阴→脐→膻中→大椎→呼气，华佗夹脊→命门→尾闾→会阴。这样一呼一吸，完成一个逆向椭圆形循环，做 8 次。虚静呼吸 3 次。

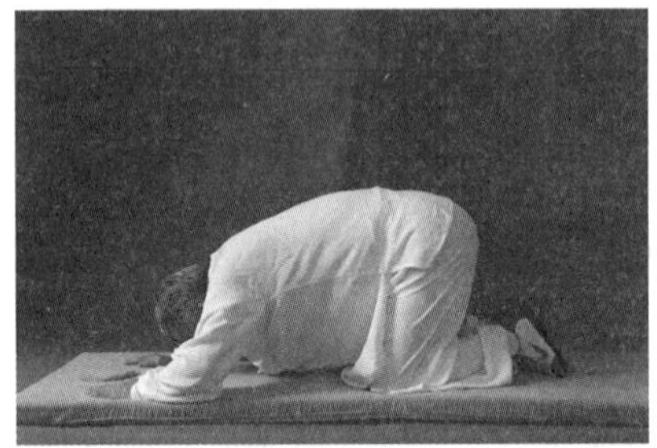
图 1-3-15

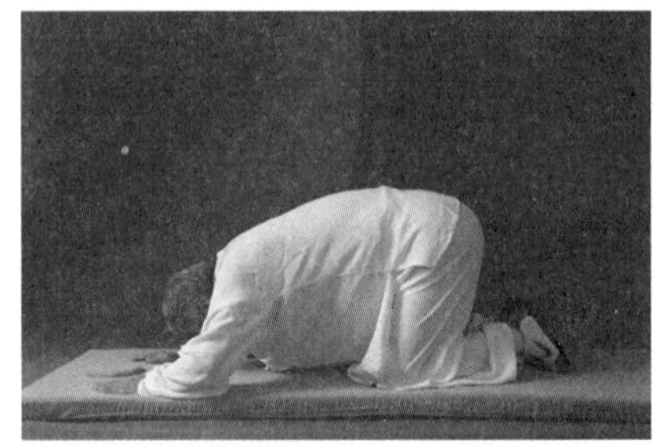
图 1-3-16

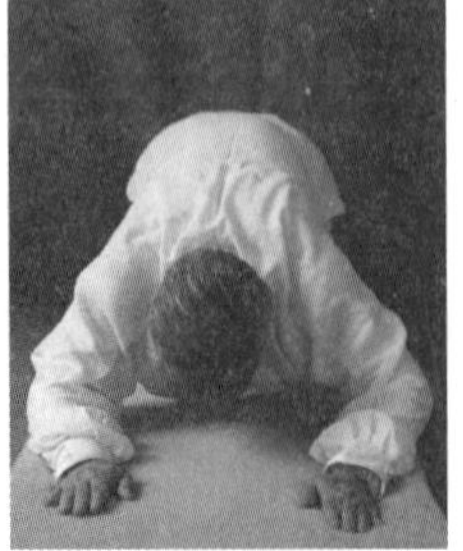
图 1-3-17

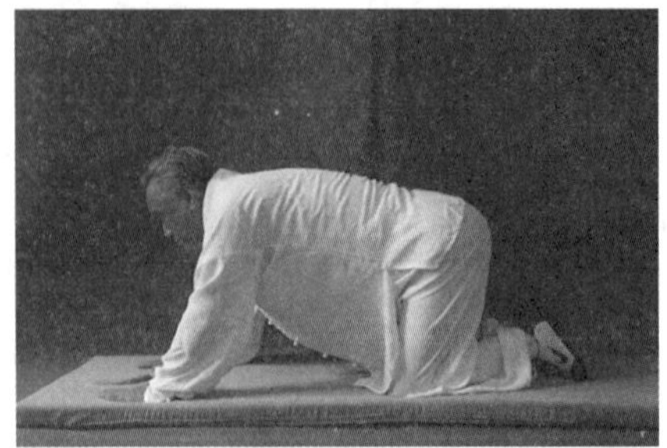
图 1-3-18

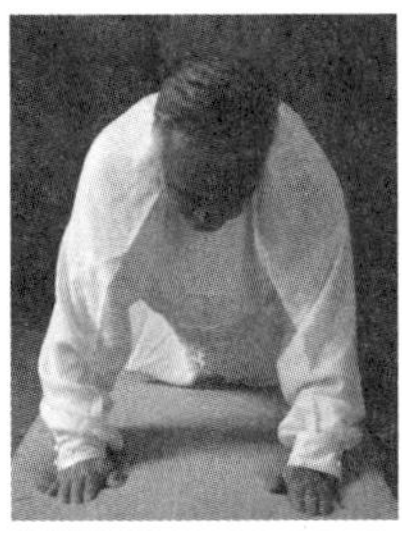

图 1-3-19

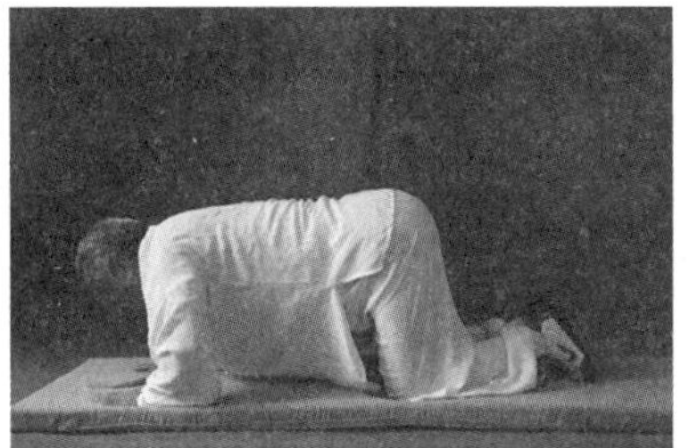

图 1-3-20

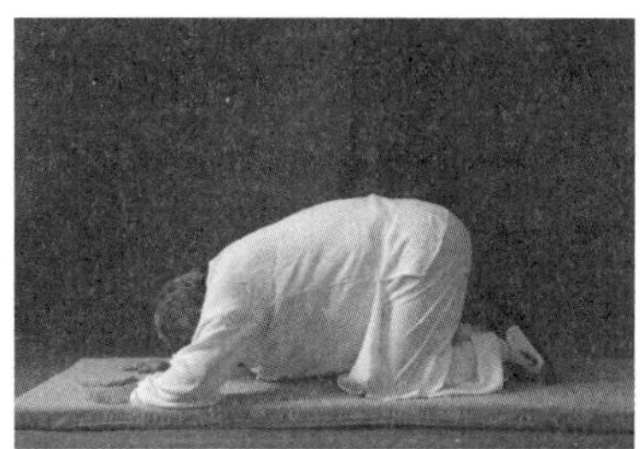

图 1-3-21

3. 左环

调身：先以匍匐式龟缩状，以头为导形，以脐为核心，沿带脉由左向右旋转，要求头部先由中下→左下→左上→右上→右中（吸气末）→呼气，右下→脐。转动时以下颌活动为标准，配合脐部带脉旋转上腹，手掌着地，用力支撑身躯重量，配合身体旋转。肘部：先屈曲然后随着身躯由左下→右上→右下→左下→脐。肩部活动同肘部。腹部：以脐为核心，由左向右移带脉旋转，先由中下→左上→右上→右下→脐下，共做 8 次。（见图 1-3-22～27）

调息：逆腹式呼吸，吸气，中下→左下→左上→右上→右上中，呼气，右上中→右上→右下→脐。

调心：吸气，脐→大椎→大横→志室→肾俞→命门；呼气，命门→肾俞→志室→大横→天枢→脐。其中半圈为吸，半圈为呼，完成一个循环。

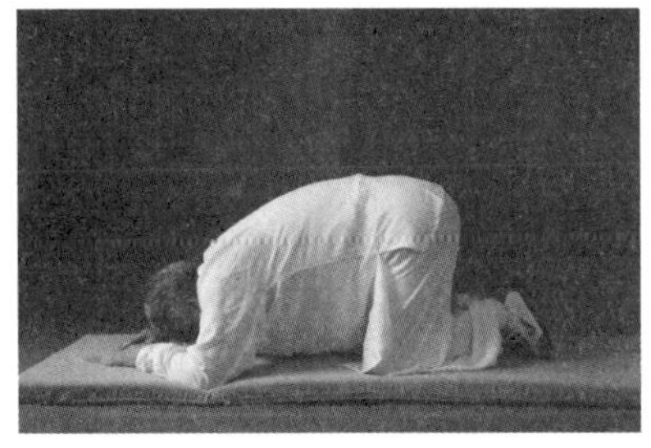

图 1-3-22

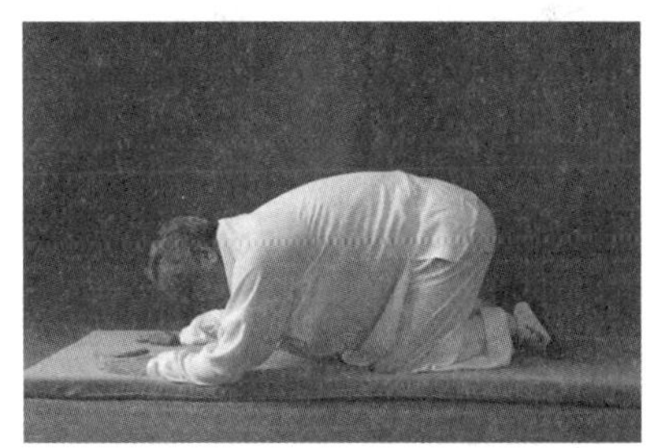

图 1-3-23

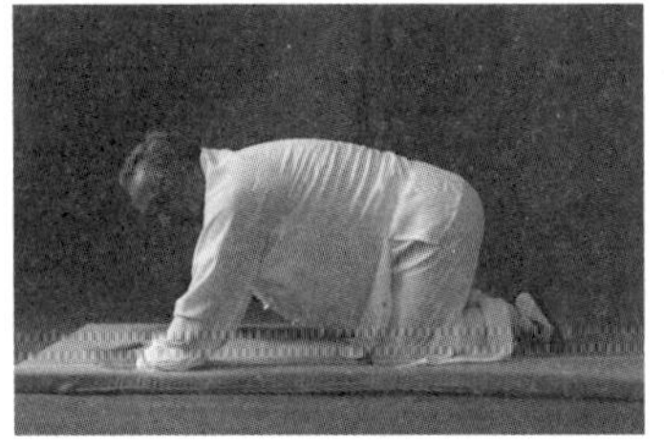

图 1-3-24

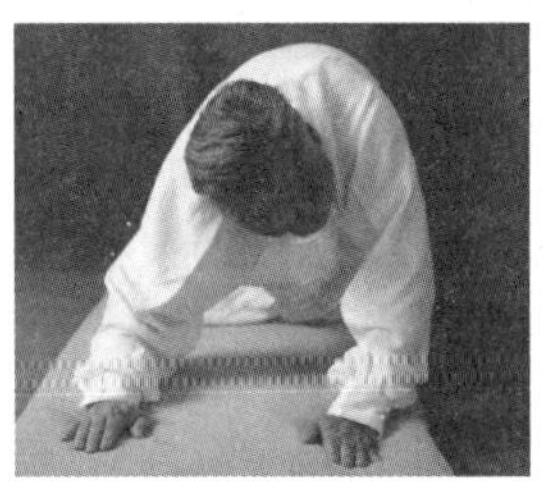

图 1-3-25

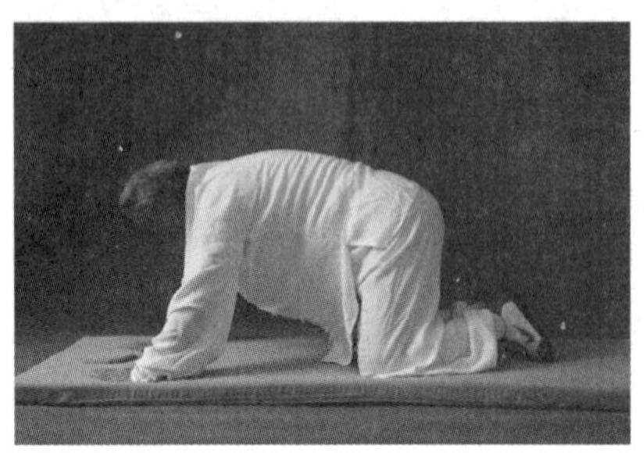
图 1-3-26

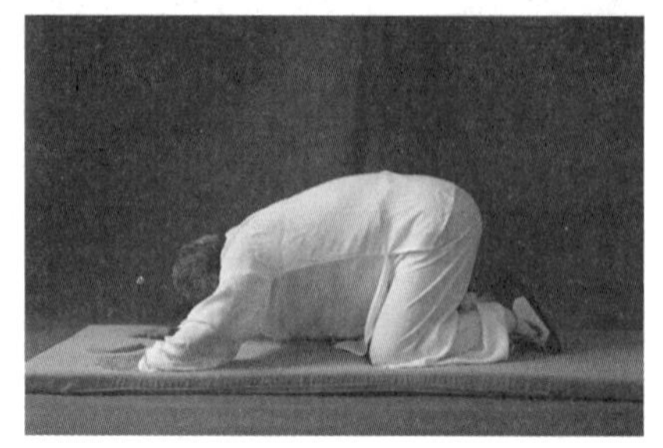
图 1-3-27

4. 右环

调身：以脐为核心，以头为导形，沿带脉由右向左旋转，要求：头，先由中下→右下→右上→左上→左下→脐。转动时以下颌为活动标准，配合脐部带脉旋转。上肢，两掌着地支撑上身重量，并配合肘、肩，沿带脉由左向右旋转。腹部以脐为中心，沿带脉由中下→左下→左上→右上→正中线→右下→中下。下腹部，双膝支撑下身重量，配合胯部及腹部由左向右沿带脉旋转活动。（见图 1-3-28～33）

调息：呼吸与左环同，唯方向相反。

调心：与左环同，唯方向相反。共做 8 次。虚静呼吸三次。

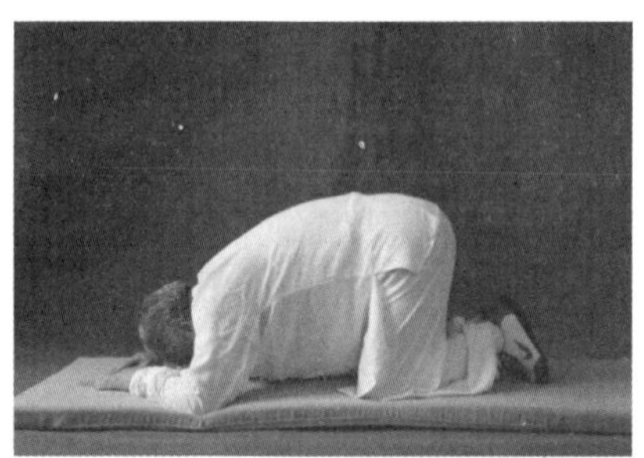
图 1-3-28

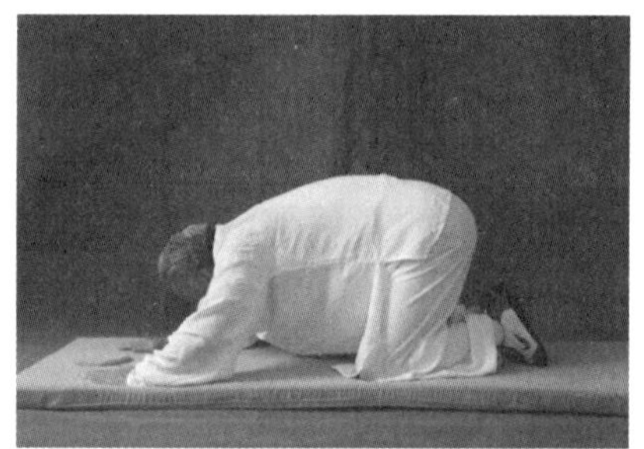
图 1-3-29

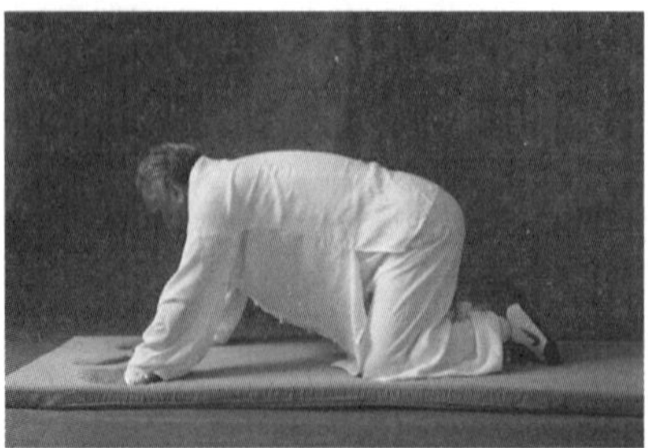
图 1-3-30

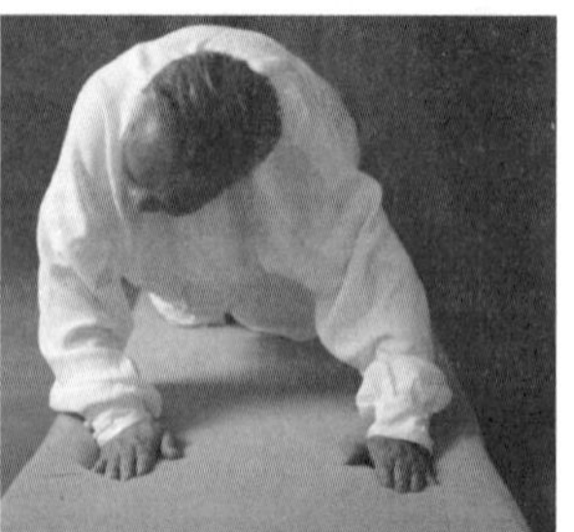
图 1-3-31

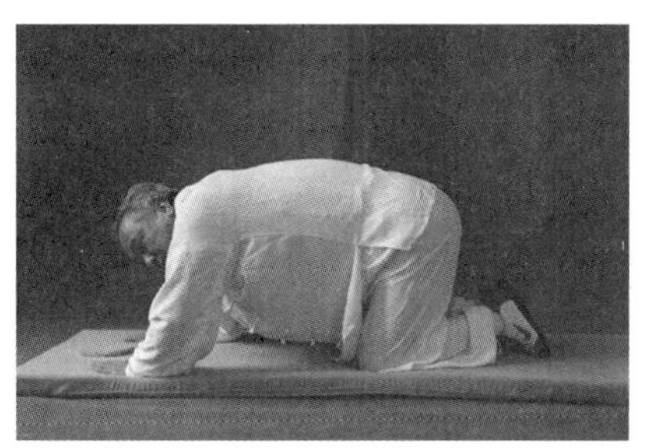
图 1-3-32

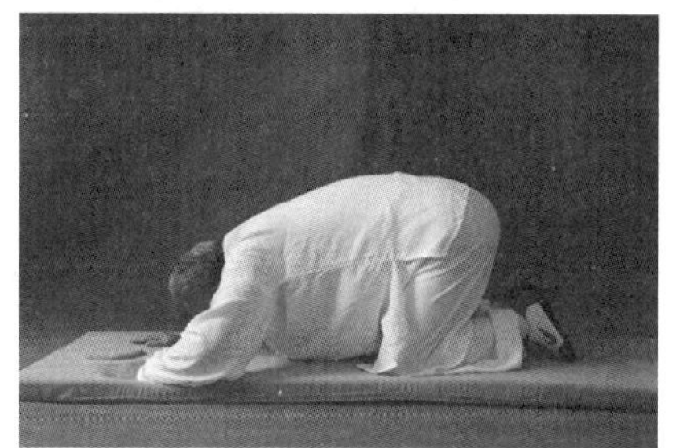
图 1-3-33

5. 前环

调身：以上下左右取四点，即上为膻中，下为曲骨，二侧为大横，中间核心是脐，作为运动轨迹，呈一椭圆形由左向右作顺时针方向旋转。起点在曲骨穴开始，向左上方→大横穴→左上方→弧形向右，转向膻中穴→右上→弧形向右转下→大横穴→左下弧形回到曲骨穴，完成一个由左上到右下的循环。共做 8 次。（见图 1-3-34）

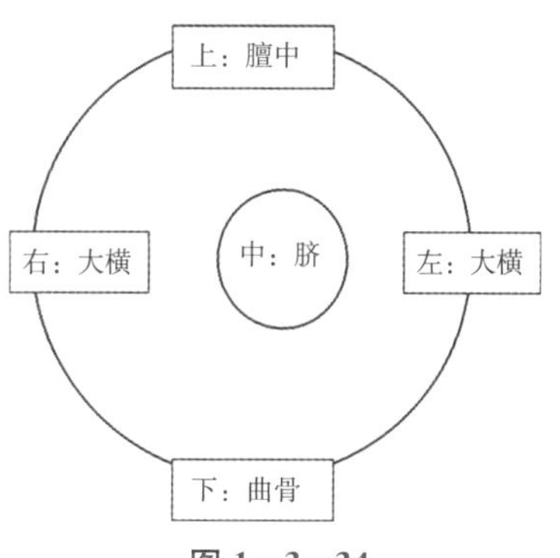

图 1-3-34

调息：逆腹式呼吸，缩腹提肛。曲骨→大横→膻中为吸气；膻中→大横→曲骨为呼气。一呼一吸为一个循环。

调心：吸气时意念由下丹田→曲骨→左大横→膻中；呼气时意念由膻中→右大横→曲骨，完成中下丹田的交汇。

虚静呼吸三次。（见图 1-3-35～40）

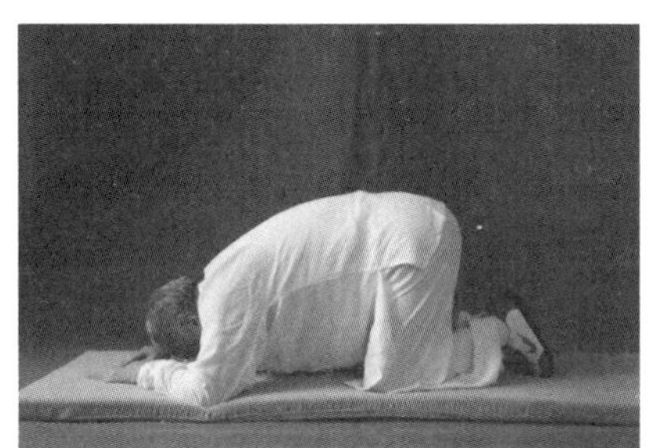
图 1-3-35

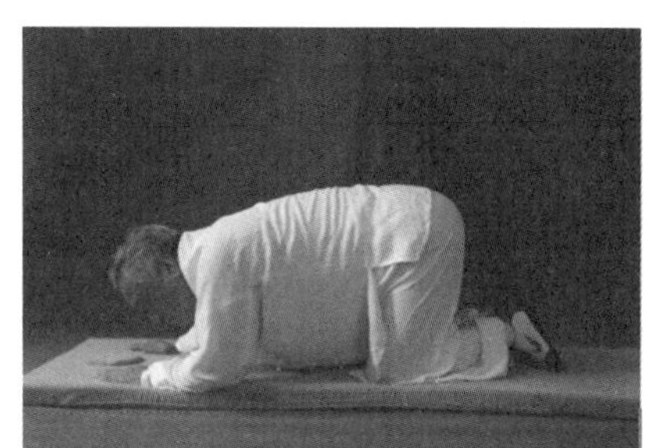
图 1-3-36

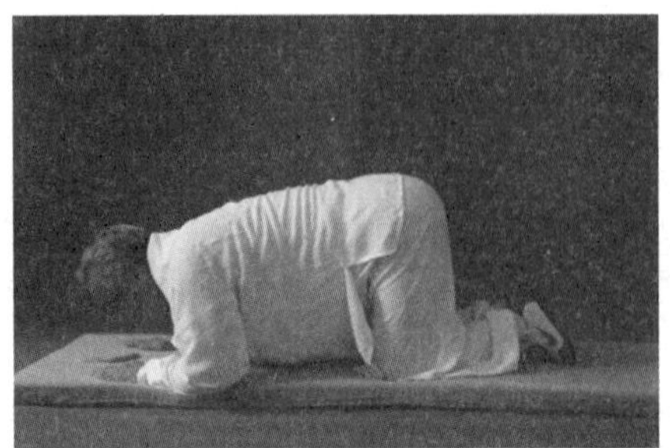

图 1-3-37

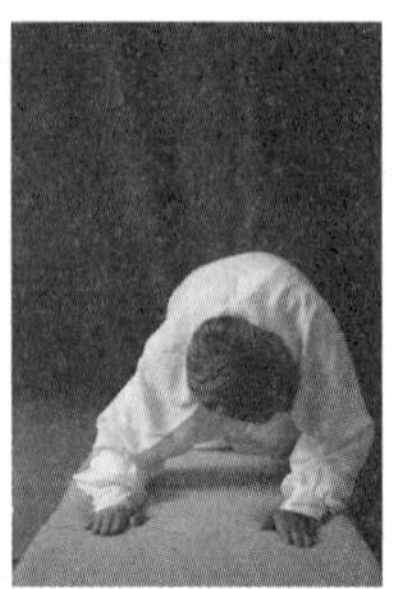

图 1-3-38

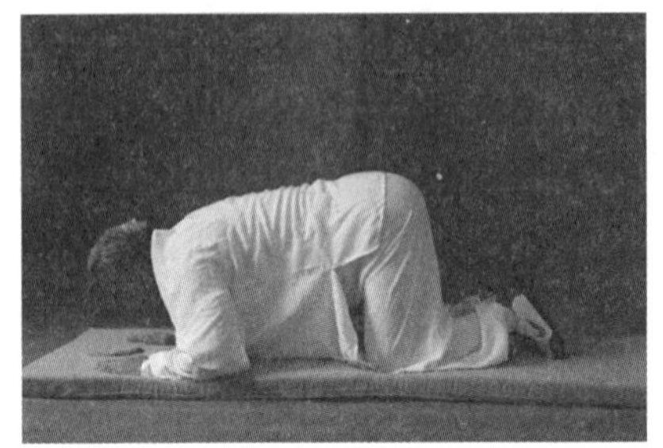

图 1-3-39

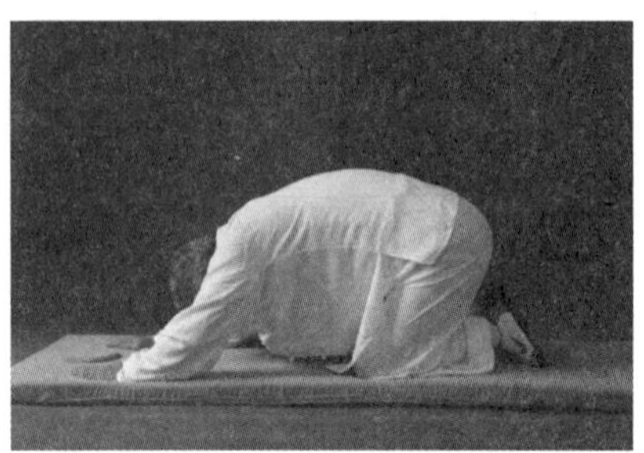

图 1-3-40

6. 后环

调身：匍匐龟缩式，以头为导引，以脐为核心，带动躯干，作上下椭圆形顺时针方向旋转，方向由膻中→左大横→曲骨（呼气末）→吸气，曲骨→右大横→膻中，完成一个下环循环，肘膝关节随躯干由上向下旋转，完成一个循环。（见图 1-3-41～46）

调息：逆腹式呼吸，半圈向下为呼，半圈向上为吸，要求同前。

调心：呼气时意念膻中→左大横→曲骨→右大横→曲骨。虚静呼吸三次。

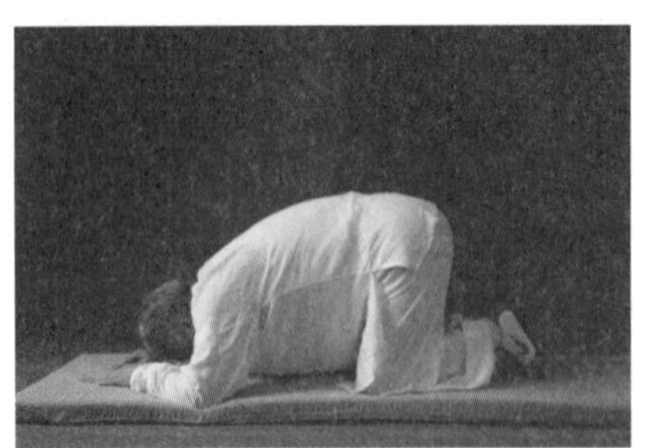

图 1-3-41

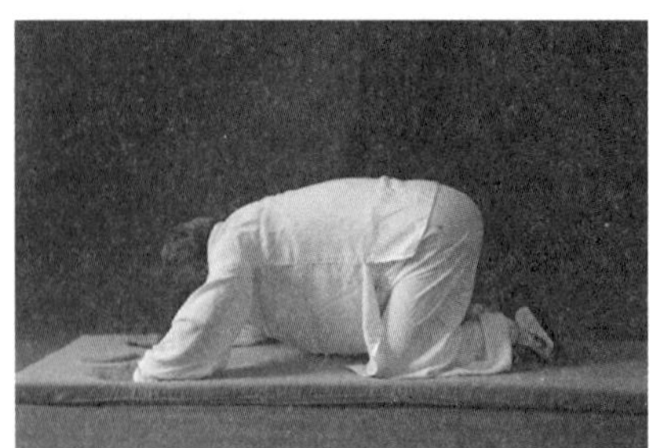

图 1-3-42

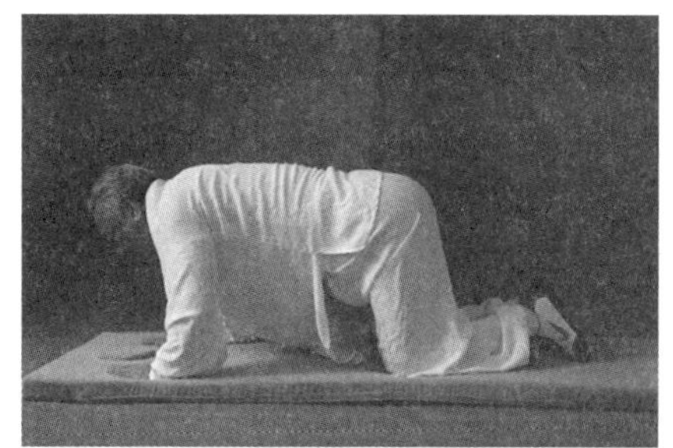
图 1-3-43

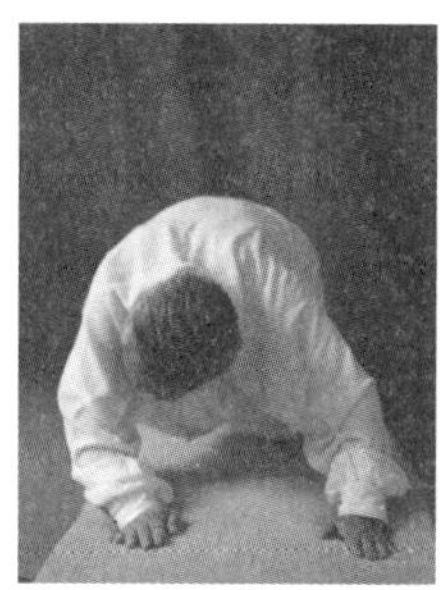
图 1-3-44

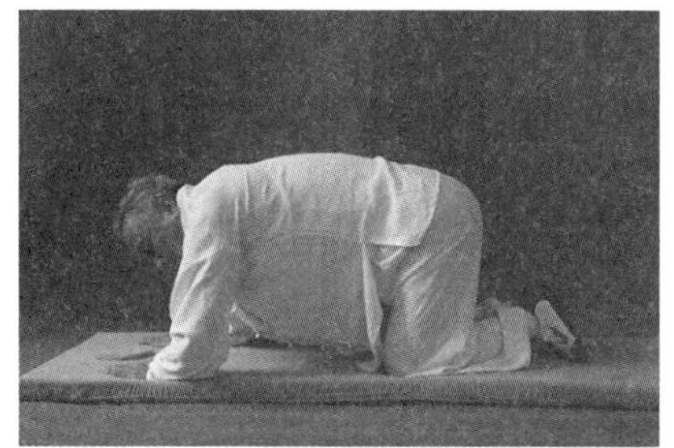
图 1-3-45

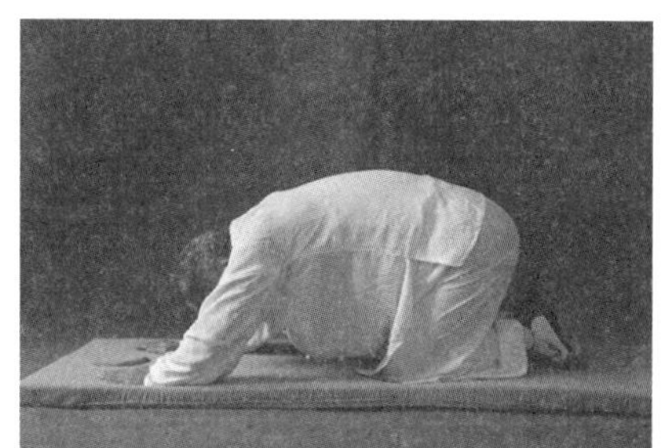
图 1-3-46

(五) 顺息养气

调身： 回复跪式，两手侧平举过头顶，中指意对，并对百会，然后渐渐沿前额中线带脉下落至脐，两手还原至体侧，重复做三次。(见图 1-3-47~51)

调息： 二手上举吸气，二手下落呼气，呈逆腹式呼吸。

调心： 二手上举时意念，二手抱大自然混元之气，进入百会，沿中脉进入丹田。

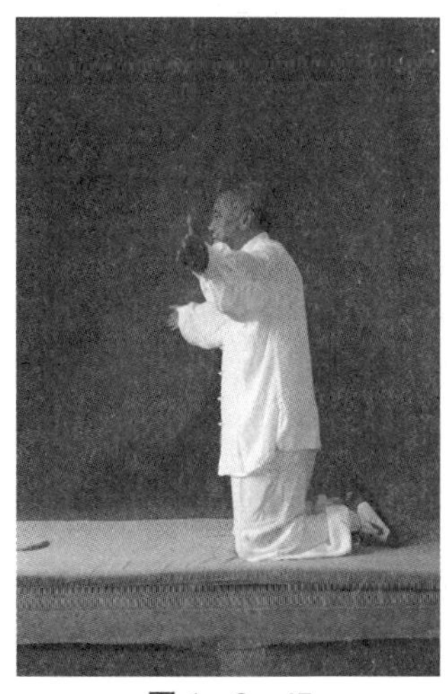
图 1-3-47

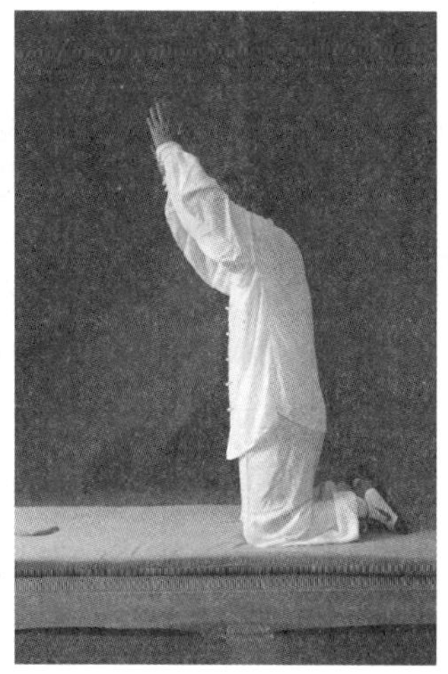
图 1-3-48

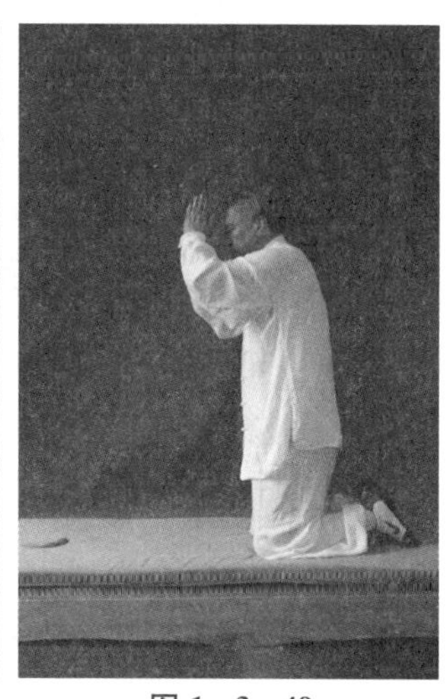
图 1-3-49

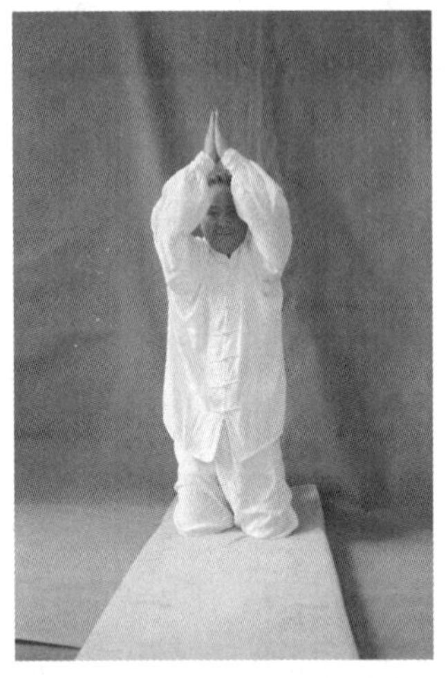

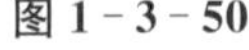
图 1-3-50

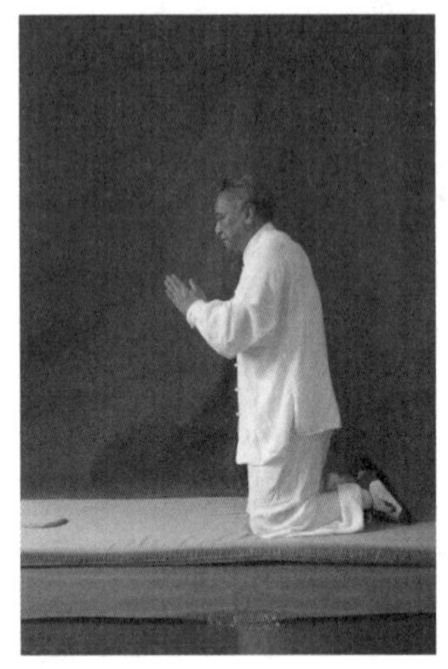

图 1-3-51

(六) 引气归元

跪式,两手子午扣,放于脐下,全身放松,吸气想静,呼气想松,全身放松,意沉丹田,吸静→呼松,做 10 次。(见图 1-3-52～53)

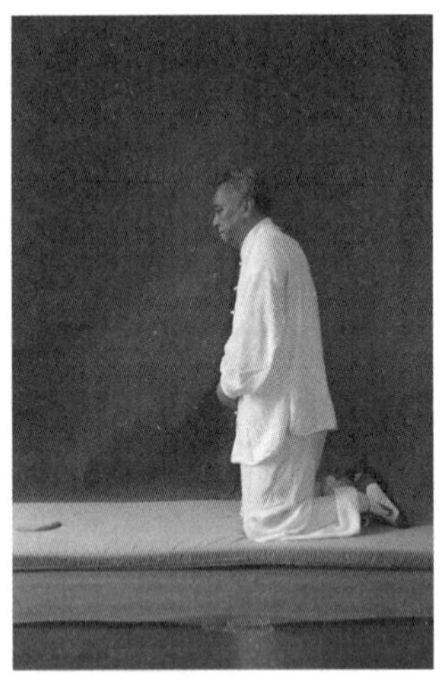

图 1-3-52

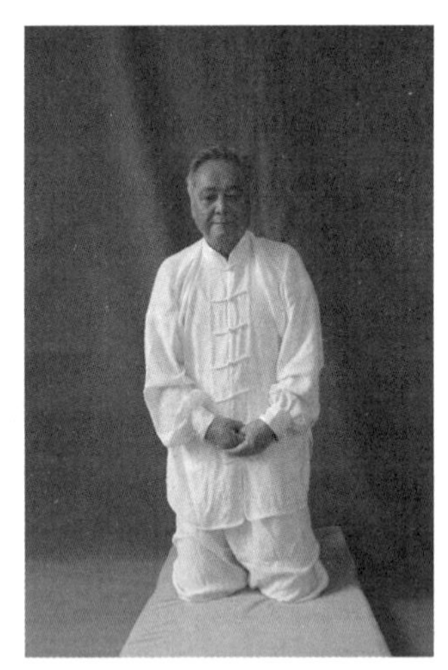

图 1-3-53

(七) 收势

站式,二足相合,二手在脐前合掌,翻掌,指尖向上,合掌上举至膻中穴前,大指对天突穴,吸气,不动,呼气,再吸气,双手合掌上举过头,呼气合掌相落于脐前,双手分开,回归于体侧。(见图 1-3-54～59)

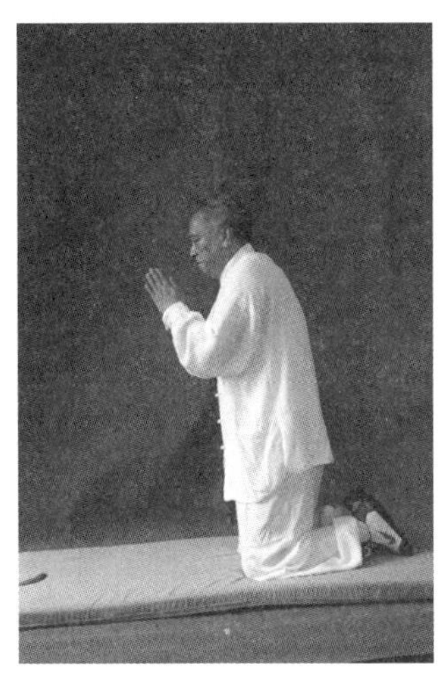
图 1－3－54

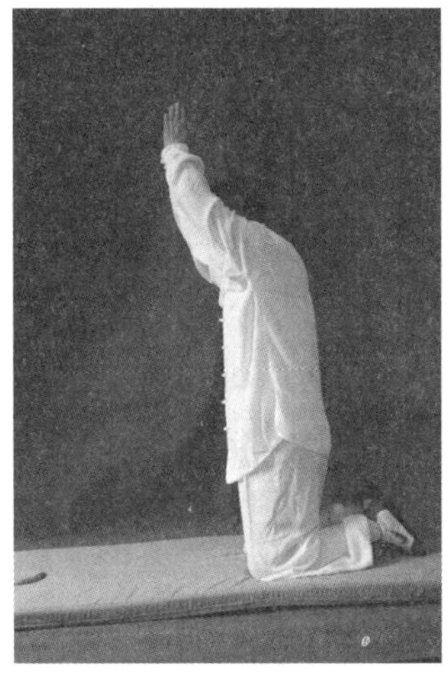
图 1－3－55

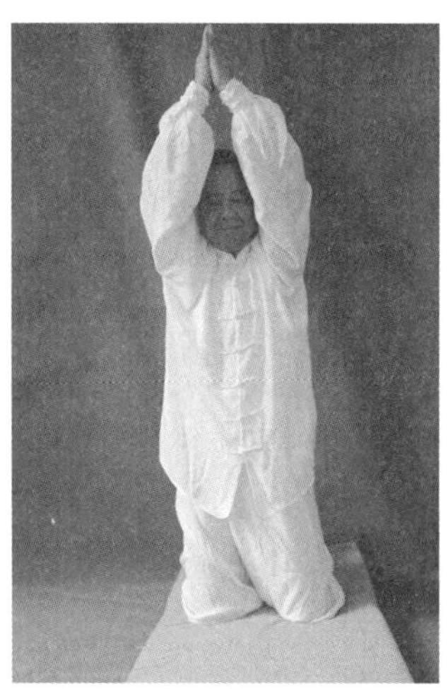
图 1－3－56

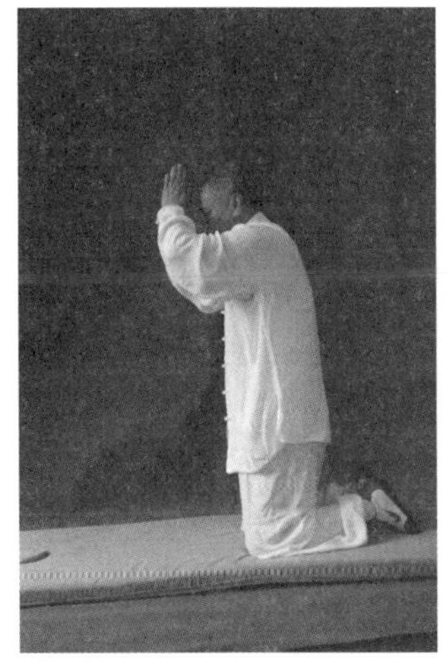
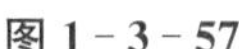
图 1－3－57

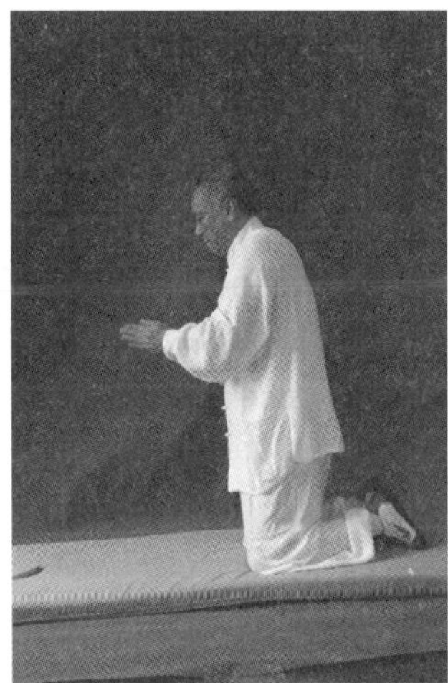
图 1－3－58

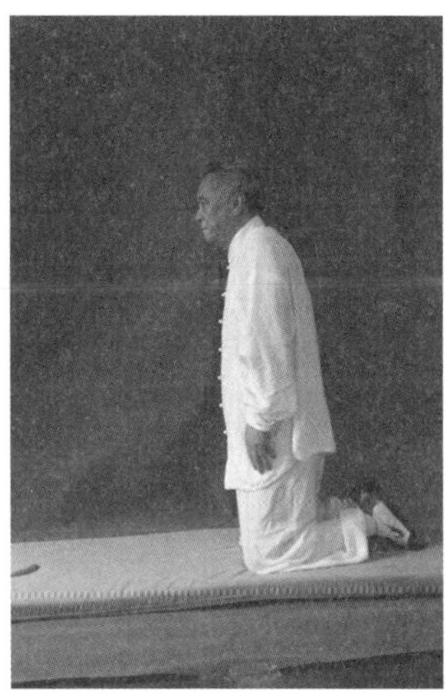
图 1－3－59

三、讨论

爬势三环功，它以腰中命门为核心，以头为导引，以上下、左右、前后三维方向（正反六个方向）进行圆周运动。

爬势的诸多优点：①减轻了心肺血管及脑部的地心引力，从而减少心肺脑的负荷，使心脑肺血管得到充分的血供，得到充分的营养及氧的供给。②最大限度地活动全身关节，特别是以命门为核心的三维柔和而缓慢的脊柱活动，有利于颈肩腰腿痛疾病的治疗，特别在命门的前方是胰腺，对其进行充分的按摩，使胰腺组织血供增加，有利于胰岛β细胞的营养，增加胰岛素分泌，有利于降低血糖。③三维正反方向的前后、左右、上下的起伏运动，上肢要支撑身体的重量，有利于滑利上肢大小关节及增强上肢肌肉韧带的力量，以及加强胸肌及背肌的力量。④由于特殊体位的运动，有利于治疗高血压、心脑血管病。

爬式三环功

第二章　泌尿生殖系统疾病自主健康功法

第一节　生精补肾回春功

一、生精补肾回春功的简介

生精补肾回春功是在由边治中、沈新炎二位老师传承整理而成的回春功的基础上整理而成的，动作优美、儒雅、古朴、柔和，对生精补肾、消糖降脂、减肥健美有独到之处。

二、生精补肾回春功的内容

（一）预备势

同减肥健美回春功第一势。

（二）六合求中

同减肥健美回春功第二势。

（三）吐故纳新

同减肥健美回春功第三势。

（四）灵龟缩颈

同降糖消脂回春功第五势。

（五）玉女下凡

调身：

1. 起势

（1）起势合阴，右足向右前方迈出半步，重心落于右足，左足跟提起足尖点地，

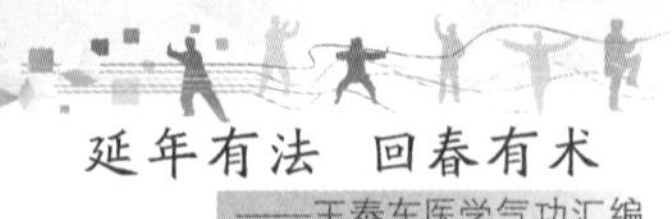

腰向右转，左腿根靠向右腿根（靠裆），两手中指与拇指相对呈环状，其他指均呈松屈状，即兰花指形，两手持兰花指后在身前分开，右手弧形向右前方提起略高于前额，左手弧形向左后下方至大腿外侧，两掌心均向下，头稍抬，随后微低头，目光斜向左下方（看地）。（见图 2－1－1～2）

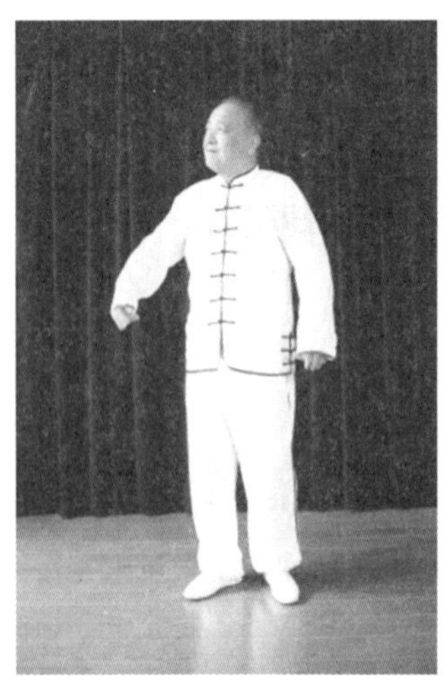

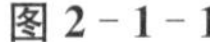

图 2－1－1

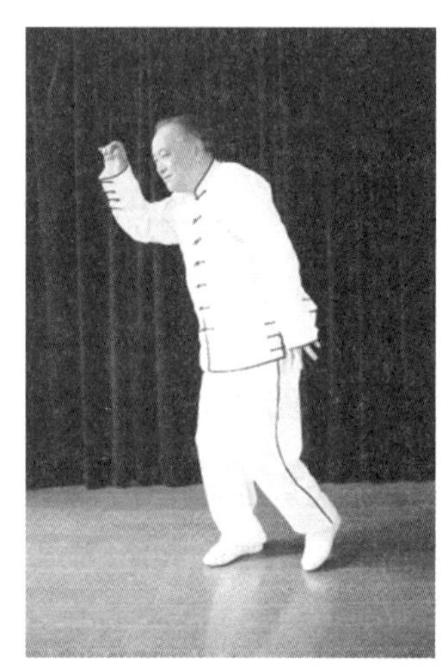

图 2－1－2

（2）起势合阳，接前势，右手弧形向下，左手弧形向上，在身前转成阳掌，左足跟里扣踏实，重心逐渐移至左足，右足提起向右后方退半步，足尖点地，随之腰转向左侧，右腿根向左腿根靠拢（夹裆），双手继续运行，左手伸向左前方高于额头，右手弧形下落于右大腿外侧，掌心均向上，稍抬头，目光斜视左上方（看天）。（见图 2－1－3～4）

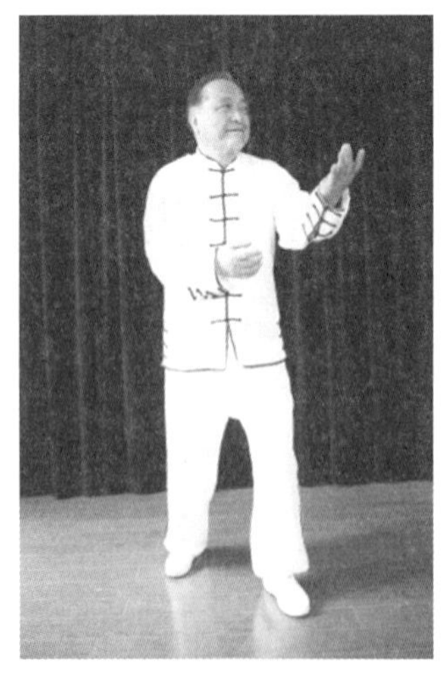

图 2－1－3

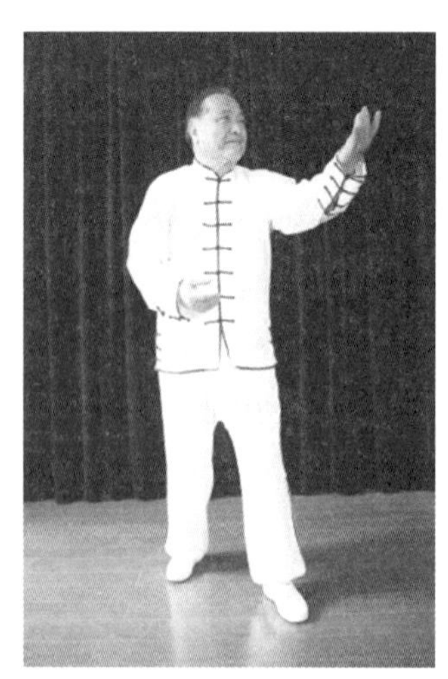

图 2－1－4

2. 下凡左势

双手呈起飞式，掌心向下，重心落于左足，抬右腿呈直角，足尖自然下垂，右足在左足前慢慢落向左足外侧落地，两腿根相靠呈夹裆，在双手上下伸拔时呈擦裆，同时两手弧形旋转，左手上运至印堂穴前方，掌心向下，右手下运至曲骨穴前方，掌心向上，上下掌心成一直线，并上下对拔拉伸，指形不变，身躯转向右倾斜，目视右下方，此时重心渐渐移向右足（擦裆）。（见图 2－1－5～12）

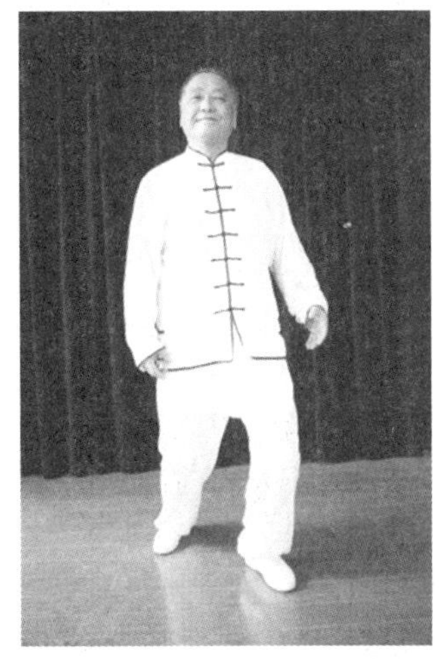

图 2－1－5

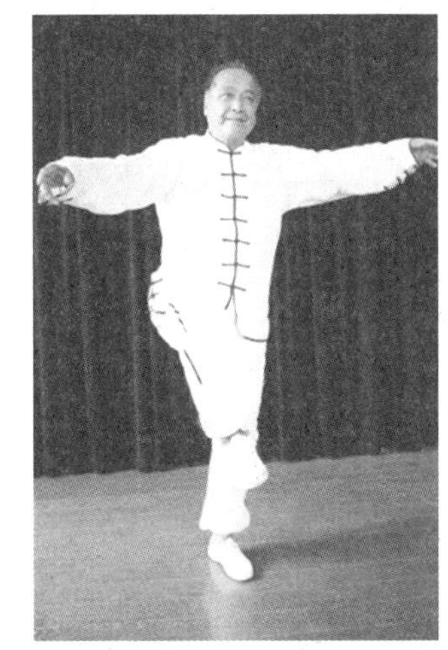

图 2－1－6

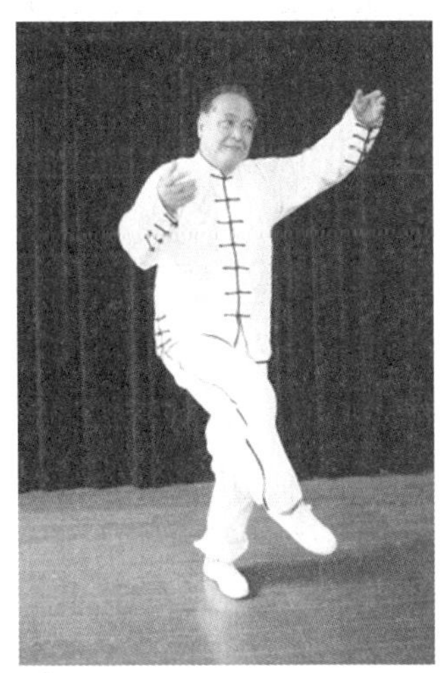

图 2－1－7

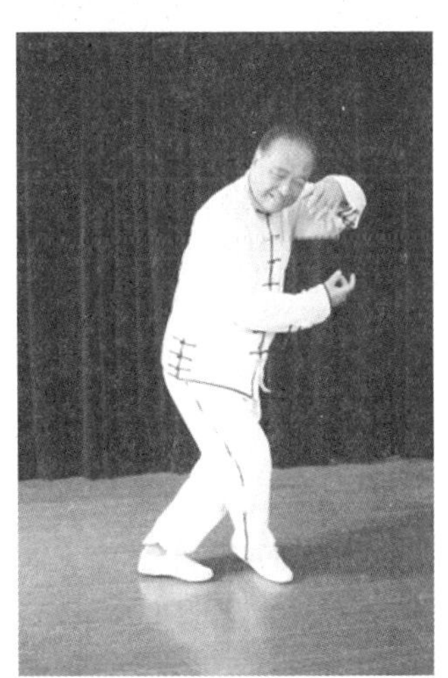

图 2－1－8

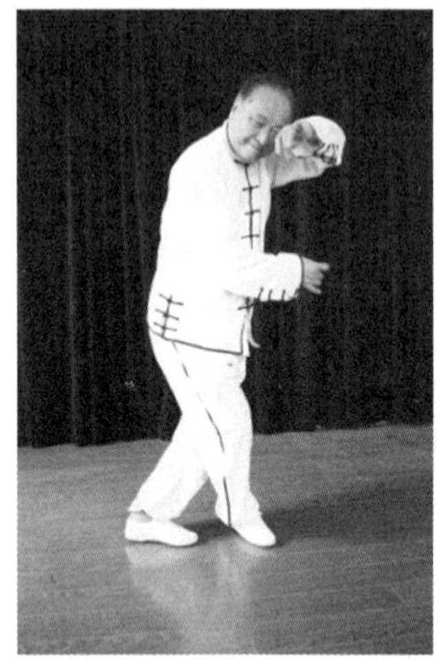
图 2-1-9

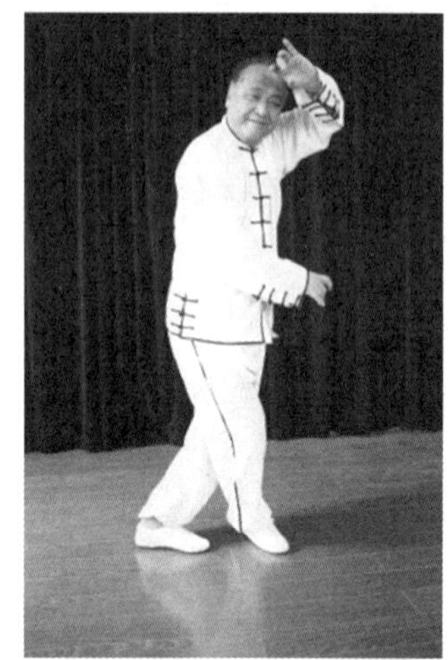
图 2-1-10

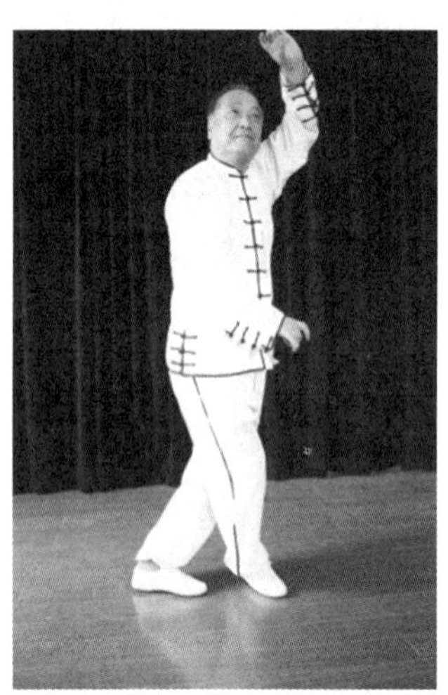
图 2-1-11

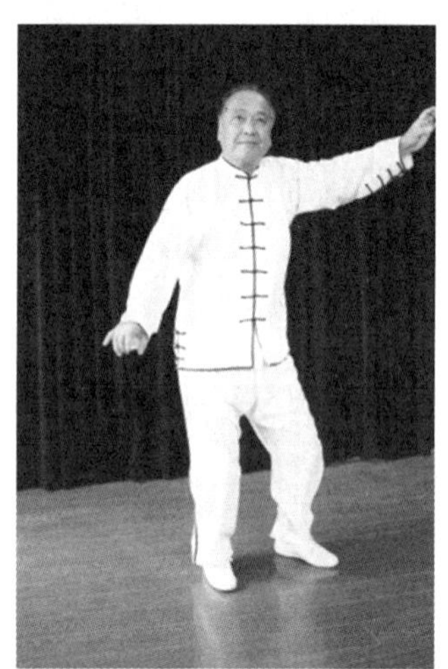
图 2-1-12

3. 下凡右势

提左腿，左足从右足后抽出，足尖下垂，身腰渐渐伸直，双手起飞，掌心向下，身体正直，呈右独立状，即刻，左足落于右足外侧，身体重心转到左足，与此同时，双手左右缓慢旋转，左手弧形向上，右手弧形向下。（见图 2-1-13～19）

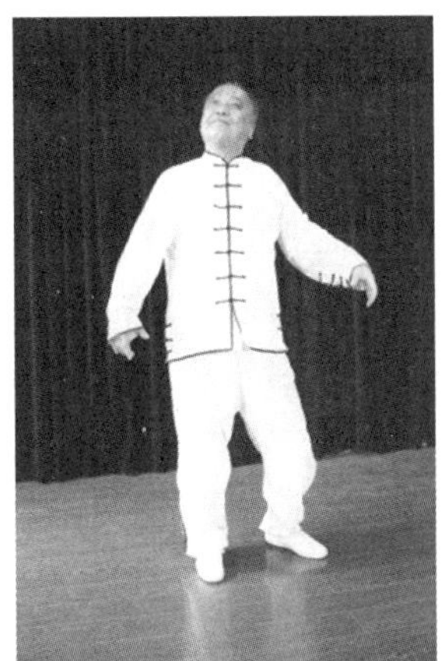
图 2-1-13

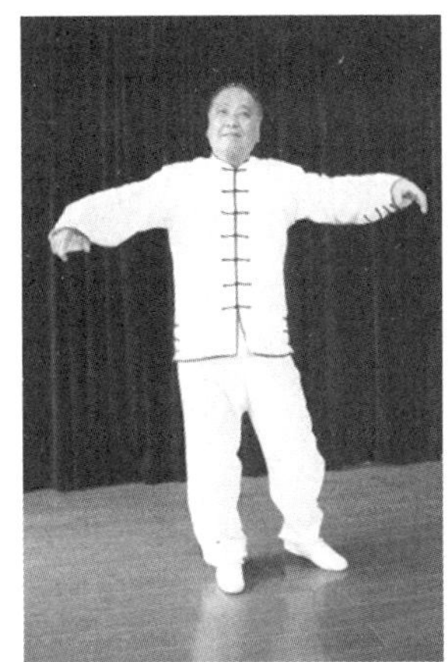
图 2-1-14

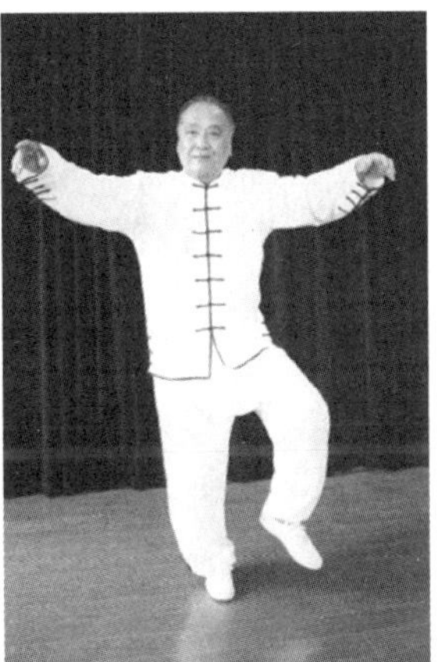
图 2-1-15

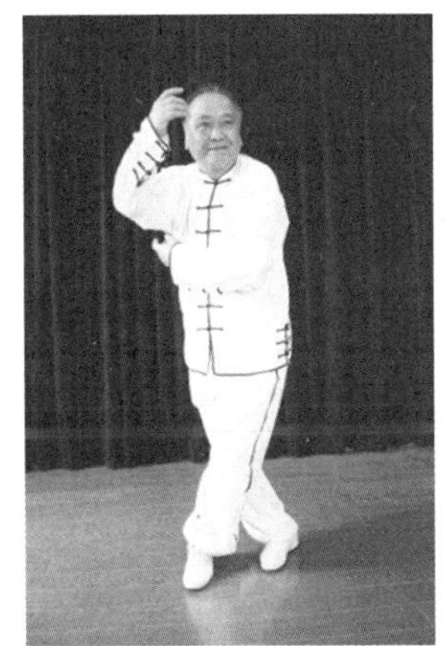
图 2-1-16

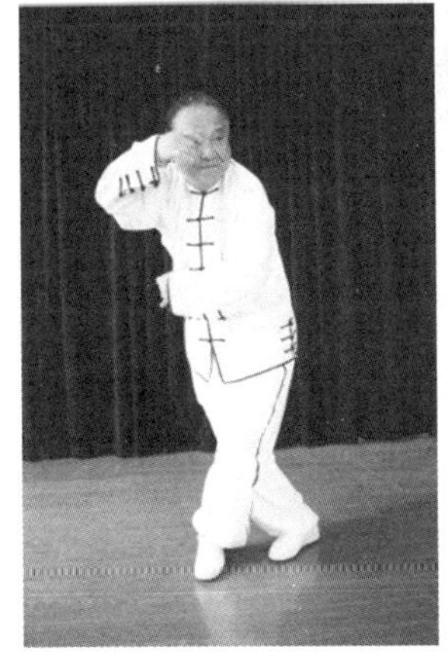
图 2-1-17

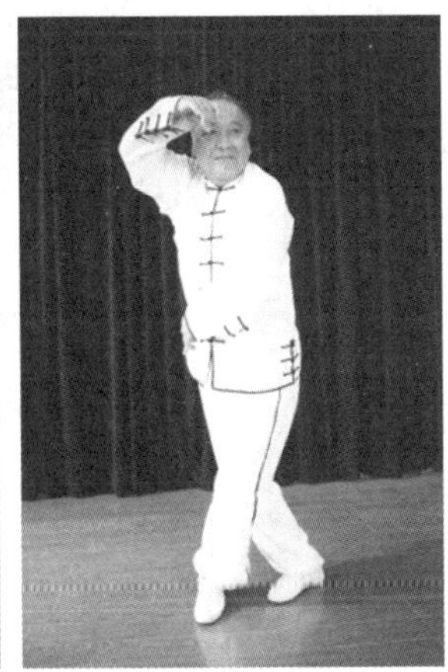
图 2-1-18

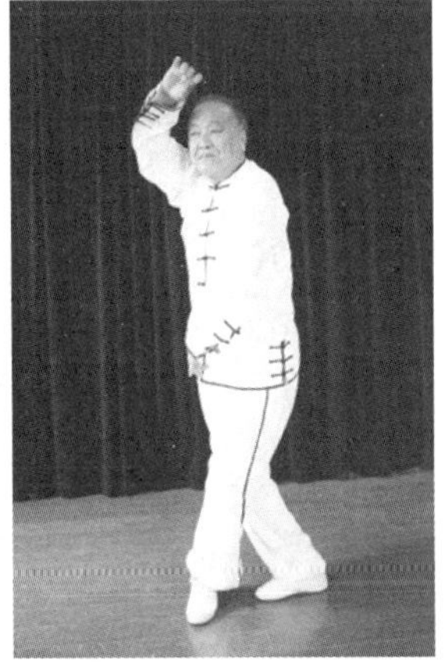
图 2-1-19

4. 下凡后左势

下凡右势下，接着先后右左足尖向左后方180度旋转，将身躯转向正后方，双手分别弧形旋转成十字形，然后提右腿，落于左足前外侧，双手起飞后弧形旋转右手在上，左手在下，两手心相对，呈后左势。（见图2－1－20～23）

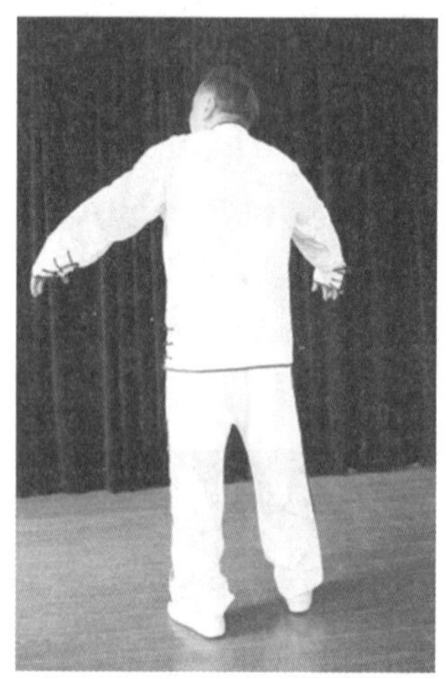
图2－1－20

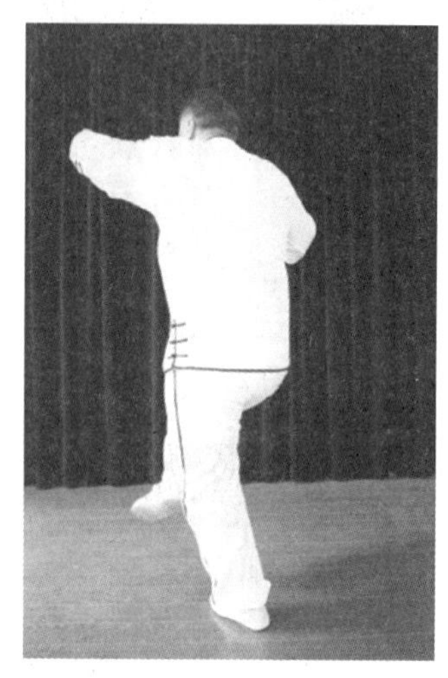
图2－1－21

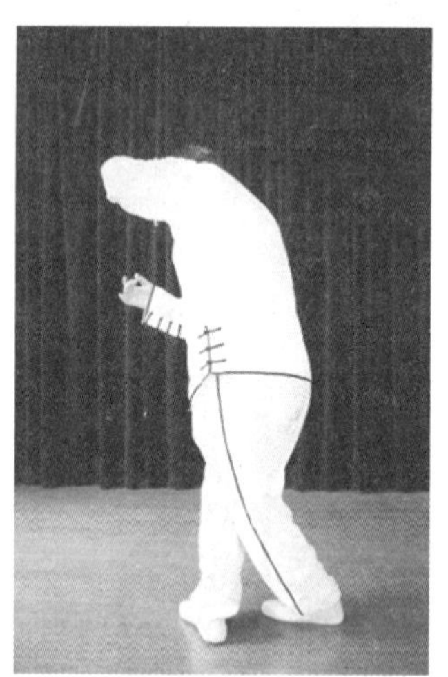
图2－1－22

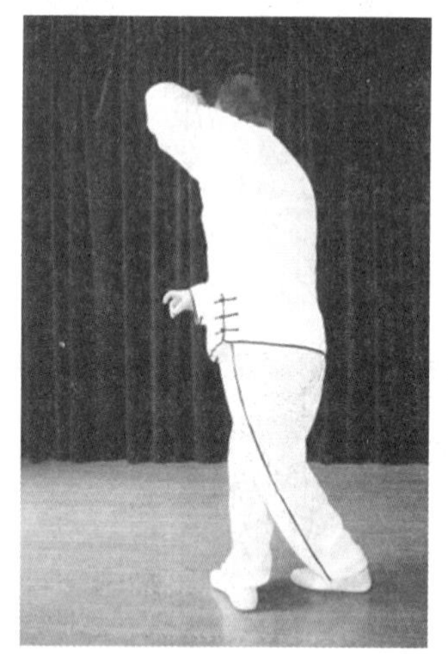
图2－1－23

5. 下凡后右势

方法同下凡右势。（见图2－1－24～27）

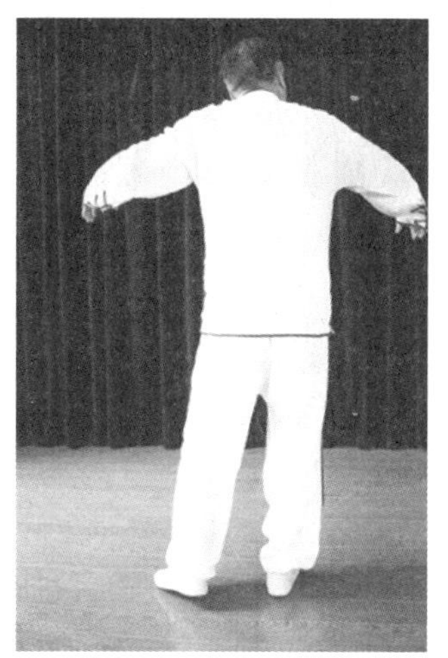
图 2-1-24

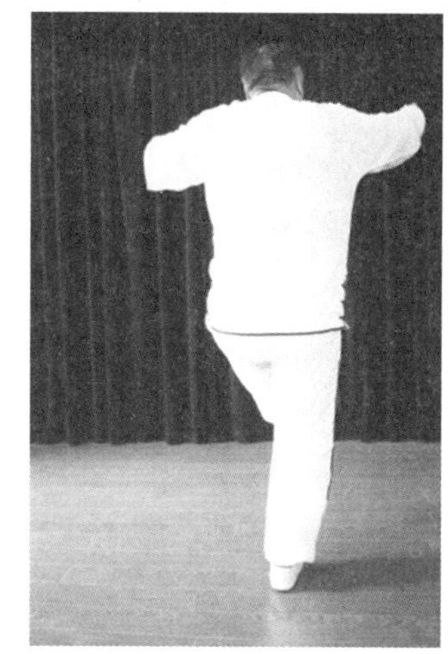
图 2-1-25

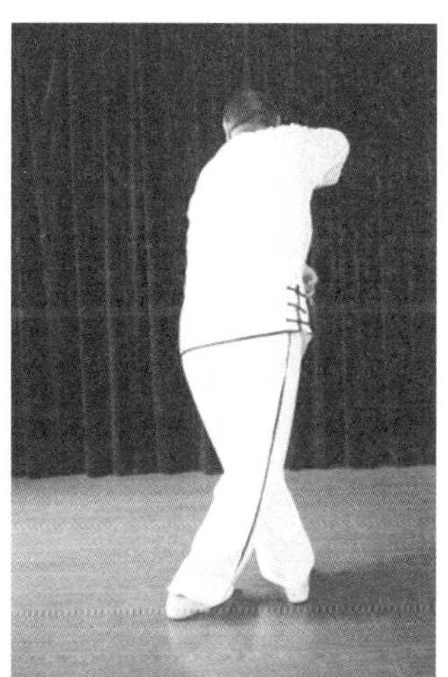
图 2-1-26

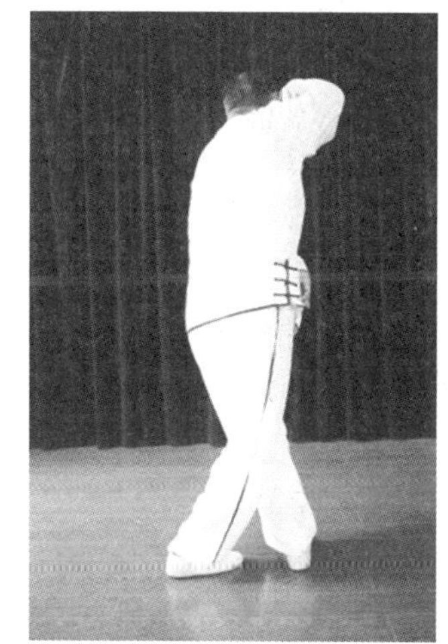
图 2-1-27

6. 收势

两足尖，同时向右后方旋转 180 度回归正面正中，双手上下弧形呈十字形，接着左足跟右足跟靠拢，两手自然下运，在裆前合掌，做收势导引，左足分开。（见图 2-1-28～31）

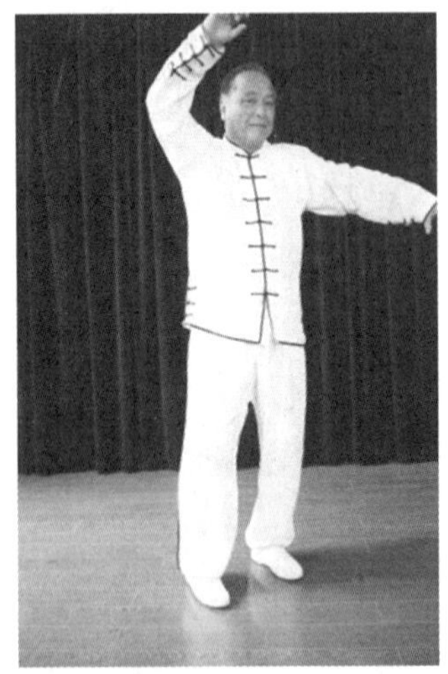
图 2-1-28

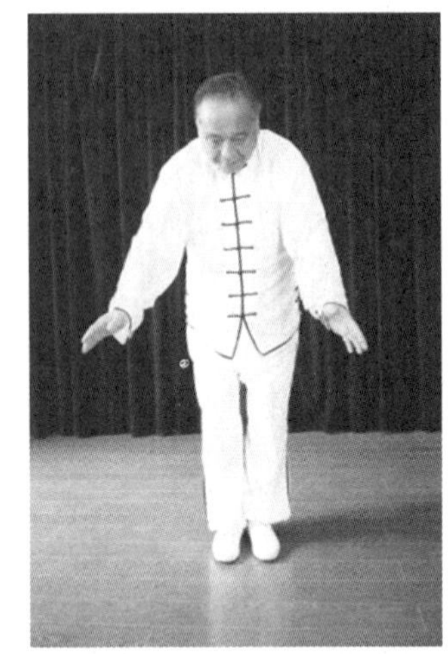
图 2-1-29

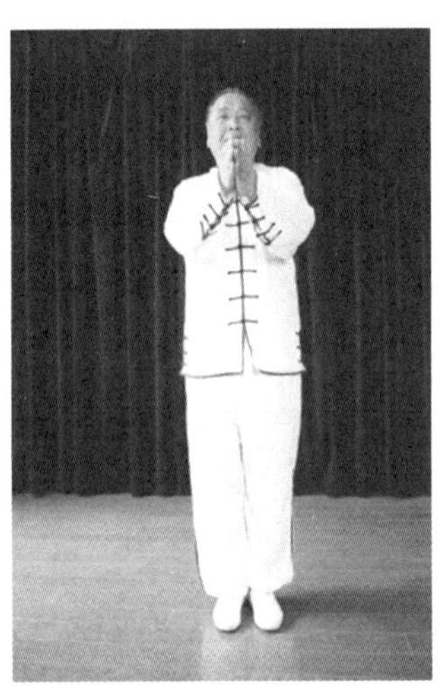
图 2-1-30

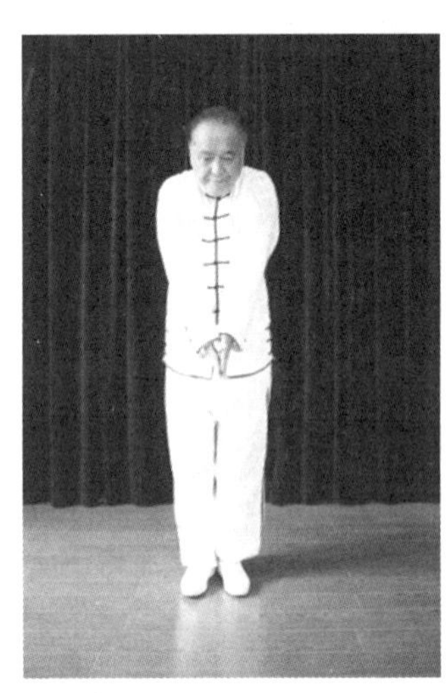
图 2-1-31

调息：本势核心是一个柔字，因此要求呼吸柔和圆润而缓慢，并要求逆腹式呼吸，在起飞及两手上下伸拔时为吸，下沉还原时为呼，呼吸与身形的密切配合非常重要，也就是气形相合，如要更进一步，则要求意气形三者合一，即意沉丹田，再由丹田指挥形体，使之整体合一，一动百动，圆满无亏。

调心：意念仙女下凡，在天上下落地面时，见到大千世界，繁荣景象，面含笑容，再回头看看上天，大有留恋之感，以优美的舞姿渐渐飘浮而下。

功理：①本功法核心是以柔为主，但内含刚，调身要松静圆合，以丹田呼吸带动全身，成整体合一的柔和姿势，外形优美，而内有骨架。②由于特定姿势的二腿交叉，伴有单向上下伸拔，促成有明显的夹裆及擦裆动作，对提高性激素及平衡内分泌起到良好的促进作用，同时由于单侧胸廓的上下伸拔作用，增强肺的舒缩，有益于增强肺功能，对防治肺部疾患也有益处。③由于左右对称性的下凡势，单向上下伸拔强力牵引脊柱向单侧伸拔，对椎旁肌肉、韧带、椎间盘均有一定的调整作用，对防治颈、胸、腰椎疾病均有帮助，对松解坐骨神经的压迫也有治疗作用。

注意点：①前面已经提到本功法的核心是一个柔字，要做到柔必定包含着松静圆连合基础上达到一个柔字，并且要配合丹田呼吸整体合一，才能达到优美而柔和的境界，真正做到仙女下凡的美姿，希望学员要细心研磨，循序渐进。②在妙炼下丹时，夹裆、擦裆，要求松紧自然，以欣快感为度，做到身心愉悦。③在向上起飞时要注意虚领顶颈，下颌内收，百会穴顶天，配合双手起舞，似有一种轻盈向上飞的感觉；在单足独立时，要注意落地生根而踏实，五趾抓地，挺膝，在另一腿上抬时，稳住全身重心。④在行动时要注意手形和指形始终呈兰花指形，使手指充盈气感，更好地疏通经络。⑤呼吸初可自然呼吸，熟练后，呈逆腹式呼吸，并要求三调合一。⑥注意四向方位。

（六）春猫扑蝶

内容同减肥健美功第六势。

功理补充：①春猫扑蝶功，从动作上要特别强调妙炼下丹，通过靠、夹、吸、合、压、磨裆动作，起到补肾生精，提高性激素和协调内分泌的作用，特别对性欲低下、不育症、阳痿、早泄、前列腺炎症有独特的防治效果。②以五行方式，进行五个方向的活动，东（肝）、南（心）、中（脾）、西（肺）、北（肾），其中又包含着相生相克的关系，中间脾土充实后天之本，五脏调和，五行生化，阴平阳秘，精神乃治。因此，本功法对肝脾不和、水火不济、木火刑金等五脏失调之症，均有调整作用。③在春猫扑蝶的过程中，春猫在与蝶进行多种特定姿势的戏耍动作，心境感到非常愉悦，绽放出人类的青春活力。

（七）八仙庆寿

调身：

1. 向南作揖，面南直立式

双手在关元穴抱成太极圆形拳势，左手在外，抱拳后，两肩后旋抱拳沿任脉向上至膻中穴，再继续上行到拳眼对神庭穴，接着抱拳下行，开拳成阴叠掌，掌心向下，至天突穴，沉肩坠肘，叠拳继续下行，向前弯腰，呈鞠躬状（压裆）。（见图 2-1-32～39）

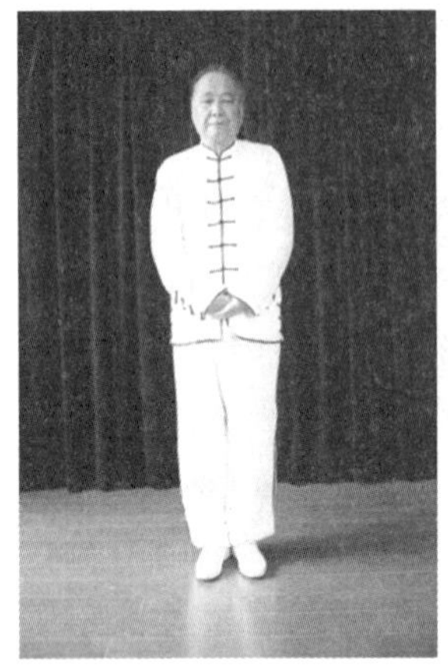
图 2－1－32

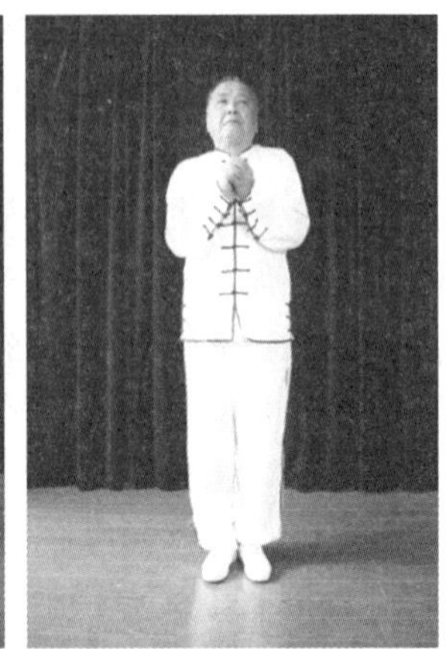
图 2－1－33

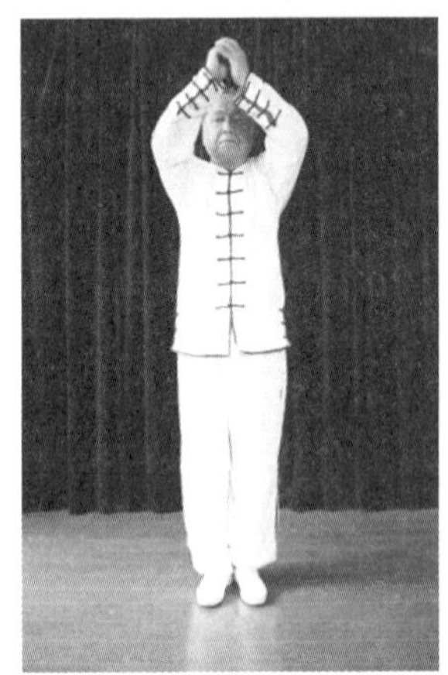
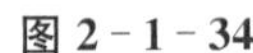
图 2－1－34

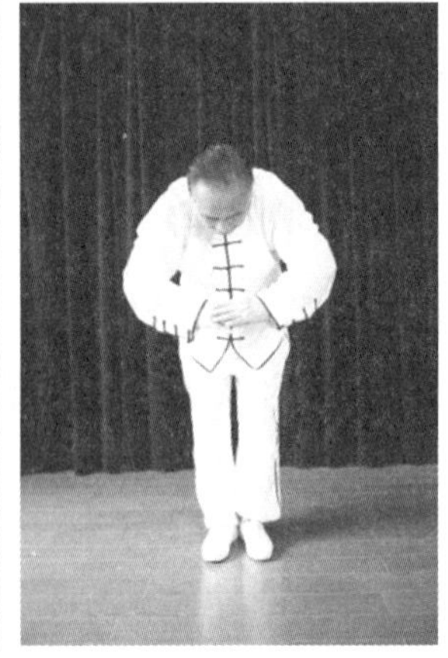
图 2－1－35

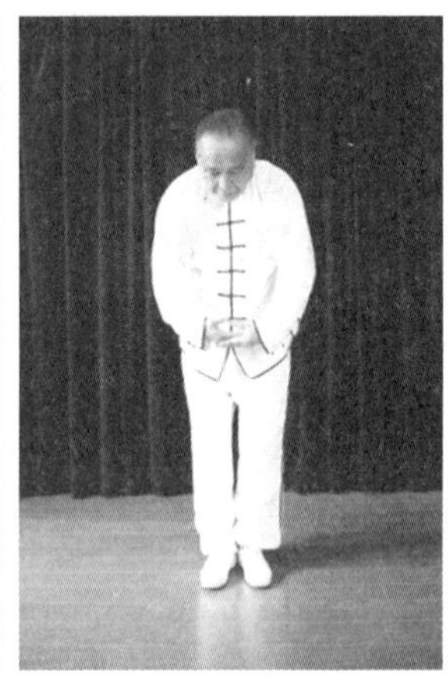
图 2－1－36

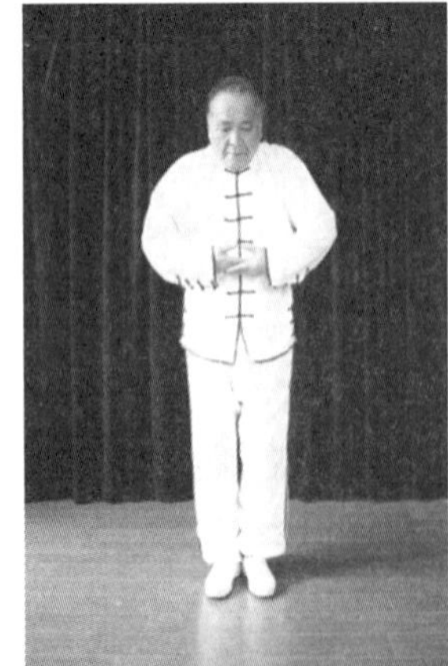
图 2－1－37

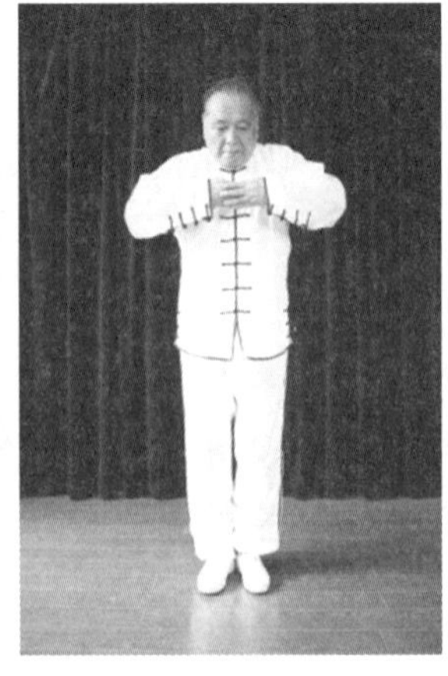
图 2－1－38

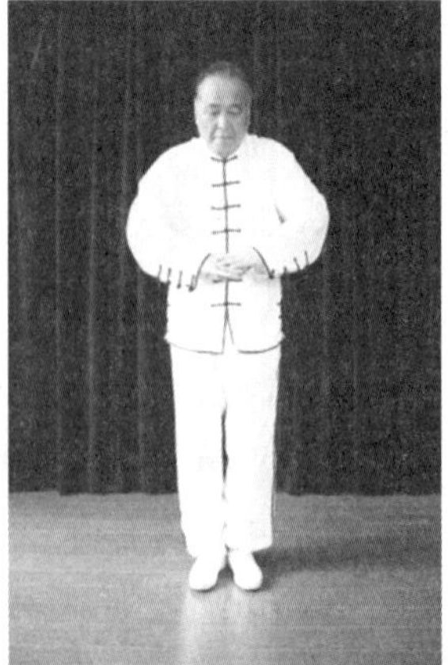
图 2－1－39

2. 向西方、东北方作揖

(1) 阴叠掌下行至曲骨穴变成抱拳，再上行至膻中穴，身体右转，重心右移，左足尖点地，开拳成阳掌，向左右展开，左手弧形斜向左上方弧形伸去，高过头，掌心斜向上，面向左前方，视线向上，右手则以相反方向弧形向下，掌心向上，要求中指意对，意念二手劳宫穴吸天气，与此同时，左足向左前方弧形迈出一步，呈左前弓步，重心移至左足，右足蹲趾点地，并以右腿根向左腿根靠紧(吸裆)。(见图 2-1-40～43)

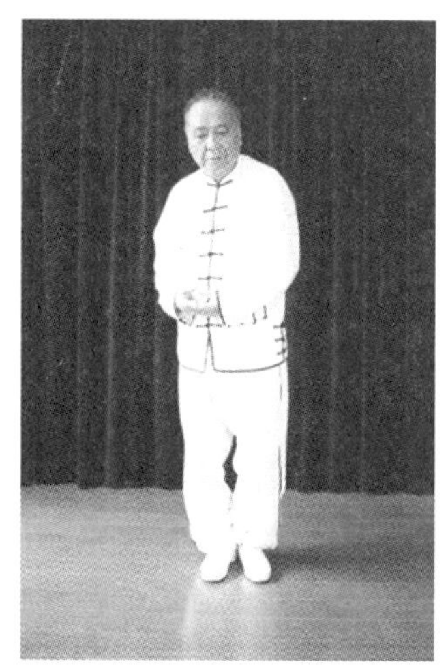
图 2-1-40

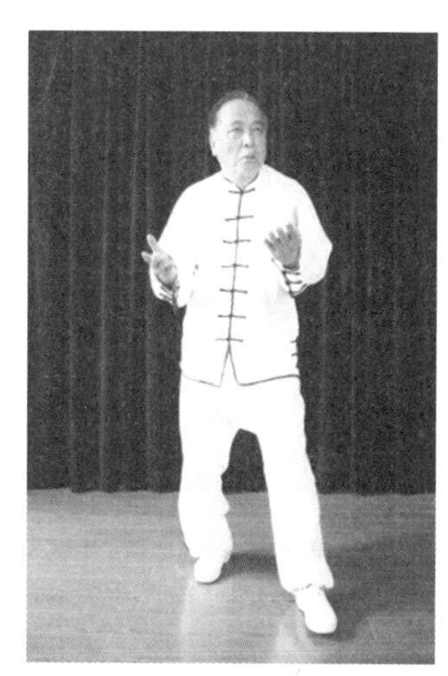
图 2-1-41

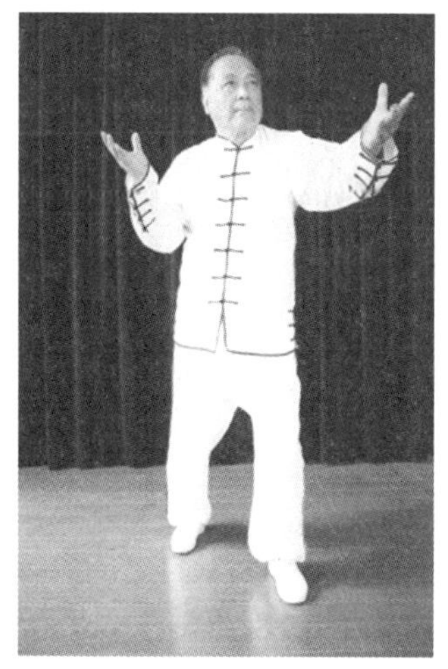
图 2-1-42

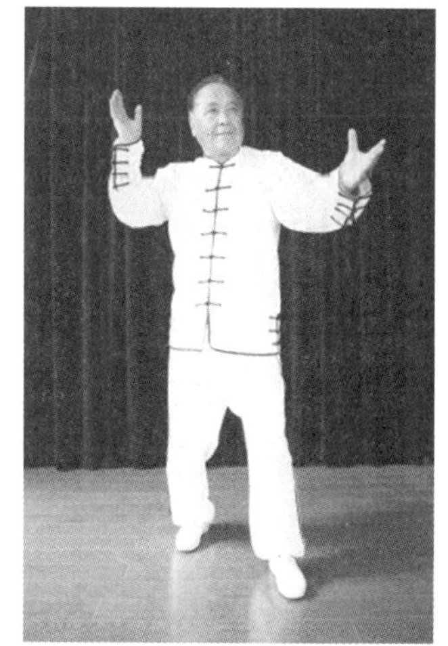
图 2-1 43

(2) 身躯后坐呈右后弓步，重心移至右足，左足尖点地，左腿根向右腿根靠紧(吸裆)。同时左手按原伸落路线回收,右手沿右外侧弧形,由下后上过头顶画圆(向西),左手在右肩前形成抱拳势,左手在外成向西方作揖势,并礼拜。(见图 2-1-44~45)

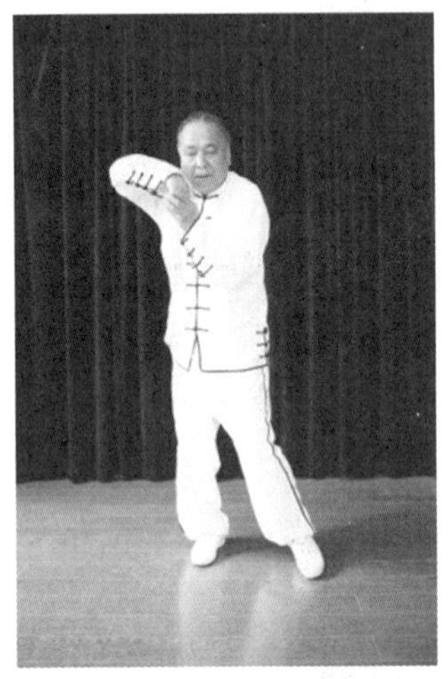

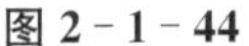
图 2-1-44

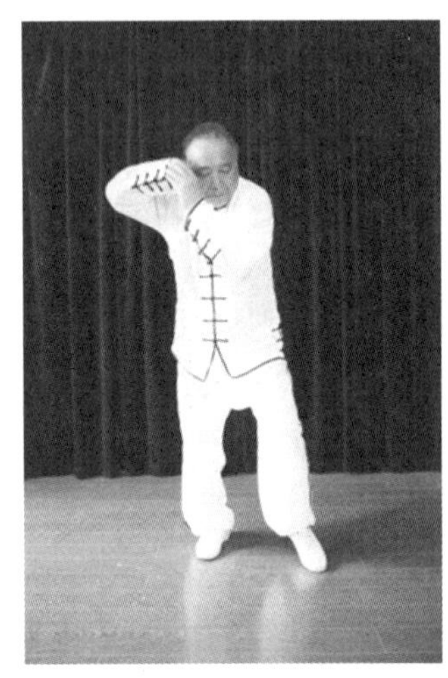

图 2-1-45

(3) 身体重心渐渐由右足转向左足,并顺势向左后方转腰成左前弓步,右足踇趾点地,并以右腿根向左腿根靠紧(夹、磨、擦裆),上肢随腰向左后方旋转时,右臂推动左手,左肘令先,向上,向左,弧形向左后方转动,抱拳势在左太阳穴附近作礼拜作揖(东北方作揖)。(见图 2-1-46~49)

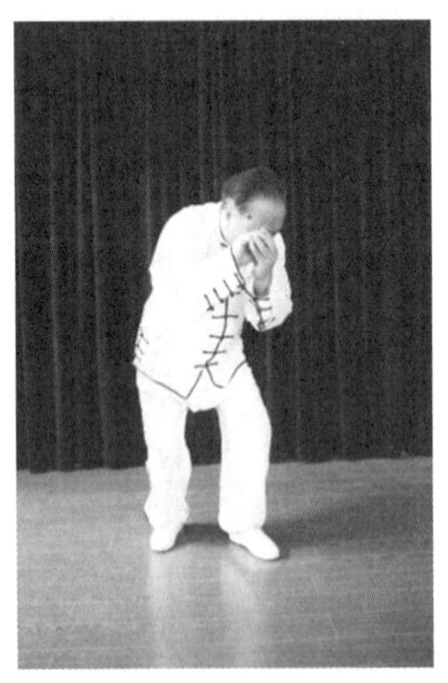

图 2-1-46

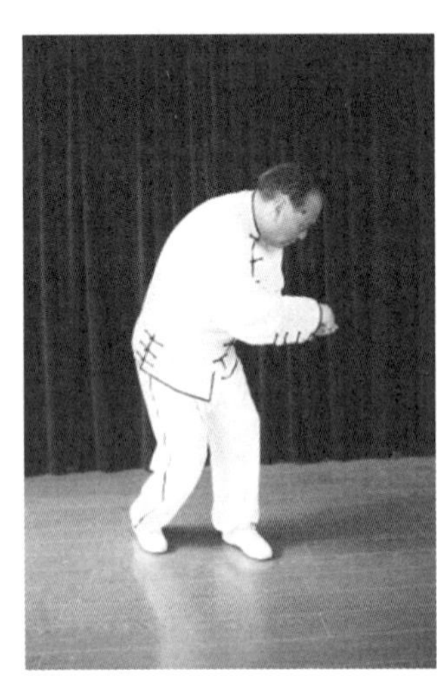

图 2-1-47

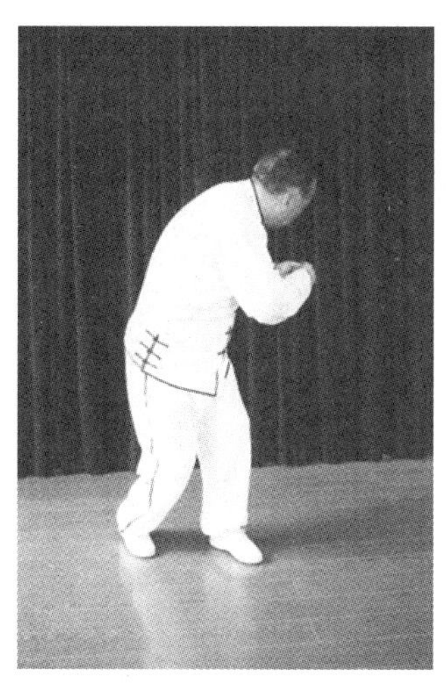
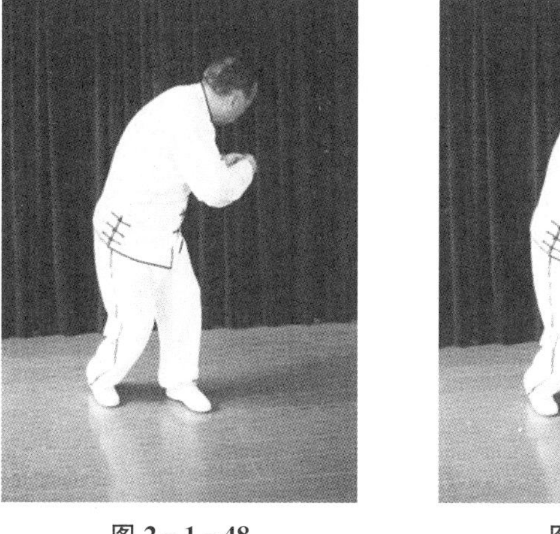

图 2－1－48　　图 2－1－49

3. 向东方、西北方作揖

(1) 腰向右转，至身向南，带动抱拳，顺势下压，开拳成阴叠掌，向左右展开，右手向右上方斜向弧形伸去，高于头，掌心向地，左手以相反方向弧形向下，中指意对，意念两劳宫穴吸地阴，同时右足向左前方迈出一步，成右弓步，重心移至右足，左脚尖点地，左腿根向右腿根靠拢(吸裆)。(见图 2－1－50～52)

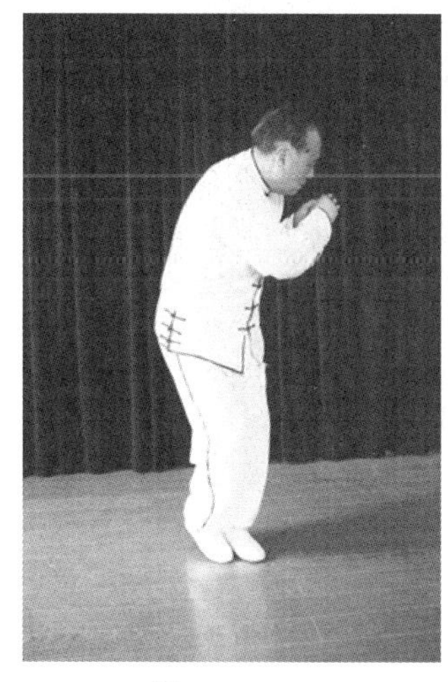

图 2－1－50

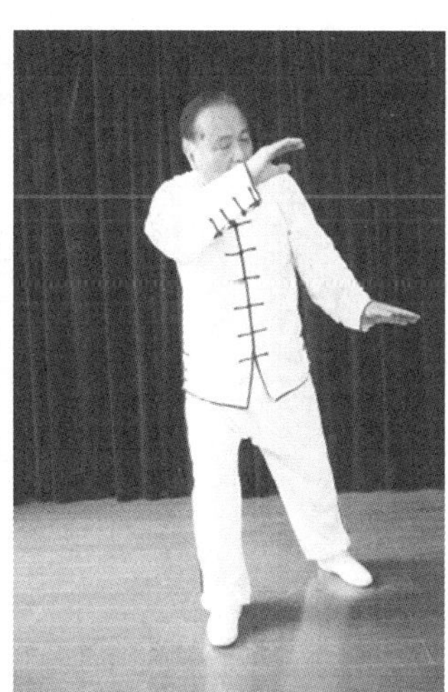

图 2－1－51

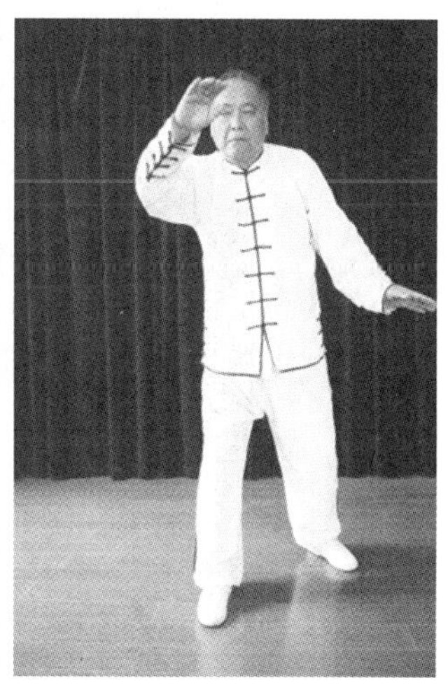

图 2－1－52

(2) 身躯后坐成左后弓步，重心落于左足，右足尖点地，右腿根部向左腿根部靠紧(夹裆)，同时右手按原路线弧形回收，左手沿左外侧由下后上过头顶划弧形与

右手在左肩前形成抱拳势并作揖(东方作揖)。(见图 2-1-53～55)

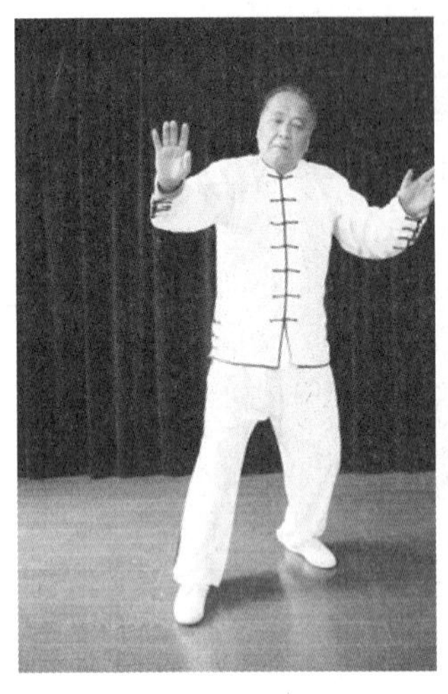
图 2-1-53

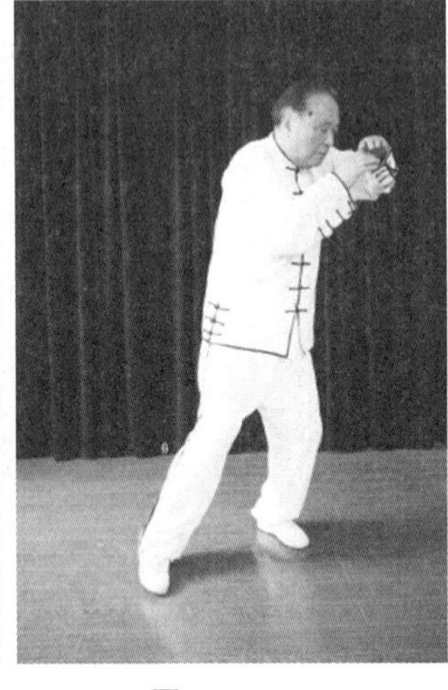
图 2-1-54

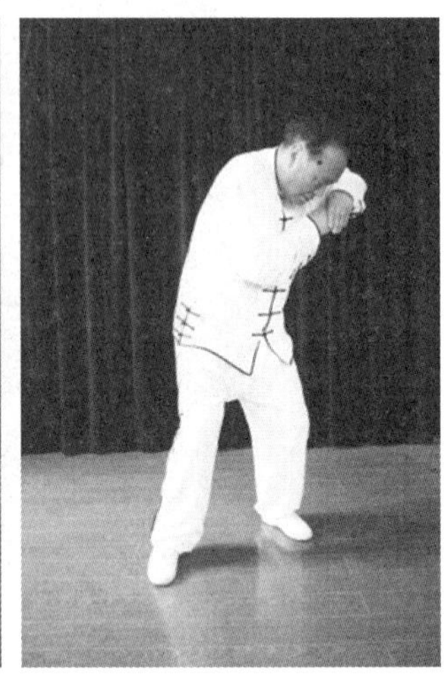
图 2-1-55

(3) 身体重心渐由左足转向右足,并顺势转腰向右,成右前弓步,左足踻趾点地,左腿根部向右腿根部紧靠,向右后方转动,抱拳在太阳穴附近作礼拜状面向右后方,目视右后上方,至此,完成向西北方向作揖(西北方作揖)。(见图 2-1-56～59)

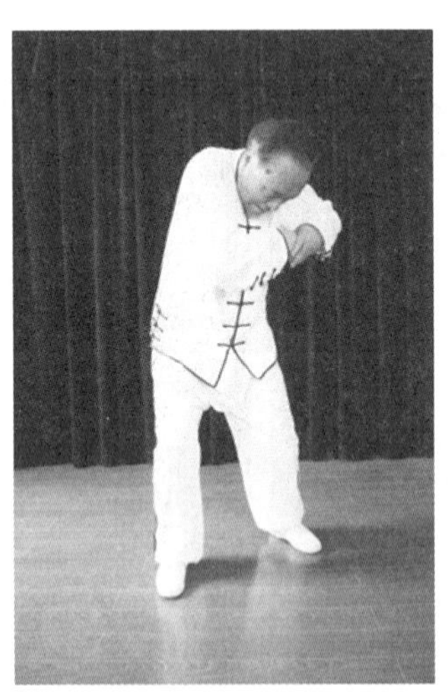
图 2-1-56

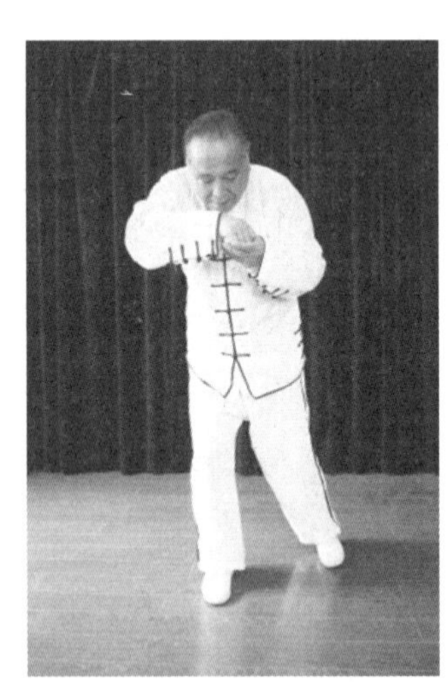
图 2-1-57

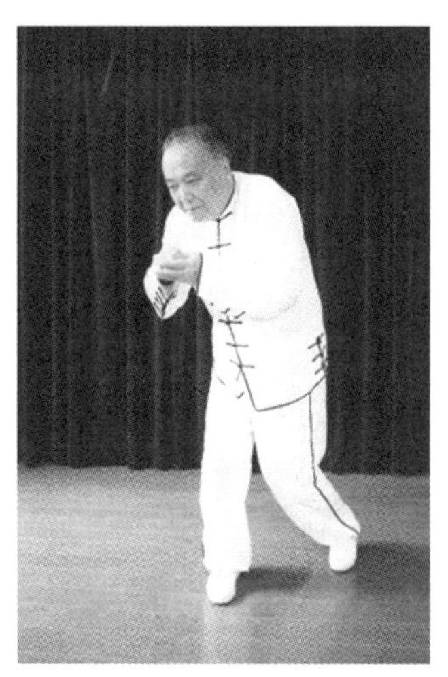

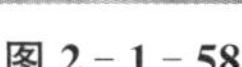
图 2-1-58

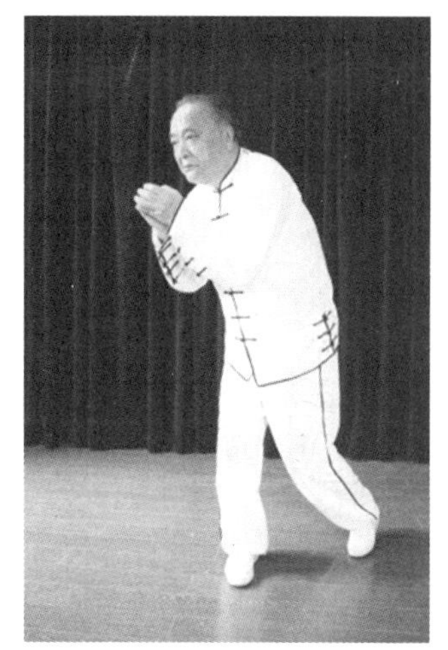
图 2-1-59

4. 向东南方作揖

(1) 腰向左转，带动抱拳，顺势由右后向身前下压，开拳成阳掌，向左右展开，其后的操作方法与东北作揖(1) 相应部分相同。(见图 2-1-60～61)

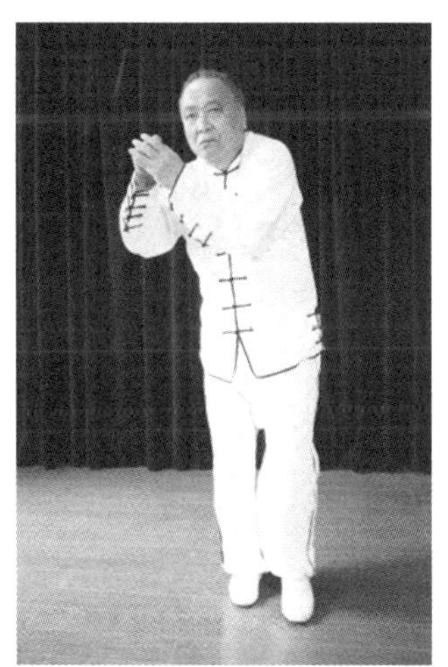
图 2-1-60

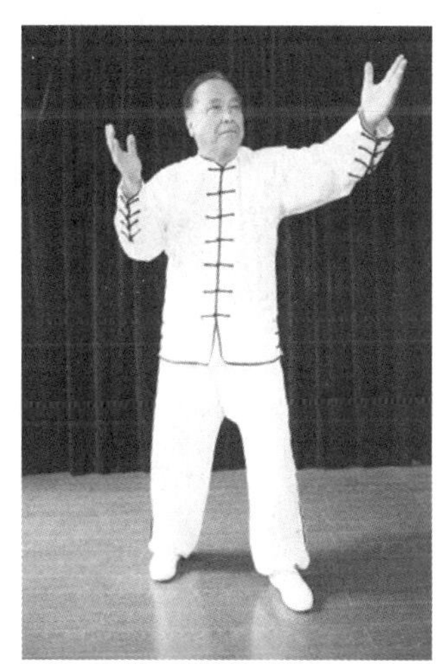
图 2-1-61

(2) 操作方法与东北作揖(2) 相应部分相同。(见图 2-1-62～63)

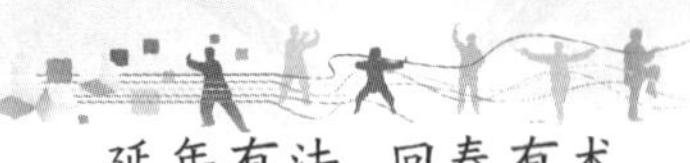

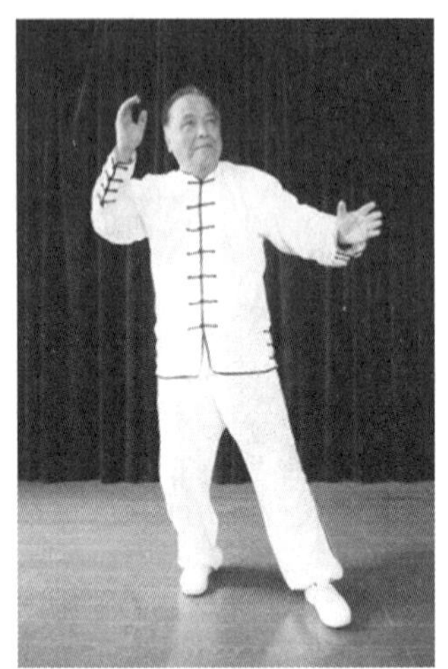

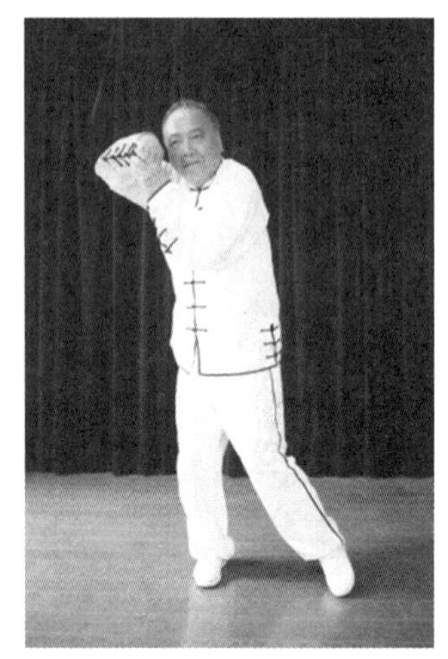

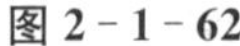

图 2-1-62　　图 2-1-63

(3) 身体重心渐由右足转向左足，顺势转腰向左成左前弓步，右足踻趾点地，并以右腿根部向左腿根部靠紧（夹、磨、擦裆），同时躯干随腰转向左前方，上肢以右臂推动左手，并令左肘领先向上向左，再向下弧形向左前方转动，抱拳在太阳穴附近做礼拜势，面向左前方，目视左前方（东南方作揖）。（见图 2-1-64～67）

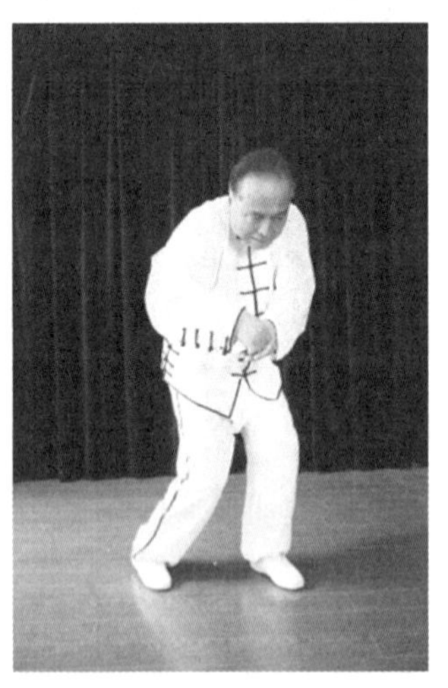

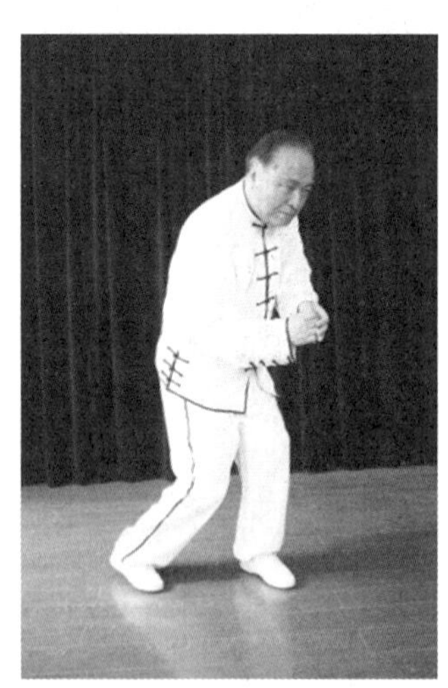

图 2-1-64　　图 2-1-65

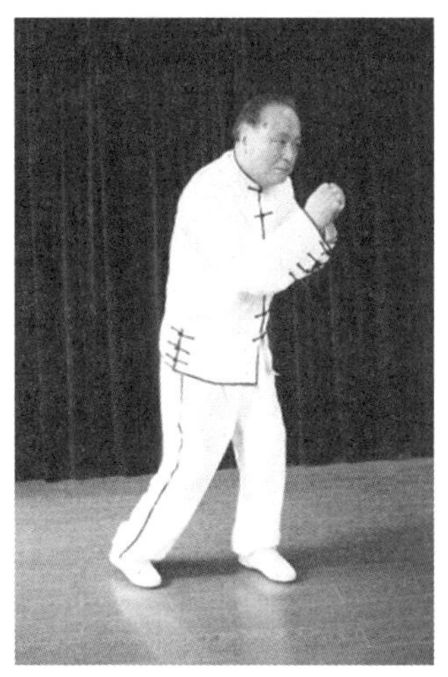
图 2-1-66

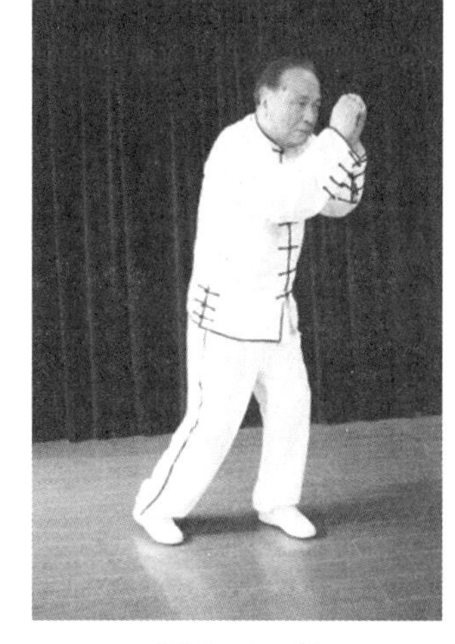
图 2-1-67

5. 向西南方作揖

(1) 腰向右转,带动抱拳,顺势由左前方向身前下压,开拳成阴叠掌,向左右展开,其后操作方法同"向西北方作揖"。(见图 2-1-68~69)

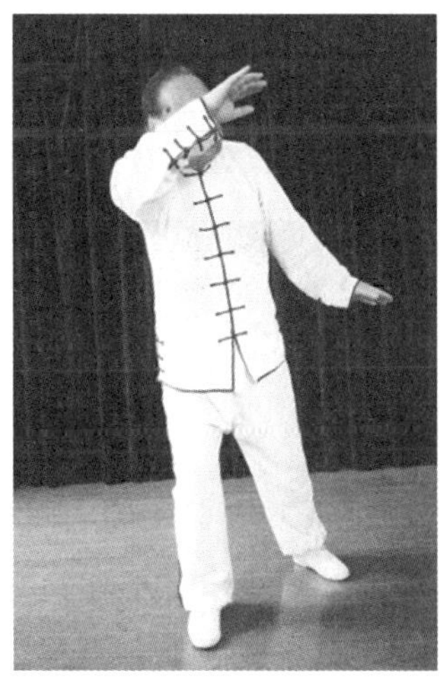
图 2-1-68

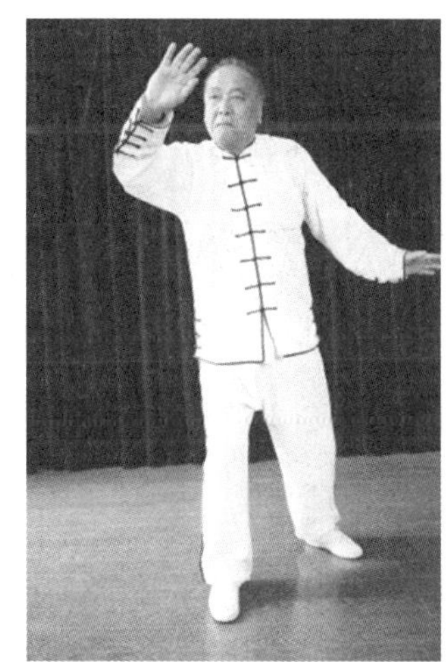
图 2-1-69

(2) 操作方法与"向西北方作揖"(2) 相同。(见图 2-1-70~72)

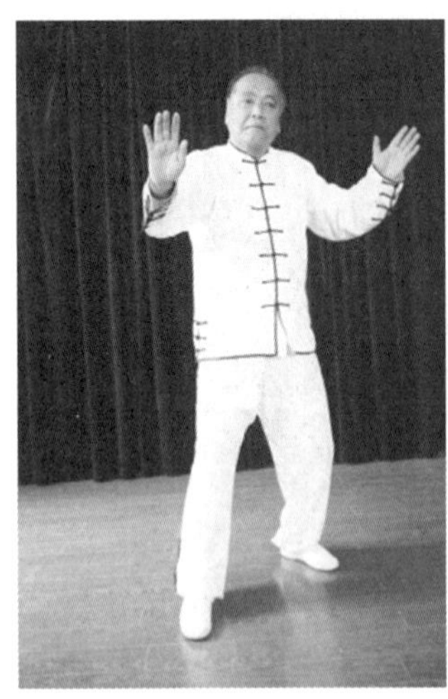
图 2-1-70

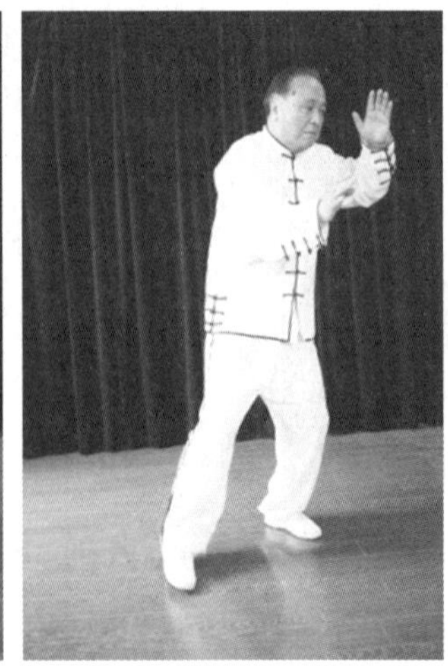
图 2-1-71

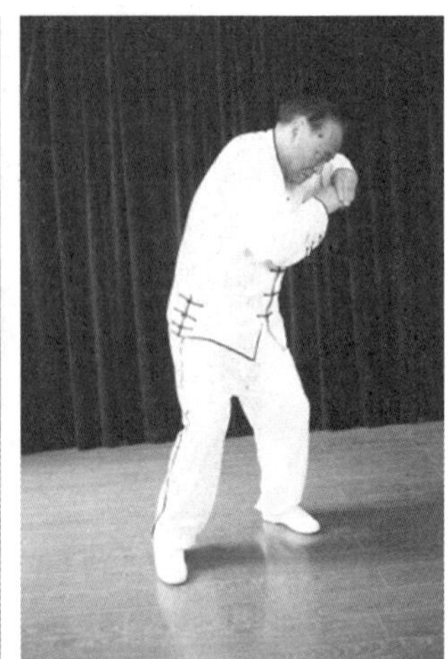
图 2-1-72

(3) 操作方法与“向西北方作揖”(3) 相同,唯方向相反,至此完成向西南方作揖。(见图 2-1-73~76)

6. 收势

完成向西南方作揖后,重心转至左足,右足走弧形,先靠左足,随即后退一步,即是背向北方,同时抱拳缓缓上举至前额上方。然后,沉肩坠肘,抱拳,沿身前中线下落至曲骨穴,再做收势导引。向北方后退,完成收势。(见图 2-1-77~80)

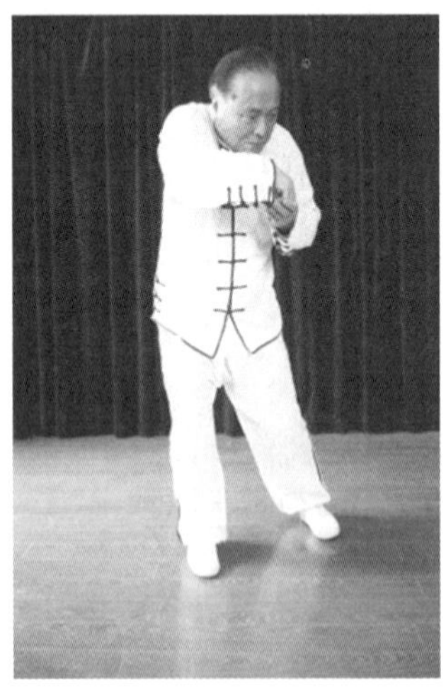
图 2-1-73

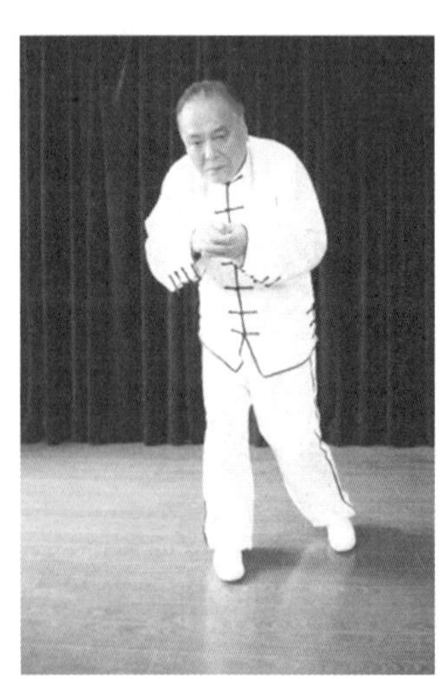
图 2-1-74

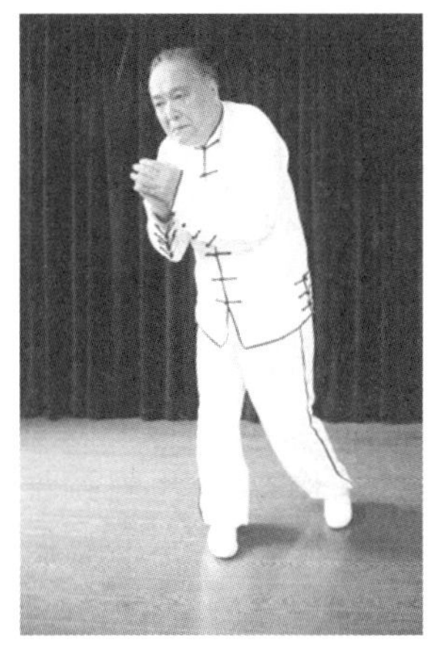
图 2-1-75

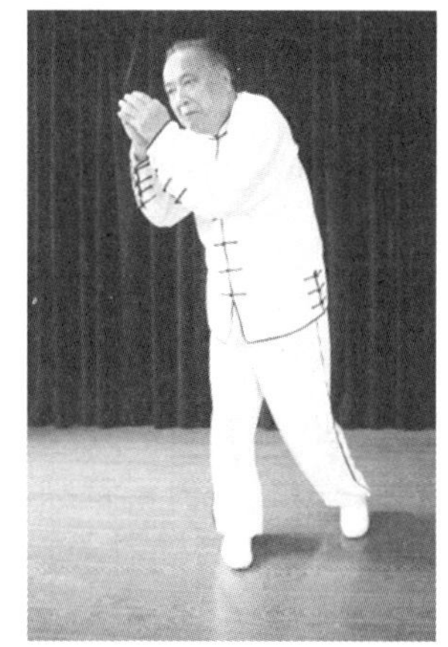
图 2-1-76

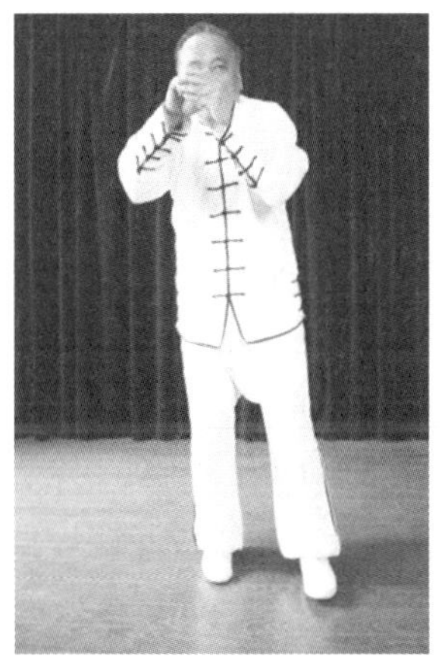
图 2-1-77

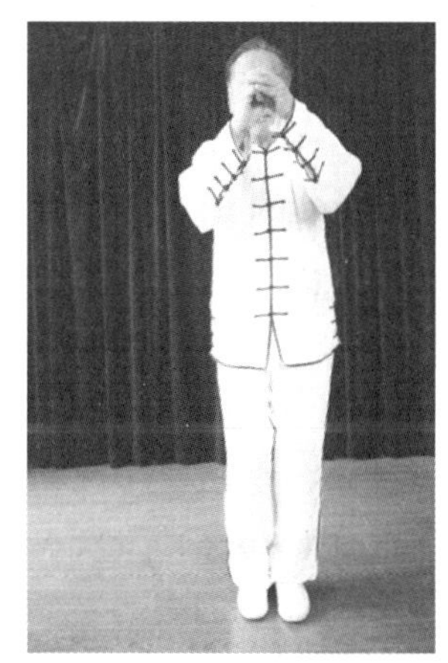
图 2-1-78

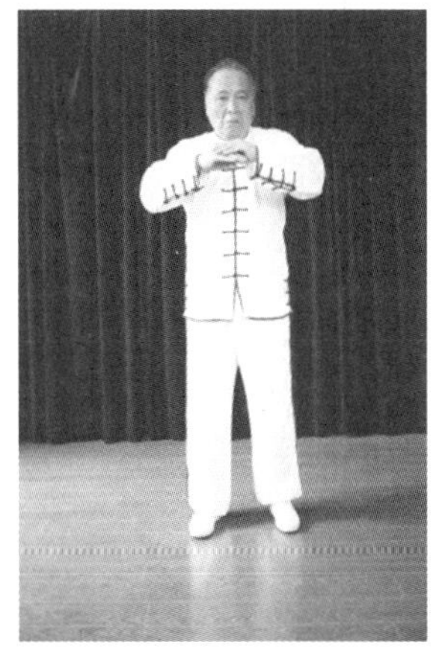
图 2-1-79

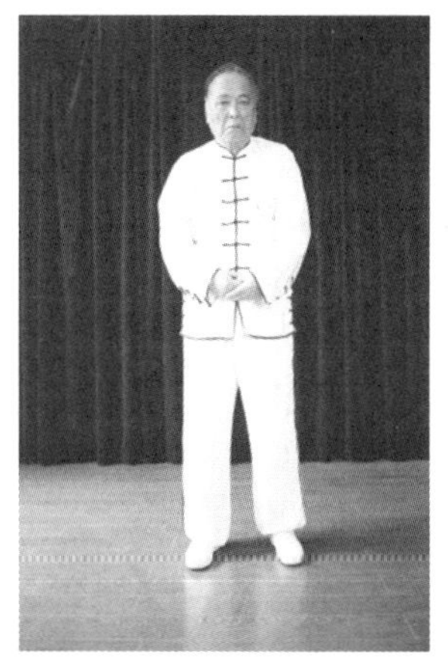
图 2-1-80

调息：原则上要身息相依，并以逆腹式呼吸，以丹田指挥全身，即向上、向前（四正四隅相同）为呼，向后、向下为吸，但初练者则以自然呼吸为主。

调心：其名为八仙庆寿，即向八个方向进行礼拜，阳掌向上意念吸天阳阳气，向下阴掌吸地阴阴血，还真元养精，如八仙之仙骨道风，健康长寿。

功理：①本势主要按八卦八个方位设计而成。②妙炼下丹。本势在妙炼下丹时，有它的特色，有靠、压、吸、夹、磨、擦裆内动作，而且在进行四隅礼拜时，夹、磨、擦，先后进行，增强其生精补肾的作用，因此对男子不育及性欲低下者更有其良好的防治作用。③妙练脊柱。由于特殊而巧妙地运作脊柱，上自颈椎，中至胸椎，下至腰骶椎，均能充分地运动，同时抱拳、转腕、旋肘、旋肩，下肢有髋部的升降内外旋，膝踝之挺、屈，内外旋转，蹋趾点地，它对髋、膝、踝、趾关节柔和健运，上下肢各关节均得到了充分的锻炼，所以可防治运动性损伤。④美好的良性意念诱导。美妙地想象自己恍兮惚兮，跟随八仙既练功又在蓬莱仙境遨游，感到飘飘乎似羽化独立而登仙，内心无比愉悦而舒畅。

注意点：①本功法要强调一个“柔”字，要达到真正的“至柔”，必须要在整体合一的基础上，以腰丹田为核心指挥全身，要求较高，且要做到三调合一，才能至柔，对初学者来说，先要求其形象，随着练功的不断深入，再勤练三维丹田旋转法，逐步地达到至柔。②本势为方位功，四正四隅共有 8 个方位，在行步法及身法时要认真注意方位及南、西、东北、东、西北、东南、西南、北这样的顺序，最后回归正中。③要注意腰部扭转带动四肢密切配合，腰部旋转要求力度幅度适中，轻松而缓慢，柔韧连贯，做好进、退、转、作揖，四个节奏中的下肢髋、膝、踝、足及上肢肩、肘、腕、指等关节的柔韧健运，巧妙地健运脊柱，灵活地活络关节。

（八）温肾养精

同减肥健美回春功第八势。

（九）顺息养气

同减肥健美回春功第九势。

（十）引气归元

同减肥健美回春功第十势。

三、生精补肾回春功的社会意义和科学依据

(一) 生精补肾回春功的社会意义

文明的发展,社会的进步,归功于生命的延续。当人们为了生活和生存不断奋斗,且优生优育的同时,也注意到困扰人们的另一个问题,即性功能障碍和不孕不育症。根据国外资料,性功能障碍和不孕不育占 10%～20%,最高的国家竟达 30%左右,最低也有 10%～15%。我国也不例外,过去长期受到封建意识的影响,"谈性色变",男性更是讳疾忌医,认为这有损男性雄风及尊严;中华人民共和国成立后,特别是改革开放后,医学模式从单纯生物医学模式向生物—心理—社会医学模式转变,健康的概念也从身体不虚弱、不生病,扩大为生理上、心理上的完好状态,因而性理念也从封闭的单纯的生殖、生理性行为,扩大到心理性行为,并与个人健康、家庭和睦及生命质量相联系。

性功能障碍和不孕不育症,不仅给夫妻双方带来沉重的打击和精神负担,还会因此破坏原本幸福美满的家庭,因此研究本课题对保障人民健康,稳定家庭秩序,维护社会团结安定,有着特别重要的意义。而治疗不孕不育症,目前大多数医生均以药物治疗为主,只能取得短期的效果,因为药物治疗忽视了患者自身身心自我调节的重要性。通过主动性身心自我调节,通过自己调摄心理,特定的调身,挖掘人的潜力,祛除病因,只要坚持,将能去除病根(器质性疾病除外),重获健康。为此我们介绍一种动静相间的以静功为主的"四线放松吐纳炼丹功",以动功为辅的"生精补肾回春功",以静功为主调节大脑皮层兴奋与抑制的失衡,完善元神与识神的辩证统一关系,调整心因性的失衡,同时又以动功特定的姿势,妙炼下丹,提高性激素,提高精子质量,改善勃起功能,延长射精时间,提高性功能,提高性兴趣,从而青春常驻。这也是介绍本功法的目的,希望天下人都能性福美满、家庭和睦。

(二) 生精补肾回春功的科学依据

1. 本人的研究结论

本人与瑞金医院高血压研究所王崇行、徐定海合作,对 27 例证实有肾虚原发性高血压 2 期男性患者,采用学练回春功,早晚各一次,每次半小时,坚持一年,进行内分泌测定(自身对照),结果发现:练功一年后自身对照尿中睾丸酮(T)值明显升高,$P<0.05$,而雌二醇(E2)则明显低于练功前,$P<0.05$,而 E2/T 比值练功一年前后自身对照有明显下降,$P<0.01$,有非常显著差异。

2. 山东靖玉仲先生的研究结论

由山东靖玉仲等在《回春功对男性老年前期及老年人 FSH,LH,E2,T 四项激

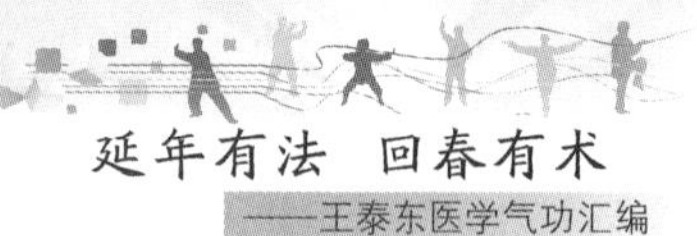

素水平的影响》一文中提及，受试对象随机分为练功组（$n=46$），平均年龄 63.46 岁，其中合并冠心病 24 例，高血压 12 例，糖尿病 12 例；对照组（$n=20$），平均年龄 62 岁，其中合并冠心病 6 例，高血压病收缩压≥17.3 kPa 6 例，舒张压≥12 kPa 6 例，糖尿病 1 例。分别练功后两组对比，及练功组自身对比。其结果如下：

（1）FSH 一年后两组均有下降，但 $P>0.05$；练功组自身对照有明显下降，$P<0.05$。

（2）LH 一年后练功组有明显下降，对照组无变化，练功组自身对照，明显下降，$P<0.001$。对照组未明显变化。

（3）T 浓度，一年后两组间比较差异显著，$P<0.05$。练功组自身对照，明显升高，有显著差异，$P<0.001$。

（4）E2 浓度，练功一年后练功有明显降低，组间比较差异显著，$P<0.01$，对照组也有下降，但差异不显著，$P>0.05$。

（5）E2/T 比值一年后，功后组间差异显著，$P<0.001$，练功组自身对照亦有明显降低，$P<0.001$。对照组无明显差别。

（6）肾虚，心虚证的改善，练功组按中医辨证，有 88.4%有肾虚证，68.2%有心虚证，经过一年练功后分别下降至 60%及 42.1%，两者差异显著，$P<0.05$。而对照组无明显改变，$P>0.05$。

上述结果提示，回春功确实有生精、补肾、提高性功能的作用，肾虚及心虚症状有明显改变，T 值增高，E2 值下降，提示提高男子性激素水平，使之向年轻化转变，改善阳痿、早泄、勃起无力等症状。而垂体分泌的 FSH、LH 都与相应的靶腺激素有着相应反馈的抑制作用，随着靶激素水平的降低，垂体分泌的促激素水平相应发生了代偿性改变，本文测得 T 值增高，E2 下降，相应 LH、FSH 下降，显示良好整体调节作用，显示回春功之功效特点，良好的生精补肾作用，从调整、平衡、稳定内分泌系统功能，特别是垂体—性腺轴的功能这一重要环节，推迟了老化之进程，延缓衰老，延长生命。

生精补肾回春功

第二节　三环坐功

一、三环坐功的简介

三环坐功是回春功中九套功法之一，由沈新炎老师传授，包含意念青春、起势导引、前后环、左右环、上下环、身息导引、引气归元等步聚。

二、三环坐功的内容

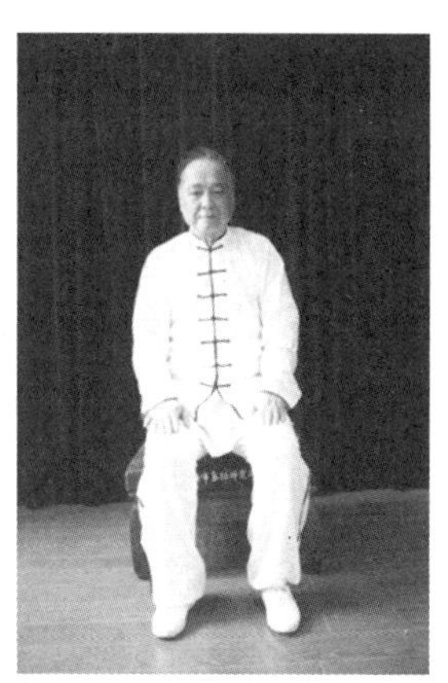
图 2-2-1

(一) 意念青春,面含微笑

意念内容同站功,但采取坐势即取与髋关节呈直角的凳子端坐前 1/3,两手轻轻放在二腿之上,要求头正、身直、足平。(见图 2-2-1)

(二) 导气令和

采取坐位,操作要领与作用同站功。(见图 2-2-2~8)

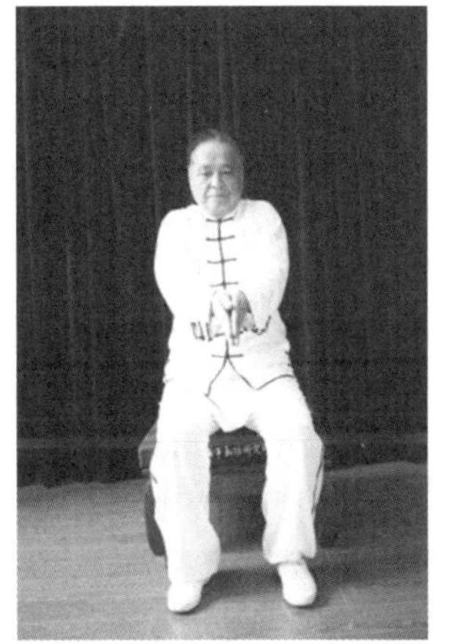
图 2-2-2

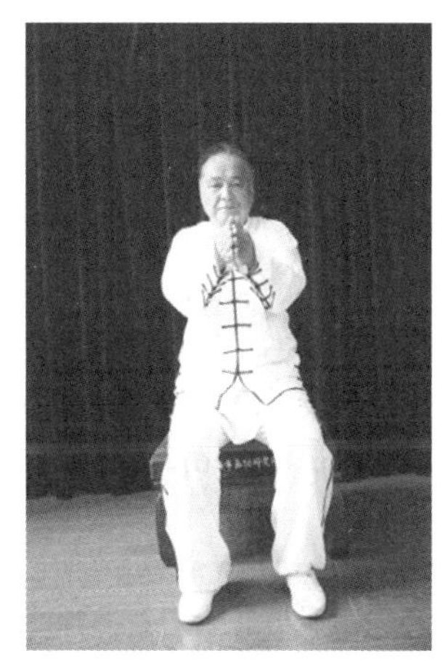
图 2-2-3

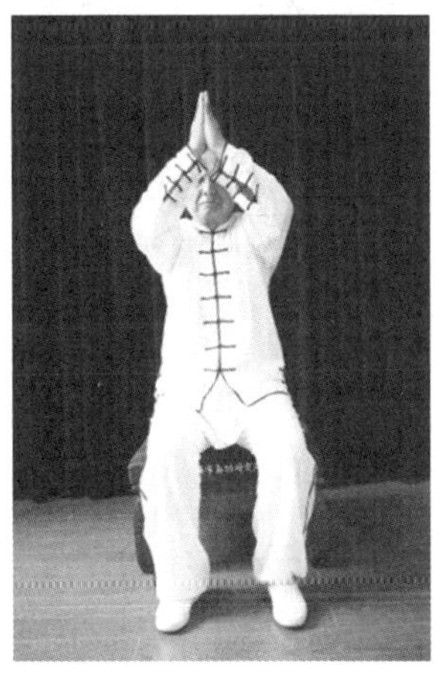
图 2-2-4

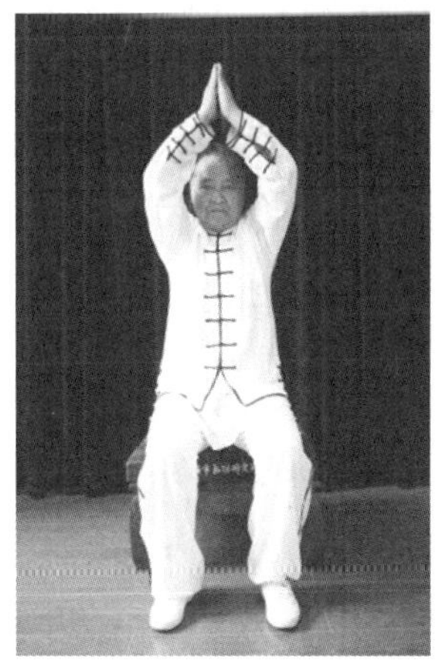
图 2-2-5

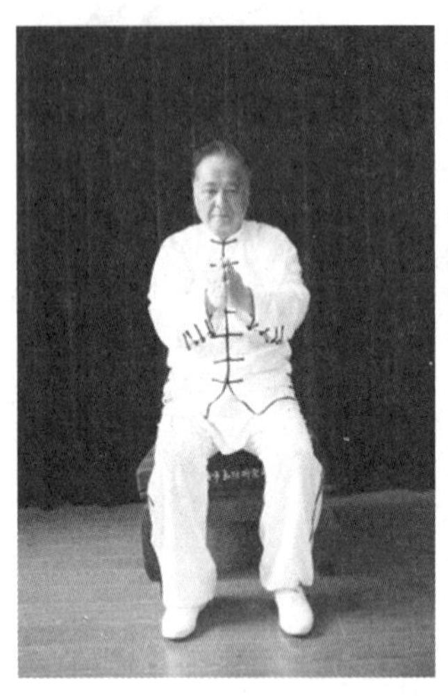
图 2-2-6

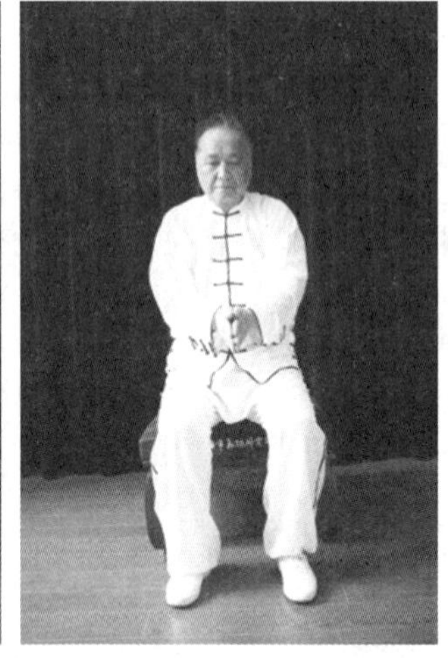
图 2-2-7

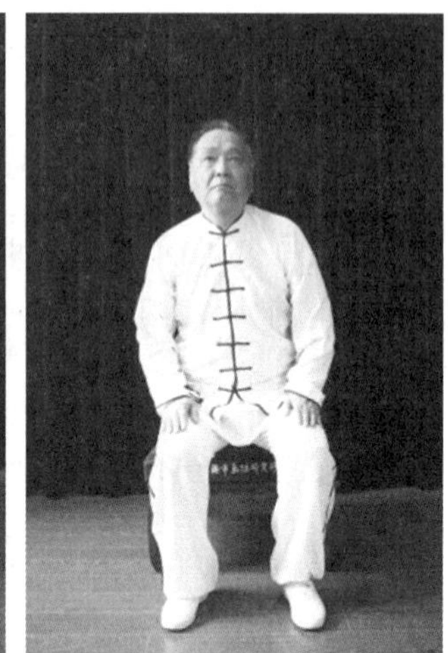
图 2-2-8

(三) 前后环

操作在自然坐位基础上，以腰为轴心，以头为导引，前后方向做大弧圆运动。

调身： 先由前环开始，由前向后划圈，两腿分开 8 次，并拢 8 次，然后虚静 3 次，自然呼吸，然后再作后环，由后向前划圈，两腿分开 8 次，并拢 8 次，虚静 3 次。(见图 2-2-9～16)

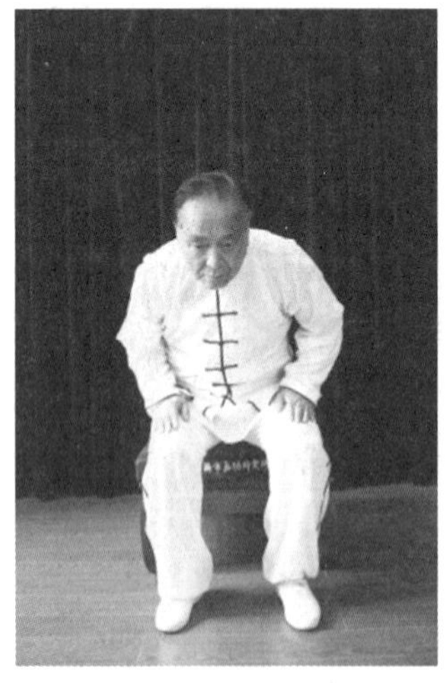
图 2-2-9

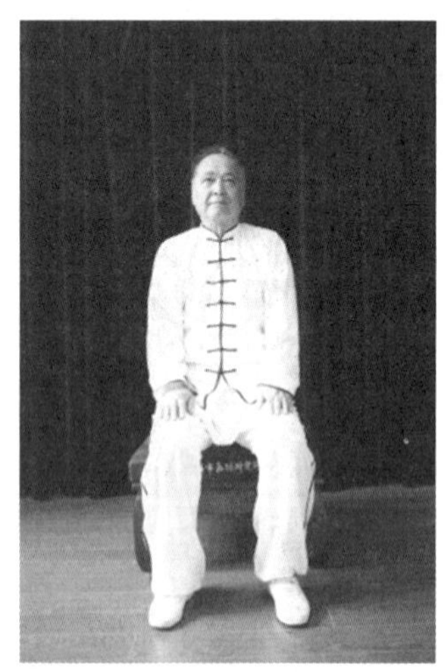
图 2-2-10

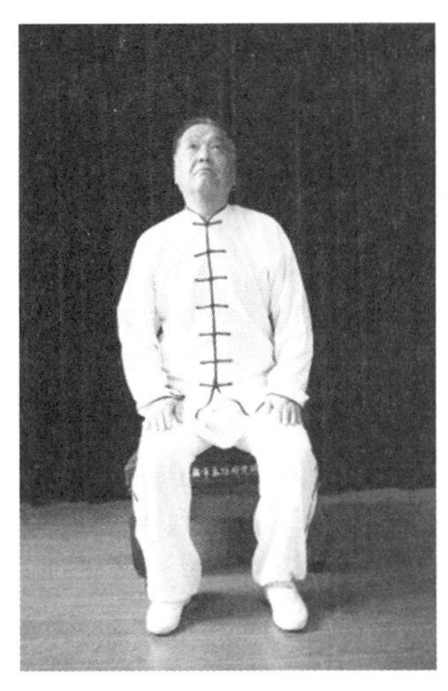
图 2-2-11

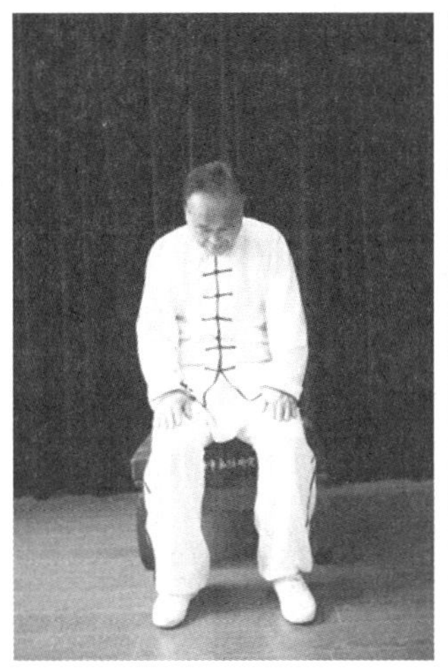
图 2-2-12

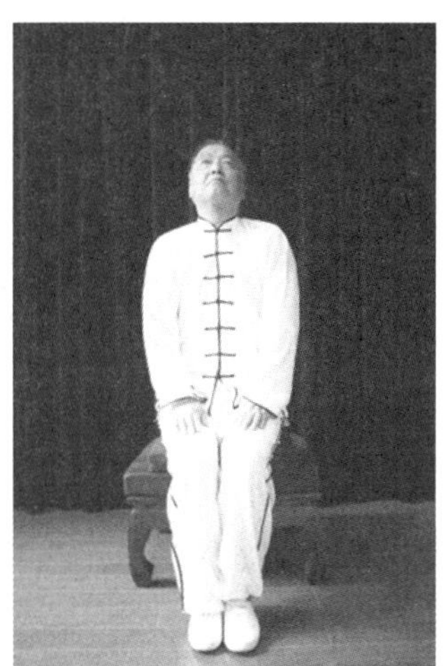
图 2-2-13

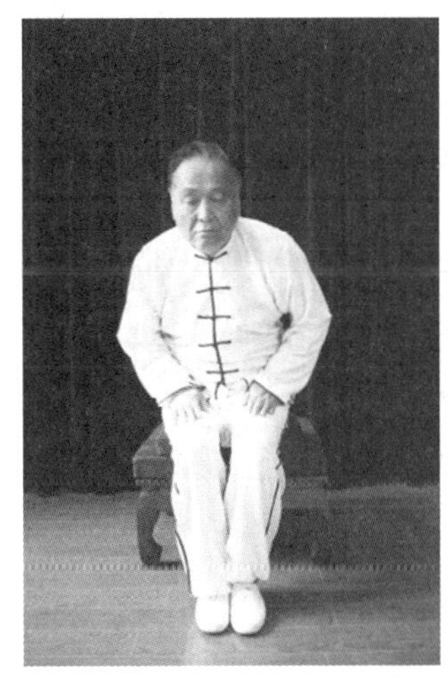
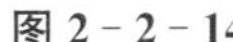
图 2-2-14

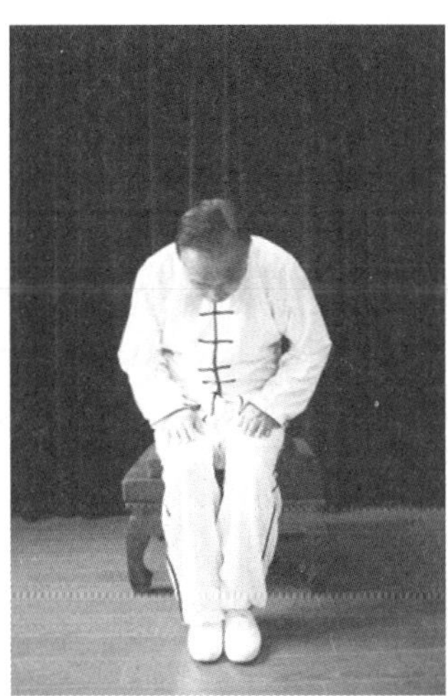
图 2-2-15

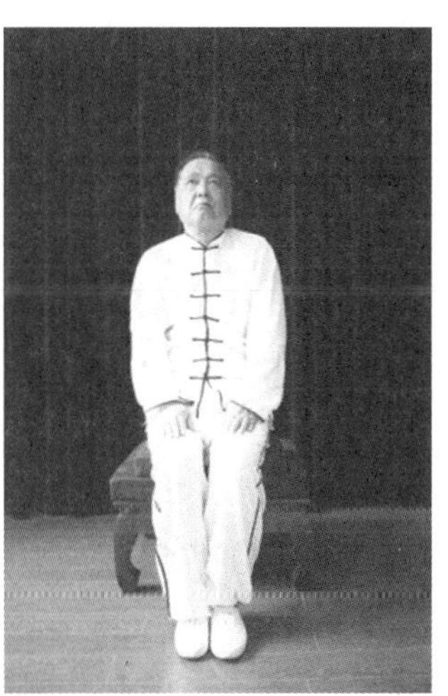
图 2-2-16

调息： 向上向前时缩腹提肛、吸气(逆腹式呼吸)，向下向后时，呼气全身放松。

调心： 在意念青春基础上，前环意念起点由会阴→命门→穿脐→会阴，后环意念起点由脐→穿命门→会阴→脐，循环不息。

要领： ①划圈要放松，圆要尽量圆满，注意命门开合，并使外肾有舒适牵引感。②意念运用时意识不要太浓，避免浊气向上涌，造成头部不舒服感，并把意念青春、面含微笑贯穿于整个过程中。

机理： 治肾虚火旺、督脉不振所引起诸症如心跳、少眠、梦遗、脊柱病、糖尿病等，对减肥美容、性功能障碍、前列腺肥大可作为治疗主功。

（四）左右环

以腰为轴心，以头为导引、沿带脉作左右循环之划圆。

调身： 左环从左(后)向右前以水平方向旋转，两腿分开 8 次，并拢 8 次，然后虚静 3 次，自然呼吸，然后再作右环、从右(后)向左同样以水平方向旋转，两腿分开 8 次，并拢 8 次，虚静 3 次。(见图 2-2-17～24)

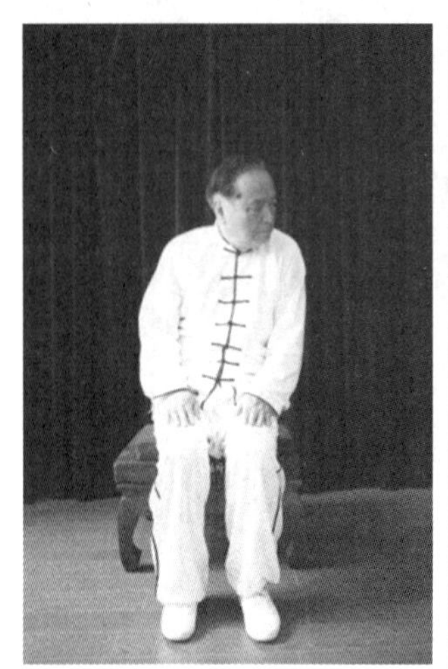
图 2-2-17

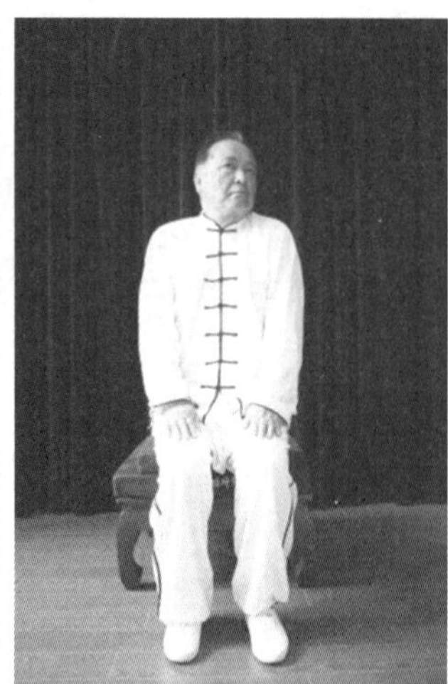
图 2-2-18

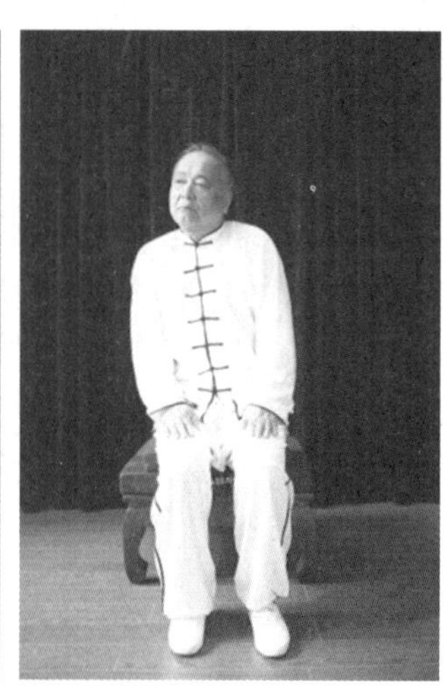
图 2-2-19

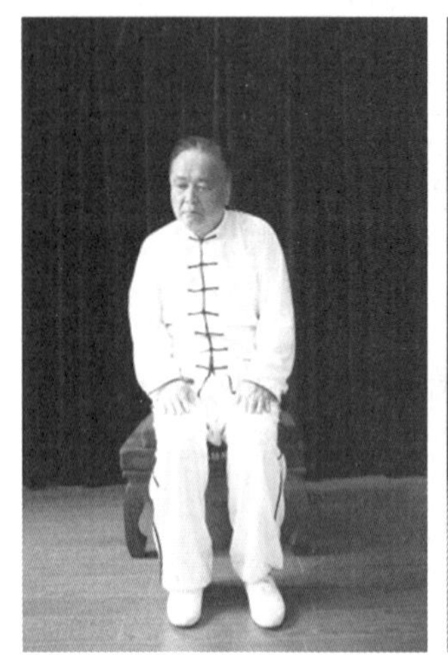
图 2-2-20

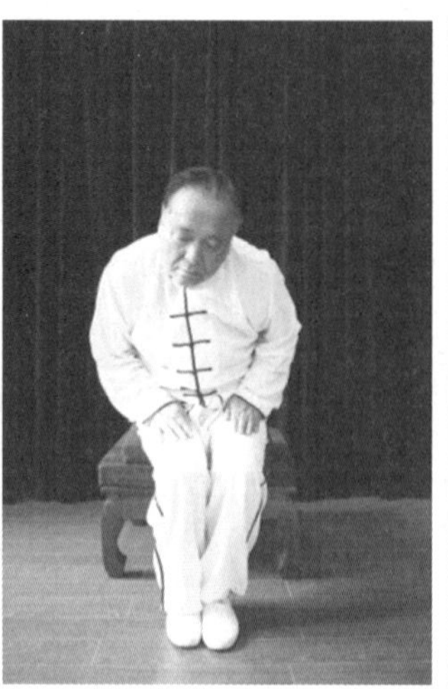
图 2-2-21

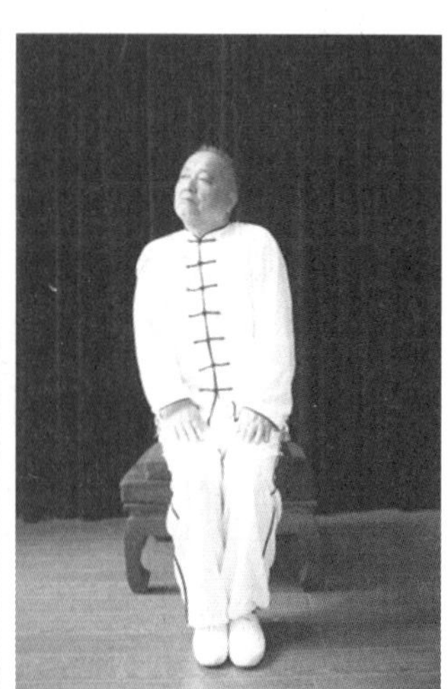
图 2-2-22

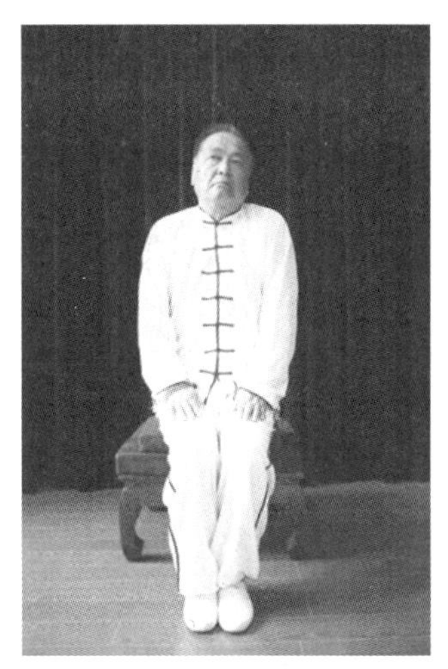
图 2-2-23

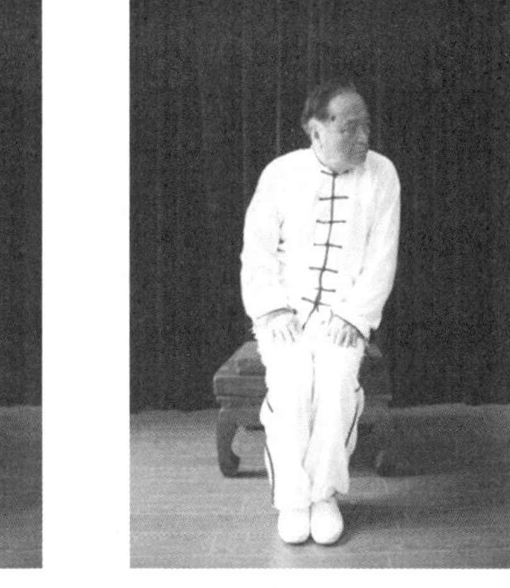
图 2-2-24

调息: 向前半圈时为呼气,向后半圈时为吸气(缩腹提肛、逆腹式呼吸)。

调心: 起点左环由脐→左天枢→大横→志室→肾俞→命门→右肾俞→志室→大横→天枢→脐,循环不息。右环则反之。

要领: ①在沿带脉作旋转运动时,要求放松,划圆要圆,旋转时要求腰与下颌呈相反方向,即下颌向左腰向右凸。②练功中务必全身放松,充分启动带脉,想象命门火旺,并为中介,使两肾阴阳之气,不断贯通,更好地疏通经络。

机理: 本势通过活跃左右两肾,使两者交融,达到阴平阳秘,精神乃治的目的,并积极疏理带脉,振奋督脉,使全身经络运行正常有序,治疗有肾亏见症的糖尿病、肥胖、性功能减退及腰膝酸软、赤白带下、月经不调等。

(五) 上下环

操作以腰为轴心,以头为导引,上下方向划圆。

调身: 上环先从左上→中→右下→中→左上(逆时针方向)循环不息,两腿分开 8 次,并拢 8 次,虚静 3 次。下环则以反方向(顺时针方向),两腿分开 8 次,并拢 8 次,虚静 3 次。(见图 2-2-25~32)

调息: 向上为吸,缩腹提会阴,向下为呼,全身放松。

调心: 上环起点由大横→中脘→大横→曲骨→大横循环不息,下环反之。

要领: 划圆要圆,注意左右两侧方向,不要前俯后仰,腰背要放松、上升过程中至中线时要保持鼻对脐,虚领顶颈。

机理: 本功法主要协调脏腑功能,增强脾胃运化,振奋督脉,故对胃功能不良、便秘、泄泻、颈肩腰痛、脊柱病、糖尿病，均有良效，是减肥及治性功能障碍的主功。

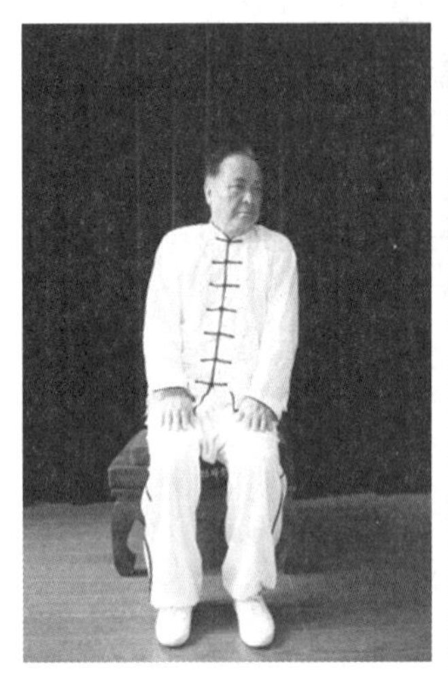
图 2－2－25

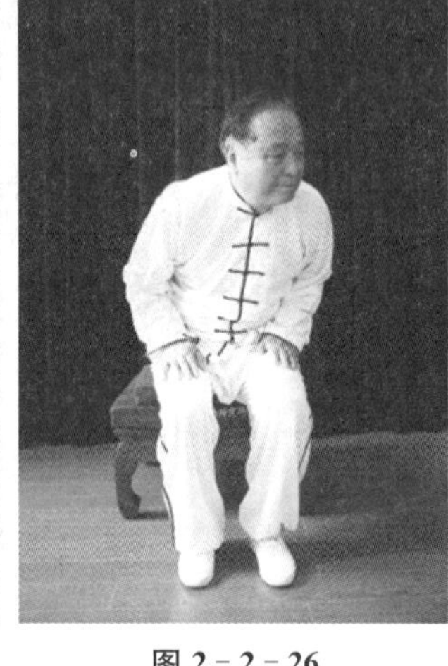
图 2－2－26

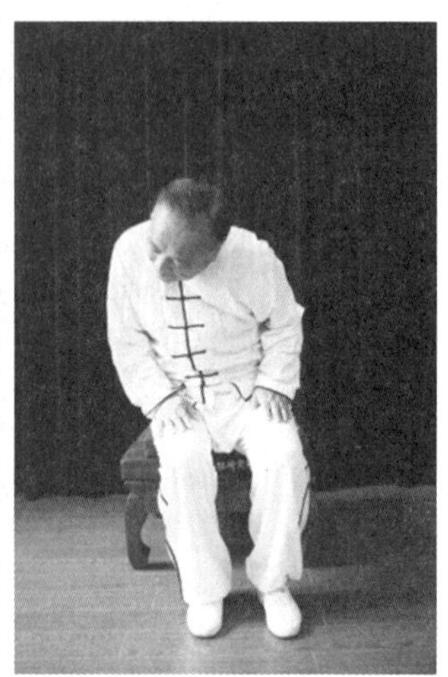
图 2－2－27

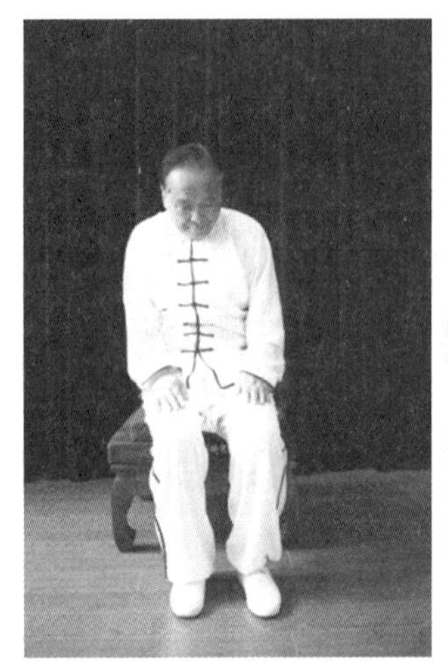
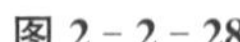
图 2－2－28

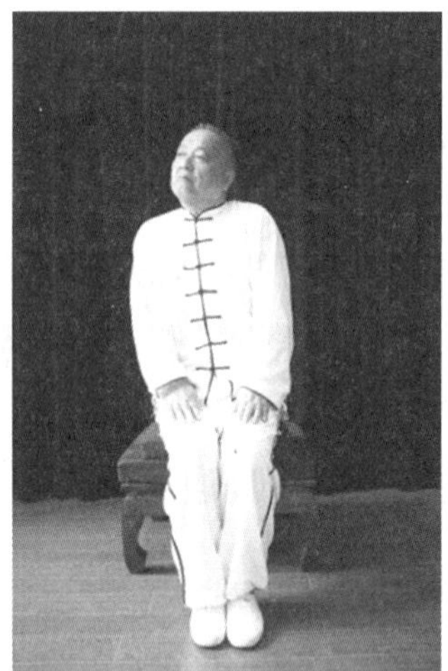
图 2－2－29

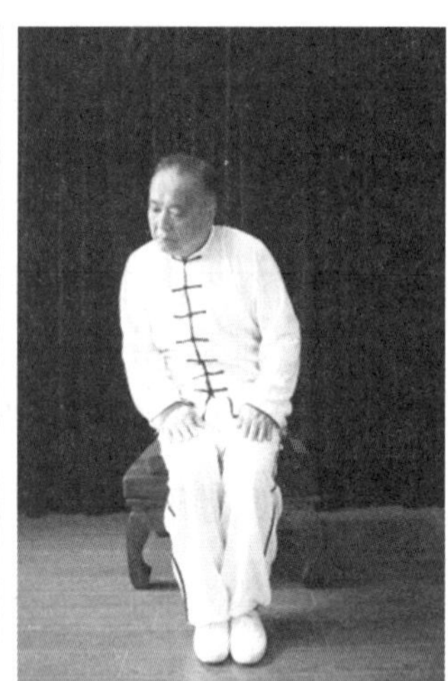
图 2－2－30

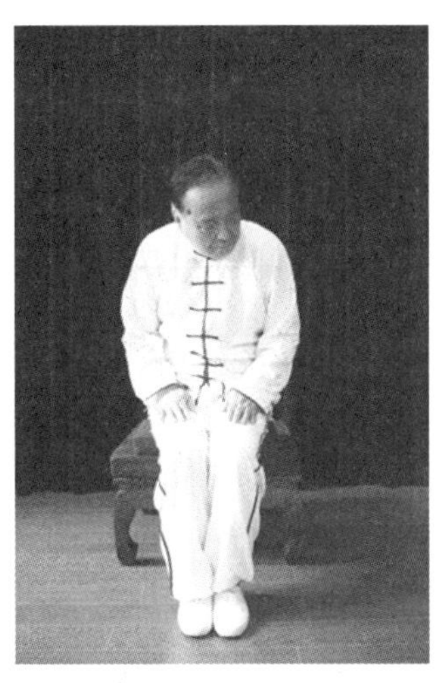
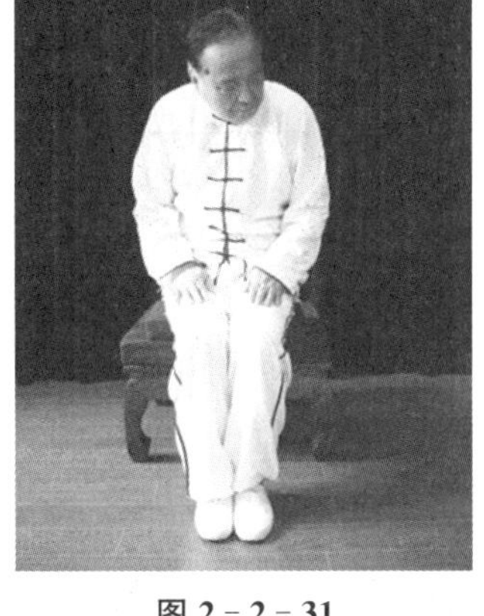

图 2-2-31　　图 2-2-32

(六) 收势及引气归元

1. 收势

双手在裆前合十指尖向下、上行至膻中穴时吸气耸肩、缩颈然后指尖转向上，如拇指对天突，呼气并沉肩伸颈，合十，两手上举过顶，深吸气，接着合掌下行，呼气沿任脉而下，指尖由膻中穴开始转向下方于此曲骨穴前分开，两手掌缓缓移至体侧。（见图 2-2-33～35）

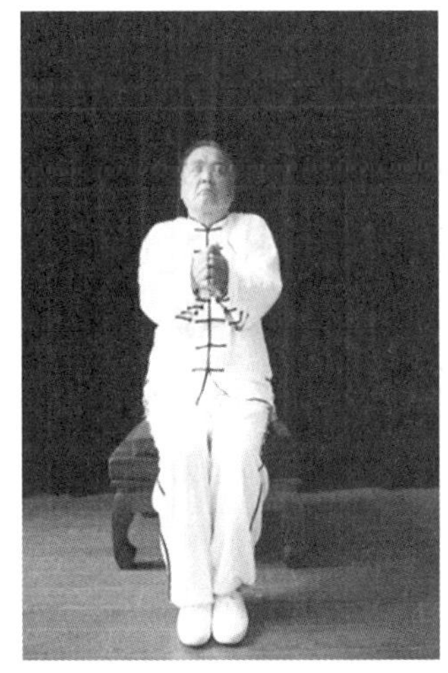

图 2-2-33

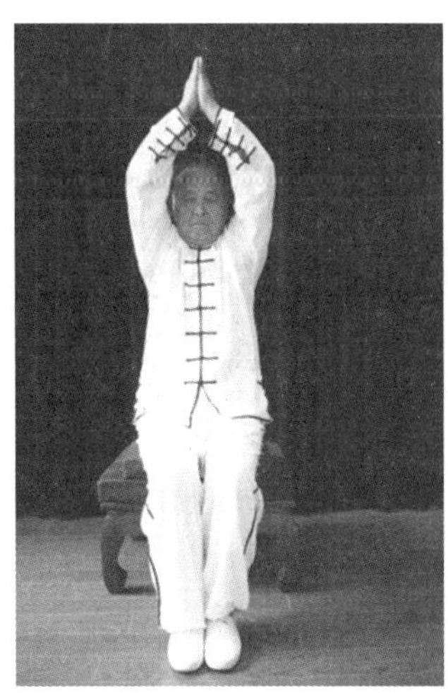

图 2-2-34

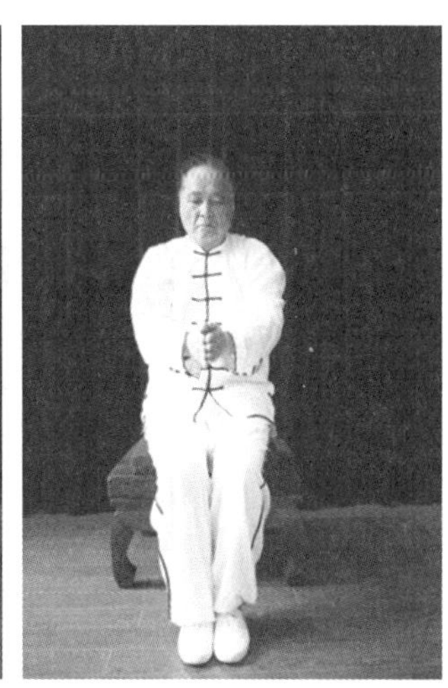

图 2-2-35

2. 引气归元

双手以子午扣手形，放在关元穴前，左手掌在里，右手掌在外，意念引至丹田，自然呼吸，全身放松，有练功结束时的欣快感，即由动到静的转换过程，静养数分钟。（见图 2－2－36～37）

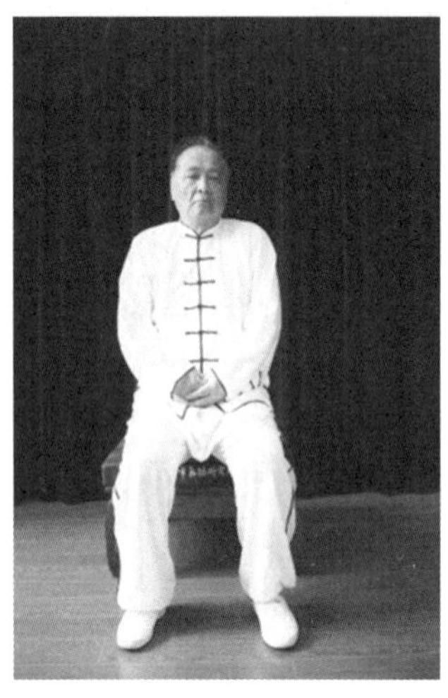

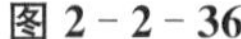

图 2－2－36

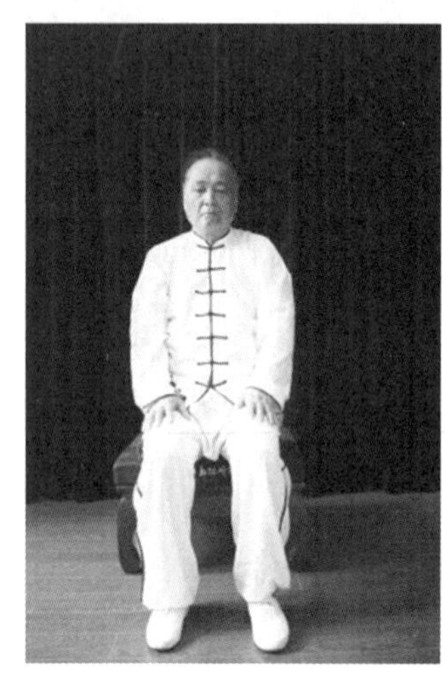

图 2－2－37

总之，三环坐功是以腰为轴心，以头为导引，脊柱向三个方向划圆作整体弧圆形运动，它能振奋督脉，生精补肾，还精补脑，调顺带脉，使心肾交泰，五行生化，治脊柱病、内分泌失调、心脑病变产生之诸症，并作为健美减肥及性功能障碍治疗之主功。

三环坐功

第三节 中老年妇女回春术

一、中老年妇女回春术简介

女子性腺分泌的主要器官是卵巢，具有产生卵子和分泌雌激素的功能。进入中年后，卵巢功能也随着年龄增长而减退，雌激素水平逐年下降；进入更年期，卵巢开始萎缩，雌激素分泌更趋减少，使整个下丘脑-垂体-性腺轴内分泌平衡机制开始紊乱，如提前出现性欲减退，阴道肌肉松弛、黏膜变薄、分泌物减少，乳腺萎缩，这就是卵巢功能衰退的提前出现，引起早衰。

回春功可以提高性激素水平，在男性，山东中医学院靖玉仲教授等测定血中性激素睾酮增高、雌二醇水平下降；在上海我与瑞金医院合作，通过检测尿液中的睾酮、雌二醇并计算其比例，也证实上述结果。本人在长期教授回春功过程中，中老年女性学员大多诉述有提高性欲的作用。

这是由于通过回春功的锻炼，提高了雌激素水平，从而延长卵巢的寿命，这有助于维持多个性器官(乳房、外阴、阴道、子宫)和其他有关组织的生理功能。如能坚持学练回春功，青年女性可保持青春活力，且有健美、美容、减肥的功效；中年妇女坚持锻炼，可预防更年期的提前到来，以及预防及治疗卵巢功能早期衰退；老年妇女坚持练习，可以强身健体，防治老年生殖器疾病，以及防治由于雌激素下降引起的冠心病、高血压及动脉硬化、骨质疏松等疾病，使老年生活更健康、更美好。

二、中老年妇女回春术内容

主要内容包括以下 3 部分：①静功，四线放松、吐纳炼丹功。②生精补肾回春功（如伴有小叶增生症，加乳房还原功见后文专门介绍）。③坐功，三环回春坐功。

第三章　运动系统疾病自主健康功法

第一节　颈椎回春术

一、功法简介

(一) 按颈椎生理活动及解剖位置而设置

我们说,颈椎共有 7 个,除第一、二椎即寰椎及枢椎,解剖结构特殊而且中间没有椎间盘外,其他 6 个均有椎间盘作为外力缓冲地带,而颈椎活动上(1—2)、中(3—4)、下(5—7),即抬头向两侧活动为上颈段,中间左右旋转为中颈段,低头向两侧活动为下颈段,垂直抬头到低头为上中下均有活动。故采用“采”字正反操符合上述要求。

(二) 按常见发病部位而设置

颈椎病最常见的病变是椎间盘,小关节脱位,椎间孔及横突孔狭窄所造成的压迫症状,因此采用三线点揉法,中线针对椎间盘,风池线针对小关节,乳突线针对横突。

(三) 既活动关节又关注肌肉活动

如大“采”字以活动关节为主,小“采”字以活动肌肉为主。

(四) 适应度宽,男女老少皆宜

动作小,在柔、慢、圆、均、松、静前提下自然地配合三调,做到三调合一、融会贯通。

(五) 动作简单易学,见效快

(六) 脊髓型颈椎病,禁练;颈动脉型颈椎病慎用

二、功法内容

（一）预备势

同减肥健美回春功第一势。

（二）六合求中

同减肥健美回春功第二势。

（三）大小“采”字回春

第一笔 第二笔 第三笔 第四笔 第五笔 第六笔 第七笔 第八笔

大“采”字回春。

心静，头正，身直，足平，目平视。

调身：

（1）自然站立，两手叉腰。

（2）第一节撇转，相当于“采”字的第一笔。头尽量向右上方抬，下颌对右耳尖，然后再向左下方撇。

（3）第二节点钩相当于“采”字的第三笔。头向上抬，微向左转，然后低头斜向中央，再微抬头呈钩状。

（4）第三节点头，相当于“采”字的第四笔。头向右转过中线，头向上抬微向右转，然后低头，斜向中央撇回中线。（见图 3－1－1～4）

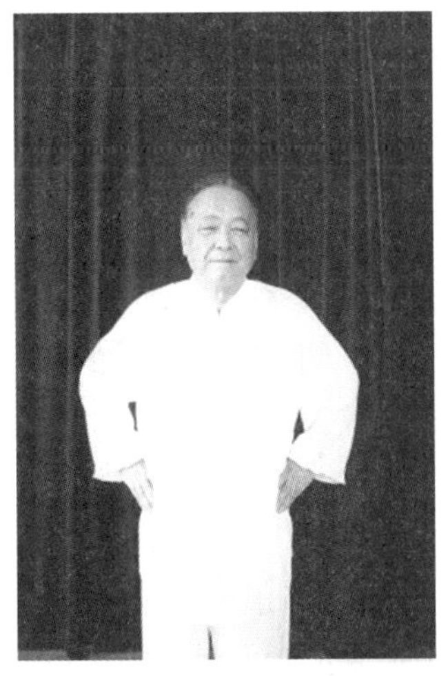

图 3－1－1

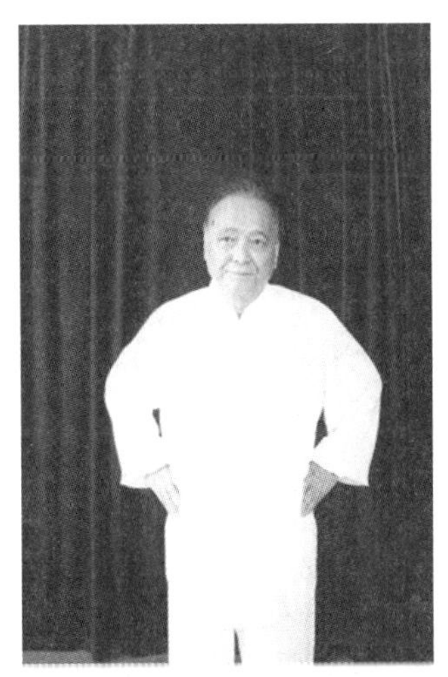

图 3－1－2

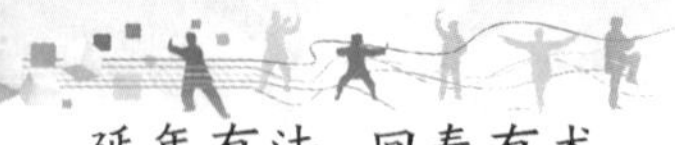

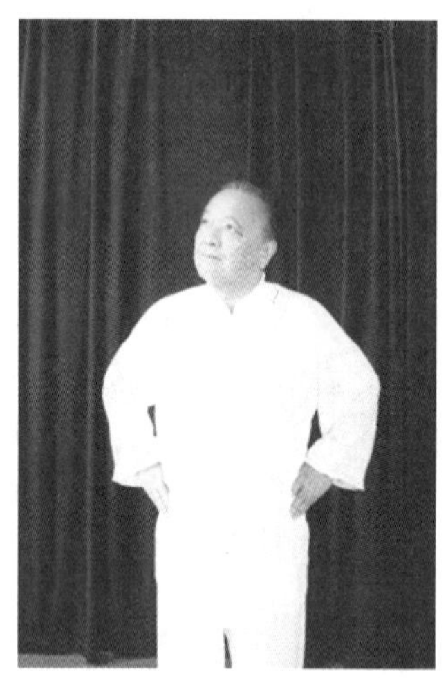
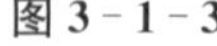
图 3-1-3

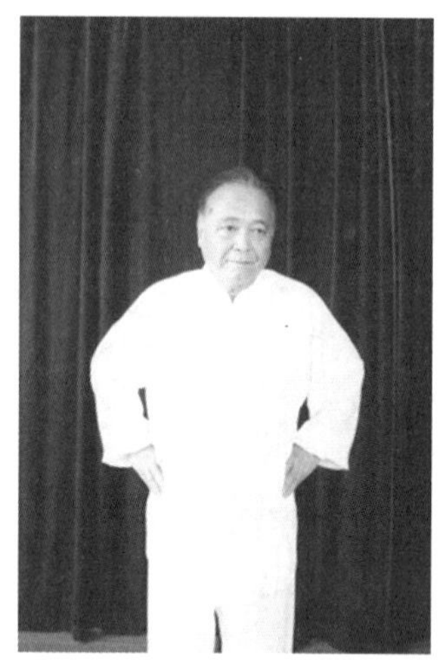
图 3-1-4

(5) 第四节划横相当于“采”字的第五笔。平向，先头向左转，下颌尽量靠左肩，然后再慢慢回复至中间。

(6) 第五节划竖相当于“采”字的第六笔。抬头，尽量向上牵拉脖子，使颈后肌群尽量放松，随后再慢慢低头，低头时下颌尽量向胸部靠近，再徐徐复原，回复至中间位。

(7) 第六节划撇相当于“采”字的第七笔。低头向左外下方作撇方向，使下颌尽量靠近左肩，用力使对侧斜方肌拉紧，然后再徐徐抬头向中央复原。

(8) 第七节划捺相当于“采”字的第八笔。低头向右外下方做捺方向，使下颌尽量靠近右肩，用力，然后徐徐抬头向中央复原。(见图 3-1-5～8)

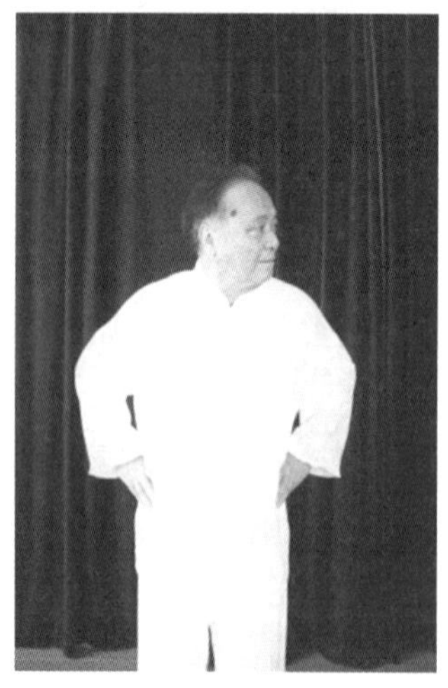
图 3-1-5

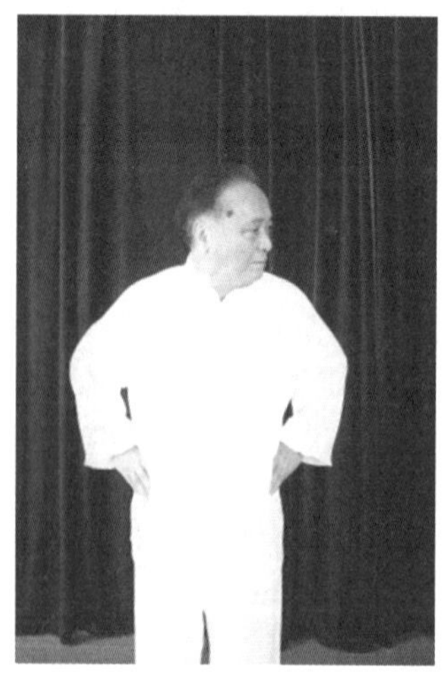
图 3-1-6

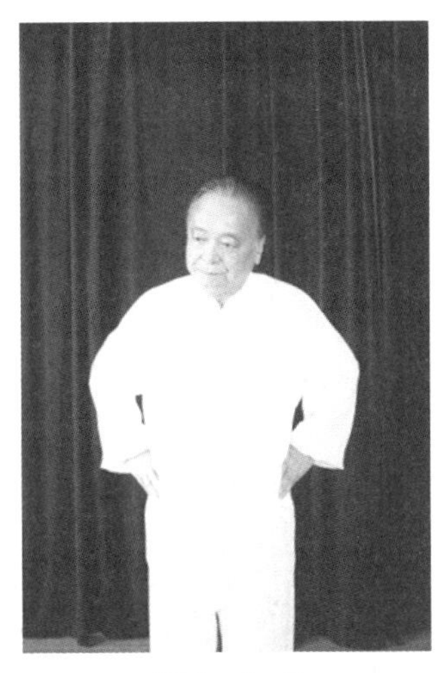
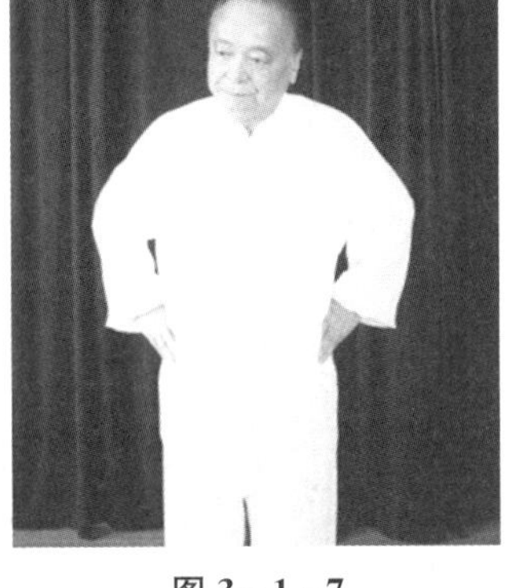

图 3－1－7

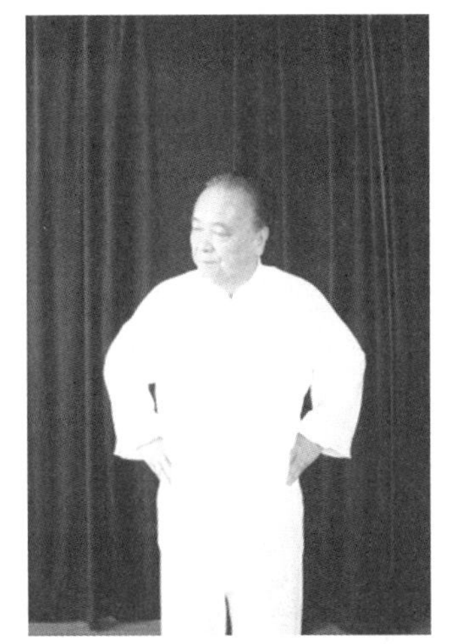

图 3－1－8

(9) 松颈：回复中位，虚领顶颈，意念颈部放松，闭目养神 30 s，重复 6 次，再以虚领顶劲，下颌微收的状态下，进行小“采”字回春 6 次。小“采”字回春，动作同大“采”字，但动作幅度较小。(见图 3－1－9)

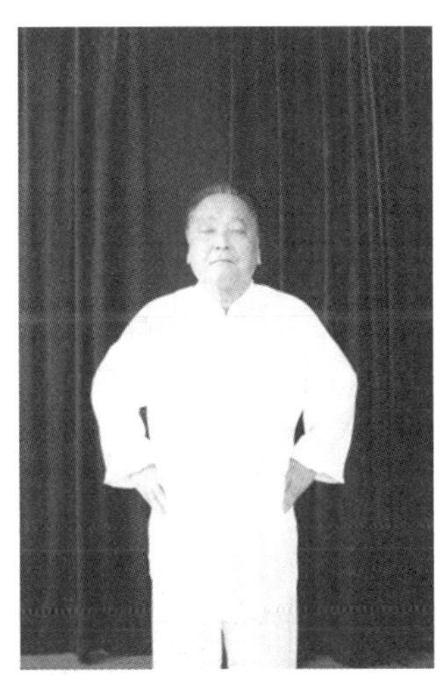

图 3－1－9

调息： 初期可自然呼吸，鼻吸口呼，熟练后可采用逆腹式呼吸。

调心： 在松静基础上，意念愉悦地似鸡啄米，上、下、左、右，自由啄米。

要领： ①动作要慢、连、柔，到位，避免快、断、重。②要循序渐进，次数由少到多，避免急于求成或过度操作。③运动量及活动幅度大小应按人按病而定。④采字回春操是按上、中、下颈椎活动而设计的。上颈段：采字中丿丶丿，中颈段一，上中下三段，同时活动丨，下颈段丿乀，因此采字回春，符合上中下颈段活动范围，在呼气时配合逆腹式呼吸，也可配合手指书写动作，达到书法家意气形的境界。⑤大“采”字回春，主要活动颈椎关节；小“采”字回春，通过虚领顶颈，下颌内收，活动颈部肌肉。

注意点： ①急性期或慢性期急性发作时不宜进行。②如练习过程中，感到疼痛时要适当减量，如越练越痛应停练，说明“采”字法对你不合适。③有颈动脉型颈椎病及脊髓型者颈椎病不适宜练“采”字操。

(四) 抱头回春

自然站立：头正，身直，足平，两手抱后头，两手指相交叉。

调身：

(1) 自然站立，两手抱后头，以枕骨为中心，静立 30 秒。(见图 3-1-10)

(2) 前低头，两手抱头，两肘外展，头正，吸气，然后低头，下颌尽量向胸部靠，两肘相合，尽量靠近两耳，呼气 8 次，共 2 遍。(见图 3-1-11～13)

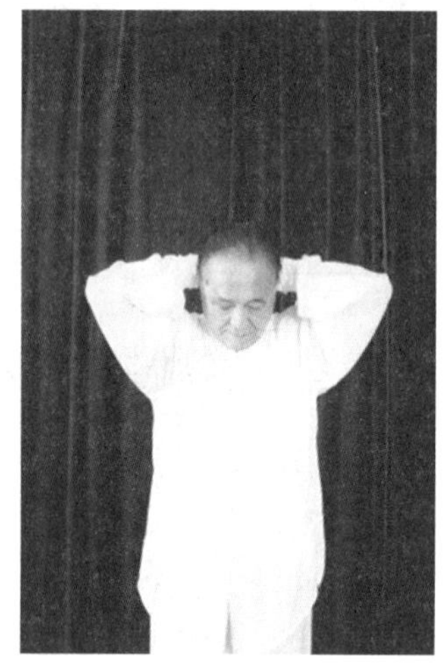

图 3-1-10

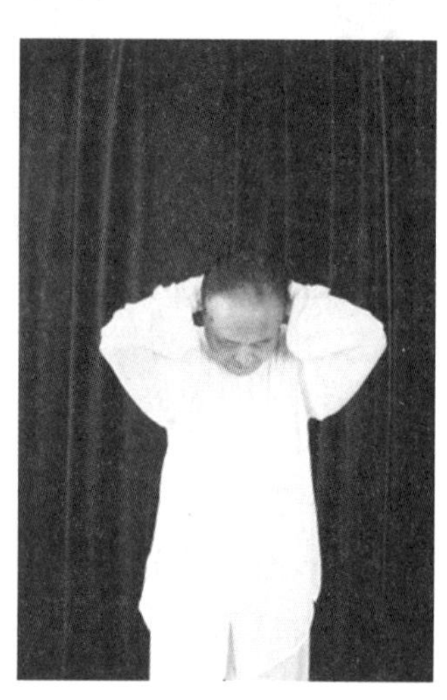

图 3-1-11

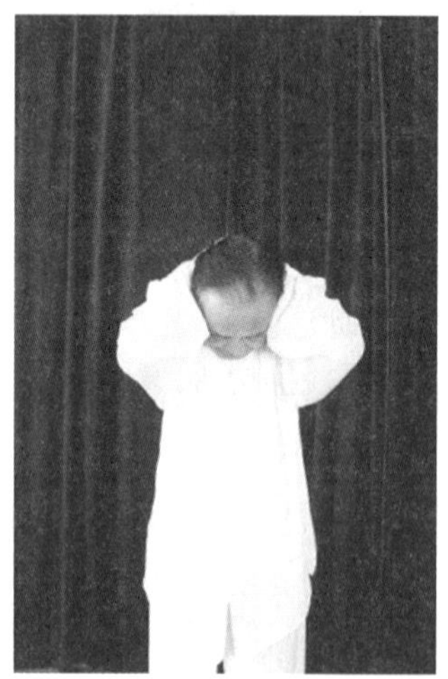

图 3-1-12

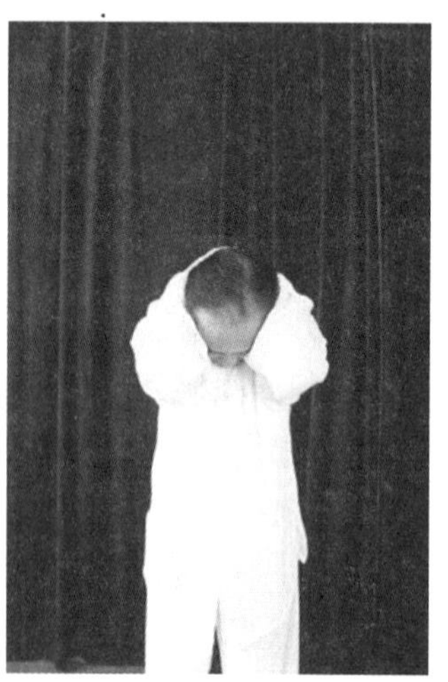

图 3-1-13

(3) 左低头：腰向左转，两足不动，大致在 45°，动作同前低头，8 次，共 2 遍。(见图 3-1-14～16)

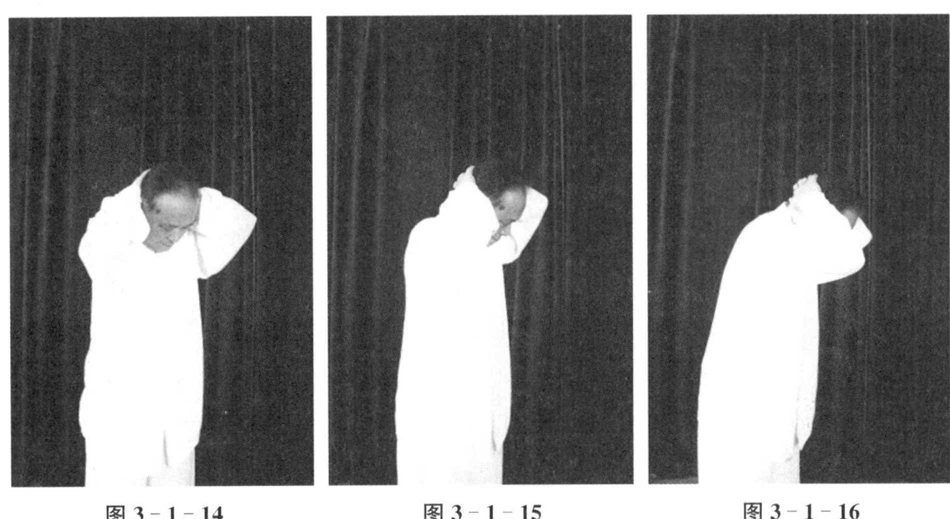

图 3-1-14　　图 3-1-15　　图 3-1-16

(4) 右低头：腰向右转，两足不动，大致在 45°，动作同前低头，8 次，2 遍。(见图 3-1-17～19)

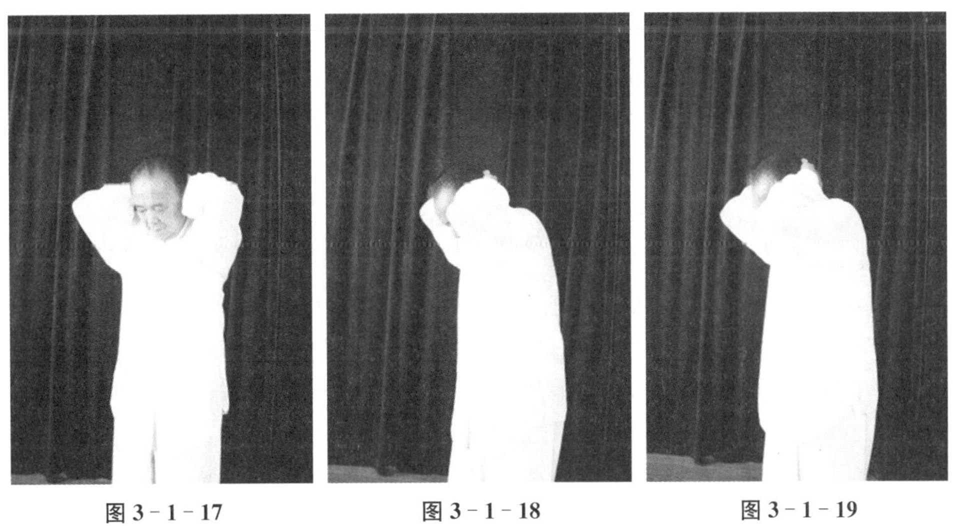

图 3-1-17　　图 3-1-18　　图 3-1-19

(5) 后抬头：自然站立，两手抱后头，以枕骨为中心，两肘外展，头向上抬，吸气，看天，然后回中，下颌尽量向胸部靠，两肘相合呼气，8 次，2 遍。(见图 3-1-20～22)

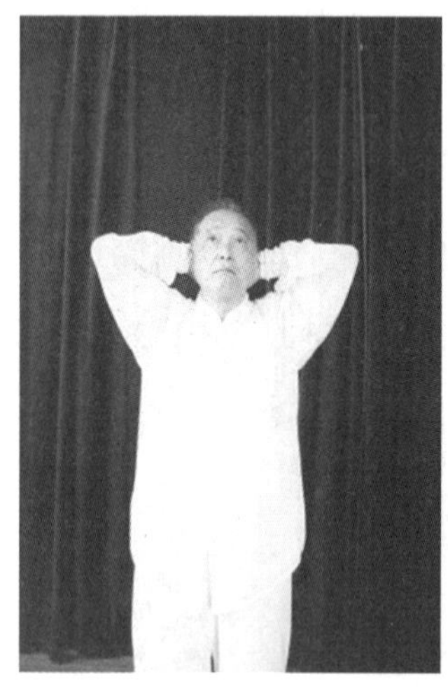
图 3-1-20

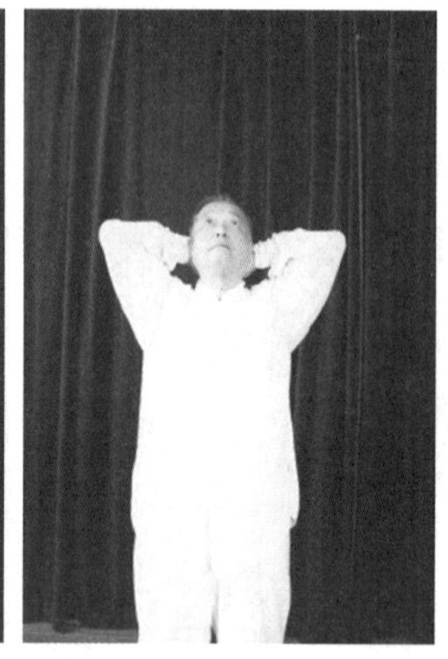
图 3-1-21

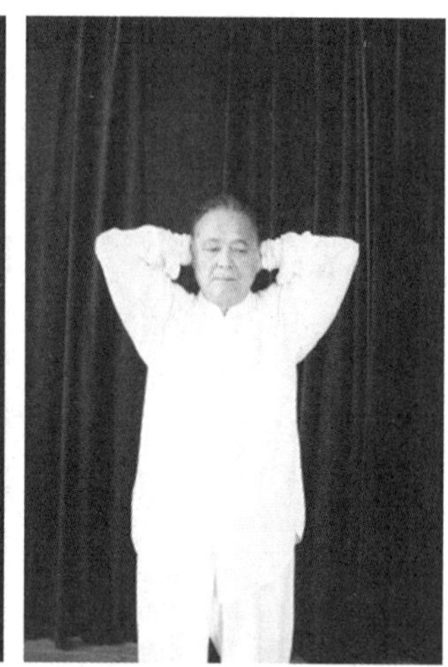
图 3-1-22

调息：抬头吸，低头呼，初为自然呼吸，后改逆腹式呼吸。

调心：在松静基础上，意念展翅上下自由飞翔。

要领：①在两手抱头外展与内收时要求慢，柔，松，合即外展至末点时尽量外展，吸气并配合缩腹提肛，全身尽量外展，在两肘内收时，尽量靠近二耳，并在低头呼气末端时，下颌尽量靠胸，全身向内收拢。②做左低头，右低头时，只转腰 45°而二足尖仍向前不动。③抱头时，在运转过程中放松，到点时要紧。

注意点：①有颈动脉型、脊髓型颈椎病禁练。②急性期及有头痛头晕时禁练。

（五）伸拔回春

头正，身直，足平，自然站立式。

1. 双手托天拔颈椎

调身：先心平气和，调息三次，两腿分开，与肩同宽，然后双手指在小腹前交叉，掌心向上，徐徐上举，吸气至膻中穴处翻掌，呼气掌心向上，徐徐向上伸直，两上臂贴耳，掌背外劳宫穴对百会，提足跟，吸气然后翻掌，呼气掌心向下双手分开，慢慢沿中线下落至脐，然后回复原位，双手回于体侧。虚静呼吸一次。（见图 3-1-23～26）

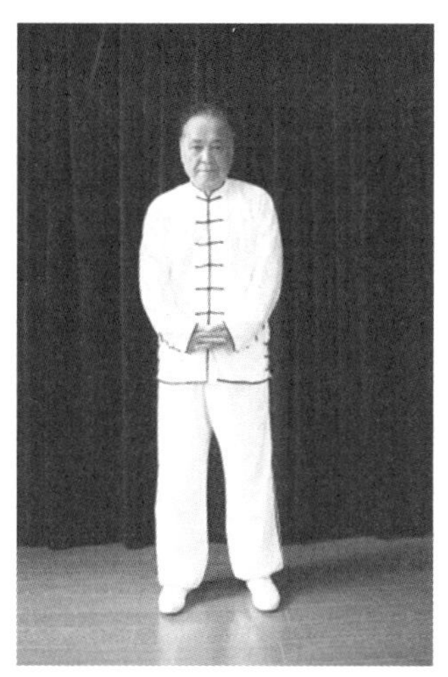

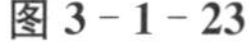

图 3-1-23

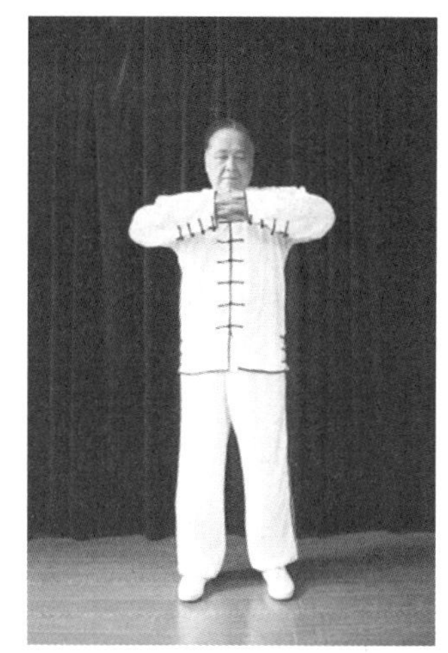

图 3-1-24

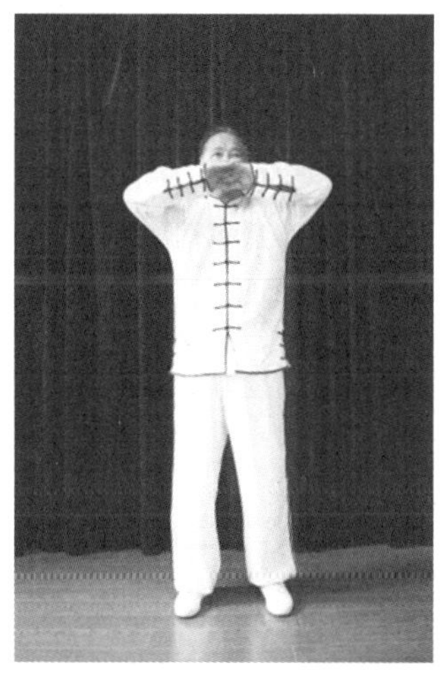

图 3-1-25

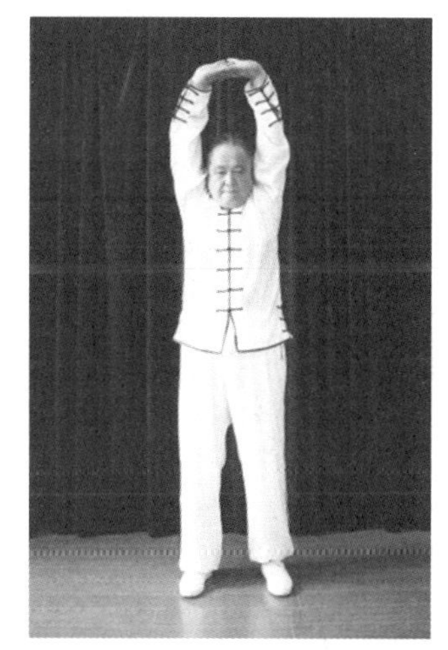

图 3-1-26

调息：双手上抬时吸气，至膻中穴翻掌向上时呼气，再提足跟身体向上，双手向上拔时再吸气（逆腹式呼吸），吸气完后，呼气，身体放松下落，足跟着地，双手由中线下落时呼气，全过程为二吸二呼，再加一次虚静自然呼吸。

调心：意念顶天立地，身形高大，双手心拔向天空，吸混元之气，进入百会从中脉进丹田，双足入地三尺，引导浊气由涌泉入地，脊柱上下充分伸拔。

2. 双手入地拔颈椎

调身：心平气和，调息三次，双手向后在腰部相握，吸气从命门穴开始，贴骶尾骨中线，下拔至尾部，同时头部下颌内收，竖颈，百会顶天，尽量向上伸拔，两肩下沉，呈充分上下逆向伸筋拔脊状态，然后再全身放松，呼气，双手回复原位。（见图 3-1-27～30）

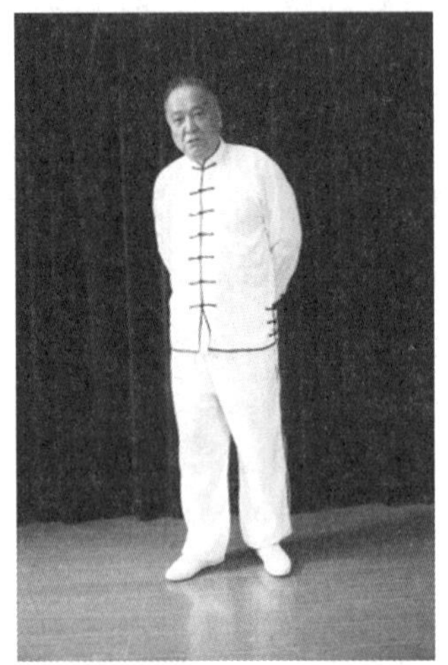
图 3-1-27

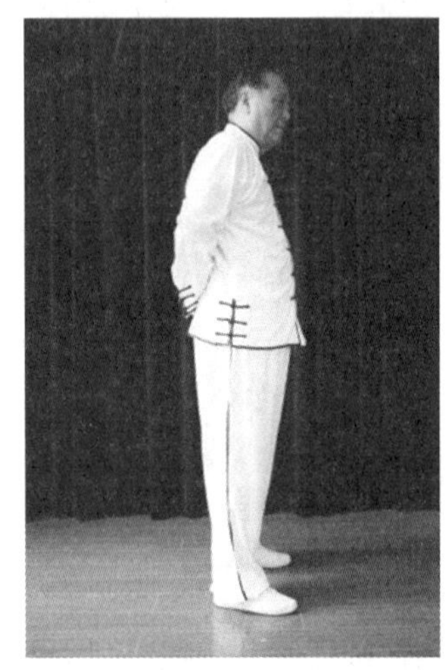
图 3-1-28

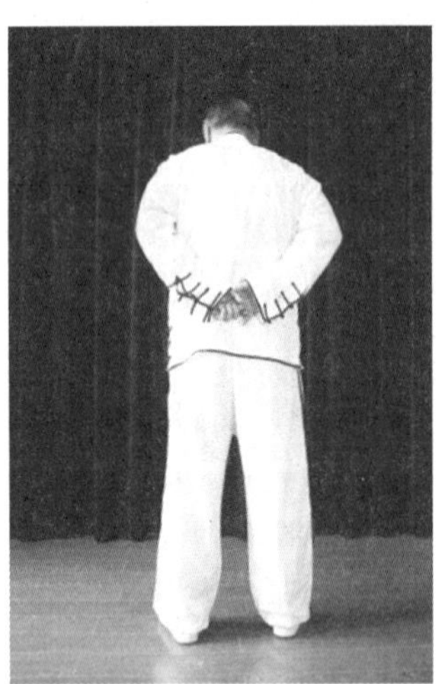
图 3-1-29

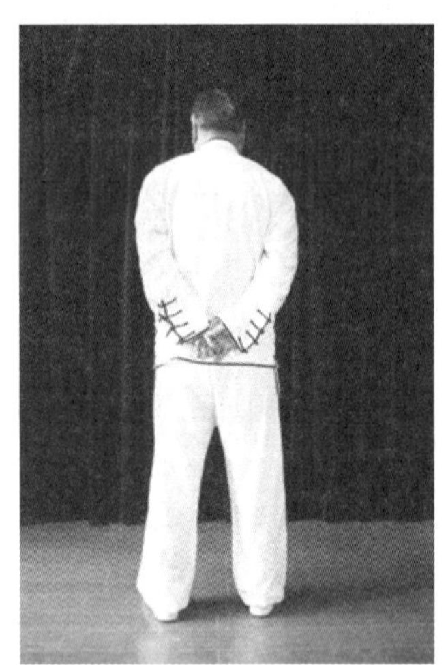
图 3-1-30

调息：当双手向下伸拔时，呈逆腹式呼吸，即缩腹提肛，随着吸气，双手尽量向尾部深拔，当呼气时，全身放松，双手回复原位。

调心：意念当双手下拔时，向下意念入地三尺，向上虚领顶颈，百会顶天。

要领：①当向上升拔时，在吸气时采用缩腹提肛逆腹式呼吸，上下尽量升拔，特别是第二吸，在起跟时，利用身体重力，更易将脊柱上下拉开包括椎间盘小关节、韧带、脊柱间及颈胸背肌肉，因为颈椎病的形成，不单是局部的病变，而是整个脊柱和颈椎的局部病变，因此治颈椎病，必须调整整个脊柱运动。②为了调整颈椎的弧度，减少对神经的压迫，增强颈椎周围的肌力，保护颈椎的稳定性，我们必须要采取循序渐进的方法，强调慢、柔、稳、合理，不然会适得其反，因为过度劳累，也可造成运动性损伤，增加病人的痛苦。

注意点：急性期、慢性期急性发作、脊髓型颈椎病绝对禁练，颈动脉型颈椎病慎用。

（六）点揉三线

头正，身直，足平，心静，全身放松。

调身：

(1) 两手搓热，第一条线，用中食二指从颈椎玉枕穴开始向下按压，直至大椎穴，左右中食指交替按压，速度要慢，稍为用力，对每个脊点及椎间隙均要有效按压，目的是松开椎间隙。（见图 3－1－31～33）

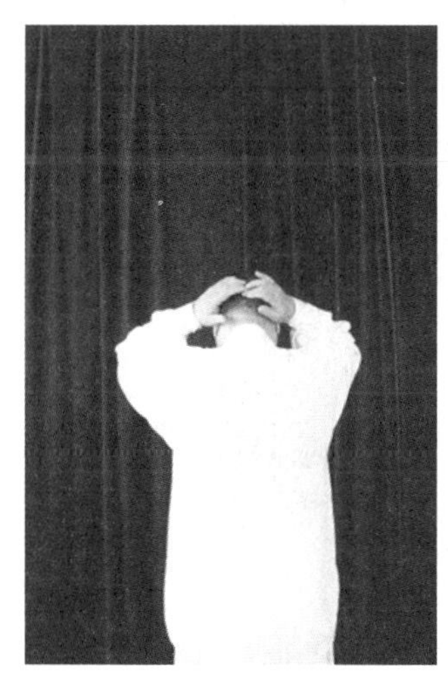
图 3－1－31

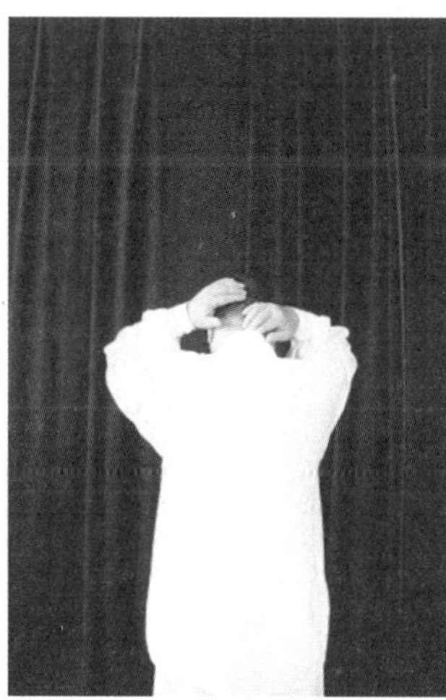
图 3－1－32

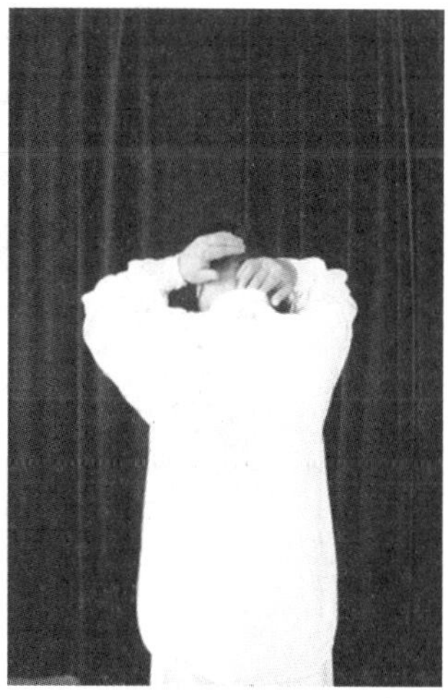
图 3－1－33

(2) 第二条线，从风池开始，用双手中食指同时向下按压直至大椎水平，要求对每一对小关节，通过按摩使之放松，减少对神经的压迫。（见图 3－1－34～37）

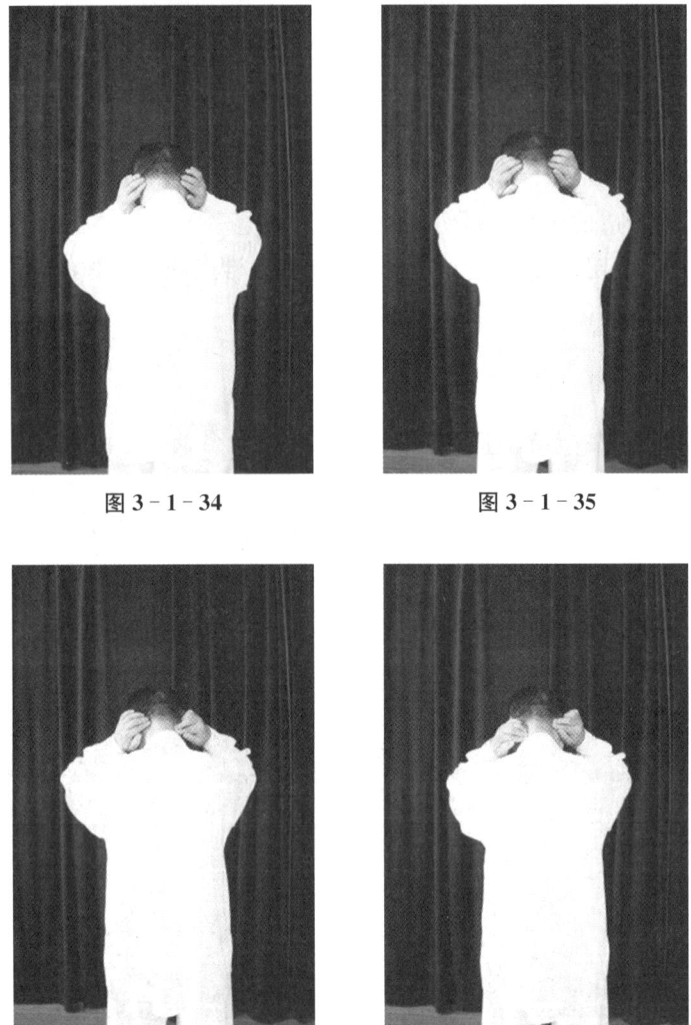

图 3-1-34

图 3-1-35

图 3-1-36

图 3-1-37

(3) 第三条线,从乳突开始按上法用双手中食指同时向下按压,直至大椎水平,要求对每对横突通过按摩使之松动减少因横突造成的压迫症状。(见图 3-1-38～40)

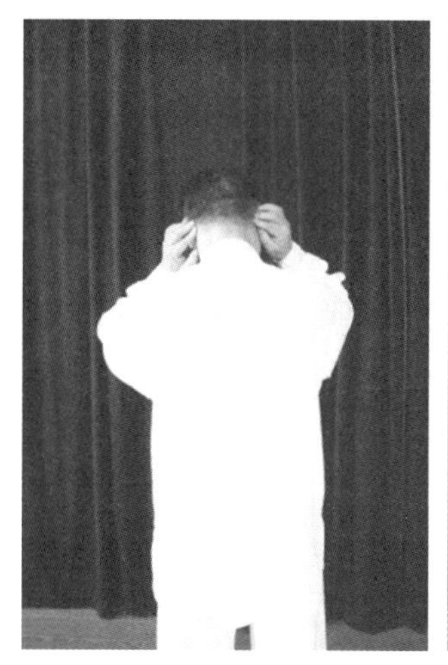
图3-1-38

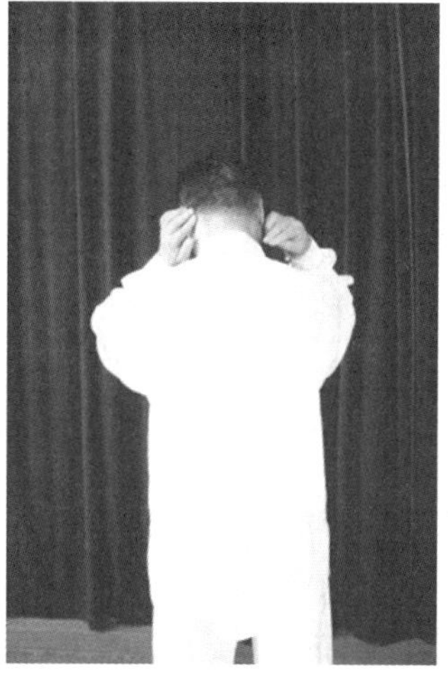
图3-1-39

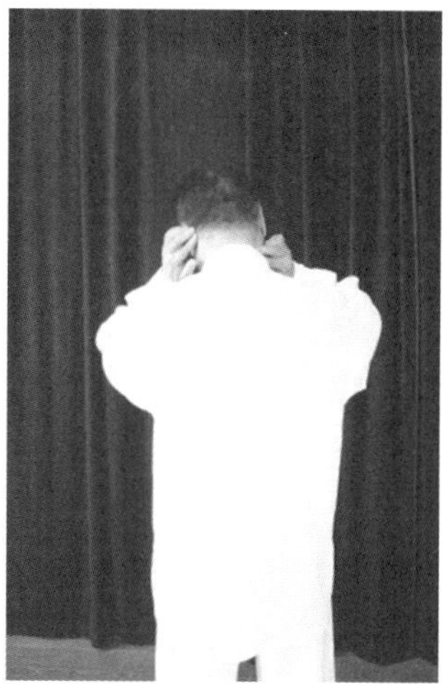
图3-1-40

调息： 可用自然呼吸，但对三条线起点及终点在穴位上要停留一下。

调心： 意念通过梳理三条线，使整个颈椎得到放松，用自己的气来舒经活血，松弛颈椎的压迫，也就是自己的健康自己管。

要领： ①在按摩三线时一定要将手心及手指搓热，利用自身的热能去疏通、按摩颈椎病三个关键部位，从而可使颈肌放松，关节松动，减少对神经的压迫，使颈椎引起的疼痛减轻，活动灵活。②自身按摩时中食指揉，用力要适中，不能太重，也不能太轻，以舒适感为度。

注意点： 急性期或慢性病急性发作期禁用。

（七）抖动回春

同减肥健美回春功第八势。

（八）顺息养气

同减肥健美回春功第九势。

（九）引气归元

同减肥健美回春功第十势。

（十）收势

同减肥健美回春功第十一势。

颈椎回春术

三、讨论

颈椎病是常见病，也是多发病。由于智能手机及电脑已成为每个年龄段人群的生活、学习、社交、通信之必需品，人们一直在低头工作，日久，即造成颈椎生理弧度消失，椎间盘受损，颈椎间孔变狭小，颈椎旁肌群劳损。颈椎病已经成为21世纪发病率最高的病种之一，应该引起广大人群的重视。它可分颈型、神经根型、颈动脉型、交感神经型及脊髓型。如为脊髓型，则大多需要手术治疗。因此，我们要做积极的防治，我们设计的颈椎回春术，就是针对颈椎病进行积极防治的有效方法之一。

第二节　天柱回春术

一、功法简介

天柱回春术中的核心是通过科学的脊柱运动，有效地使脊柱及周围组织延缓衰老，有效地防治脊柱病及部分内脏疾病。

二、功法内容

(一) 双手托天转天柱

操作： 先心平气和，静息三次，自然站立，双腿分开，与肩同宽。然后双手手指在小腹前交叉，掌心向上，徐徐上举至膻中穴处翻掌，掌心向上，双上肢交叉伸直托天，要求双上臂贴耳，左右旋转，先向左转，呼气，然后回中吸气，再向右转呼气，再回中吸气，两足不动。8拍4遍。(见图3-2-1～4)

功理与作用： 本功法先要求上下伸拔脊柱，即双上肢尽量托天向上伸拔，双下肢双足尽量入地下陷，促使脊柱多关节韧带、肌肉尽量松开，在松开的基础上进行左右侧转，促使椎体与椎间盘之间的血管神经孔出来的神经血管充分活动，预防粘连，促进血液循环，这样对防治脊柱老化、弯曲，骨质疏松以及防治颈肩腰痛等有良好作用。

要领： ①左右旋转要尽量到位，并且旋转时平形二足不随旋转而移位。②伸拔着力点应在腰部特别是在命门穴处有酸胀感。

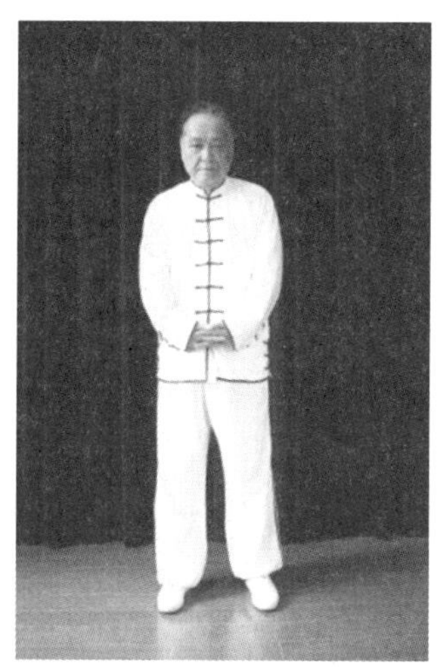
图 3－2－1

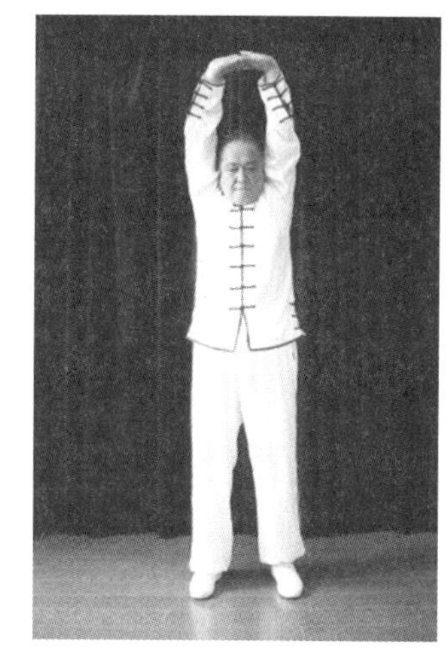
图 3－2－2

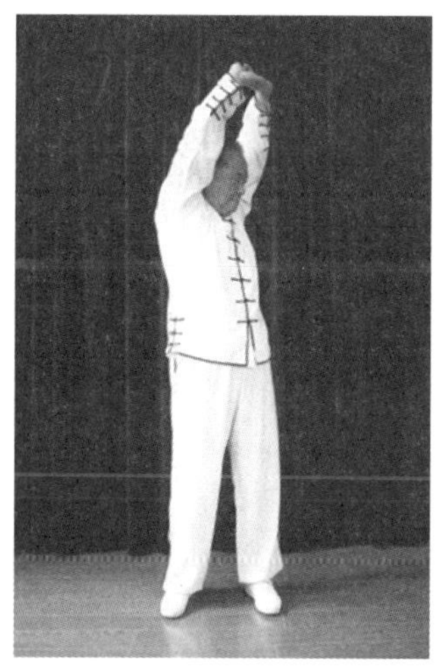
图 3－2－3

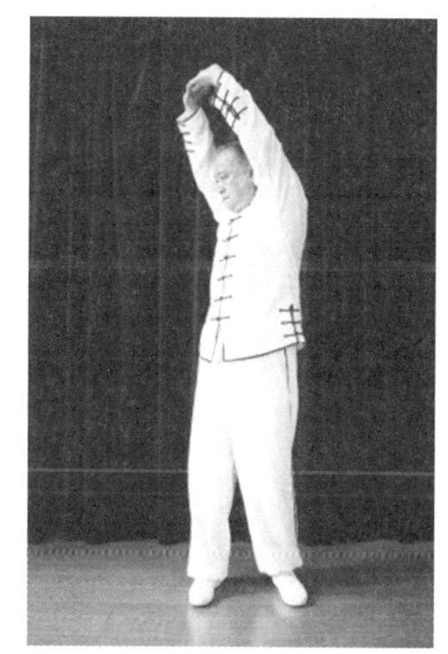
图 3－2－4

（二）双手托天拔天柱

操作：静息三次，自然站立，双手前平举，向上掌心托天，吸气，中指相对呼气，然后足跟踮起，再吸气两手尽力上顶，停闭吸气 10～20 秒，并再利用足跟下落之势，利用身体重力下沉，充分伸拔脊柱，当足跟落地后，手心转向下，中指相对沿身前中线，徐徐下落并二手还原，同时呼气，全身放松，再静息一次后进入第二次动作。8 拍 4 遍。（见图 3－2－5～8）

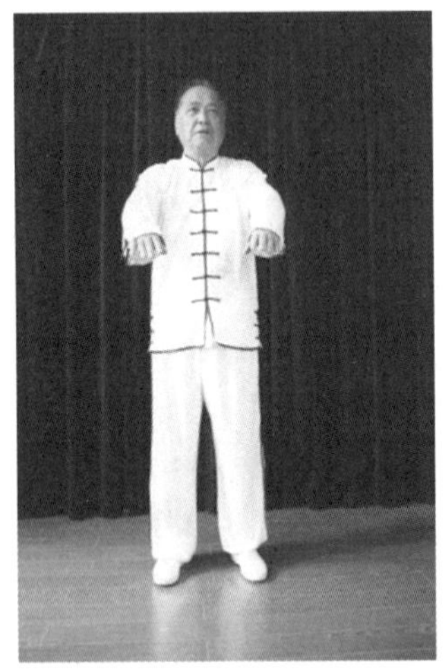
图 3-2-5

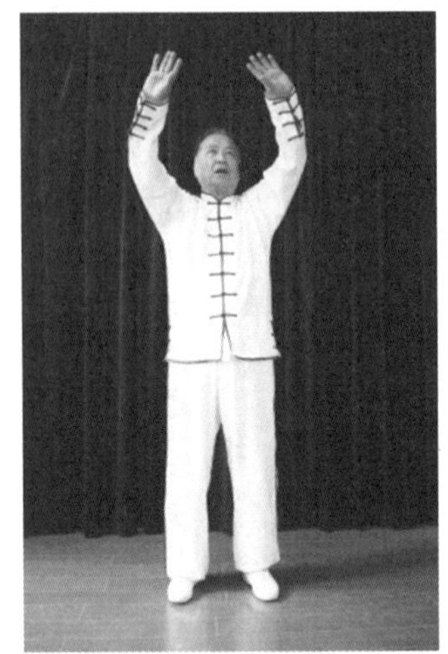
图 3-2-6

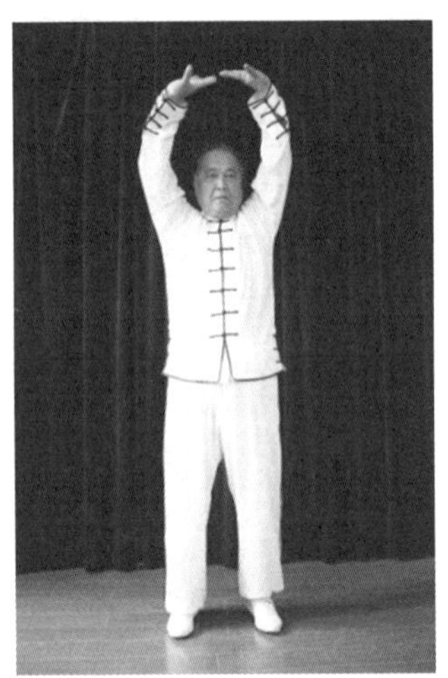
图 3-2-7

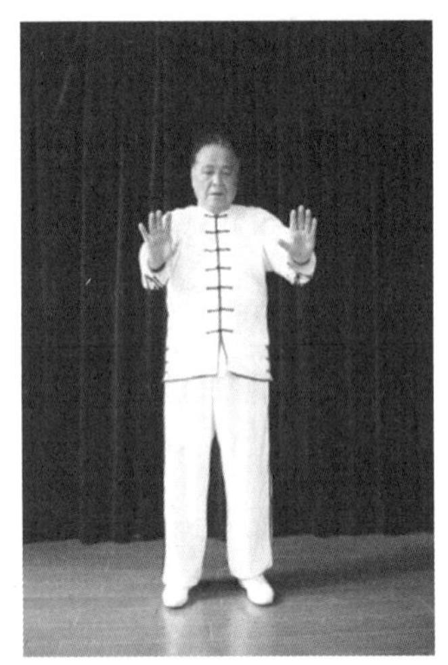
图 3-2-8

功理与作用：本节利用双手托天及足跟落地时的身体下沉之力并结合吸气充分上下伸拔脊柱，对颈腰椎间盘突出症，有良好的防治作用。

要领：托天踮脚要充分，并配合第二次息气，停闭吸气，缩腹提肛，充分伸拔脊柱，下落放松时要徐徐下落充分体现紧松的协调。

(三) 双手向地伸天柱

操作：静息后，自然站立，双手在腰部相握，先左手握右手，从命门穴开始沿骶尾部中线向下伸拔至尾部，两足底意念入地，同时头部下颌内收竖颈，头顶天，尽量向上伸拔，两肩下沉，吸气，缩腹提肛，呈逆腹式呼吸，呈充分上下逆向伸筋拔脊状态。然后再呼气全身放松双手面向上沿骶尾部向上回至命门穴。8 拍 4 次。然后换手，右手握左手，按同法 8 拍 4 次。（见图 3－2－9～12）

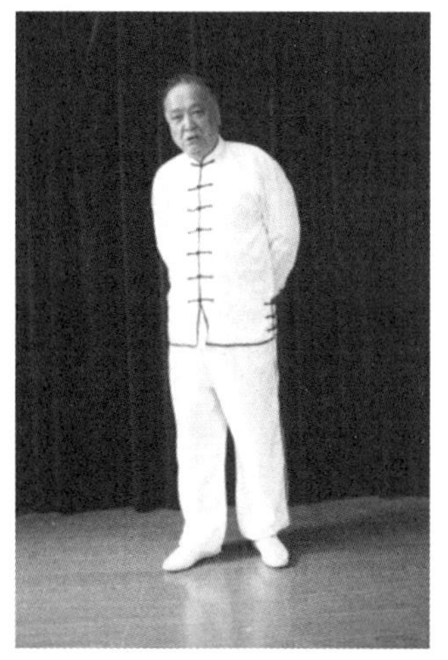

图 3－2－9

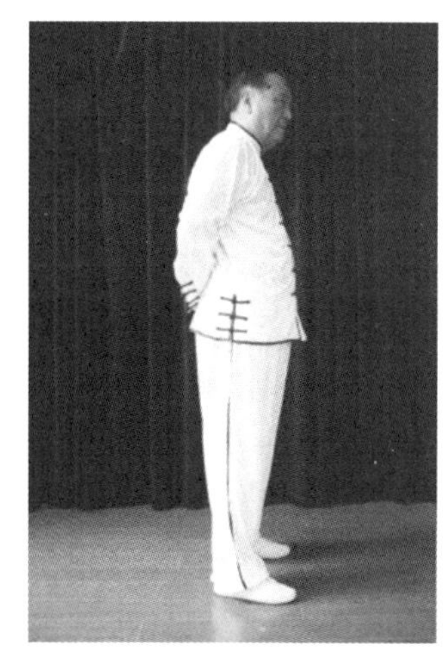

图 3－2－10

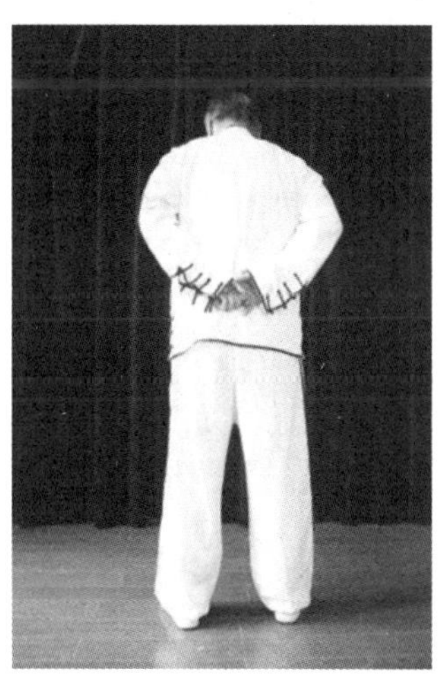

图 3－2－11

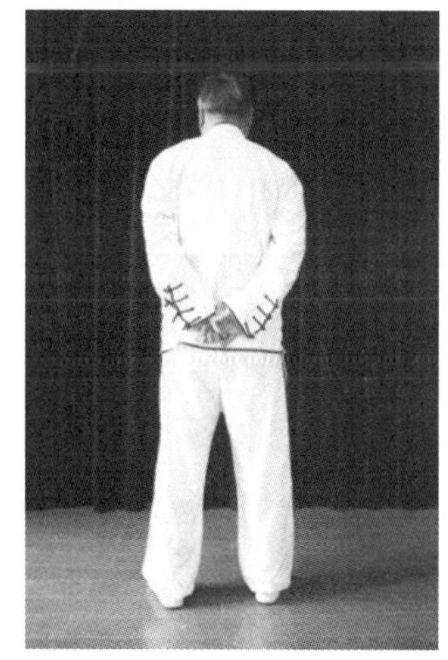

图 3－2－12

功理与作用：本节的双手下伸并双足入地，以下伸为主，再配合沉肩竖项，虚领顶颈充分下上伸拔脊柱，再配合强烈的缩腹提肛的逆腹式呼吸方法，不仅对腰颈椎病有良好的防治作用，而且对肛痔疾病、前列腺病及尿道紧迫综合征也有良效。

要领：双手向下伸拔要充分，向上虚领顶劲，竖项收颌，向上伸拔用顶劲，缩腹提肛，逆腹式呼吸。

（四）双手合十整天柱

操作：静息后，自然站立后，双足跟相靠，双足呈外八字形，双上肢呈45度侧前平举，徐徐向上，双手在百会穴上方合掌，吸气，足跟踮起，虚领顶颈，鼻尖对脐。合十双手尽量向上伸拔，充分伸拔脊柱，然后开始呼气，合十双手沿中线下落至咽喉部（天突穴）时，同时二足跟落地，再吸气，再呼气，合十双手指尖转向下，并在脐部双手分开，还原于身体两侧。共4次。（见图3－2－13～16）

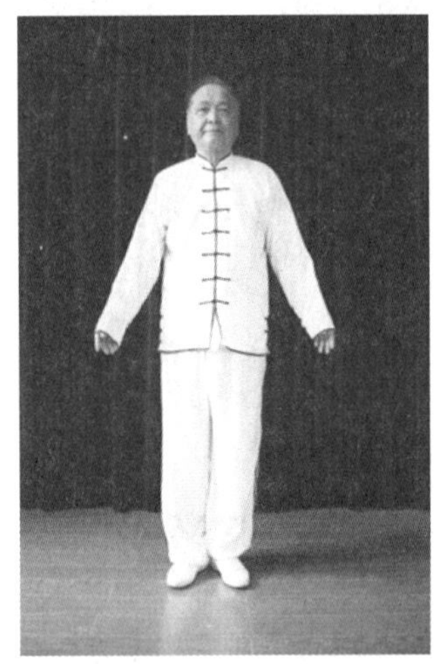
图3－2－13

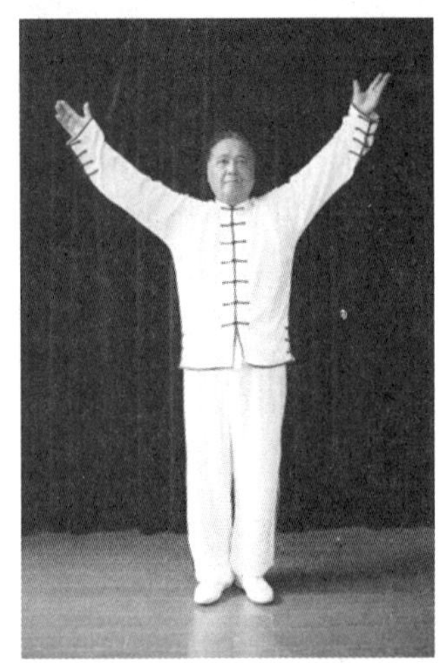
图3－2－14

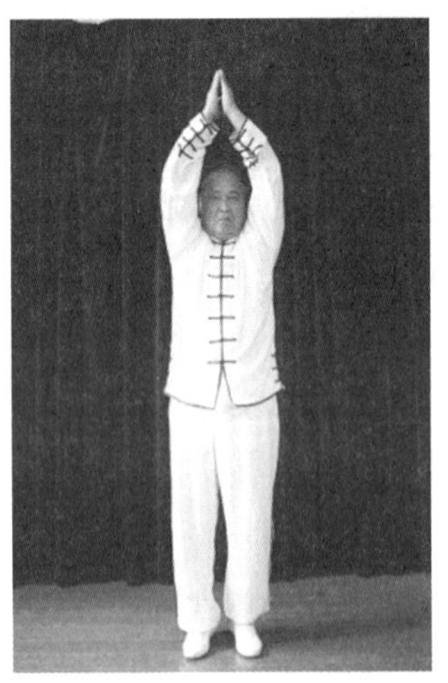
图3－2－15

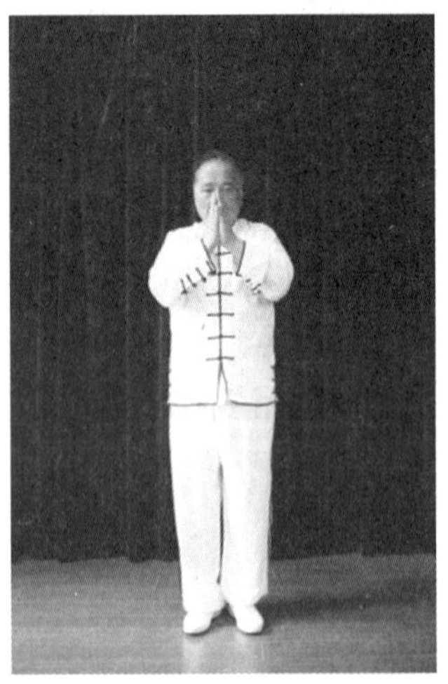
图3－2－16

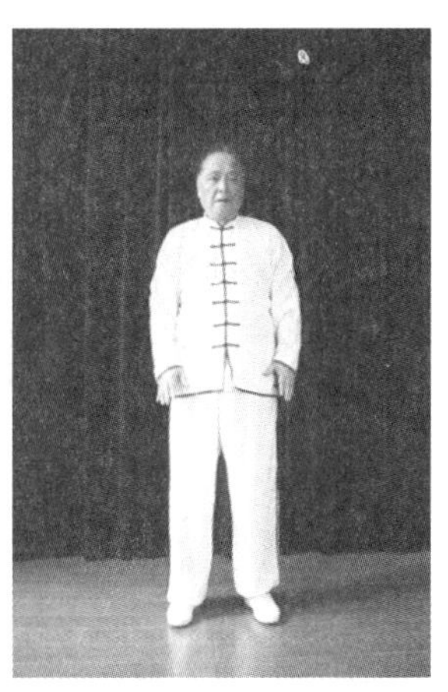
图 3-2-17

功理与作用：本节有二吸二呼除上下伸拔脊柱外，还利用呼吸调节血压。我们说：吸气时兴奋交感神经使血压上升，呼气时兴奋副交感神经使血压下降，因此要使血压下降应该吸短呼长，反之则使血压升高。

要领：要根据自己的病情掌握呼吸快慢，合十下落要注意沉肩垂肘。

(五) 双手侧弯弓天柱

操作：

(1) 两足自然站立与肩同宽，沉肩垂肘，两眼平视，意沉丹田。(见图 3-2-17)

(2) 吸气：双手由左向右划圆，左手上举贴耳，手心向左，指尖向上，右手转向下贴裤缝。(见图 3-2-18～21)

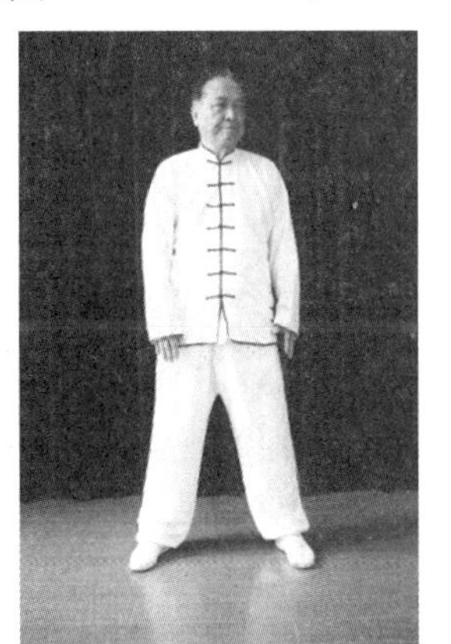
图 3-2-18

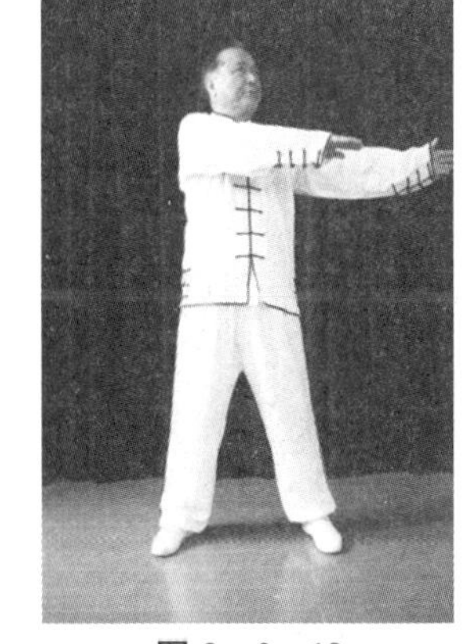
图 3-2-19

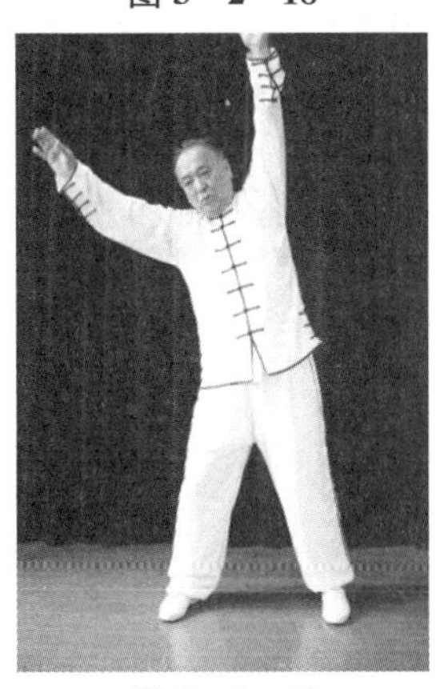
图 3-2-20

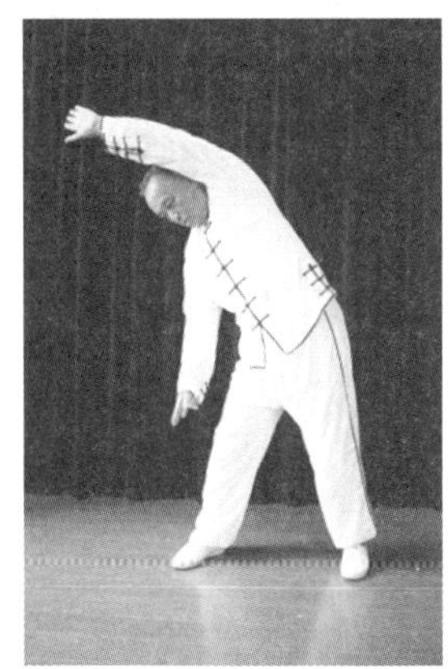
图 3-2-21

(3) 呼气：右手中指沿裤缝随腰向右弯并下降，左手臂贴耳随之侧弯。(见图 3-2-22～24)

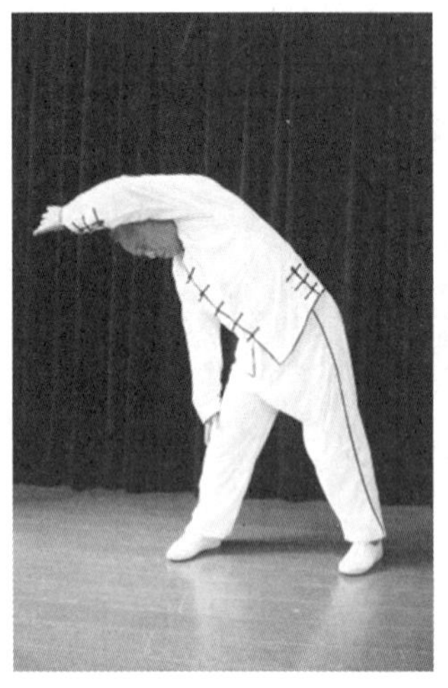
图 3-2-22

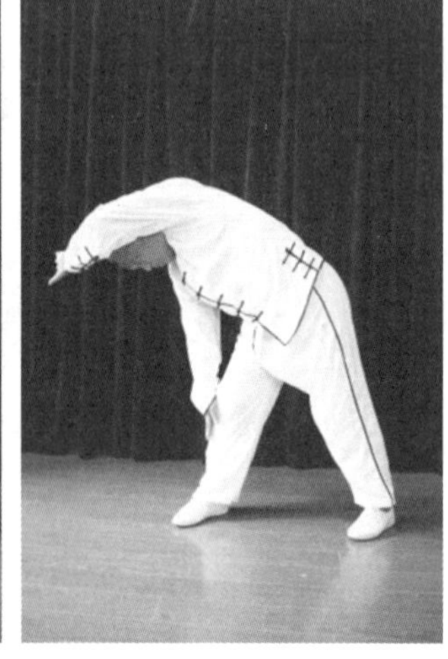
图 3-2-23

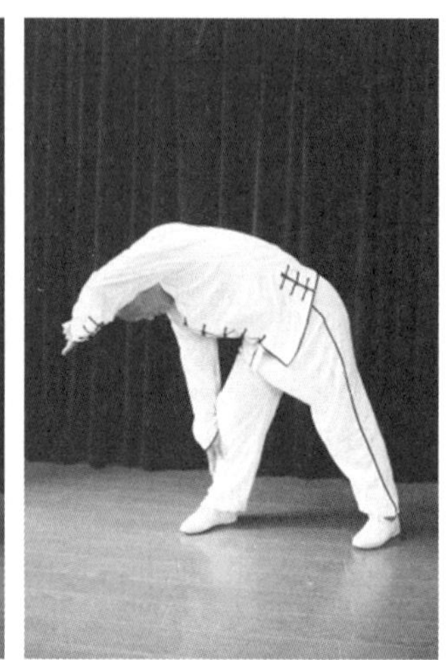
图 3-2-24

(4) 吸气：左右手向右侧伸直，随后腰向右弯，两手上举手心向前，手指向右。(见图 3-2-25～28)

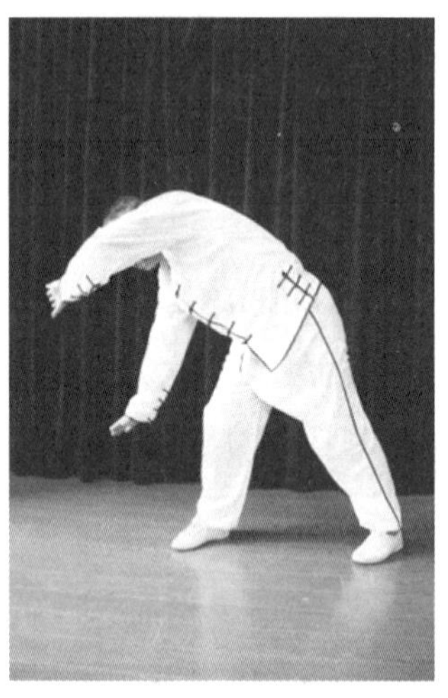
图 3-2-25

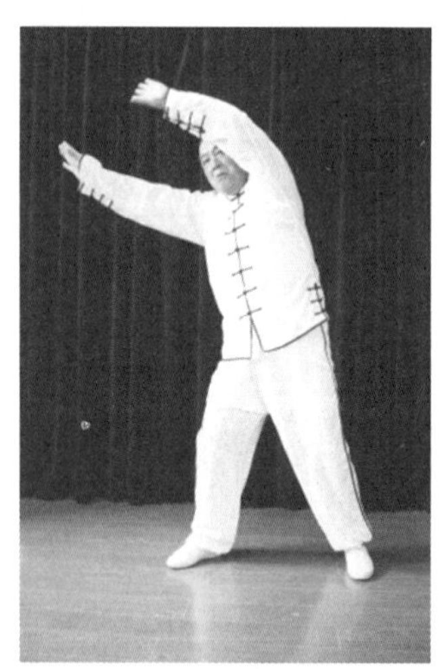
图 3-2-26

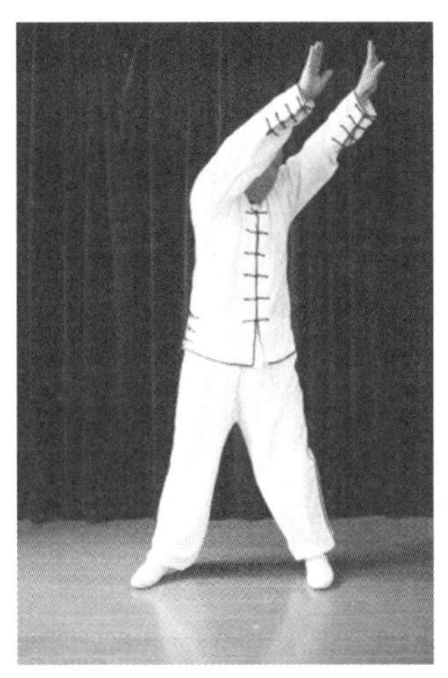
图 3-2-27

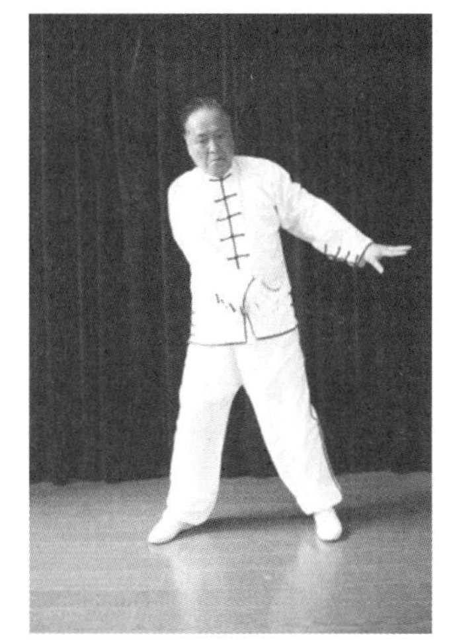
图 3-2-28

(5) 呼气：两手向左旋转，左手按裤缝，右手向上举并臂贴耳，随之侧弯。(见图 3-2-29～34)

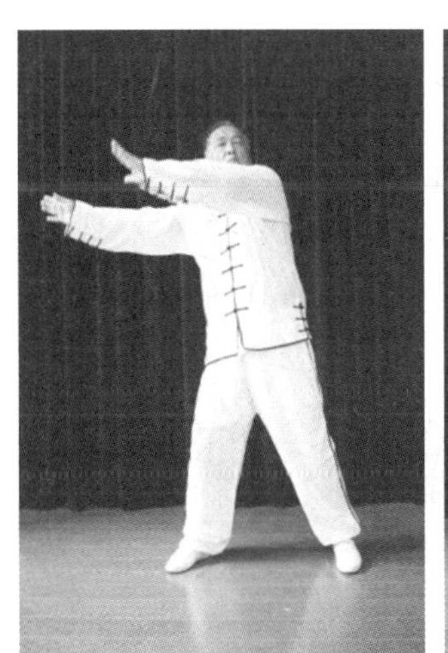
图 3-2-29

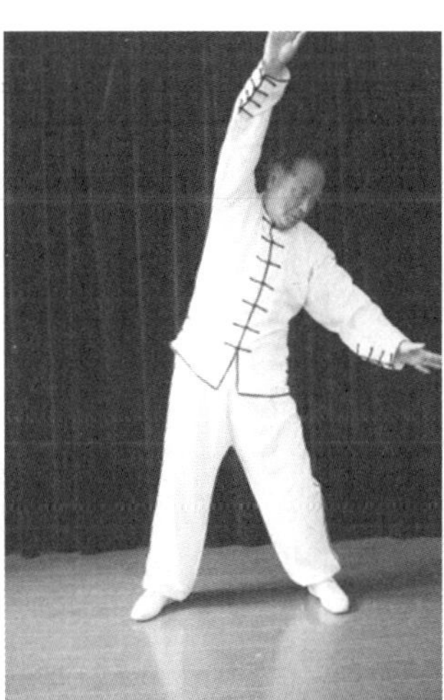
图 3-2-30

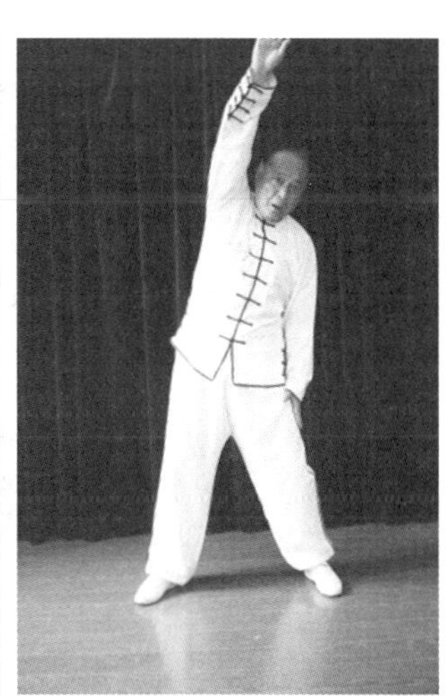
图 3-2-31

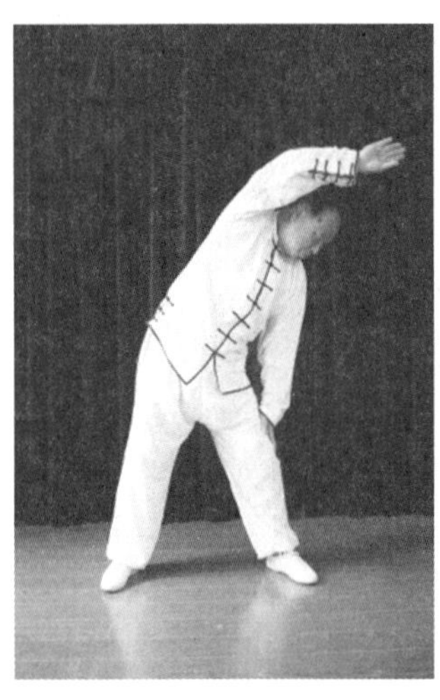
图 3-2-32

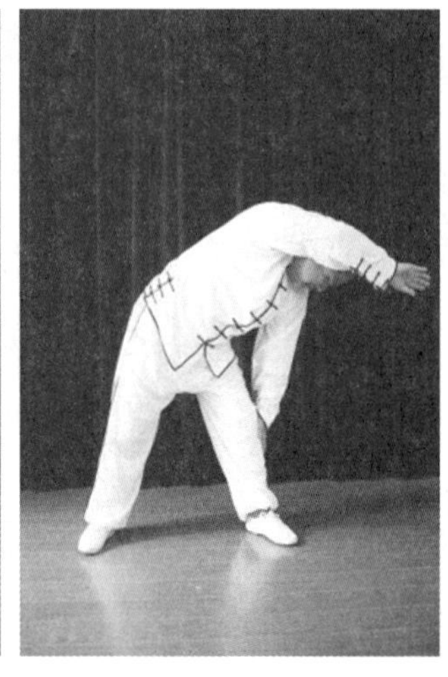
图 3-2-33

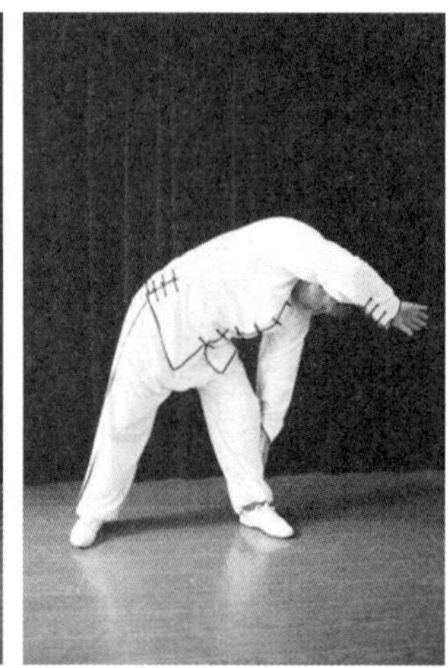
图 3-2-34

(6) 吸气：左右手向左外侧伸直，随之腰向左弯，两手上举手心向前，手指向左。左右各 4 次。(见图 3-2-35～38)

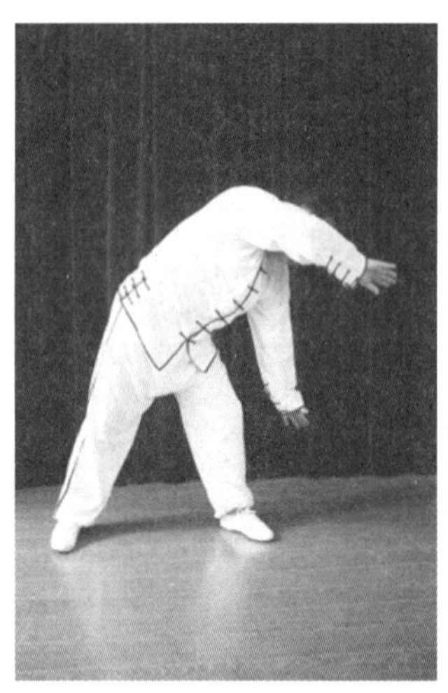
图 3-2-35

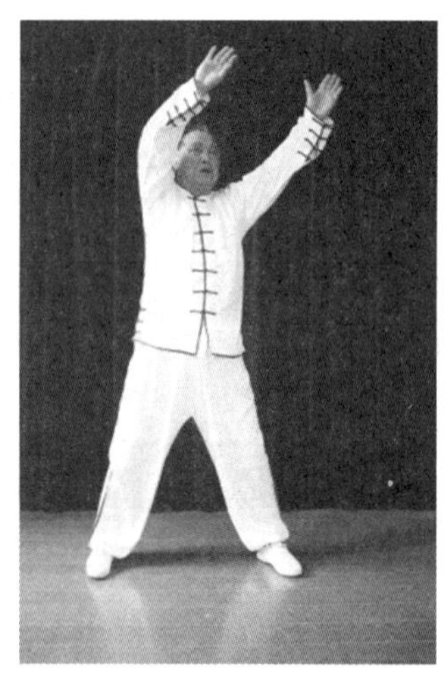
图 3-2-36

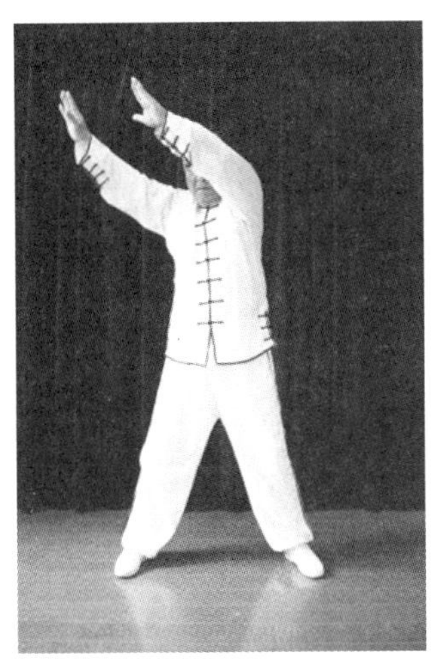
图 3-2-37

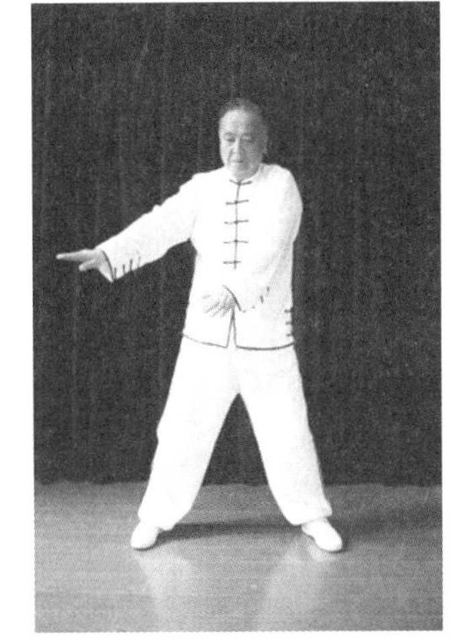
图 3-2-38

（7）最后收功，两手置于体侧，自然站立。8 拍 4 遍。（见图 3-2-39～40）

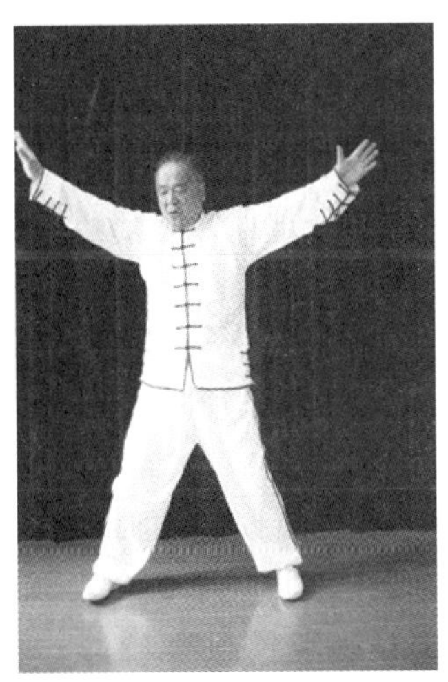
图 3-2-39

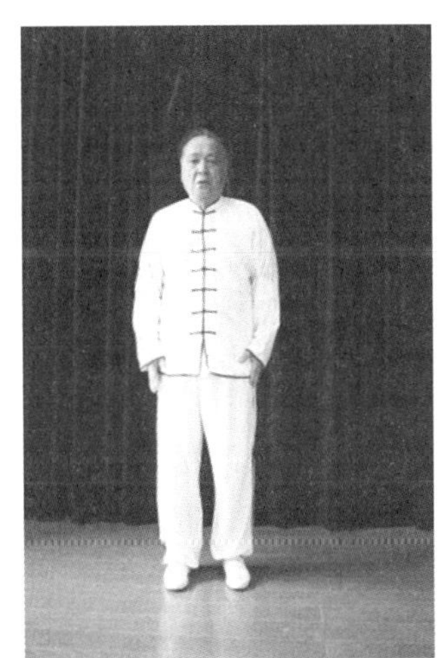
图 3-2-40

功理与作用： 加强脊柱侧向韧带、肌肉及小关节的活动性、韧性及血液循环，防治脊柱的衰老和侧弯。

（六）左右龙游旋天柱

同减肥健美回春功第四势。

(七) 四隅缠丝抽天柱

即八仙庆寿功,见生精补肾回春功第七势八仙庆寿。

(八) 全身抖动松天柱

同减肥健美回春功第七势温肾养精。

(九) 导气令和顺天柱

同减肥健美回春功第八势顺息养气。

(十) 引气归元养天柱

同减肥健美回春功第九势虚静养神。

三、天柱回春术锻炼机理

(一) 调身是基础

调身是“三调”的基础。正确的姿势是顺利进行呼吸和良性意念诱导的先决条件。正如古代养生学家所说:“形不正则气不顺,气不顺则意不宁,意不宁则气散意乱。”这正说明正确调身的重要性。

本功法非常重视脊柱的锻炼。脊柱是人体的中轴,是主梁骨,俗称“背脊骨”,民间有所谓“得脊柱者生,失脊柱者亡”之说。正常人脊柱由32～34个椎骨组成,其中颈椎7个,胸椎12个,腰脊5个,骶椎5个和尾椎3～5个,还有椎间盘23个和关节134个,整个脊柱由脊椎骨、椎间盘、椎间关节、韧带及肌肉紧密连接而成。脊柱骨连成椎管,椎管内有脊髓。一旦颈、胸、腰、骶椎关节错位,椎间盘膨出、突出、韧带钙化、骨质增生或疏松,直接或间接对神经根、椎动脉、交感神经干,甚至脊髓等组织器官产生压迫或刺激,引起多种临床综合征。

由于交感神经干分布于脊柱的二侧及前面,其中颈交感节在颈椎两侧各有3～4个,胸交感神经节在胸椎二侧各有11～12个,腰交感神经节在腰椎两侧各有4～5节,骶尾交感神经节在骶尾椎二侧各有4个,交感神经末梢按不同平面分布在不同的脏器中。其中颈交感神经末梢主要分布在咽喉部、心脏头颈及上肢动脉,上胸段(T_{1-5})一部分结合纤维分布在食管、气管、支气管和肺,下胸段(T_{6-12})随腹腔血管分布到腹腔器官,腰骶部节后纤维随血管分布到直肠、膀胱及生殖器。此外副交感神经与交感神经相互协调,相互制约,共同组成自主神经系统。一旦自主神经功能失调，就可能引发很多疾病，使受支配的相应脏器功能发生障碍，如颈段受到压迫，可引起颈性高血压、冠心病、心律失常、支气管哮喘、支气管扩张、神经衰弱等；上胸段 T_{2-5} 错位可以引起频发性早搏；T_{5-9} 错位可引起胃十二指肠溃疡；下胸段及腰骶段如 T_9—S_5 小关节错位，可引起尿路感染、慢性肾盂肾炎反复发作，也可引起肠功能紊乱、腹泻、便秘及肠易激综合征等。因此，脊柱的老化、病变，不但可引起脊椎本身的病变，而且有 70 多种内脏疾病与脊柱病变有关。著名骨科专家魏征及其同事们经 20 多年的调查和临床研究，发现脊柱关节错位造成交感神经受损是自主神经功能紊乱的重要原因之一。针对病因采用“治脊疗法”，使脊柱恢复其稳定性，从而使由自主神经功能紊乱导致的各类内脏疾病得到了满意的治疗效果。因此，整治脊柱不仅能防治脊柱本身的疾病，而且也能防治与自主神经功能紊乱相关的内脏疾病。

从中医经络学说而言，督脉是诸阳之海，其两旁是膀胱经的俞穴，与相应脏器相连。这与交感神经功能相似，从而说明疏通督脉、锻炼脊柱是调身的基础，是一种主动性身心自我调节的“治脊疗法”。特别是中老年人，由于平时缺少合理运动，过去在工作或生活中曾受到急、慢性劳损，饮食不节，冷热不当等不良习性，造成过早出现骨质增生，骨质疏松，韧带老化、钙化，缺少弹性，肌肉萎缩，从而造成脊柱和关节的失稳和错位，椎间盘膨出、突出、脊柱滑脱等脊柱病，压迫或牵拉交感神经干引起相应脏器自主神经功能紊乱，造成疾病缠身，未老先衰。

因此，本人提出防治脊柱衰老是健康长寿大法，本功法在传统功法的基础上，结合现代科研成果，在沈氏传授的中国古代长寿养生术及董氏天柱摆动术基础上编成天柱回春术，以柔和的、缓慢的、有序的、科学的，以伸拔脊柱为主，兼顾四正四隅的缠丝圆旋运动，达到充分活动脊柱，增强脊柱的活动度，增强椎间盘及韧带的弹性，增强颈肩、胸、背、腰肌的肌力，增加血液循环，增加骨、关节韧带、神经及自主神经系统的供血，改善营养，同时又可使粘连的神经根松开及错位的小关节复位，去除交感神经干中的受压因素，达到主动性“治脊疗法”的效果。

在天柱回春术中有以上下伸拔为主的“双手托天转天柱”“双手托天拔天柱”“双手向地伸天柱”“双手合十整天柱”，有左右侧向拉脊椎的“左右侧弯弓天柱”，有螺旋形旋转脊柱的“左右龙游旋天柱”，有四隅方向缠丝样抽动脊柱的“四隅缠丝抽天柱”，有全身抖动，松开脊柱粘连及小关节自然复位的“全身抖动松天柱”，最后以导气令和引气归元，结束本功，充分体现动静相间的原则。

其次，在调身过程中，还重视神经内分泌对机体整体调节的养生作用。中医学认为：“肾为先天之本，生长发育之根。”若肾脏耗损，则诸脏皆病。肾阳虚者可引起甲状腺机能低下，肾精衰者可引起性功能减退。因为肾主骨，生骨髓，所以肾虚又可引起骨质疏松。经现代医学研究证实，肾阳虚者则表现为下丘脑—垂体—性腺轴功能低下，以及下丘脑—垂体—甲状腺轴功能低下。而肾阴虚者表现为以上两者功能亢进。因此，良好的益肾补精功能，特别是垂体—性腺轴功能的健全，能推迟衰老，延长生命，达到健康长寿的目的。在本功法中，“左右龙游旋天柱”由于二腿夹紧，在做上下龙游动作中以柔和的轻旋动作，规律地旋摩，外生殖器并感到有轻微的舒适感，促使机体性激素的分泌。在“四隅缠丝抽天柱”中，在夹裆动作中有压摩外生殖器动作，在“全身抖动松天柱”中有男性双睾、女性双乳的抖动加速局部血液循环，这三节动作中均有生精补肾、调理内分泌、促进性激素的作用，当然也有防治骨质疏松的作用。

（二）调息是动力

本功法的调息，强调自然呼吸与逆腹式呼吸相结合的方法。特别在“双手托天转天柱”“双手托天拔天柱”“双手向地伸天柱”三节中是自然呼吸及逆腹式相结合的典型例子。由于要充分伸拔脊柱利用逆腹式呼吸配合缩腹提肛，结合“心与意合”“意与气合”“气与力合”的内三合原则，用最有力的内劲，伸拔脊柱，收效更充分；同时在缩腹提肛过程中，又防治了肛门疾病及尿失禁、尿道紧迫综合征、前列腺炎等疾病，逆腹式呼吸、反复进行膈肌、肋间肌等呼吸肌群的锻炼，使胸腔达到最大限度的扩张状态，有助于改善呼吸肌力，提高膈肌上下活动度，改善大中气道及肺泡的通气功能，提高肺活量，改善回心血量，提高肺功能及心脏冠状动脉血供。

（三）调心是核心

良性的意念诱导，能获得良好的练功效果，本功法取名“回春”二字其因即在于此，并在练功全过程中贯穿着一个“乐”字，以“意念青春，面含微笑”这八个字进入角色，并贯穿于练功全过程中。1995年日本学者春山茂雄写了一本《脑内革命》，认为长寿的核心就是要在愉悦舒畅的心情下，开发右脑，使大脑产生有规律的α波，它能促使身体分泌脑内吗啡及β内啡肽，并对机体产生有益的六大功能，具体见第一部分的“乐字当头——开启健康之源”相关章节。

本人通过多年的练功实践，深感若要健康长寿，首先是脊柱的回春，因为脊柱是人的顶梁柱，是主轴，只有脊柱健康，人们才能获得健康长寿。

本功法简单易学，针对脊柱的作用力强，希望在今后的大量实践中及科学研究中不断改进及充实，将进一步证实本功法的脊柱延衰和养生健身作用。

天柱回春术

第三节　伸筋拔脊刚柔功

一、功法简介

本功法在少林热身功、道家八部金刚功、道家回春功基础上不断衍化而成，主要包括起势、预备式、六合求中、意会青春、上下伸拔补脾胃(刚)、拎水转腰补肾经(柔)、犀牛摆头舒肝经(刚)、左右云手利三焦(柔)、左右挑担舒心肺(刚)、左右推磨旋带脉(柔)、双手搓绳搓丹田(刚)、升降开合抖丹田(柔)，以及顺息养气，引气为元，收势。其中刚柔主功八节，即一刚一柔，符合一阴一阳之谓道。

在调心方面采用回春功的乐字当头，要求意念青春，面含微笑，把这个良性意念贯穿于整个练功全过程，作为人生的准则。调息以逆腹式呼吸为主，配合自然呼吸。随着练功的深入，要求意气合一，配合调形，做到意到气到，气到力到，力达四梢。在调形上强调伸筋要刚，拔脊要柔，柔中有刚，且合缠丝，配合意气，要求尽量伸拔，并伴有缠丝劲，做到由于各种原因引起肌肉萎缩，韧带劳损老化的现象造成的粘连、挛缩，以及由于椎骨病变压迫神经、血管引起的临床症状通过伸筋拔脊得到分离，去除压迫。由于伸拔使肌力增强、身形高大、血管神经由于减少压迫重新恢复生机，血液循环改善。增加神经肌肉的营养，改善肌力，去除疼痛，从根本上重新恢复身体健康和活力。

拔脊要柔，柔者非软弱也，而是整体合劲的表现，是一动百动的体现。其中拔脊还包括全身大关节。关节由于缺少锻炼可产生因少动而粘连，或屈伸过度易于产生劳损及骨质增生，均对机体不利。我们主张要动，但要科学地活动，也就是刚柔相济的活动，既能预防粘连的产生、小关节脱位及骨质增生，又能活动关节的范围，预防和延缓各类关节疾病的产生。不会产生“人老而腿先老”这样过早老化的现象，因此一阴一阳之谓道，一柔一刚为阴阳之道。

二、功法内容

(一) 预备势

同减肥健美回春功预备势。

(二) 六合求中

同减肥健美回春功第二势。

(三) 上下伸拔健脾胃(刚)

调身:

1. 左式

(1) 两足平形分开,下蹲呈马步,双手握拳分别放于腰前,然后两拳成掌,继续下蹲,呈左弓步,两掌相合,左拳成立掌,指尖向上,掌根靠于右掌背腕上,右掌横向呈按掌,指尖向左,放于左侧腹前脐水平。(见图 3-3-1~2)

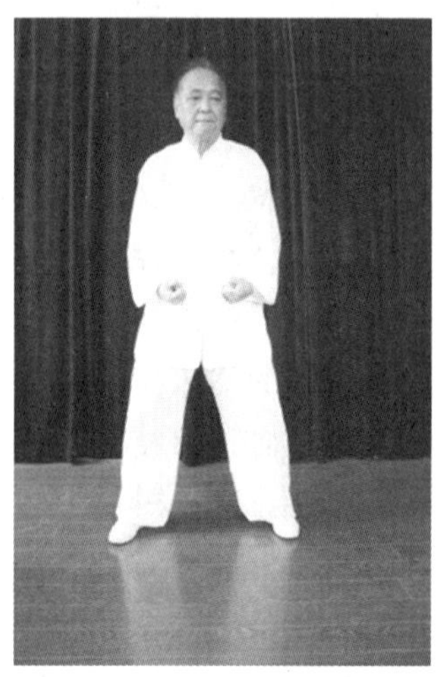

图 3-3-1

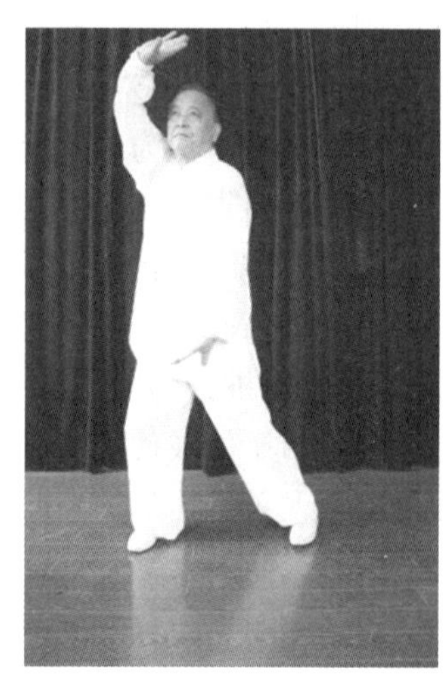

图 3-3-2

(2) 上下相拔:下肢由马步变成弓步,两手上下用力分开,左手向上伸拔,掌心向上,手指向右,右手用力下按,手心向下,手指向左,呈上下对拔之势,虚领顶颈,松腰竖脊,五趾抓地,使脊柱关节韧带充分上下伸拔。(见图 3-3-3~4)

(3) 旋腰划圈:腰由左前→左后转半圈,也就是由脐转至命门(带脉半圈),随着转腰,向上伸直左上臂则也随着腰转,回落至左腰前转了一个大圈,握拳,回到左腰部,右手在左手旋转时,在下按势逐渐回复到右腰前握拳。(见图 3-3-5~6)

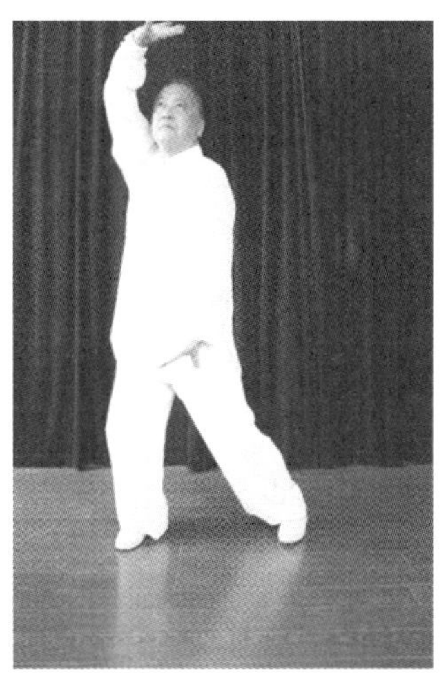

图 3-3-3

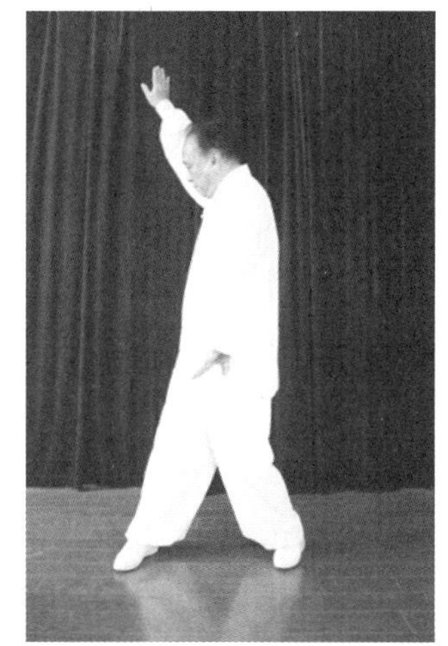

图 3-3-4

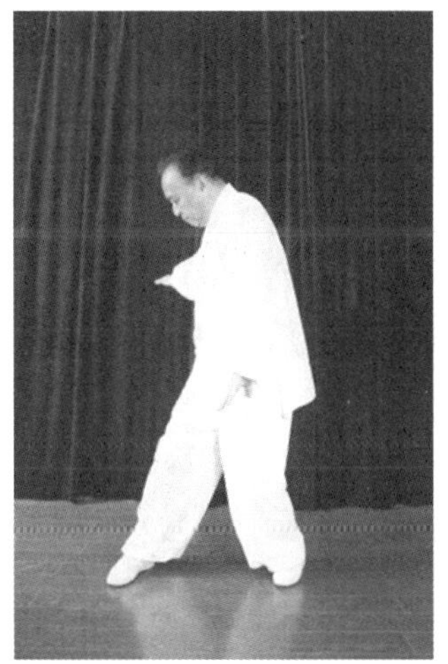

图 3-3-5

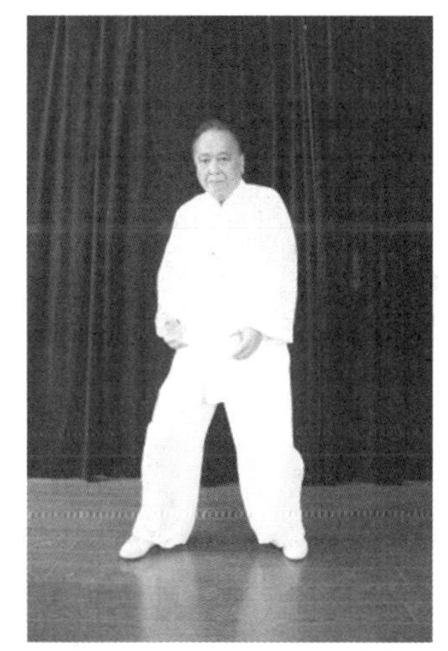

图 3-3-6

2. *右式*

动作与左式同，唯方向相反。左右各做 8 次后，回复双手握拳下蹲马步式（见图 3-3-7～10）

调息：以丹田为核心，逆腹式呼吸，上下伸拔时吸气，转腰画圆时呼气，逐渐做到气形合一，力达四梢。呼气时配合“呼”字诀。

功理：①本节是以调理脾胃为主，有健脾和胃之功效，在上下伸拔时腋中线之脾之大络充分拉开，有利于脾之运化。脾为生化之源，后天之本，是产生后天之精之源。②上下充分伸拔，及转腰画圈。上下伸拔为刚性使脊柱节节拉开，而转腰画圆是柔性的，在伸拔的基础上，有利于小关节的自动复位，是主动性整脊疗法的一个有效的手段，使脊柱引起的疾病在不自觉的情况下得到了治愈。③有抗衰老的作用：人之衰老应先是脊柱引起。由于脊柱的伸拔及旋转达到活利关节疏通经络，特别十二正经及奇经八脉减少血管神经的压迫，增加局部血供，改善微循环。做到身体挺拔，关节滑利，肌力增强，预防萎缩，从而达到健康长寿的目的。

注意点：①在做上下伸拔时要注意阴阳和合，即有上（阳）必有下（阴），产生上下对拔合力，真正起到上下全身伸拔作用。②在做上下伸拔时要注意虚领顶劲。竖脊松腰，尾闾正中四点一线，即上下手、左腋、左足尖，五趾抓地。③对老年体弱者，或刚病愈者或心脏病高血压不稳定者不宜练此功，对中青年体虚者特别是亚健康者，或有颈肩腰腿痛者，在未发作期适合练本功。④练功初期不要冒进，要循序渐进，且有腰酸背痛是正常反应，可在适当休息后继续练习。

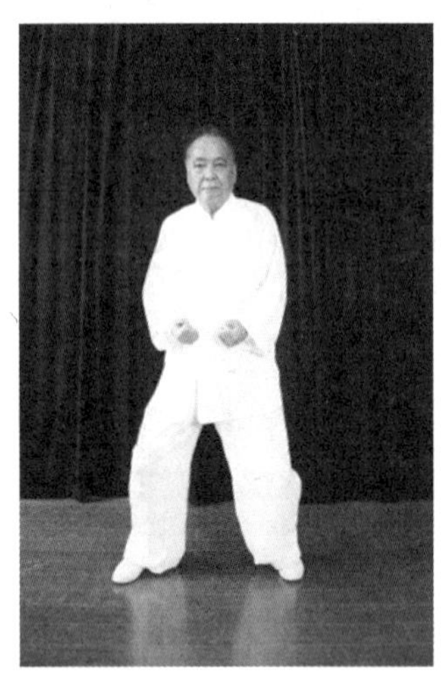
图 3－3－7

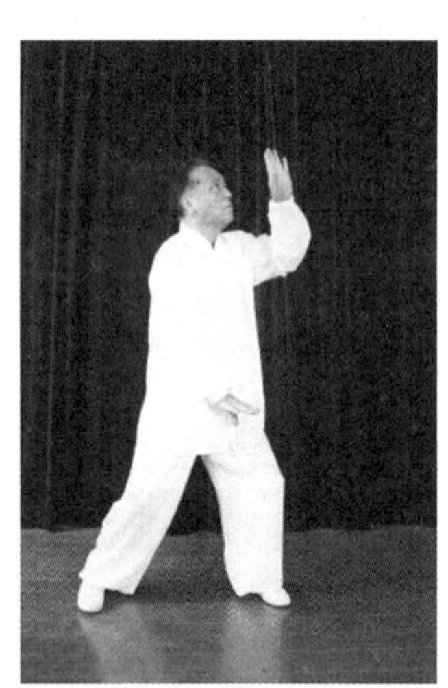
图 3－3－8

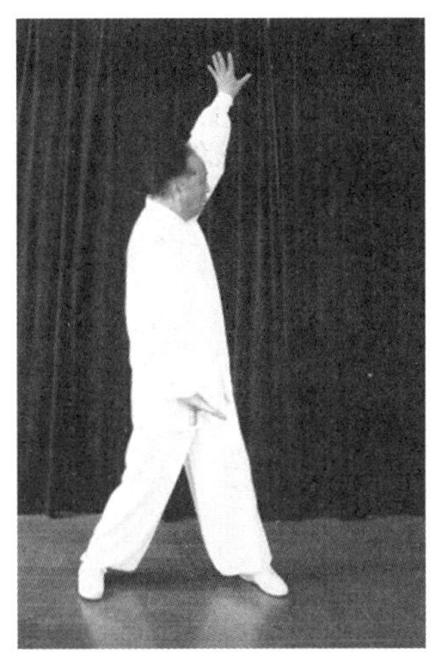

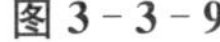
图 3-3-9

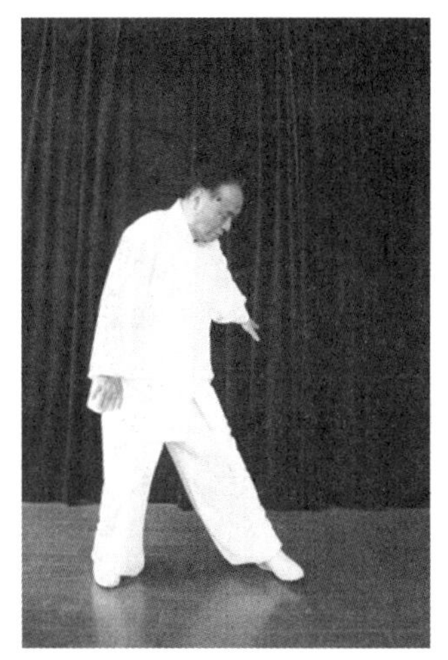

图 3-3-10

(四) 拎水转腰补肾经(柔)

调身:

1. 左式

双手握拳马步式,两拳成掌,手心向下,左手呈握桶柄状,右手也呈轻握物状。左手在空拎水桶状,提手至胸前,然后拎水桶在腰带动下,手向左后方旋转,下蹲,手放下水桶,下落于体左侧。右手不动,动作要求柔和圆滑,眼随腰转,目平视,虚领顶颈,鼻对脐。(见图 3-3-11～14)

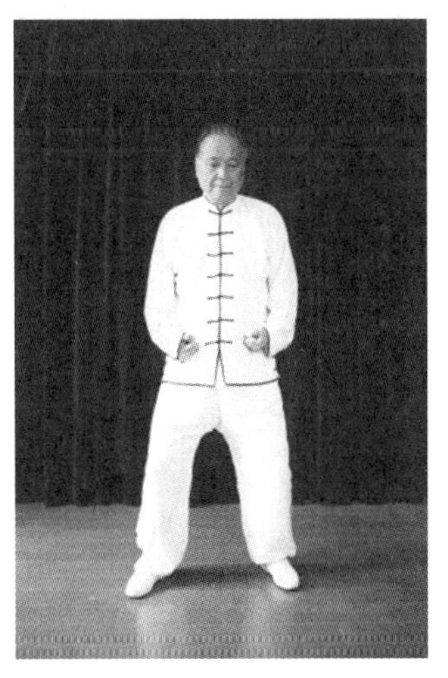

图 3-3-11

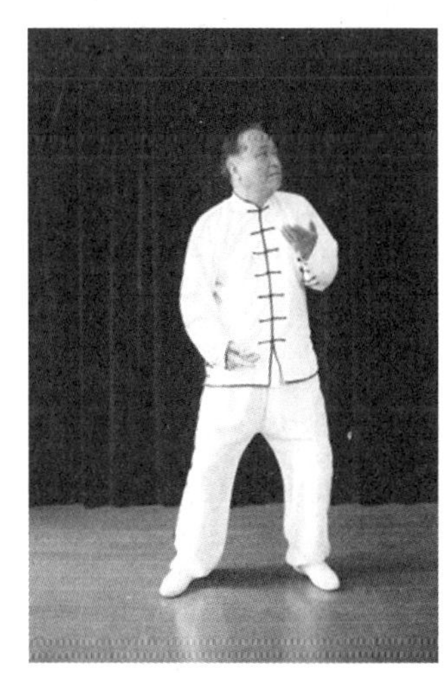

图 3-3-12

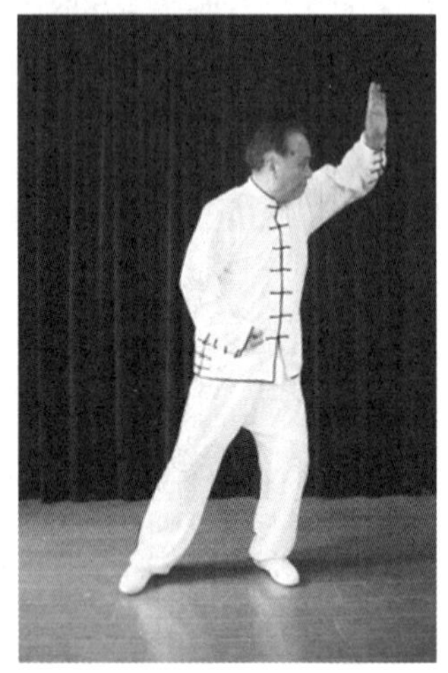
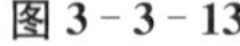
图 3-3-13

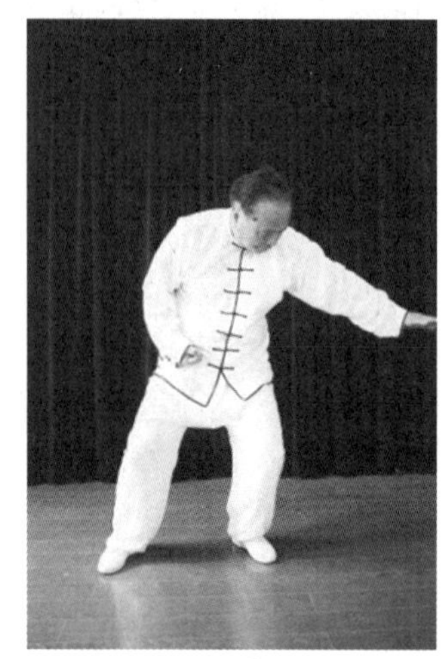
图 3-3-14

2. 右式

同左式，唯方向相反，左右各做 8 次。（见图 3-3-15～18）

调息：拎水时吸气，放下时呼气，呈逆腹式呼吸。

调心：意念逍遥自在地全身轻松地拎水去施肥，呼吸着大自然新鲜的空气。

功理：①本功法以愉悦的心情，全身轻松柔和圆活、富有活力地拎水施肥，享受大自然天人合一的美景，逍遥自在，自得其乐，充分体现乐之精髓。②柔和地以命门为中心的左右旋腰对强肾补精有独到之处。

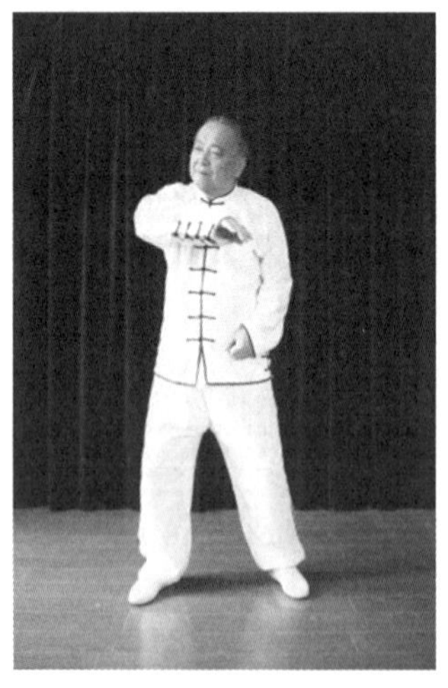
图 3-3-15

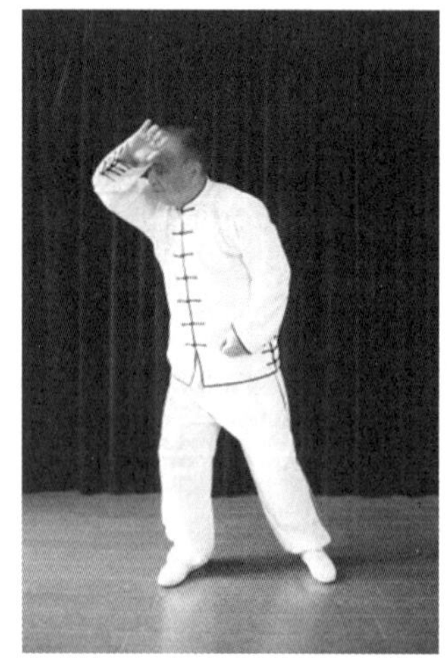
图 3-3-16

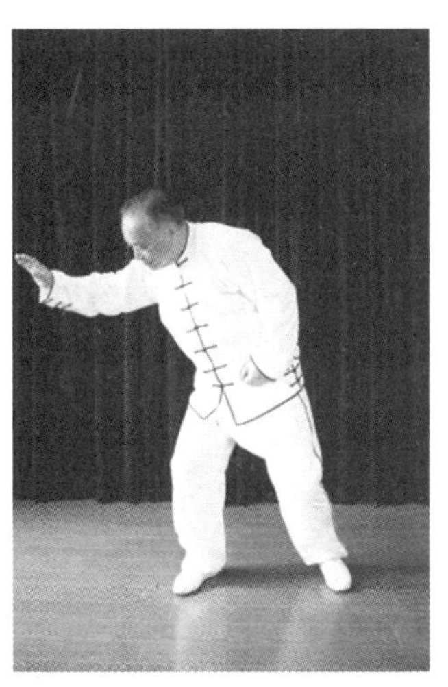
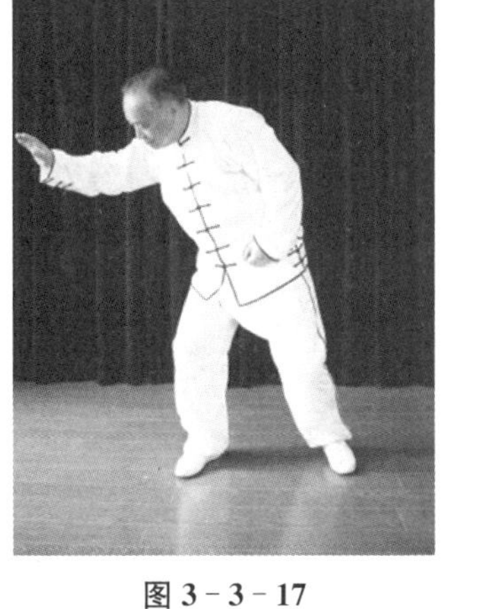

图 3-3-17

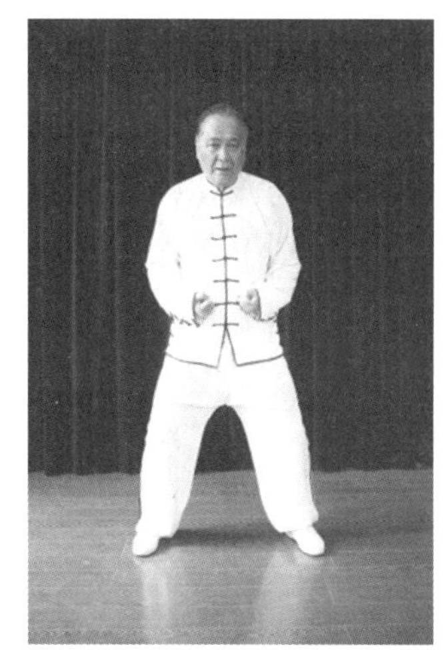

图 3-3-18

注意点：本功法以柔为主，要尽量去除僵劲，因身松形柔能使气血在血管及经络中畅通运行，做到意气形三者结合，劲达四梢，如一旦出现僵劲，则要随时调正。

（五）犀牛摆头舒肝经（刚）

调身：

1. 左式

双手握拳马步式，先由左手掌心向内上，沿正中线向上至膻中穴，弧形向外，上举，随身驱向左上方侧倾斜，与正中线约成 60 度角，左上肢也随之斜向上，手心向上。下肢呈左弓步。同时，右手下按至右大腿外侧，手心向下，上为阳掌，下为阴掌，呈斜向对拔之势，虚领顶劲，眼视右手背。（见图 3-3-19～22）

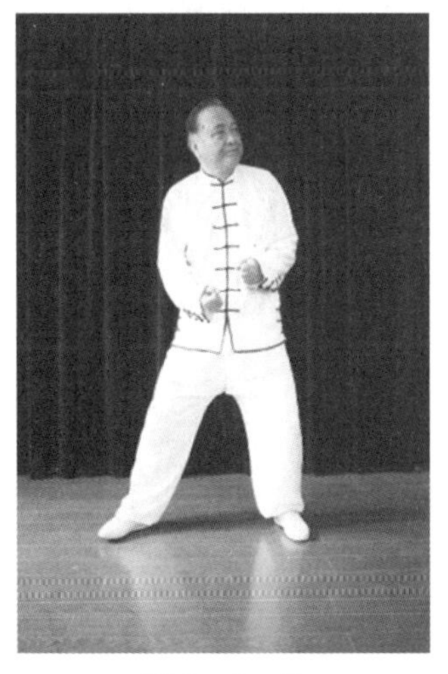

图 3-3-19

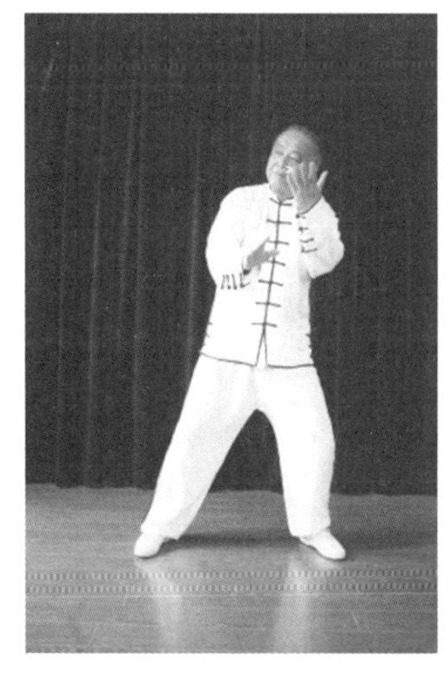

图 3-3-20

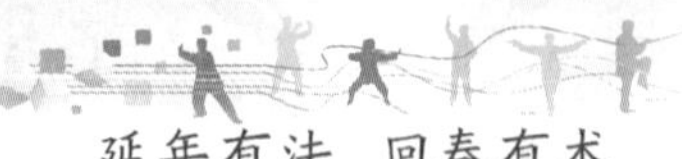

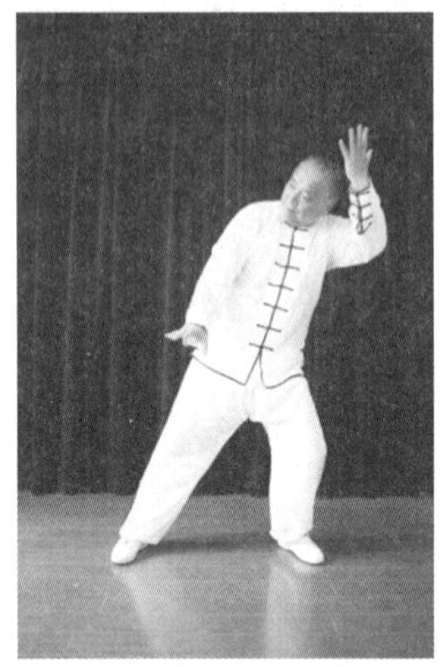
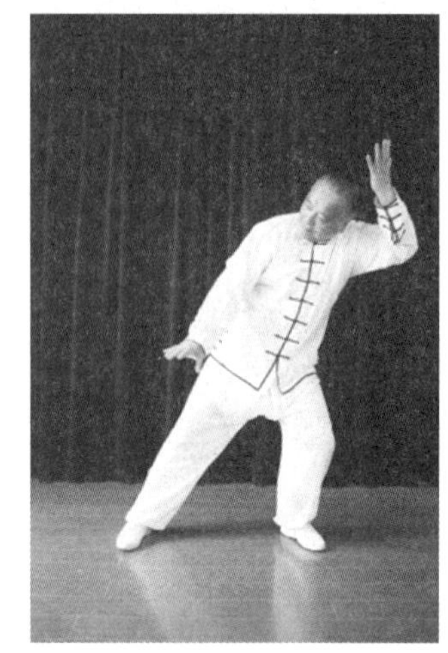

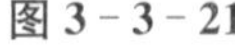
图 3-3-21　　图 3-3-22

2. 右式

同左式唯方向相反，左右各做 8 次。（见图 3-3-23～26）

调息：当躯干向侧向倾斜时，要求逆腹式呼吸，吸气，意气合一，力达四梢。回复时，放松呼气循环不止。呼气时配合“嘘”字诀。

调心：意念如犀牛戏水，欢乐地左右摇头摆尾活泼可爱。

功理：本功法以大幅度斜向伸拔活动需用刚劲，充分疏通对侧肝经及脾经。回复时则全身放松，一松一紧交替运转，无论在经络上及内脏上均起到疏通和按摩作用，如再配合“嘘”字诀，则疏肝降火作用更强。

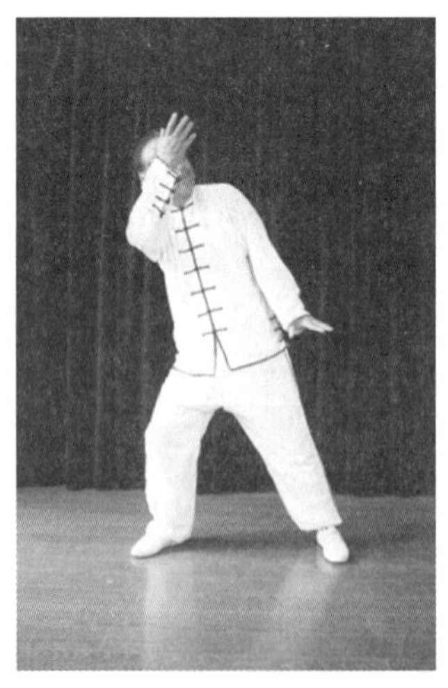
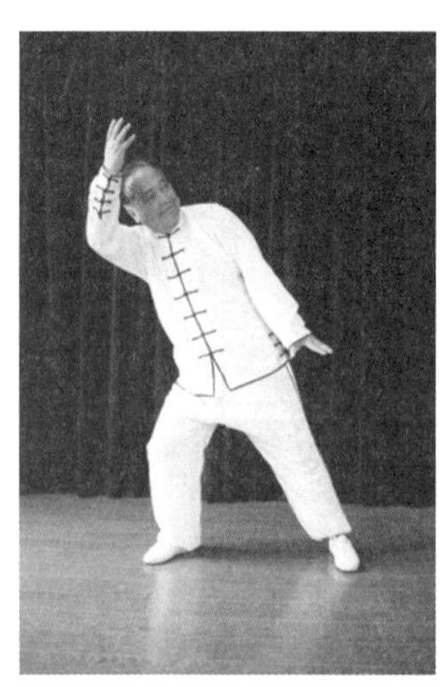

图 3-3-23　　图 3-3-24

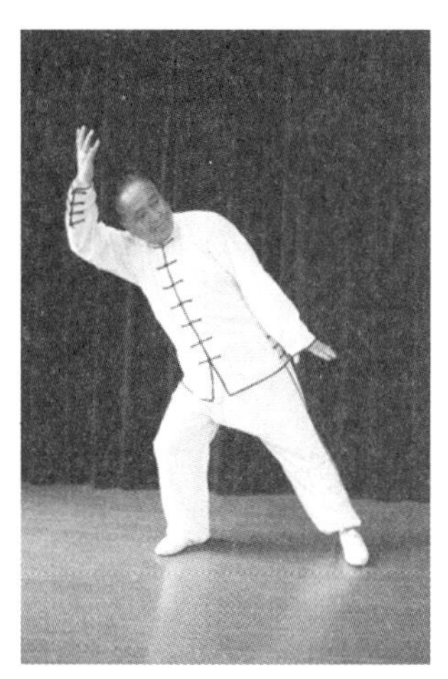
图 3-3-25

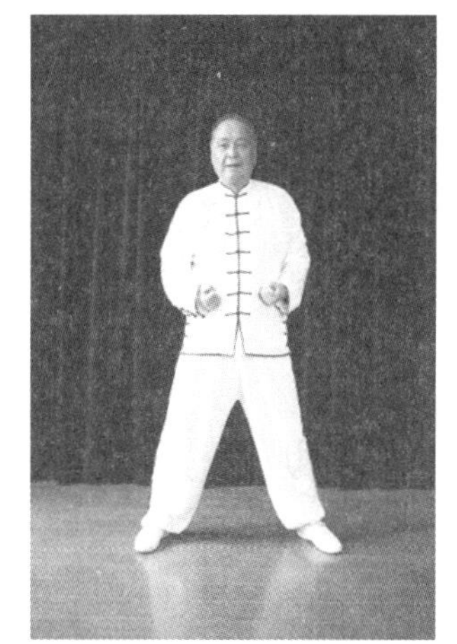
图 3-3-26

注意点：①本式在做左右侧向摆头时，要按本人具体情况而定。如为体弱老年者，则倾斜度可至45度，不要勉强，避免腰部拉伤。②在作“嘘”字发声时，要配合呼气时进行。③在作调身时要求上下肢躯干呈一直线，鼻对脐，眼视下手背。④在做上下手对拉伸拔时要求上肢及手腕作上外旋，下手作内旋的缠丝劲，有利于关节韧带肌纤维的拉长。

(六) 左右云手利三焦(柔)

调身：左云手。预备式站立。左臂下落，左掌由左肩向前向上，同时左臂屈肘向上，向左经面部前边旋腕，掌心由内向外旋转画圆，并向左按出。重心移动到左足，右掌由右肩侧向下向左上经腹前抄至左臂下。掌心向上、目视左手掌。(见图 3-3-27～29)

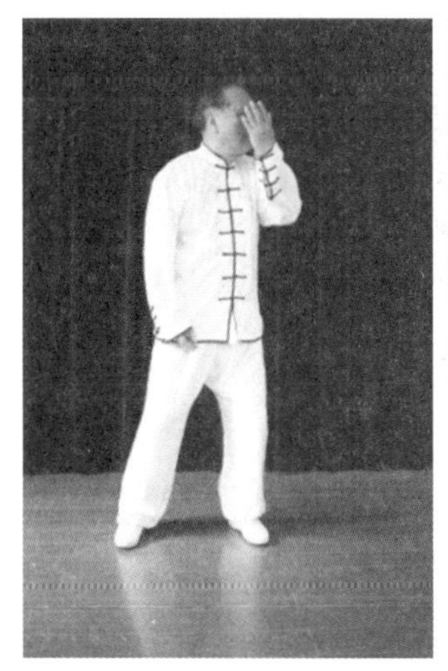
图 3-3-27

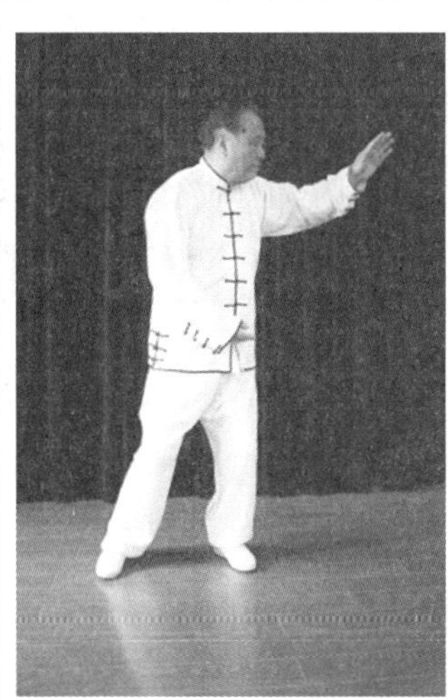
图 3-3-28

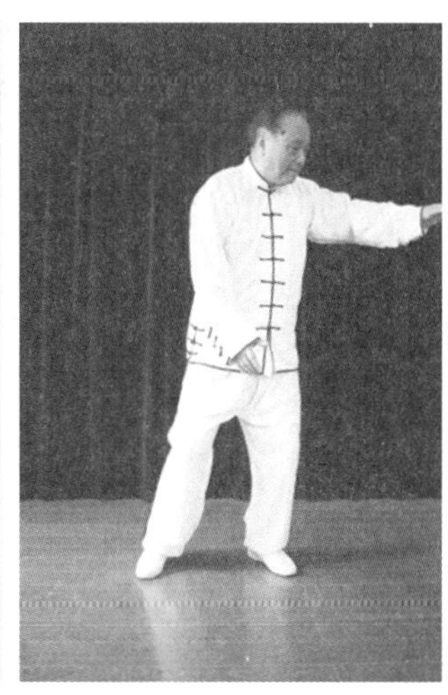
图 3-3-29

右云手。右手上举由左向右经面部画圆，下按至右体侧，重心移于右下肢呈右弓步，左手回至右肘下方，如此左右画圆循环不息，目视右手掌。左右各做8次。（见图3-3-30～33）

调息：云手向外时为呼，回复时为吸，要求呼吸柔均长，绵绵不断。随着练功的深入可进行丹田呼吸。呼气时配合“嘻”字诀。

调心：意念如神龙行云，在云中自由翻腾，上下相随，动作和谐，轻灵飘忽，逐步进入天人合一的佳境。

功理：①本功法以丹田为核心带动四肢，进行侧向上下左右转圈。圆符合周天运行的规律，气在经络内运行，血在血管内流动均是以圆形式在体内运行周而复始，循环不息，促进血液循环。疏通经络、有利于五脏六腑的修复及排毒，有利于健康长寿。②本功法在中线上下画圆时，经过上中下三焦，有疏通三焦之气机循环不息。

注意点：①左右云手一定要以躯干带动上下肢进行画圆，不能单一用手画圆。②呼吸以逆腹式为主，随着功夫深入进行丹田呼吸。③本功法以柔为主，处处逍遥自在，不能用僵劲。

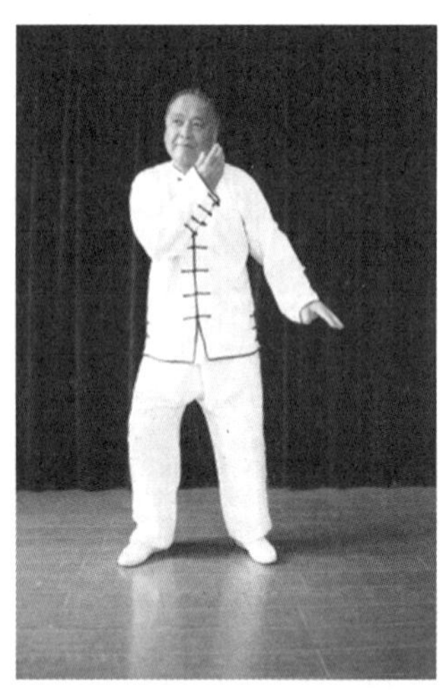
图3-3-30

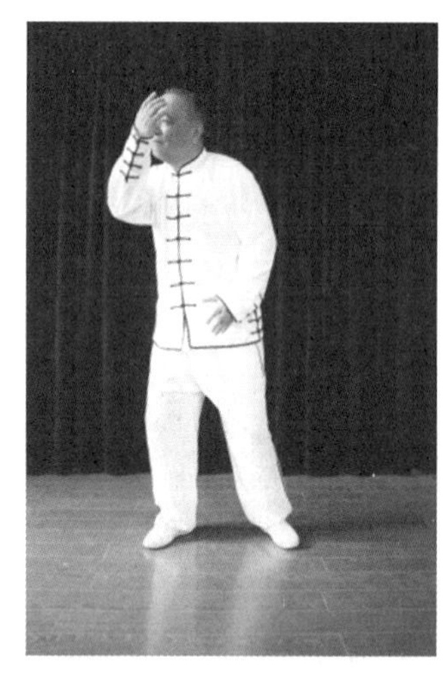
图3-3-31

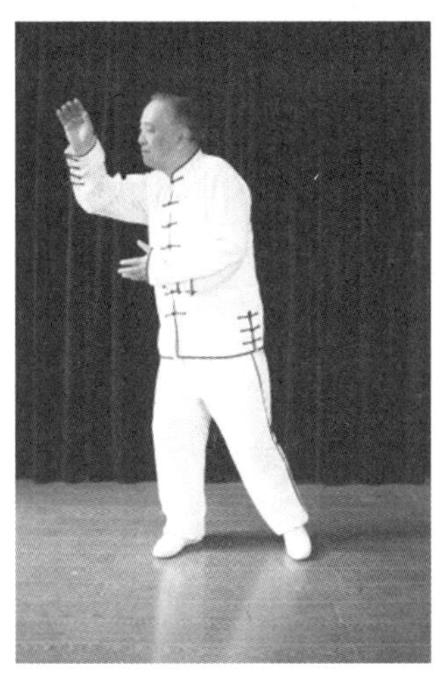
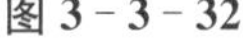
图 3-3-32

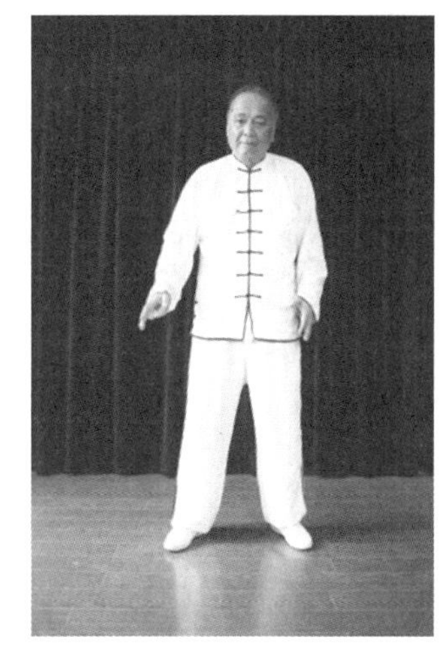
图 3-3-33

(七) 农夫挑担舒心肺(刚)

调身:

1. 左式

双手握拳下蹲马步式,双手侧平举,手心向下,手型成握扁担状,手心向下向左转身 30 度,如走路挑担状原地上下起伏 2 次。(见图 3-3-34～37)

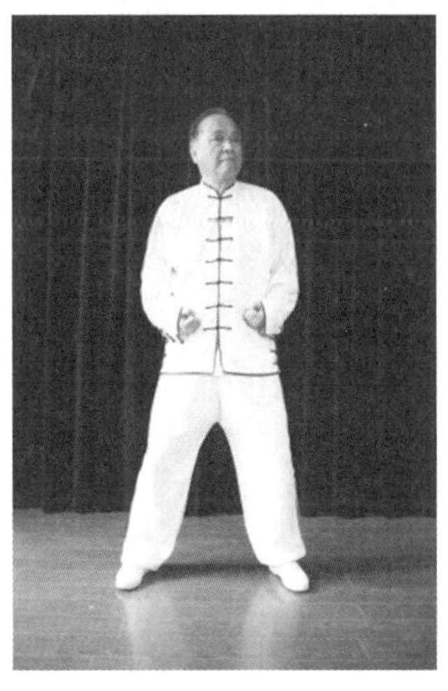
图 3-3-34

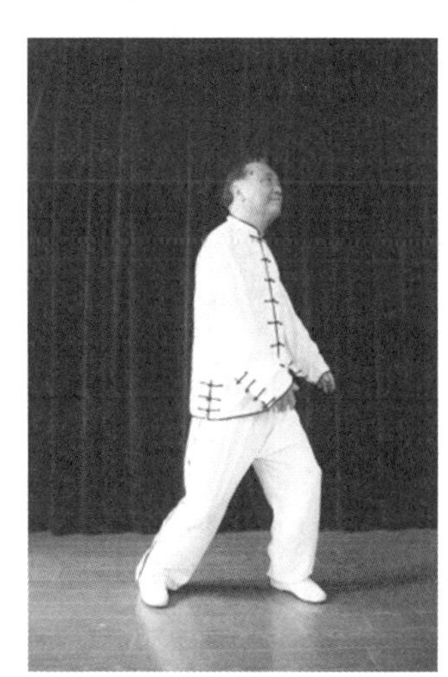
图 3-3-35

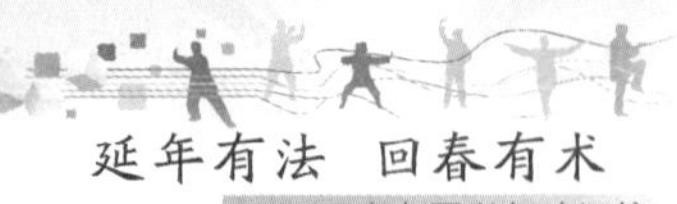

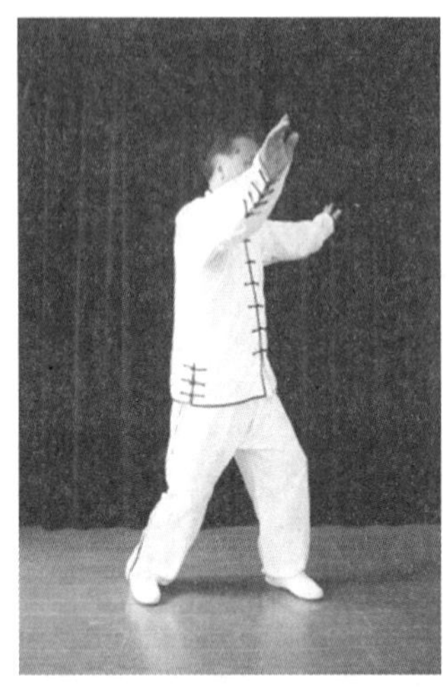
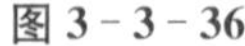
图 3－3－36

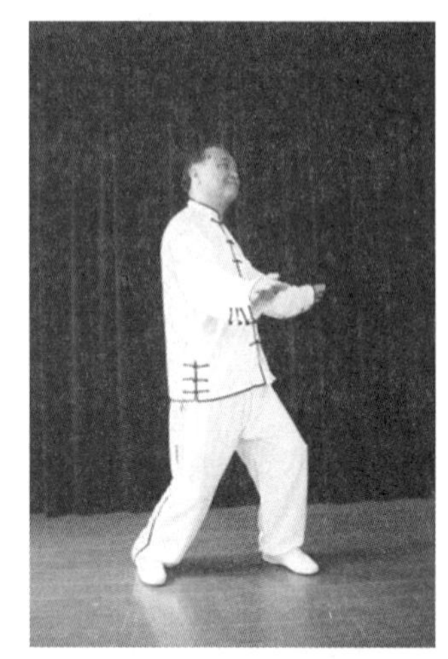
图 3－3－37

然后手心转向前两臂侧平举马步用力向后伸拔扩胸共 2 次，然后双手回落至体侧，握拳回中，随体转平视前方。（见图 3－3－38～40）

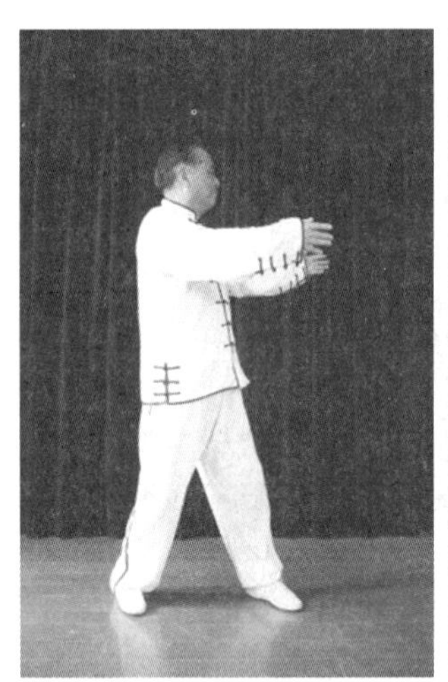
图 3－3－38

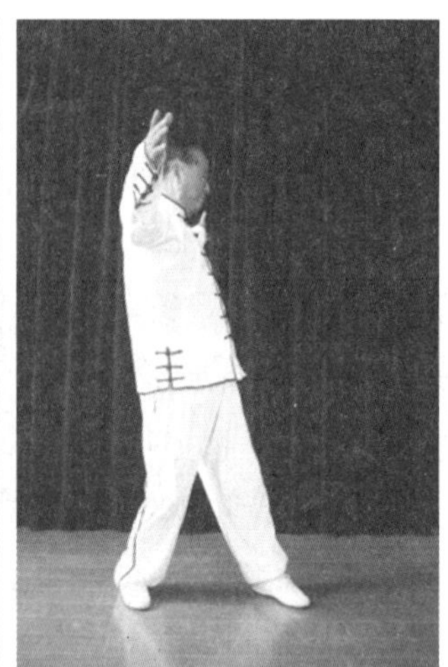
图 3－3－39

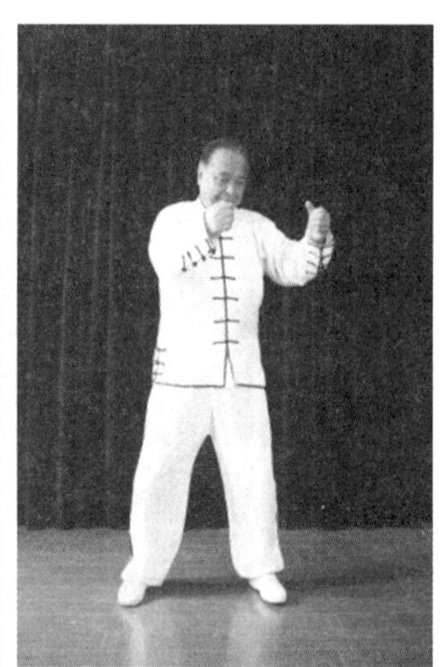
图 3－3－40

2. 右式

同左式，唯方向相反。左右各做 8 次。（见图 3－3－41～46）

调息：侧转挑担时上下起伏二次，可按上吸下呼原则，在扩胸时，扩时吸气回复时呼气，均用逆腹式呼吸。呼气时配合“呬”字诀。

调心：仿佛自己挑着二桶水缓慢地轻松地愉快地悠悠地行走，口内哼着小调，自得其乐。

功理：本式特点重在呼吸，它有上下升拔深呼吸及左右扩胸深呼吸，均采用逆腹式呼吸。一般不练功者在清醒状态下，均是胸式呼吸。这种呼吸重点在肺的上中部进行，肺的下部由于运动较小，时间长后逐步形成肺泡功能减弱，导致肺组织萎缩，而腹式呼吸是健肺好方法，符合人体生理机能，接近人体本能状态，其优点在于：改善心肺功能，由于腹式呼吸横膈活动度增大，在横膈下进一步按摩肝胆胃诸脏器，促进局部血液循环，在上则可加强肺下段的肺泡活动。改善肺功能，预防纤维化，由于横膈活动度增大，改善回心血量，增加冠状动脉的血供，改善心肌营养，对各类心脏病均有帮助。呼气时配合"呵"字诀或"呬"字诀。

注意点：①双手侧平举时，要求左右同一水平不能有高低，也要在正确调形的基础上，做到虚领顶劲，沉肩坠肘，力达四梢。②在上下升拔呼吸及左右扩胸呼吸要充分呼吸，以利于更好地吐故纳新，改善肺泡功能及心肌营养。

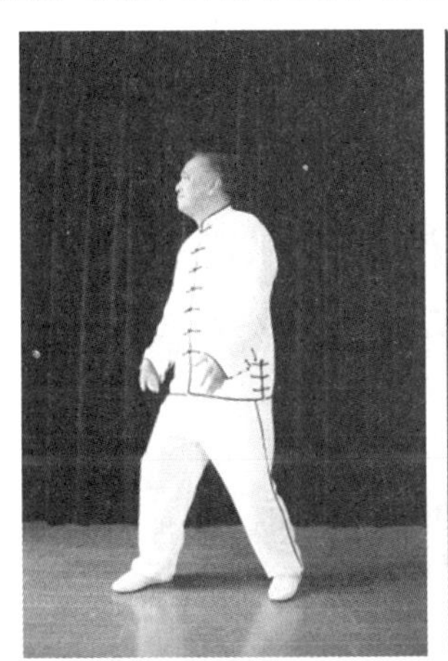
图 3-3-41

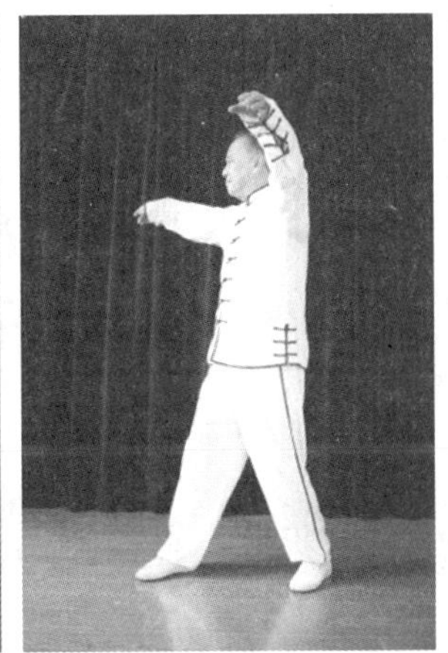
图 3-3-42

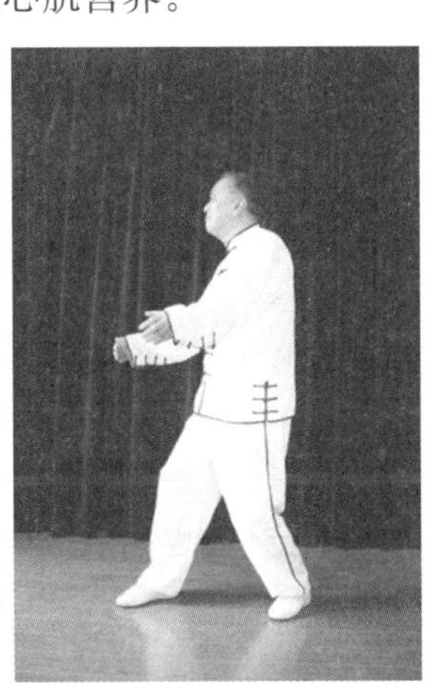
图 3-3-43

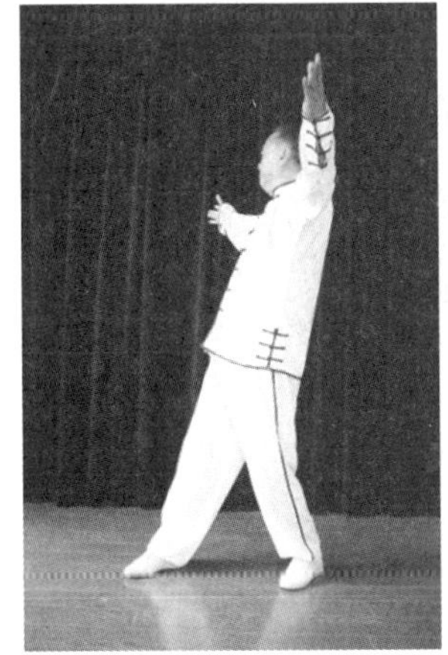
图 3-3-44

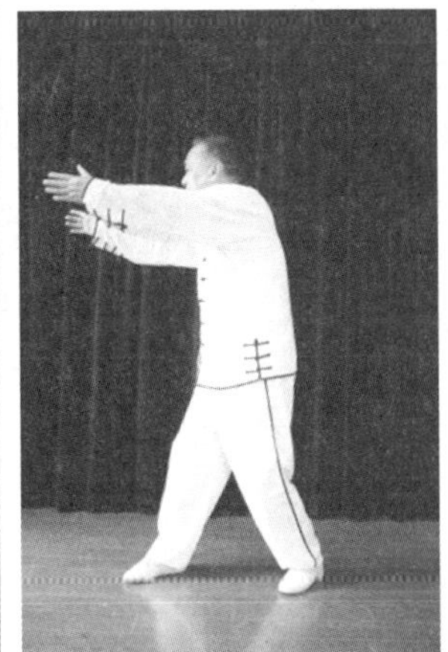
图 3-3-45

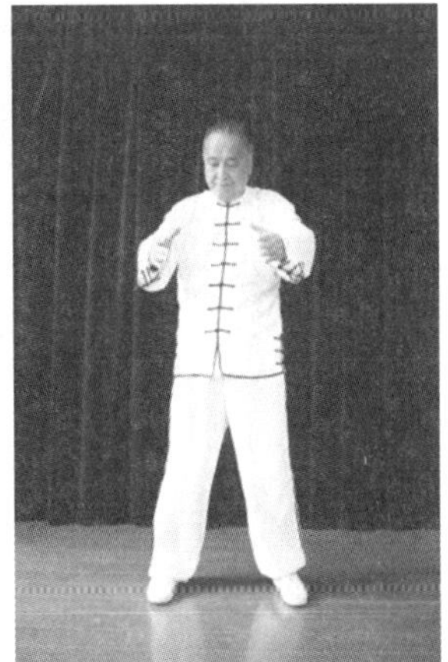
图 3-3-46

(八) 左右推磨旋带脉(柔)

调身

1. 左式

双手握拳，下蹲马步式，左手呈握磨柄状，拳心在上，左足前跨一步呈弓步，以命门为中心沿带脉由左后向右前方画圆，带动左手由左向右旋磨一次，然后回复原位。(见图 3-3-47～50)

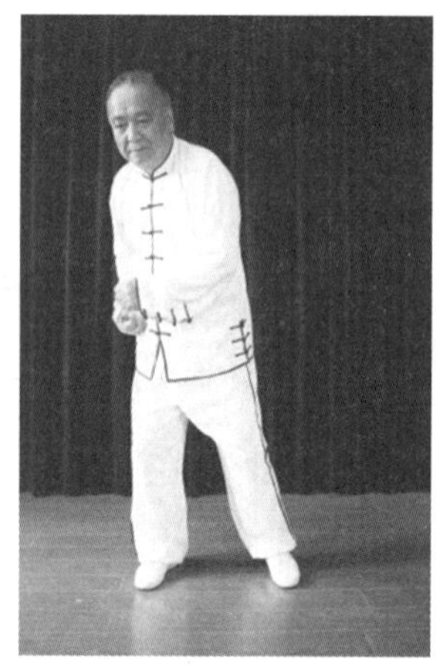
图 3-3-47

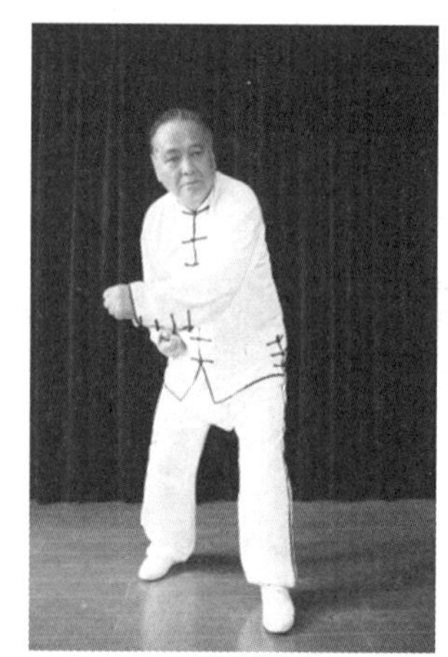
图 3-3-48

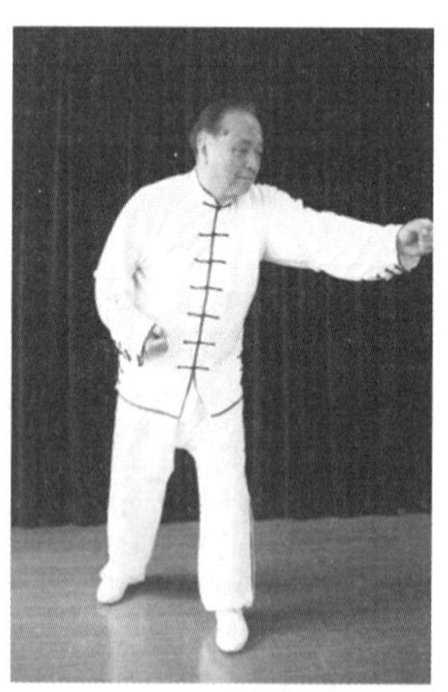
图 3-3-49

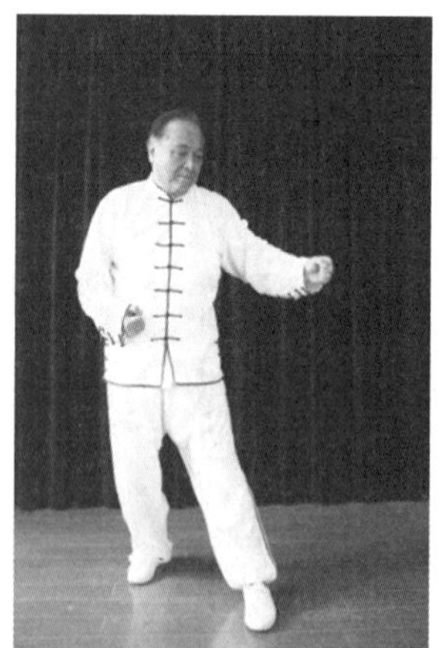
图 3-3-50

2. 右式

右手推磨柄状，右足向前跨一步，呈弓步，以同样方式进行向右旋磨，目视前方。左右各 8 次。(见图 3-3-51～54)

调息：向前推磨时为呼气，回来时为吸气，左右相同，循环不止。

调心：意念我在愉快轻松地推磨，逍遥自在，自得其乐。

功理：带脉是人体奇经八脉之一，它能约束纵行之脉，督、冲、任、阴维、阳维、阴跻、阳跻，还包括足三阳、足三阴均受其约束并加强脉络之间的联系，带脉循环起于季肋，斜向下行到带脉穴绕身一周，带脉穴在章门下 1 寸。

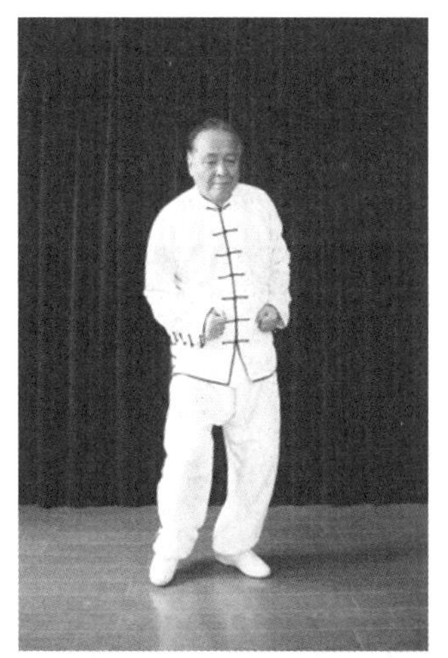

图 3－3－51

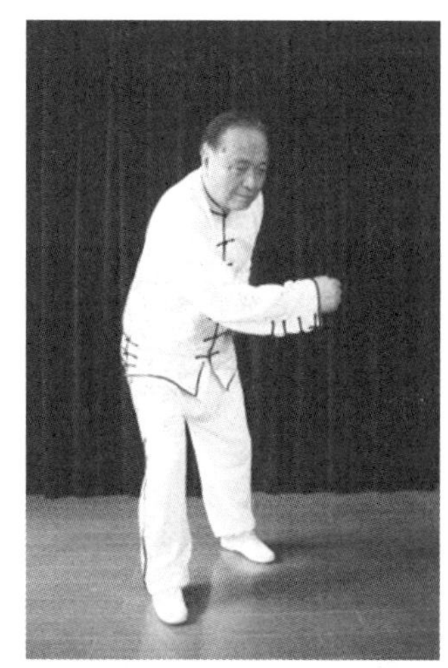

图 3－3－52

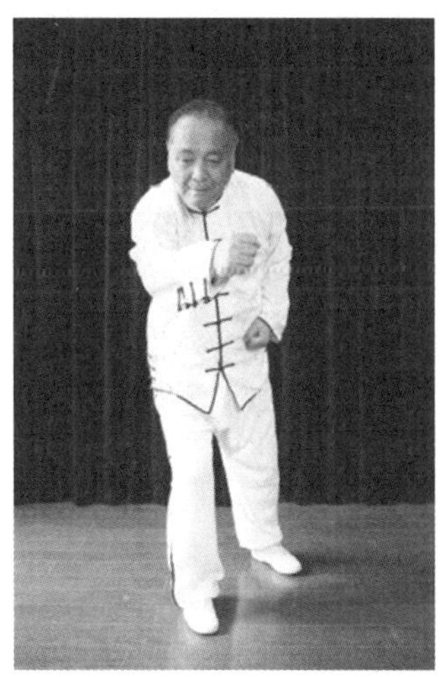

图 3－3－53

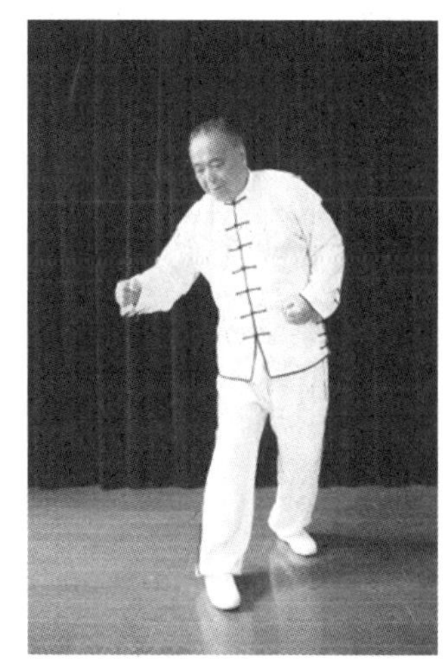

图 3－3－54

带脉位置重要，特别对妇科病有很大的作用，本式带脉旋转时调节奇经八脉、足三阴三阳经均有良好的作用。

注意点：因本节是柔功，推磨时要注意在带脉带动下上下肢关节韧带及肌肉均要随带脉均衡地旋转，头部仍保持正直，鼻尖对脐，千万不能左右转动。

（九）双手搓绳搓丹田（刚）

调身

1. 左式

双手握拳下蹲马步式，右手向上伸直，手心向左，左手侧平举，手心向上，向左侧弯腰至45度呈左弓步。然后双手掌相合，开始搓绳，先由丹田搓动，带动双手。右手在上向前搓，左手在下向后搓，搓动时要带缠丝劲。（见图3-3-55～58）

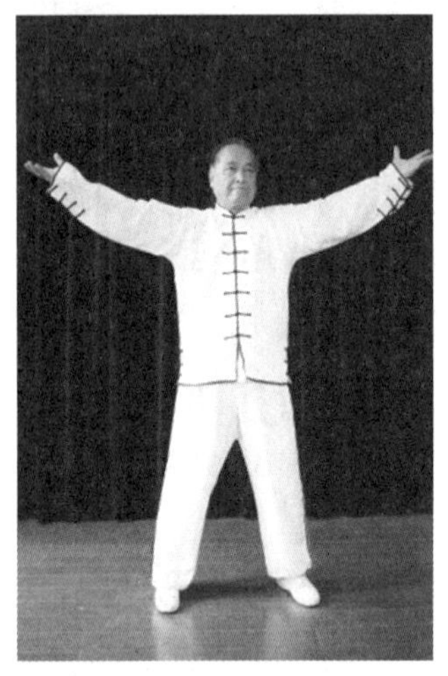
图3-3-55

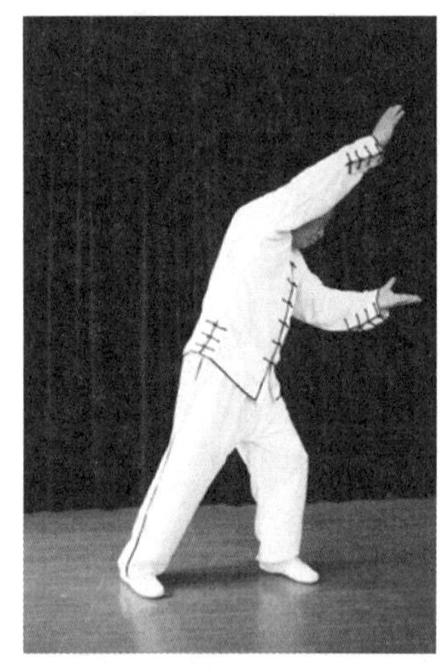
图3-3-56

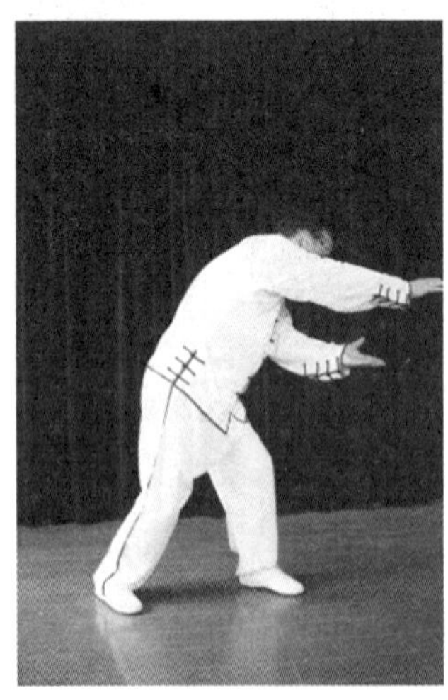
图3-3-57

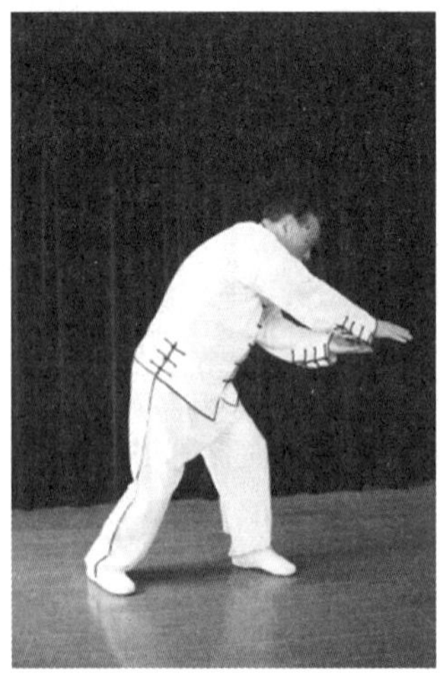
图3-3-58

2. *右式*

同左式唯方向相反。左右式各 8 次。（见图 3－3－59～62）

调息：上举手向一侧倾斜时呼，在搓绳动作时为吸，逆腹式呼吸。

调心：意念双手搓绳其乐融融。

功理：当右手向上伸直左手侧平举侧向左弯腰时，则对侧季肋部及腰胯充分伸拔，对肝经及脾之大络均能充分舒展，有利于提高脾胃功能及舒肝理气。在做搓绳动作时，用内劲旋动双肾有强精生精的作用，因此本式对肝、脾、肾三经都有作用。

注意点：侧向弯腰要到位，不能前倾或后仰，但也不要免强，要循序渐进，搓绳要有拧劲牵动双肾。

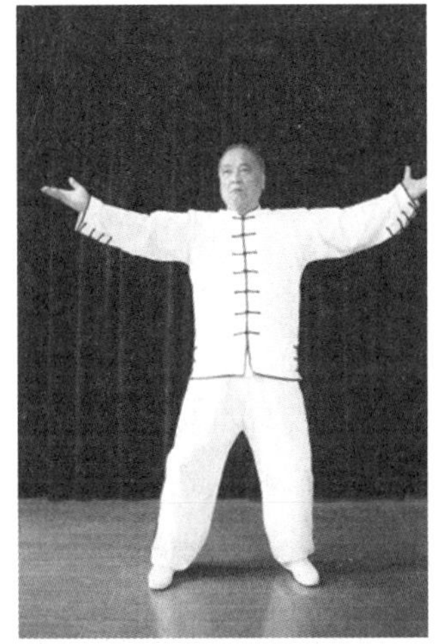
图 3－3－59

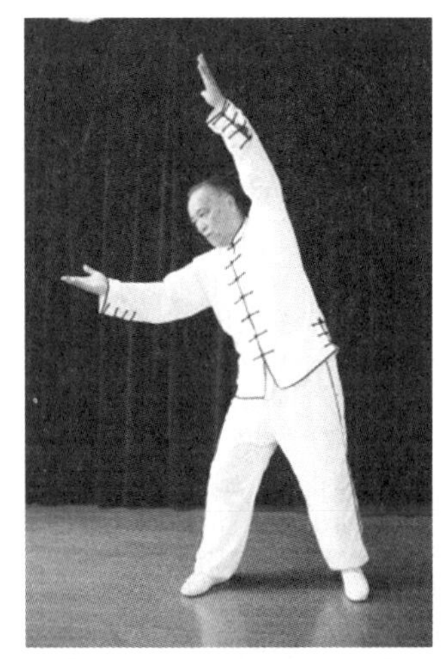
图 3－3－60

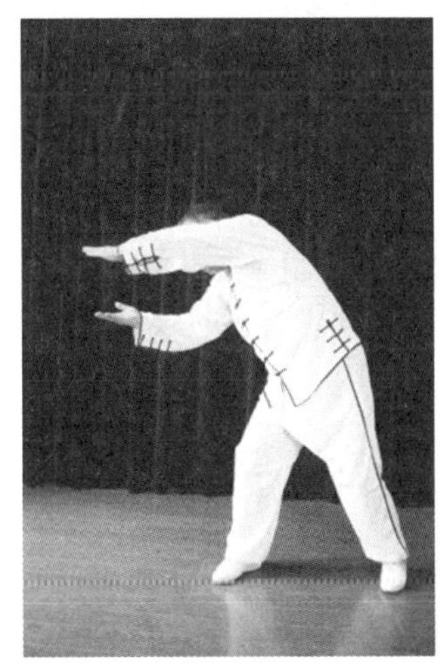
图 3－3－61

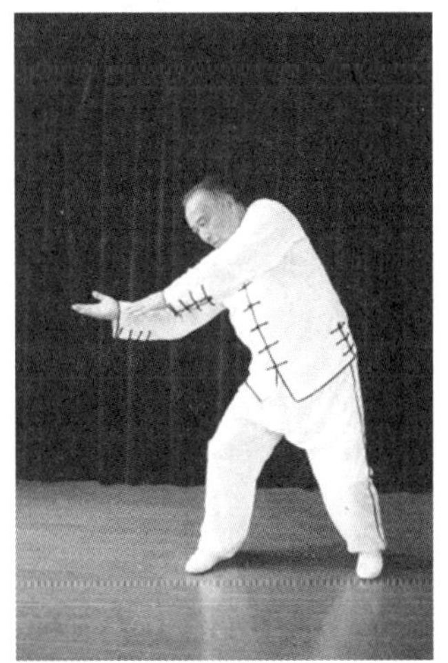
图 3－3－62

（十）升降开合抖丹田（柔）

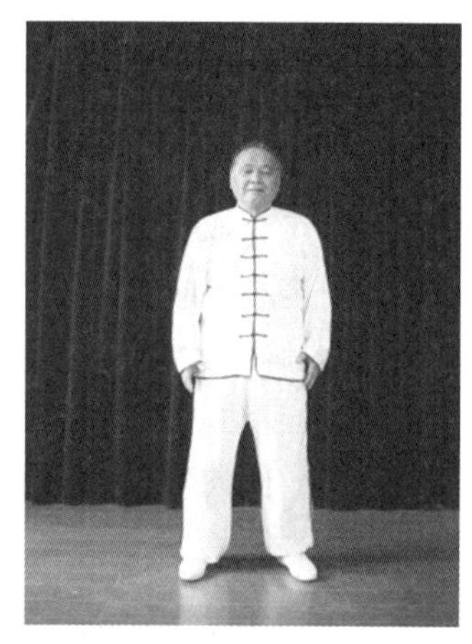
图 3-3-63

调身： 全身内外放松，头正项直，目光内敛，神态自然。先做三次虚静呼吸，然后开始抖动。初练时可以膝为中心，上下轻悠抖动（如已熟练后可由腹丹田开始带动全身抖动）。同时双上肢以升降开合动作配合全身抖动，抖动初为悠动（8拍4遍）；中期为中速抖动，抖动力度及速度略微快些（8拍8遍）；后期，在中速后逐渐降低抖动力度及速度直至停止（8拍4遍）。（见图3-3-63）

另附，升降开合：升——双手前平举；降——双手回落至体侧；开——两手侧平举手心相对；合——两手在胸前汇合然后下落到体侧。（见图3-3-64～67）

调息： 在全身抖动时，升为吸，降为呼，开为吸，合为呼，初为胸式呼吸随着功夫深入进入到逆腹式呼吸。

调心： 在全身抖动时，意念自我感觉：越抖越松、越抖越舒服。在抖动将结束时有抖动余颤出现即体内精气充盈、心旷神怡、浑身轻松愉快。

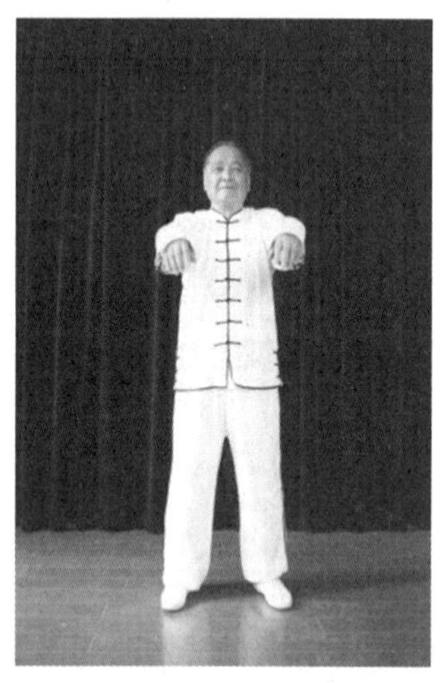
图 3-3-64

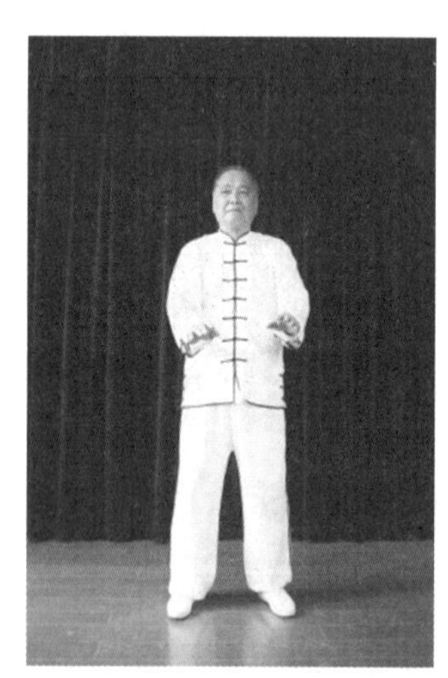
图 3-3-65

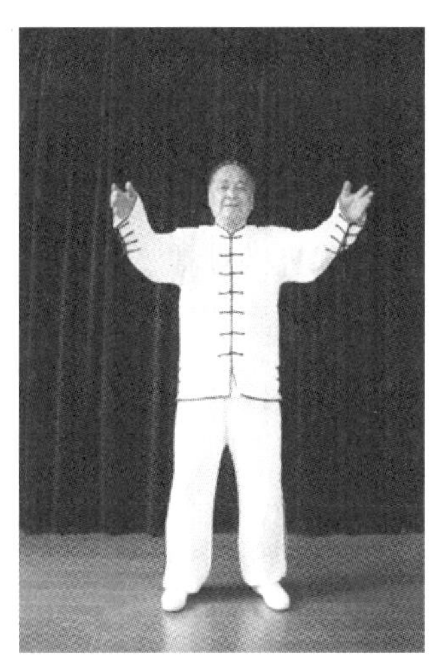

图 3-3-66

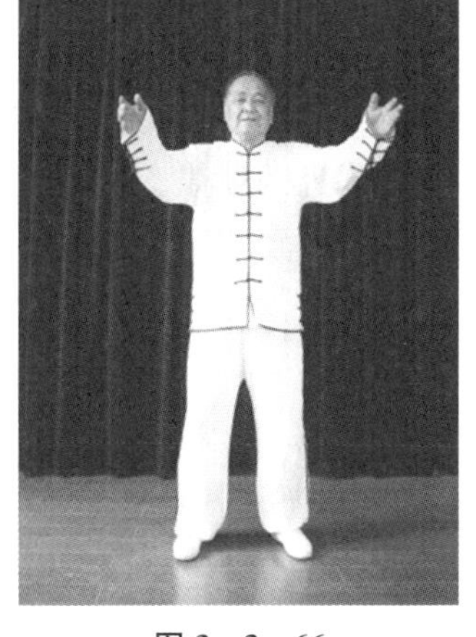

图 3-3-67

功理：①舒筋活络、滑利关节、在全身轻松抖动时全身大小关节、脊柱关节韧带包括肌肉都获得全身柔和的弹性松动，舒通经络增加血液循环。有利于防治关节炎及脊椎病，特别有主动性整脊疗法的作用。②激发精气，还精补脑。由于全身的悠动，也带动了男子双侧睾丸的悠动及女性双侧乳房的悠动，促进下丹产生精气，使肾精旺盛，还精补脑。③按摩脏腑，协调平衡。由于抖动对五脏六腑是一个很好的按摩，从而达到平衡脏腑、健脾和胃、通调水道的作用。④良性意念，消除病灶。如肩关节疼痛，在抖动时意念肩关节放松，做到意到气到，气到通经除病气，疏通经络，做到通则不痛，气到病除。

(十一) 顺息养气

同减肥健美回春功第九势。

(十二) 引气为元

同减肥健美回春功第十势。

三、伸筋拔脊的含义

“一阴一阳之谓道”，道者规律也。在人们生活中时时处处离不开阴阳，因此我们以阴阳规律为前提在前人的基础上创编而成阴阳和合、刚柔相济的功法。疾病之起因均在于阴阳失衡，而我们防病与治病，也在于达到阴平阳秘，精神乃治的目的。从内在精气神到外在筋骨皮均与气的失衡有着密切的关系。而气的失衡与筋骨皮病变和挛缩又有密切的关系。而筋的挛缩，使关节失利，导致脊柱椎体的压缩、关节的脱位、神经根的压迫是人们失健的主要原因。因此，要从根本上解除疾病的根源，必须要从伸筋拔脊开始。而医学上又存在一个客观规律，非刚不能拔筋非柔不能治脊，但刚柔又是一对矛盾。我们感到伸筋应以刚为主以柔为辅，拔脊以柔为主以刚为辅，刚柔相济，才能符合一阴一阳之为道的规律。

我们利用刚柔相济的规律，创编四刚四柔主功，达到刚柔相济以及阴平阳秘，精神乃治的目的。

(一) 伸筋拔脊调理内脏

我们利用伸筋拔脊有针对性地调理内脏。如第一节上下伸拔健脾胃，利用侧向伸拔，充分伸展脾之大络，有利于健脾和胃。第二节拎水转腰补肾经，利用柔和的以命门为中心左右旋腰，有利于双肾生精补肾，水火相济，心肾相交。第三节摇头摆尾舒肝经，利用大幅度的侧向弯曲，使侧向肝脾经络由大腿内侧上行肝经，经阴器由季肋进内脏充分伸拔。有利于舒肝理气，健脾顺气。第四节左右云手利三焦，利用柔和的手在中线上中下三焦来回运行，有利于三焦通调水道，气血和顺。第五节农夫挑担舒心肺，利用它以膻中穴为核心，上下舒胸左右扩胸，扩大肺活量。加强吐故纳新，增加回心血量，提高冠状动脉血流，改善心肌营养。第六节左右推磨旋带脉，带脉统摄纵形经脉，特别对妇女保健、男子性功能改善有独到之处。第七节双手搓绳搓丹田，对调节肝脾肾，手三阳、手三阴经在丹田搓动下利用缠丝劲，带动上述脏器及经络，起到良好的作用。第八节升降开合抖丹田，利用全身抖动，使全身筋脉全部活动起来，使不通的经脉、血管、神经均能活跃起来，起到全身性舒经活络、活血化瘀作用，同时由于升降开合，一方面配合呼吸，另一方面又可更活跃手三阴、手三阳经的经脉，又可配合意念治疗局部病变，又可调理男性性激素，延缓衰老。

我们在八节主功后还配合前预备式、意念青春、六合求中，也与动静有关。先由静开始，由无极站桩去识神出元神，然后由六合求中逐渐由静转入动的过程，然后进入主功。当八节主功结束后，就进入顺息养气，这是气由动入静的过渡时期。最后引气为元进入丹田，这就符合一阴一阳之为道的原则。

(二) 伸筋对人体的重要含义

目前在养生界、医学界最流行的一句谚语就是“筋长一寸，寿长十年”。俗话说：“老筋太短，寿命难长。”又说“老筋长，寿命长”“常练筋长三分，不练肉厚一寸”。

这些谚语俚语是否有道理？是否有现代医学根据？我们可以肯定地说“有”！

1. 筋在经络学说中有一席之地

十二经筋，是十二经脉之气濡养筋肉骨节的体系，是十二经脉的外周连属部分。经筋具有约束骨骼、屈伸关节、维持正常运动功能的作用。

《素问·痿论》：宗筋主束骨而利机关也。“经筋为病，多为转筋”，十二经筋的循行分布均起于四肢末端，结聚于关节、骨骼部，走向躯干头面，它行于体表，有刚筋柔筋之分，刚筋分布于项背及四肢外侧，以手足阳经经筋为主。柔筋分布于胸腹及四肢内侧，以手足阴经经筋为主。足三阳经筋起于足趾，循股外上行结于颜面；足三阴经筋起于足趾，循股内侧上行结于阴器（腹）；手三阳经筋起于手指循臂外上行结于头角；手三阴经筋起于手指，循臂内侧上行结于胸，其行走线路基本同手足三阴三阳经行进路线，唯阴经筋起点相反。

因此，筋有物质基础，具体行走路线它包括韧带、肌腱、肌肉、浅表血管神经及皮肤，是连接全身大小关节、稳定关节的主要支持物。一旦失调就可引起多种疾病，对健康长寿有着重要的影响。

2. 拔筋能长寿

在老子《道德经》中早有论述：“人之生也柔弱，其死也坚强。万物草木生也柔脆，其死也枯槁。故曰：坚强者死之徒也，柔弱者生之徒也。”这段话告诉人们，人活着的时候机体是柔弱的，只有死了之后，机体才变得僵硬；自然界中的草木在活着的时候，其枝条是柔弱的，当死了之后则变成枯槁僵直。这是符合现实生活中的实际情况的，按这规律推论，生命体的状态始终保持柔弱性，那么生命的周期就会延长。相反，如生命体的状态是僵硬的，生命存活期就会减少，即生柔死僵，提示人在活着的时候，机体应该保持柔弱的状态也就是身体柔顺方能健康长寿。

柔顺实质就是筋脉的柔韧度。筋的主要功能是对身体结构的支撑与牵拉，是身体内大小各关节维持稳定和灵活活动的主要支撑者。

过了发育期后不可能再自然长筋，在40岁以后只会逐渐缩筋变矮，这也是老化的自然规律。实质上筋长是指附在骨肉及关节的韧带、肌腱以及皮肤弹性，由于柔韧度的增强，使筋脉柔韧度高就称筋长，柔韧度低就是筋短。其外在表现为一个人身形挺拔，伸曲自然灵活，动作协调，也就是柔韧度高；如随着年龄的增长逐渐出现身形渐驼，缩颈弯腰，伸屈不灵活，行动迟缓，说话语速变慢，身长缩短则表示为僵硬也，也就是渐向老迈靠拢。

筋长一寸，寿长十年。这实际是在说，人体机体柔韧度越好，越有利于机体器官功能的维护和保养。人之老化，从筋短开始。

在拔筋时要注意一点，不能突显某一部位的伸拔，因人是一个有机的整体，各器官之间功能相互连接，多脏器也相互连接，突显某一局部必然损伤整体固有的机能联系，在拔筋时必须强调多方的平衡。

3. 拔筋的注意点

所谓拔筋必须要求向相反方向对拉伸拔，才能逐渐拉开肌肉、纤维、韧带、肌腱附着于关节的部位，并随着外部伸拔之力，同时也拉开了多关节间隙。如我们常说的上肢三关节要通，下肢要挺膝及挺踝，也就是我们常说的阴阳平衡，即有上必有下，有左必有右，有前必有后，有开必有合。拔筋是要刚中有柔，要用缠丝劲，徐徐伸拔既使筋能拉开，柔韧性增强，又能使关节更灵活，血管扩张，血供增加，神经营养改善，逐渐达到延缓衰老的目的。

（三）拔脊对人体的重要意义

保护脊柱是健康长寿之本。随着年龄的增长，不良的生活习惯，不合理的运动方式很容易引起脊柱急慢性损伤，从而造成骨质增生或疏松，韧带硬化、钙化、缺少弹性，椎间盘变性，肌腱逐渐挛缩，肌肉萎缩，关节活动度缩小并出现各类疼痛症状，以及老年性身高缩短等；同时，由于脊柱的病变压迫脊神经及内脏神经引起各类疾病，造成未老先衰，人老腿先老，行动不利等。

为了延缓衰老的进程，拔脊是最好的方法。脊柱病变均是由于压缩压迫所造成的，因此拔脊是治脊柱病的根本大法。当然，认为拔脊就是用力拔也是不对的，我们主要是以上下伸拔为主，还要以圆的形式进行。四正四隅的方向进行伸拔，拔脊必须在形正基础上配合调气和调意，如上下伸拔，必须要有上下相反方向对拔的整体劲道，也就是阴阳对立，所谓形整即向上要虚领顶颈、头搭天勾，向下要尾间正中向下拔，同时五趾抓地，意念入地三尺，同时气走二端，意念到达脊柱每一关节。韧带松开上下对拔，这就是拔脊的要领，要求以脊柱为主带动全身伸拔，节节松开由内到外整体伸拔，以意用气，以气化劲，以柔带刚，以刚为主进行上下整体伸拔，其他方位要同原则进行，注意一定要以环形进行之。

如果我们懂得脊柱伸拔的重要性，则我们就会在平时生活、工作、学习等方面随时注意自己脊柱的伸拔。

（四）结语

本功法是按“筋长一寸，寿长十年”“得脊柱者生，失脊柱者死”的谚语俚语，以老子“松生僵死”的道理，按十二经筋为理论依据，从而创编成与伸筋拔脊有关的功法。

伸筋拔脊刚柔功

第四节　三环卧功

一、功法简介

三环卧功是由回春功坐式三势衍化而成，它包括预备式、起势导引、三环卧式、卧式蟾泳、顺气养气、引气归元、收势还原等。

二、功法内容

（一）预备势

意念青春，面含微笑。

正卧位，头正，身直，足平，鼻尖对脐，双上肢轻放于体侧，中指对裤缝，两上睑轻轻下垂，舌抵上腭，全身放松，意念青春，面含微笑，事想意成，自然呼吸。（见图 3－4－1）

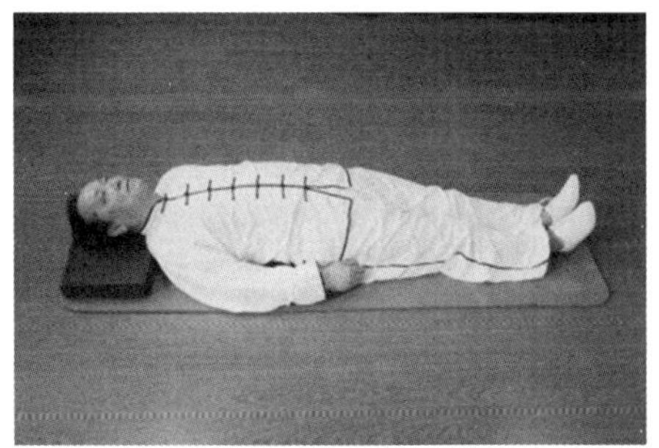

图 3－4－1

（二）导气令和

双手侧平上举，过头顶合掌，逆腹式吸气，合掌下落至胸前，拇指对天突穴并呼气，再吸气，不动，再呼气，合掌下落至丹田，两手分开还原于体侧。做 3 次。（见图 3－4－2～6）

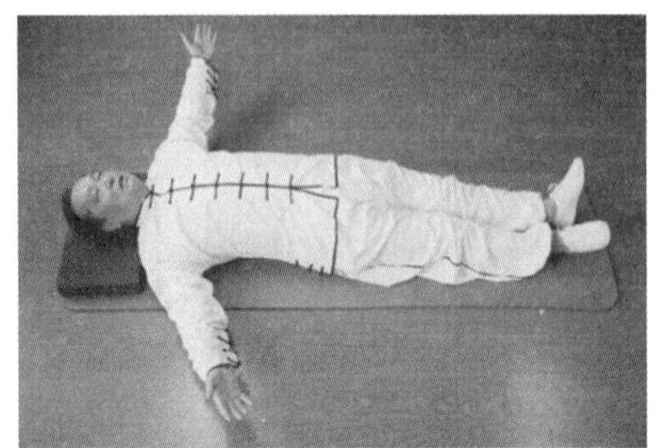

图 3-4-2

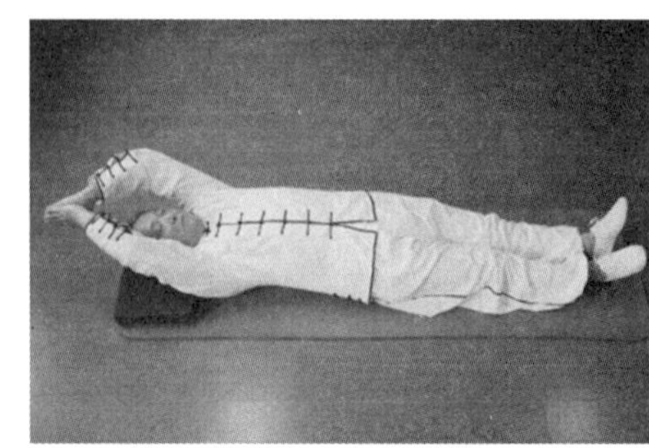

图 3-4-3

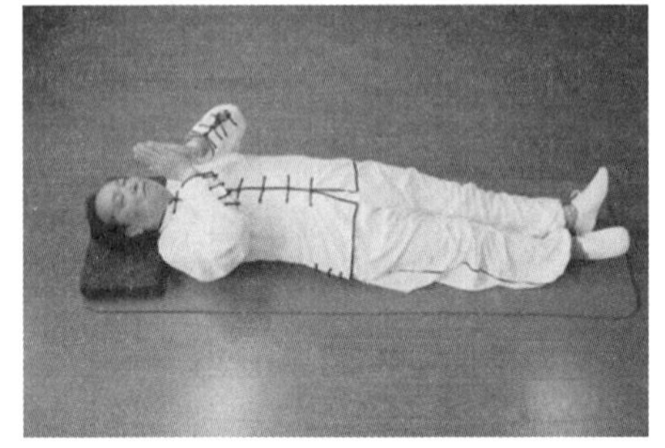

图 3-4-4

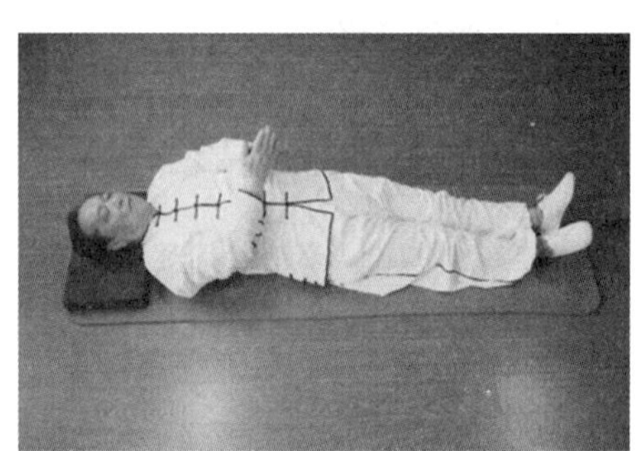

图 3-4-5

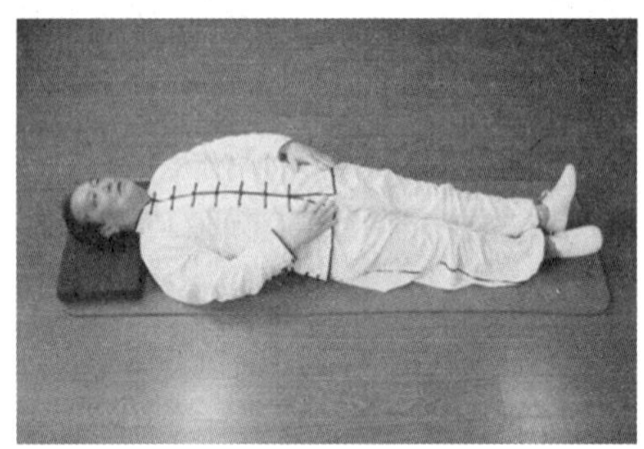

图 3-4-6

(三) 三环卧功

1. 前环

正卧位，伸足背，双肩由后上向前下旋转，点头，躯干向前上抬起，与地成 30 度，并做缩腹提肛，逆腹式吸气，意念“小小周天”，即：会阴→命门→脐。（见图 3-4-7）

然后呼气，足背还原于原位，呼气，全身放松，躯干回原位，意念为脐→命门→会阴。同时配合口念六字诀，每做一次吐一字，共做 6 遍，完成六字诀（嘘、呵、呼、

呬、吹、嘻)。(见图 3－4－8)

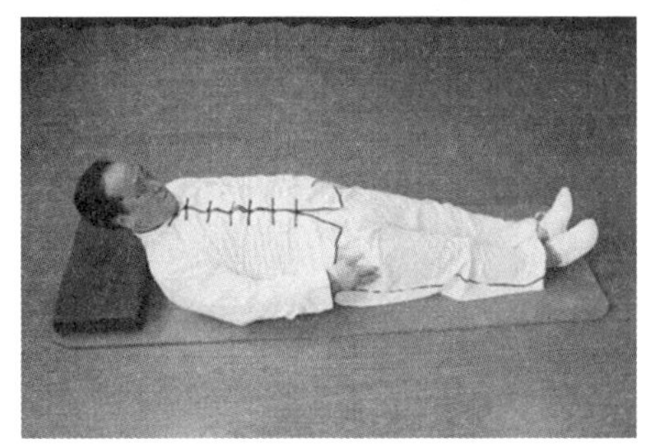
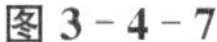
图 3－4－7

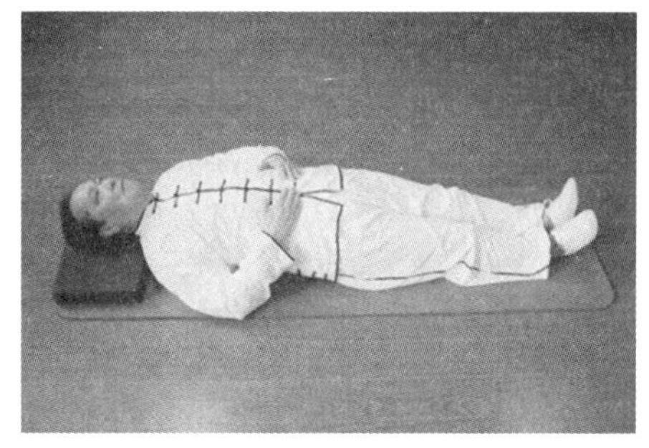
图 3－4－8

2. 后环

正卧位,屈足背,双肩由前上向后下旋转,伸下颌,头向后抬,提臀离地,足跟点地,足背向前上,行逆腹式吸气。意念反向“小小周天”,即:会阴→脐→命门。(见图 3－4－9)

然后呼气,足背还原于原位,臀部落地,全身放松,意念为命门→会阴,同时配合口念六字诀。共做 6 次。(见图 3－4－10)

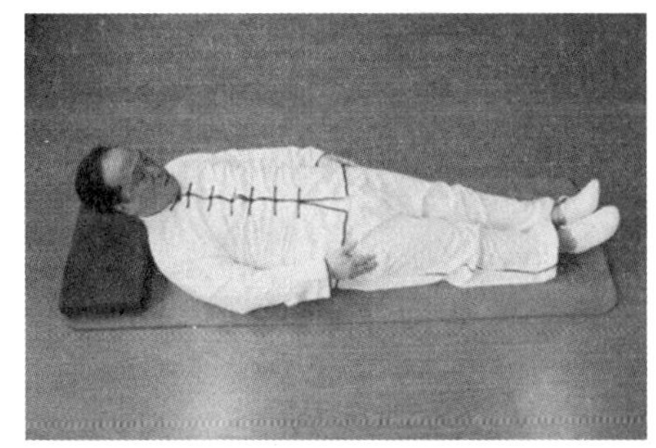
图 3－4－9

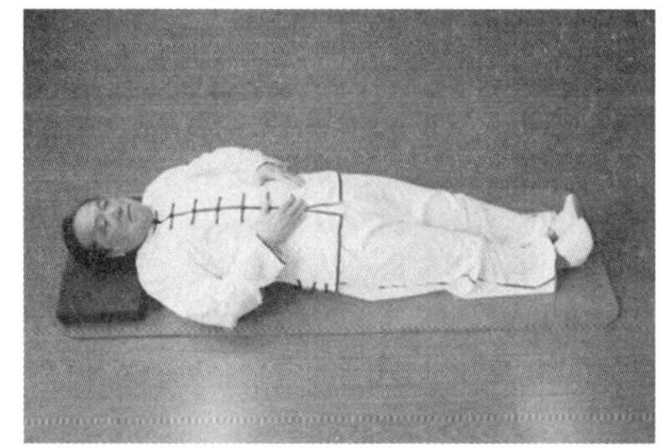
图 3－4－10

3. 左环

虚静呼吸 3 次,吸气想静,呼气想松。正卧位,双手重叠于脐上,男左女右,足背由左上向右下作圆旋运动,伴随着带脉旋转,提臀离地,过中线后再转向左上回至原位,落臀着地。意念带脉旋转,以足跟为中心,随带脉方向而旋转,即:脐→天枢→大横→志室→肾俞→命门,由左向右,前半圆行逆腹式吸气,再由命门→肾俞→志室→大横→天枢→脐,后半圆为呼气,全身放松,配合口念六字诀。共做 6 次,可配合六字诀。(见图 3－4－11)

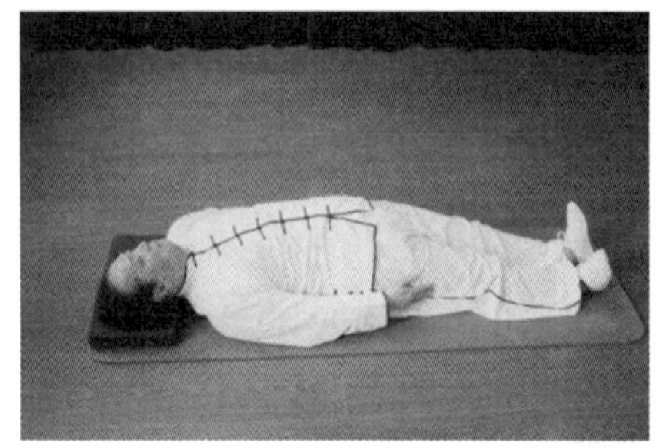

图 3－4－11

4. 右环

动作要求同左环，唯方向相反。共做 6 次，可配合六字诀。虚静 3 次。吸气想静，呼气想松。（见图 3－4－12）

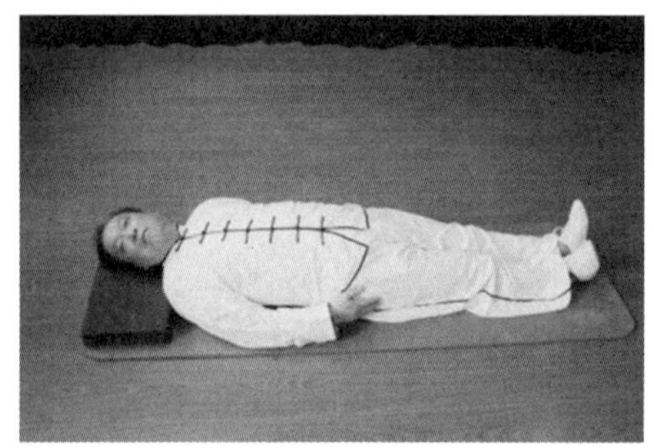

图 3－4－12

5. 上环

正卧位，两手掌放于腹部，两中指相对于中极穴，拇指相对于中脘穴，伸足背，然后由左上向右下作圆转运动，以丹田为核心行时针方向旋转，臀部抬高离地，先从曲骨穴开始，从左下向右上作圆转运动，前半圆为逆腹式吸气，后半圆为呼气，全身放松臀部落地，足跟为中心，作顺时针方向旋转，意念为曲骨→大横→中脘（吸气），再从中脘→大横→曲骨（呼气），配合口念六字诀。共做 6 次。（见图 3－4－13）

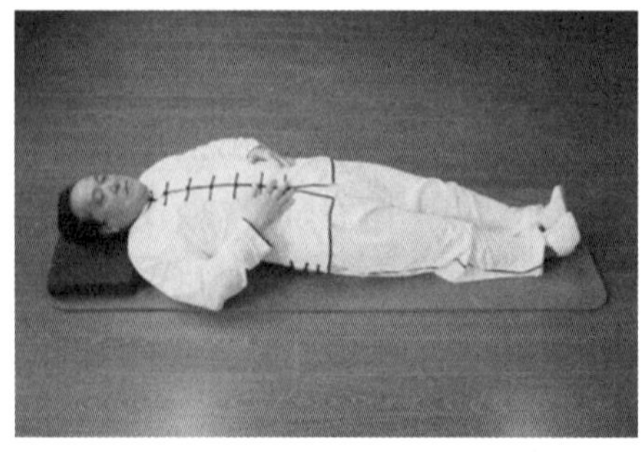

图 3－4－13

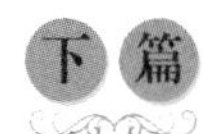

6. 下环

同上环，唯起始于中脘穴，然后由右下向左上作圆转运动与上环方向相反。做6次，虚静3次。吸气想静，呼气想松。（见图3-4-14）

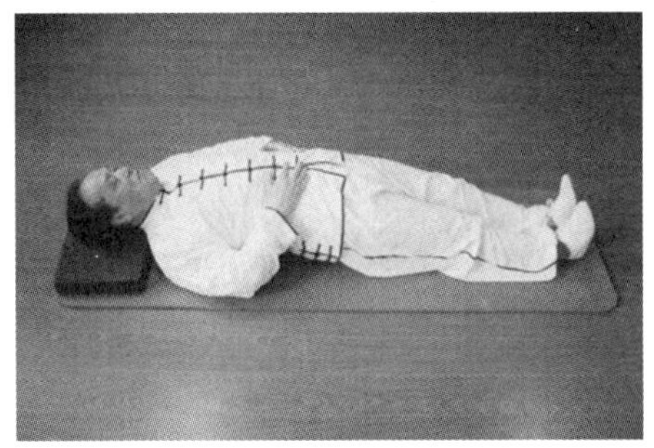

图3-4-14

（四）卧式蟾泳

蟾泳向前：全身放松，自然呼吸。正卧位，两手掌放于腹部，拇指相对于上脘穴，然后由腹中线下行至曲骨穴，两手沿腹股沟上缘，由下外至内上行蛙式划圆，再会合至上脘。同时，两下肢也由外下向内上作蛙式划圆后，并以与两足底相合形式汇于裆下。然后两手掌沿中线下行至曲骨穴，而两下肢沿中线下行至原位，配合口念六字诀。做3次。（见图3-4-15～16）

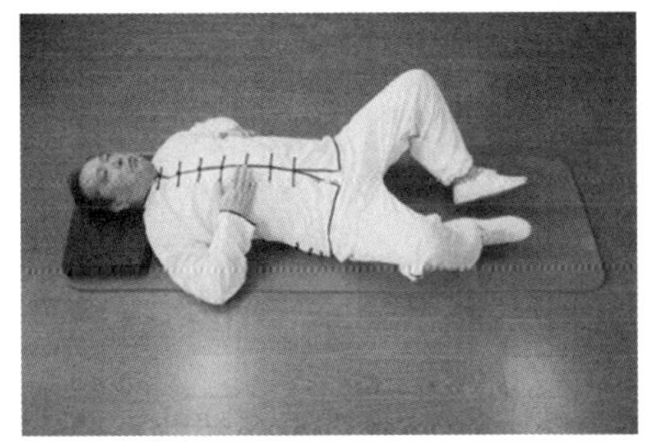

图3-4-15

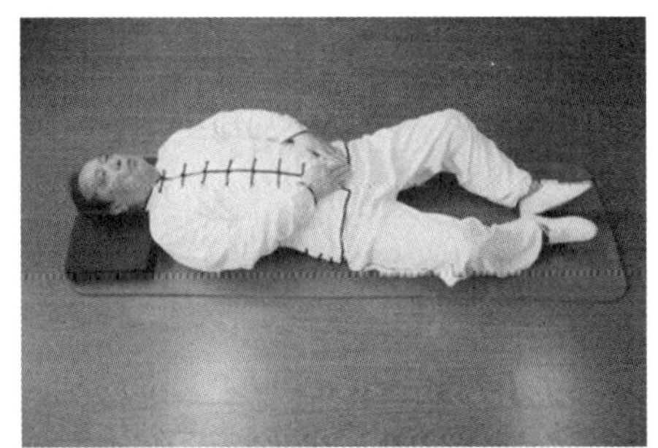

图3-4-16

蟾泳向后：正卧位，两手掌中指相对于曲骨穴，然后徐徐上行至上脘穴，同时两下肢足底相合从中线上行至裆下，然后两手掌由上内向下外行蛙式划圆，会合于曲骨穴，同时两下肢也由上内向下外作蛙式划圆，最后两下肢伸直回复原位。并配合六字诀。做3次。（见图3-4-17～18）

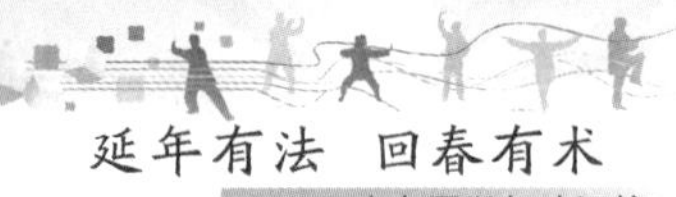

图 3-4-17

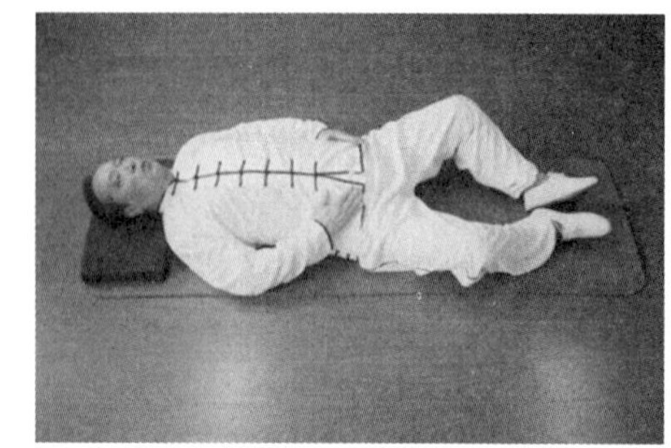
图 3-4-18

虚静六次，吸气想静，呼气想松。

（五）顺息养气

正卧位：吸气手心向上，两上肢外展向上侧画圆，过头顶，手掌翻向下，中指意对，相距约 5 厘米，呼气然后在中指意对下沿任脉下行至脐后，其经过百会、印堂、膻中至神阙。也就是经过上中下丹田，将气聚于丹田。做 6 次。（见图 3-4-19～22）

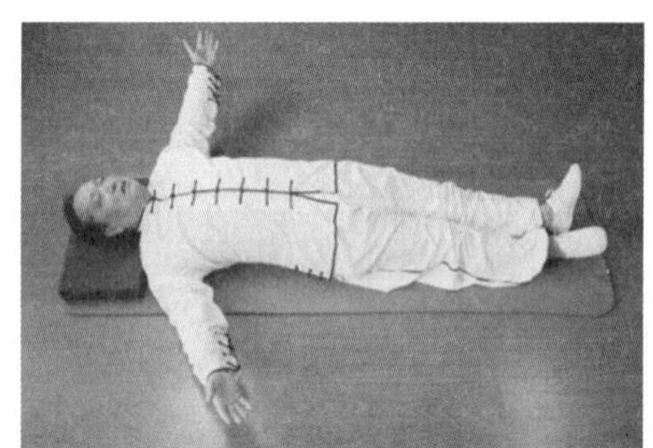
图 3-4-19

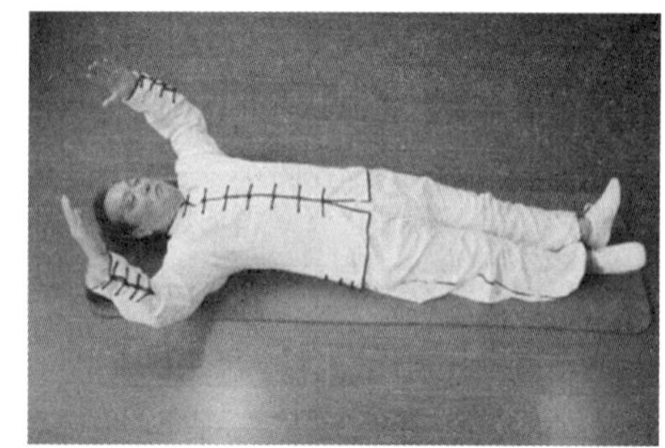
图 3-4-20

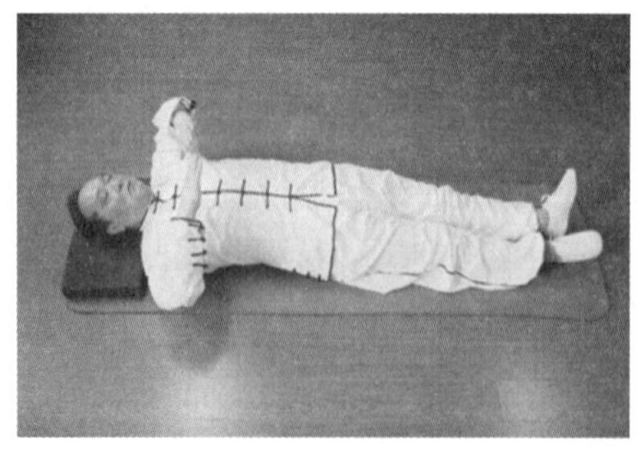
图 3-4-21

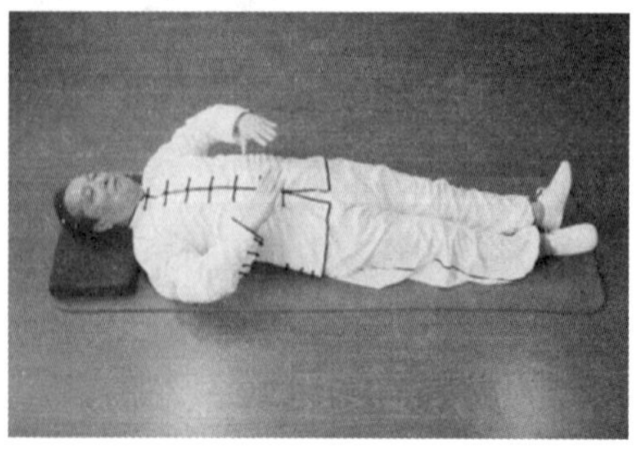
图 3-4-22

（六）引气为元

正卧位，两手心相叠于脐上，男左女右，全身放松，要求同预备式，吸气想静，呼气想松，轻松舒适，意念将气储于丹田。做8次。（见图3－4－23）

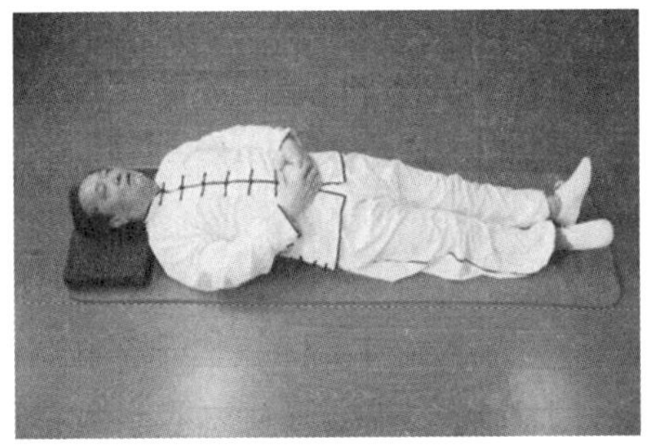

图3－4－23

（七）收势

正卧位，吸气，两手掌在曲骨穴前相合，指尖向下，沿中线徐徐向上，行至膻中穴后，指尖转向向上，大拇指对天突穴，然后呼气不动，再吸气，合掌，沿中线上提过头顶，呼气，全身放松，沿中线合掌下前至脐，指尖转向下，两手分开放于体侧。做1次。（见图3－4－24～27）

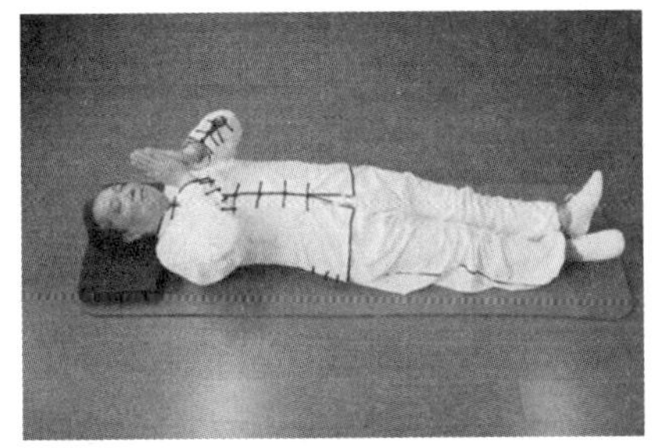

图3－4－24

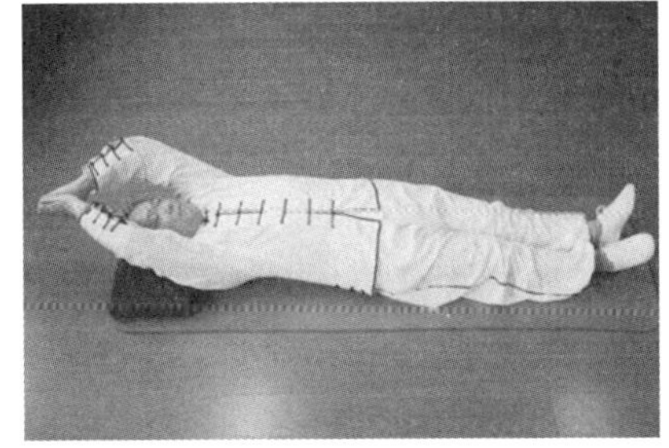

图3－4－25

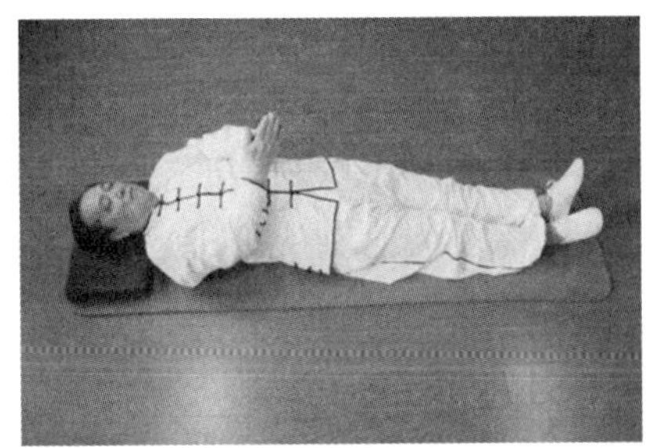

图3－4－26

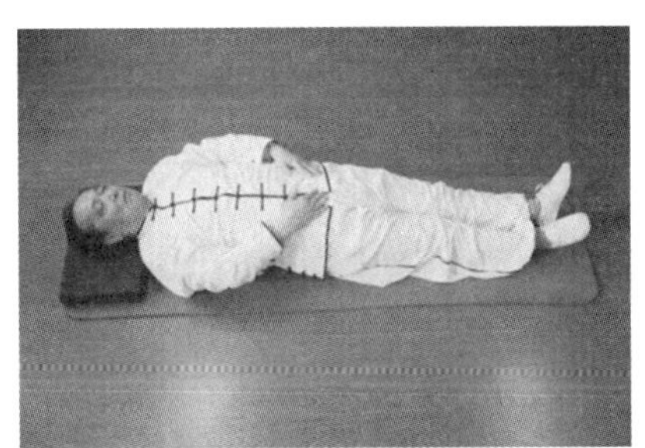

图3－4－27

三、三环卧功治愈了我近20年的慢性跟腱炎

我习练太极拳已有近60年，学练回春功也有30年历史，为了进一步研习太极拳的技击精华，长期进行推手的锻炼，长期的蹦跳，造成双足跟腱劳损。由于症状很轻未被重视，至1989年进行静功盘膝打坐，其有自然盘膝、单盘及双盘三种形式。一个月后双足在行走时出现疼痛，特别在上下楼梯时更甚，当时立即进行治疗，包括理疗、针灸、推拿、热疗、针对性的运动疗法，甚至包括多次封闭治疗，均无明显效果，使参加平时喜爱的文体活动如跳舞、旅游、太极拳推手等均受到了明显的限制，甚至在1993年一天大雨后，在跳过水洼时，突然右足跟腱断裂，不能行走。当时治疗方法有两种：一种为手术治疗，另一种石膏固定休息自己修复。我采取了保守治疗，三个月后跟腱长好，因为跟腱断端之间已有瘢痕组织形成，疼痛已消，但肌力明显减退。左足跟腱仍有疼痛，因此行走时出现轻度跛行。脑海中始终存在着这块阴影，这是一方面。另一方面脑海中还存在着“回春功”中“乐字当头”，利导思维的另一种影子，相信通过努力必能战胜跟腱损伤。

经过20多年的努力和摸索，在2009年2月的一个清晨，突然出现了一个灵感，是否能把回春坐式三势改为卧式三势，攻克这个慢性跟腱炎的顽疾。通过两个月的摸索、研究和方法的改进，左足跟腱疼痛竟奇迹般地消失了，右足跟肌力有改进，行走时跛行明显减轻。为了考验治疗成果，于当年5月去天目山旅游，并爬上国清寺，回来后左足跟腱没有疼痛，也无局部压痛。从当年2月至今已有8个月历程，不仅左足跟不痛，而且行走较前快捷，下肢肌力增强，通过利导思维，进行卧式回春三势的锻炼，获得了满意的效果。今作为抛砖引玉，介绍给长期受折磨的慢性跟腱炎患者，希望共同受益。

慢性跟腱炎是由于长期超负荷的跟腱运动造成慢性劳损所导致，如长期急性短跑、跨栏、蹦跳、爬山、硬性进行单盘及双盘打坐，以及高强度用跟腱发力的运动，如运动前未作充分的准备，或过度运动后未作充分休息，也就是缺乏科学的训练，均可造成慢性跟腱炎。

(一) 慢性跟腱炎疗效差的原因

(1) 跟腱劳损与小腿肌肉有关。如小腿的浅层腓肠肌，其上端二头分别附着于股骨下端内外侧，下端附于跟腱，与伸蹠有关；而深层为比目鱼肌，其两端分别附于腓骨及胫骨的上端，与曲蹠有关，而二肌下端共同附着于跟前后下方。因此在足踝活动时，与上述两肌群有着密切的关系。我们目前的主要治疗方法是对跟腱的局部治疗，而忽视了肌肉的锻炼。

(2) 跟腱处血供很差,修复愈合缓慢,因此局部治疗效果甚差。

(3) 跟腱劳损常是多元性的,如有小钙化结石(血肿后机化形成),部分瘢痕形成,疼痛是与感觉神经与肌腱粘连形成有关。

(4) 激素类药物封闭弊大于利。我就是因为多次注射此类药物后导致跟腱松脆,稍一用力就断裂。

针对上述原因,我悟出将回春坐式三势改为卧式三势治疗慢性跟腱炎,并验证了它的独特优点。

(二) 三环卧功的优点

(1) 卧床时,由于足底没有地的阻隔,因此在做各方向圆周运动时都能充分活动不受阻隔,对运动踝关节,后肢跟腱松解或粘连分离,促进血液循环有明显的好处,加速疼痛的消失。

(2) 局部与整体相结合。因为跟腱运动与小腿浅层、深层的二组肌肉有密切关系,而该二肌的活动又与卧式三势三维空间整体活动有着密切的关系。要求用意念进行前后(小小周天)、左右(带脉旋转)、上下(顺时针方向旋转)。要求在正反方向旋转时抬臀离地,缩腹提肛,带动整个下肢肌肉,特别是附于跟腱的二组肌肉,带动踝部做三向旋转,使跟腱得到整体与局部治疗相结合的运动。这样既治疗了跟腱病,又增强了肌力。

(3) 良性意念诱导,是病愈的关键。本功法强调,在练习本式全过程中贯穿"乐字当头",运用利导思维,遇事不顾多大困难,要快乐地去想,乐于去执行,做到事想意成。具体说,跟腱炎虽是难治病,有效方法不多,但我有信心通过自身努力,发挥机体潜能,最终治好顽疾。

实践证明,回春卧式三环功治好了我的慢性跟腱炎。以上是我个人的体会,供诸位读者参考。

三环卧功

第四章　神经系统疾病自主健康功法

第一节　四线放松吐纳炼丹法

一、功法简介

四线放松吐纳炼丹功是在陈涛老师三线放松功及吴惠芳老师吐纳炼丹功的基础上衍化而成，是静功的基础功。可由此入门而进入到高级功法，是去识神，出元神的主要手段。

二、功法内容

(一) 预备势

自然站立，要求：头正，身直，足平。两脚左右分开，外侧与肩同宽；两手下垂于大腿外侧，中指点风市，头要正，百会顶天，如头搭天钩，下颌内收，鼻尖对脐，虚领顶颈，两上睑轻轻下垂，露一丝之光，舌尖轻抵上颚。沉肩，垂肘，两肘似有重物下拉，含胸，深吸一口气，拔背要圆，展腕，塌指根，屈指尖，虎口圆，劳宫穴松。舒胸，实腹，松腰，竖脊，掖胯敛臀，开裆合膝，裆圆，膝曲要挺，外曲内伸，脚踝上提，脚心平吸，五趾轻轻抓地，涌泉松。(见图 4－1－1)

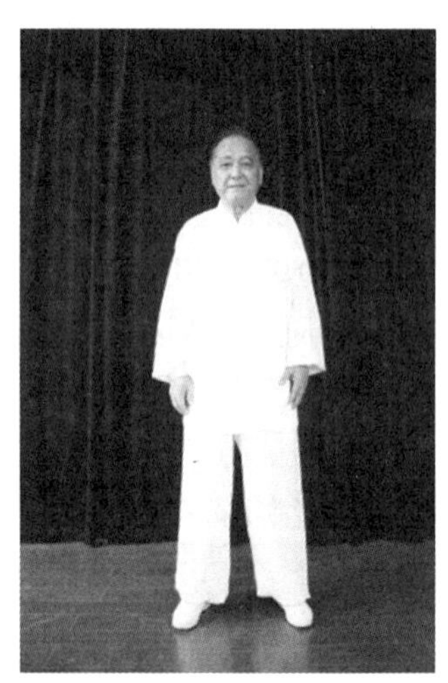

图 4－1－1

(二) 四线放松法

第一条线：百会松，松，松；头部两侧松，松，松；两耳松，松，松；颈部两侧松，松，松；两肩松，松，松；两上臂松，松，松；两肘关节松，松，松；两前臂松，松，松；两腕关节松，松，松；两手背松，松，松；十手指松，松，松。意守中冲(中指尖)。

第二条线：百会松，松，松；印堂（两目之间）松，松，松；面部松，松，松；两眼松，松，松；鼻部松，松，松；颈前松，松，松；胸前松，松，松；腹部松，松，松；两大腿前外侧松，松，松；两膝关节松，松，松；两小腿前外侧松，松，松；两足背松，松，松；十个足趾松，松，松。意守大敦穴（蹈趾外侧趾甲角旁）。

第三条线：百会松，松，松；后脑松，松，松；颈部松，松，松；背部松，松，松；腰部松，松，松；命门（第二腰椎与第三腰椎间隙）松，松，松；两大腿后侧松，松，松；两腘窝松，松，松；两小腿后面松，松，松；两足跟松，松，松；两足底松，松，松。意守涌泉。

第四条线：百会松，松，松；脑部由内向外松，松，松；颈部由内向外松，松，松；胸腔内，心脏松，松，松；两肺松，松，松；胃松，松，松；肝脾松，松，松；腹内丹田（脐与命门连线的中点）松，松，松；大小腹松，松，松；会阴松，松，松；两髋关节松，松，松；两膝关节松，松，松；两踝关节松，松，松。意守涌泉。

（三）吐纳炼丹呼吸法

全身放松，吸气想静，呼气想松。然后吸气，从涌泉，从下肢内侧上升，经会阴到丹田，穿命门。呼气，从命门经下肢后外侧下行到涌泉。呼吸要求深长细匀，用意念引导，并缩腹提肛，6 次。

（四）全身抖动

慢拍 1，2，3，4，5，6，7，8（4 次）；快拍 1，2，3，4，5，6，7，8（8 次）；慢拍 1，2，3，4，5，6，7，8（2 次）。

（五）顺息养气

双手向前外上举过顶，劳宫穴吸大自然清新之气，然后两手劳宫穴对准百会穴将气进入百会，经上、中、下丹田，储于下丹田，3 次。

（六）丹田旋转

两腿并拢，两手拇、食二指相对呈菱形，放于丹田上，然后按前、后、左、右、上、下三维空间顺逆方向旋转，每一方向顺逆各 6 次，6 个方向各 36 次。

前方 1，2，3，4，5，6；后方 1，2，3，4，5，6；左方 1，2，3，4，5，6；右方 1，2，3，4，5，6；上方 1，2，3，4，5，6；下方 1，2，3，4，5，6。

（七）收势

同蟾泳功收势。

三、静功的机理

气功分动功及静功两大部分，但静功是基础。从各家气功的发展史来看，它们均以静功作为本家的必修科目，如：道家虚静坐忘的丹道功；佛家的参禅悟道、定能生慧的禅定功；儒家朱熹主张半天读书，半天静坐；医家则是名医多精通静功，如孙思邈、李时珍等；各家武术门派，均有静立站桩的功法。当然，对我们现代人来说，静功则更为重要。随着社会科学的进步，精神文明的不断发展，极大地丰富了人们的文化生活及精神享受，但也带来了损害人们健康的很多因素，如压力过大、精神紧张、环境污染、自然灾害、战争损害，使很多人烦躁不安，火气很大。因此，需要有一个静的氛围，创造一个"去识神，出元神"的环境。目前，静功欧洲称超级静坐，日本称冥想，印度瑜伽有静坐，当然我国自古以来均非常重视静功。从近代来说，贡献最大者应是南方上海气功疗养院的陈涛老师创编的"三线放松功"以及北方唐山疗养院的刘贵珍老师的内养功，它们开启了近代史上静功锻炼的大幕，广为流传，成绩显著。为什么静功是气功的基础，也是各家门派修炼养生的入门功法，也是最高层功法？下面谈一些我的看法：

首先我们来简单介绍元神与识神的关系。元神是先天之神，识神为后天之神；元神是指与生俱来禀受于先天的神气，识神又称欲神，是出生后由外界事物为心所任而逐渐产生的后天知识。元神是先天而来的灵质体，它包含着父母遗传基因信息，以及后天获得的部分识神信息，在平时隐于大脑皮质下，不显露于外，是个体的一种强大的内驱力源。在静的前提下，去识神出元神能迅速激活体内之生理潜能，而且能促动人体通过元气修复五脏六腑由于识神所造成的失衡，以及补充识神所造成的能量消耗，从而达到阴平阳秘，精神乃治的目的。同时，元神是灵质体，人们在练静功中或睡眠时，元神出现而突生灵感，这就是元神灵质体的作用体现。

识神是后天获得的意识体，人从呱呱坠地，接触人间就逐渐产生识神，它以客观事物的反应为依据，它用之于外为"心情"，感受和应付着外在的一切变化；用之于内为"意念"，进行分析、思考、计划和运筹，是行动的先驱。

元神与识神二者之间是体用关系。识神在元神基础上进行活动，它受元神的主宰，元神凝则思虑之神泰定。目前自主神经系统巧妙的自主运动在不受大脑皮层的控制下进行的精确又奇妙的平衡以及失衡的修复，可以解释元神的主宰作用。

同时元神与识神之间又是对立统一的关系。去识神出元神，识神不妄动，经常处于恬淡虚无状态，头脑清静，心绪和平，使元神充分发挥调节五脏六腑的平衡的作用，起到祛病延年的效应。

故养生必须克制识神，以减少妄想杂念，保持心平意静，增加元神活动，来维持整体功能的协调平衡。

而各种不同形式的静功就是创造去识神出元神的良好条件。

四、四线放松吐纳炼丹法的内涵意蕴

三线放松功是一切内功的基础，也是一种高级功法，它由原上海市气功疗养院陈涛等老师所创编。从学习功夫来说，不管何种功法，要想入门，只有在练好放松功的基础上，才能逐渐练好掌握好本门的内功，应该说所有功法都必须从三调入手，且要三调合一、融会贯通，而三线放松功特别强调了松静的辩证关系，强调意气形的三者相合，首先要求形正、气顺、意宁，强调了意气合一，即想到哪里，气随之即到想的地方，并心息相依，配合呼吸而局部放松，如肩部放松，意念令气至肩部（意气合一），随呼气而肩部放松（心息相依），在上述三调的持久熟练的基础上，逐渐做到真正意义上的三调合一、融会贯通。试想一个练松静也无法熟练操作的练功者，怎样进入高层次的练功，因此三线放松功是一切练功者的基础。为什么说同时又是一种高级功法，我们说静功的核心是静，而松又是静的基础，两者的辩证关系是："只有在松的前提下，才能静下来，只有大脑进入静才能全身放松下来。"各家门派的修炼者，"静"作为入门要素，又把静作为高级功法的追求目标，道家的元神及识神学说，前面已有详细论述，即只有在静的前提下才能去识神出元神，才能通过元气补充识神所消耗的能量，才能平衡由识神造成的五脏六腑之失衡，达到阴平阳秘，精神乃治的目的。随着修炼静松的逐渐深入，其去识神出元神的能力愈强，则就更能健康长寿。

（一）三条线依次各部分放松

三线放松功是分人体两侧、前面、后面三条线所进行，而每条线上都有一阴一阳两条经络，它们是：

第一条线：手少阳三焦经合手厥阴心包经，止于中冲。

第二条线：足阳明胃经合足太阴脾经，中间有任脉，止于大敦。

第三条线：足太阳膀胱经合足少阴肾经，中间有督脉，止于涌泉。

每一条线的放松过程，都含有阴阳调节的意义，三条线均从头部开始，而头部是诸阳之会，从头部开始放松，有利于依次推动身体各部分的放松。

（二）活血化瘀，平衡阴阳

三线止息点，分别是：

第一条线，中指末端，在手厥阴心包经的中冲穴。

第二条线，足厥阴肝经的大敦穴在踇趾甲外下角上，与脾经之隐白穴互为表里。

第三条线，足少阴肾经的涌泉穴。

这样始于阳而止于阴，有利于推动阴阳平衡协调，最后凝神入气穴（下丹田），也就是脐内一寸三分之处。因此，它有疏通十二经脉及任督二脉的功效，有利于活血化瘀，平衡阴阳。

（三）平衡大脑皮层兴奋与抑制功能，特别是加强大脑皮层抑制过程

在整个练功过程中，实际上是练功者的自我训练，从一种意识状态转为另一种特殊意识状态的过程，人们生理指标产生一定的变化，既有中枢性的也有自主神经的变化。在大脑皮层方面有平衡兴奋与抑制过程，特别加强大脑皮层的抑制过程，很多药物很难根治的心身疾病，如抑郁症、神经官能症以及其他由于抑制过程减退引起的心因性疾病，通过学练太极拳及放松功而获得痊愈。本人是一个通过太极拳而获得痊愈的得益者，全国著名整形外科专家张涤生教授患抑郁症也是通过学练放松功而获得痊愈的。放松功在调整大脑皮层功能特别在加强大脑皮层抑制过程中起到了独特的作用。

（四）吐纳炼丹法的意义

吐纳炼丹呼吸法是原北站医院胡惠芳夫妇创编的气功医疗操其中的一节，是气功调息法腹式呼吸之一。吸气时从涌泉经会阴上到下丹田，再到命门；呼气时从命门下到涌泉，进行逆腹式呼吸，吸气短，呼气长而细，均匀而自然，它能使横膈下降，胸腔负压增高，回心血量增加及肺活量增加，使血管扩张，改善呼吸功能及冠状动脉血供，对治疗心肺疾病有良效。同时它可以培育真阴真阳，使命门之火鼓舞肾水上交于心，达到阴阳平衡，水火相济，它可引气下行，息息归根，充实下元，使上盛下虚之证变为上不盛下不虚，达到上松下实。

（五）丹田旋转

丹田为道家练命功的核心部位，是人体的重心，也是练太极拳的整体劲的发力点。“一动百动”整体劲的源头就在丹田，即丹田指挥全身，也是全身精气神聚集之点，特别是全身气的运行均起源于丹田，因此不但丹田要有感觉而且要练得活，要丹田指挥全身，做到一动百动的整体劲。其基础就是练习丹田旋转法，即三维空间旋转前后、左右、上下六个方向，以丹田为核心进行旋转，用意气合一法进行旋转，双手按于脐周：①先是手带动身体旋转为主，配合逆腹式呼吸，后吸前呼，左吸右呼，右吸左呼，上吸下呼；②以身动为主带动手进行旋转；③身动手不动，由中圈转成小圈；④气

动无圈，息息归根，培育先天之元气，实现精充、气足、神旺的健康状态。

因此，我们说四线放松吐纳炼丹法，它既是一切内功的入门基础功，又是走向静功的一门高级功法，从防治疾病角度看它的核心是调节大脑皮层兴奋与抑制的平衡，特别是加强大脑皮层的抑制过程，因此对治疗由于大脑皮层抑制过程减退的身心疾病，如心血管系神经官能症、抑郁症、焦虑症、失眠、高血压、冠心病等均有很好的防治作用。本功法应该说是治未病科医师必须掌握的基本功。

四线放松吐纳炼丹功

第二节 手巧心灵法

一、功法简介

本功法是在手部按摩法基础上，结合整体调节，疏通经络，调和气血，丹田旋转，放松抖动，并结合快乐调心，自然呼吸所组成。手部按摩是广大劳动人民和历代医家在与疾病长期斗争及医疗实践中宝贵的结晶，通过刺激手部穴位及反射点，调节人体各脏腑、组织、器官的生理功能及病理状态，从而达到阴平阳秘，精神乃治的目的。手是人体外在的头脑，它的行动几乎与脑一致，是人类心灵的外在窗户。它有平衡阴阳、疏通经络、促进血液循环、健全大脑，即俗称“心灵手巧”，对防治脑部疾病有一定的疗效。

二、功法内容

(一) 静心养气

自然站立，两足平行与肩同宽，两上肢自然下垂，中指对裤缝，头正身直，两眼轻闭，逐渐去除杂念，一念代万念，即“意念青春”，心情愉快，面含笑容，全身放松，以这种心情进入角色，并进入整个演练过程之中，呼吸自然。(见图 4-2-1)

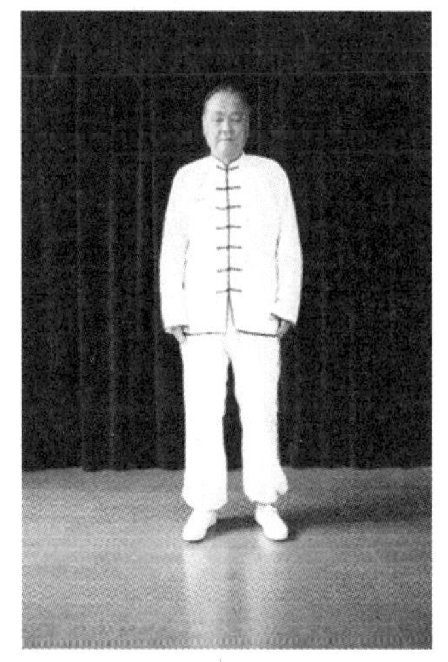
图 4-2-1

(二) 六合求中

六合即左右、前后、上下三维空间，中即人之重心，在神阙与命门之中间，即是通过六个方位的调整，使身体重心处于最佳状态。

(1) 左右摆动求中：自然呼吸，身体先由左向右摆动，再由右向左。摆动各 3 次。(见图 4-2-2～4)

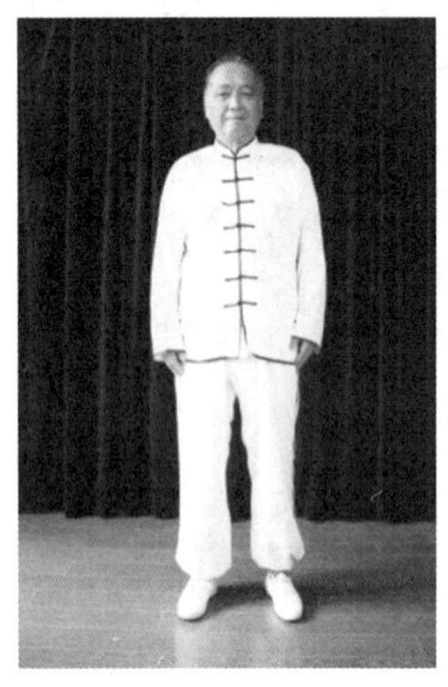
图 4-2-2

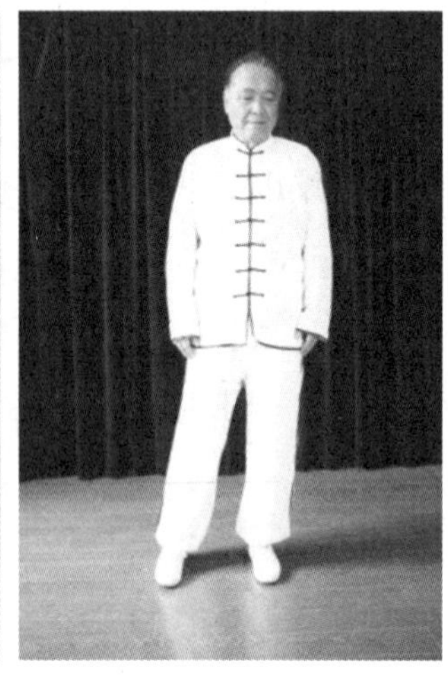
图 4-2-3

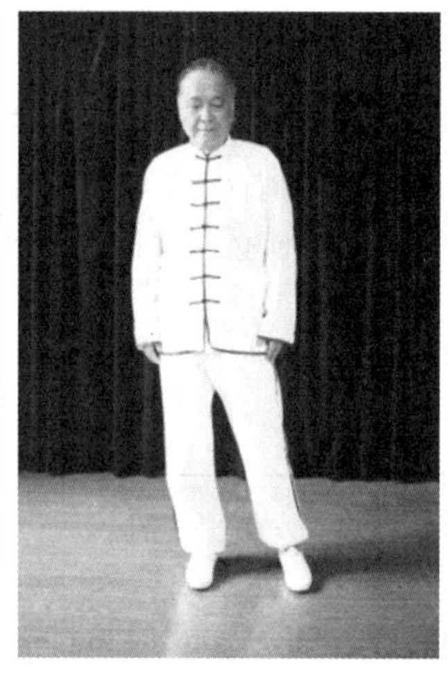
图 4-2-4

(2) 前后晃动求中：上式回中后，身体前后自然晃动各 3 次，自然呼吸。(见图 4-2-5～6)

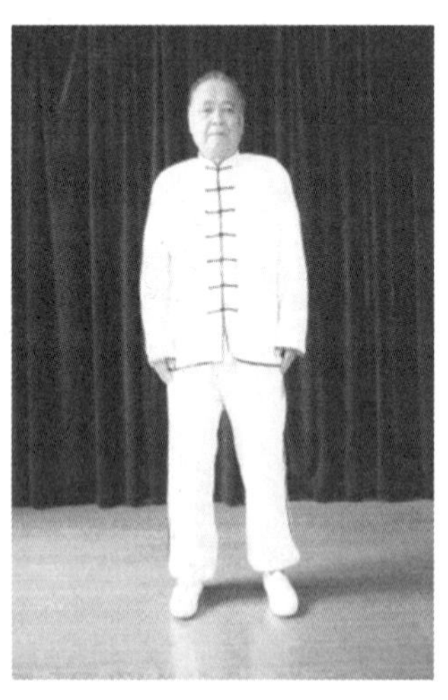
图 4-2-5

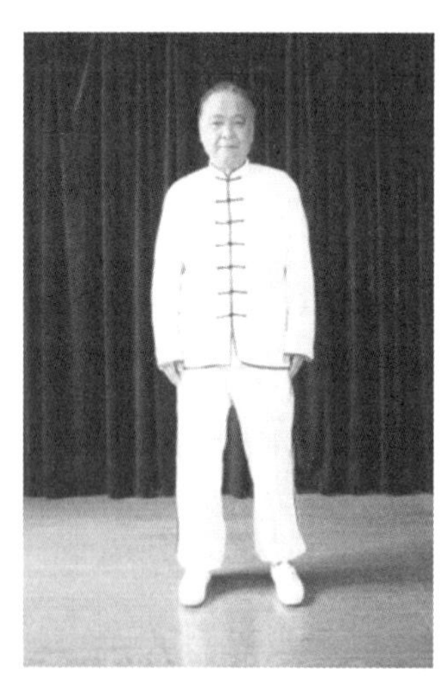
图 4-2-6

(3) 上下伸展求中：上式回中后，头向上顶，配合虚领顶颈，沉肩垂肘，缩腹提肛，逆腹式吸气向上，然后还原恢复常态，舒徐呼气，表里放松，意念命门与神阙之

间的正中位，全身感到轻松愉快，各 3 次。（见图4－2－7）

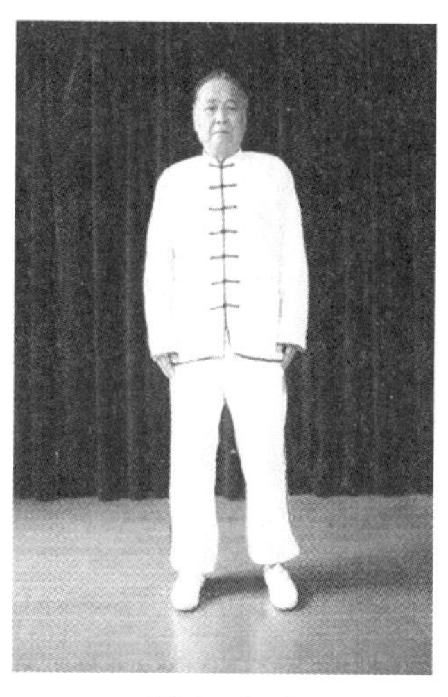
图 4－2－7

功理与作用： 本法调身之初，必须先寻求身体的核心，即我们寻求的重心，在命门与神阙之间，这样使人身体轻松，呼吸自然，有利于疏通经络、和顺血脉、精气畅通，有利于本法达到手巧心灵的目的。

（三）指尖对压

屈肘双手相对于胸前，十指尖相对，以螺纹面相接触，做有节奏的推压及放松，推压时呼气，还原放松时吸气，意念手脑相应。4 拍 10 次。（见图 4－2－8～9）

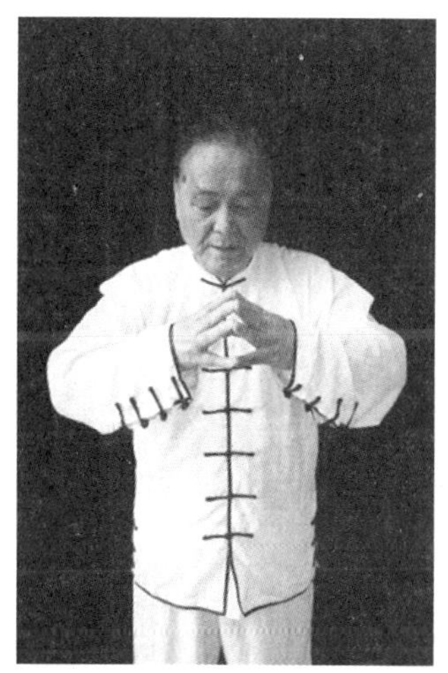
图 4－2－8

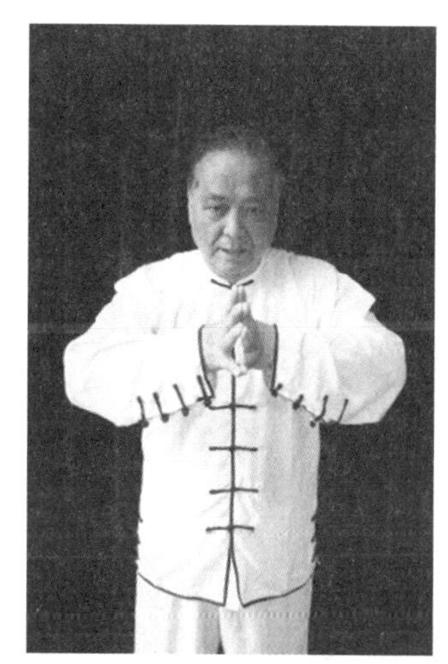
图 4－2－9

功理与作用： 健心脑。手反射区十指螺纹处为脑，经外奇穴为十宣，且又是心脑相交的最敏感区，首先它能健脑心，并能治头痛、头昏、失眠、高血压、脑血管病、神经衰弱。

（四）指缝相叉

两手心相对，十指相叉入指缝，呼气时，叉指向前相压，吸气时叉指向后放松。4 拍 10 次。然后在保持叉指状态下，顺时针旋转腕关节 4 拍 10 次，逆时针旋转腕关节 4 拍 10 次。（见图 4－2－10～11）

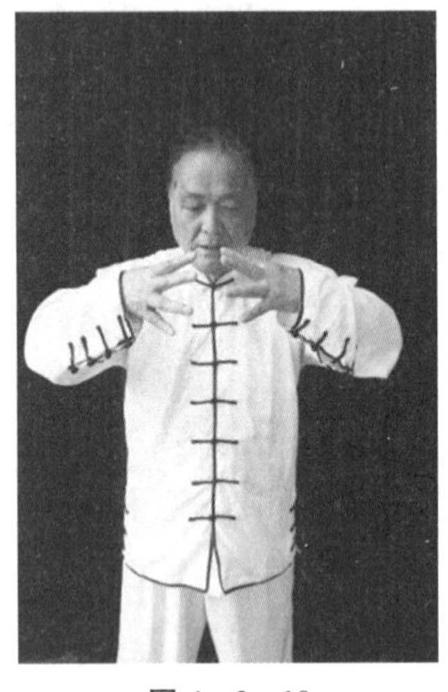

图 4-2-10

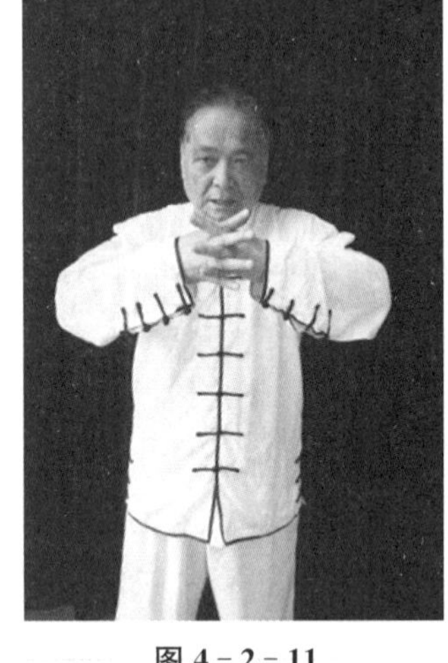

图 4-2-11

功理与作用：从手反射区各指缝均为头颈淋巴结，主治眼、耳、鼻、舌、口腔、牙齿等疾病，淋巴结肿大，甲状腺肿大及免疫功能低下。从经外奇穴为八邪，主治发热、目病等。四缝主治消化不良、咳嗽等。因此，它有治疗头面部疾病，助消化，提高免疫功能的作用。

（五）伸拔十指

用食指及拇指分别用柔力伸拔对侧手指。先用左手指伸拔右手指，从拇指开始，然后再2,3,4,5指伸拔，然后再换右手伸拔左手指。4拍10次。（见图4-2-12～13）

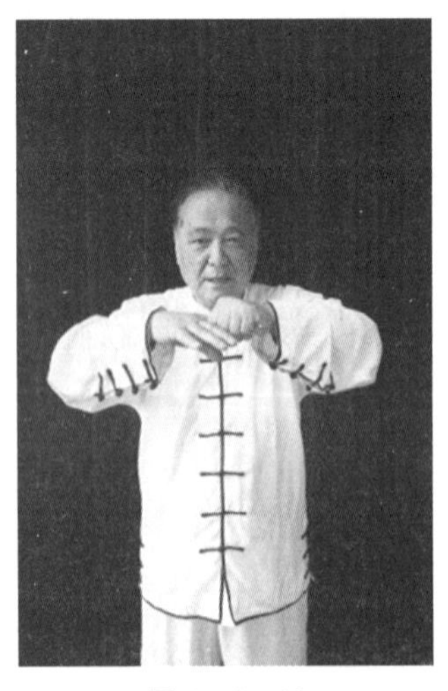

图 4-2-12

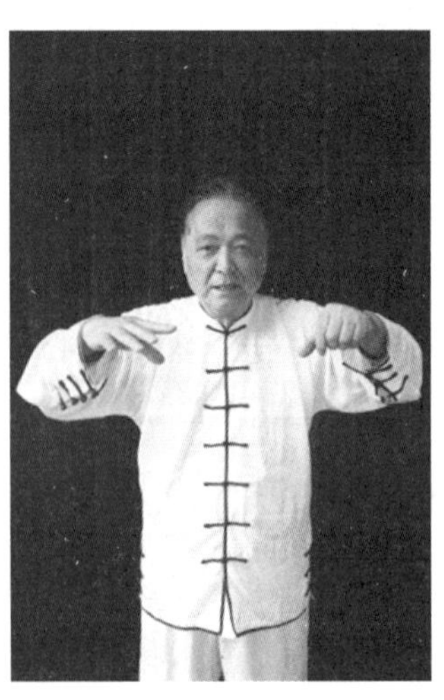

图 4-2-13

功理与作用： 从手部病理反应点来看，重要的反应点均分布在手指的腹面及背面，如腹面拇指有脾点，食指有大肠、小肠，中指有心点及三焦，无名指有肺、肝点，小指有肾及命门点。在背面拇指有眼点，食指有前头点，中指有头顶点，无名指有偏头点，小指有后头点，从经外奇穴有四缝及十宣。因此，它有调节五脏六腑、防治头脑疾病、舒经活血的功能。

(六) 合劳柔按

虎口相交，右拇指指蹼按于左手合谷穴，食指指蹼按于劳宫穴，左手食指按于右手合谷穴，拇指按于劳宫穴，采用旋转按压的方法。4 拍 10 次，换手同法，4 拍 10 次，自然呼吸。(见图 4－2－14～15)

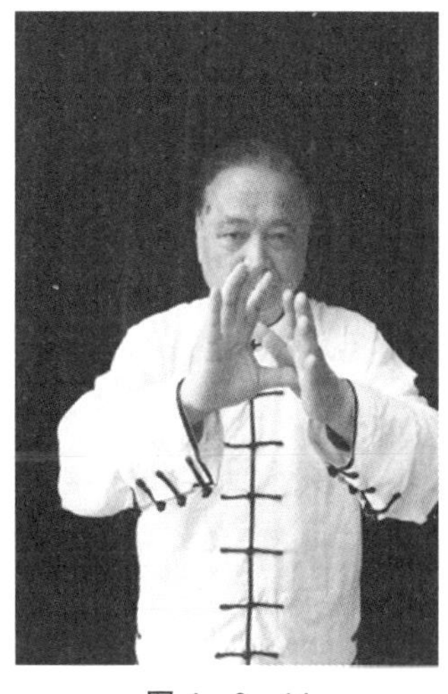
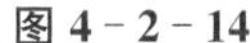
图 4－2－14

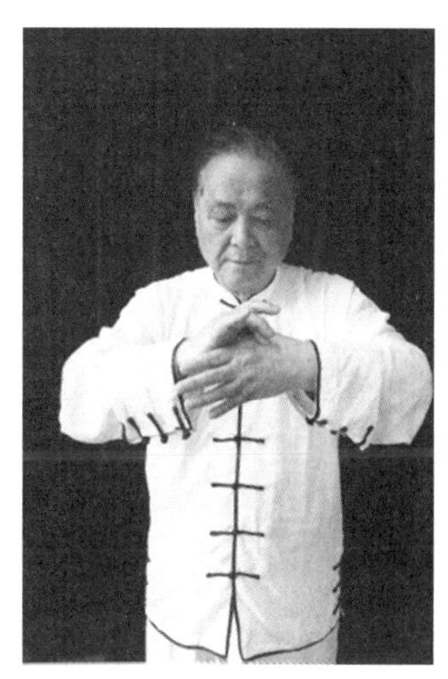
图 4－2－15

功理与作用： 合谷穴，手阳明大肠经穴位，主治头痛、目赤肿痛、鼻出血、齿痛、口眼歪斜、耳聋、腮腺炎、咽喉肿痛、热病无汗、多汗、腹痛、便秘、闭经、滞产等。劳宫穴是手阙阴心包经穴，主治心痛、呕吐、癫狂痫、口疮、口臭等。从病理反应点，合谷穴相当于安眠点、止痛点，从手部反射点劳宫穴相当于肾反射点。综上所述，合劳柔按，可防治头面部肿痛，心肾不交。

(七) 商商相按

先双手握拳，拇指少商(位于拇指桡侧指甲旁约 0.1 寸处)按于食指商阳穴(位于食指桡侧指甲旁约 0.1 寸处)，吸气，然后再放松，五指张开呼气。4 拍 10 次。(见图 4－2－16～17)

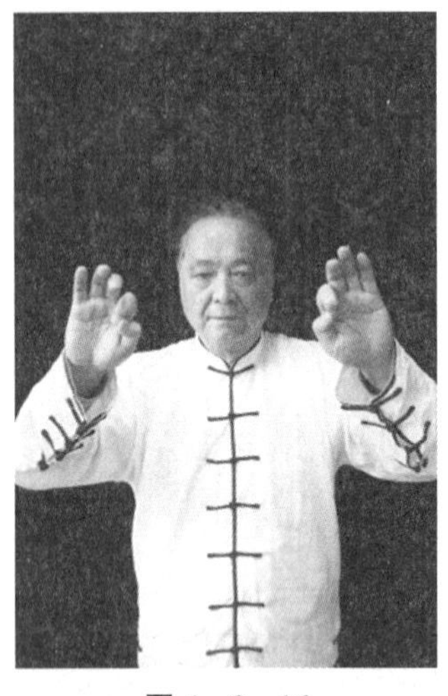

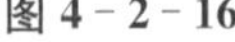
图 4-2-16

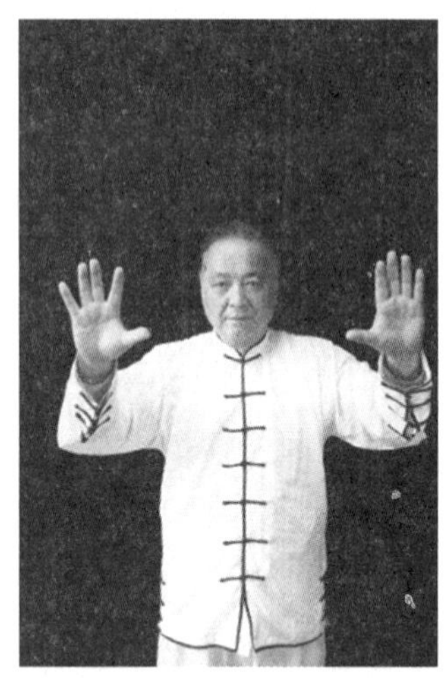

图 4-2-17

功理与作用：少商穴，手太阴肺经穴位，主治：咽喉肿痛、咳嗽、鼻出血、发热、昏迷、癫狂等。商阳穴，手阳明大肠经穴位，主治：耳聋、齿痛、咽喉肿痛、颌肿、青光眼、手指麻木、热病、昏迷等。从手部反射点为脑、垂体点。商商相按，防治头面部疾病及健脑作用，行走时防疲劳。

（八）扳指转腕

两手腕由内向外作逆时针方向旋转时，同时由小指、无名指、中指、食指、拇指分别做扳指转腕运动。次数为 4 拍 10 次。（见图 4-2-18～21）

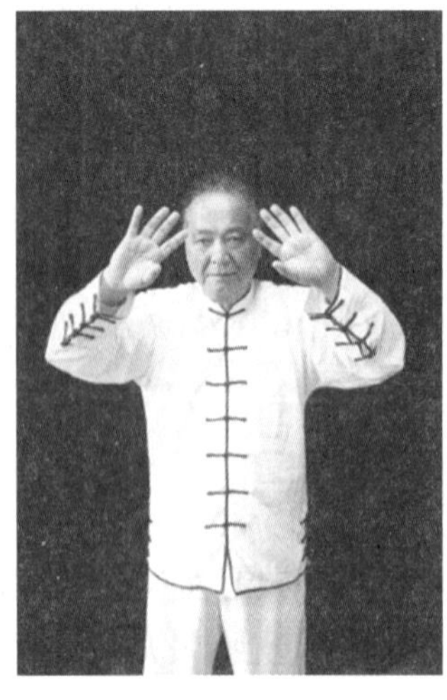

图 4-2-18

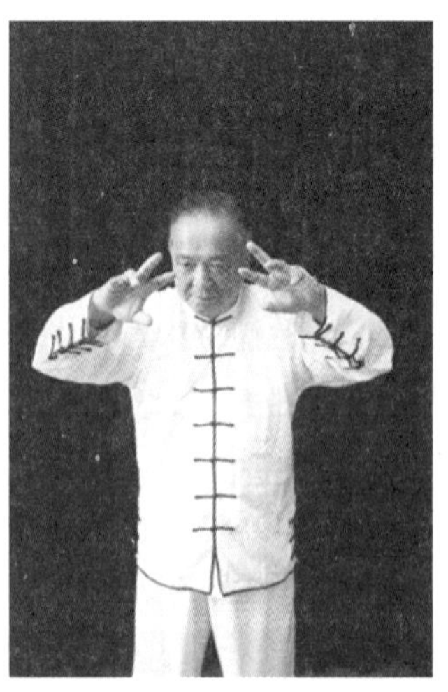

图 4-2-19

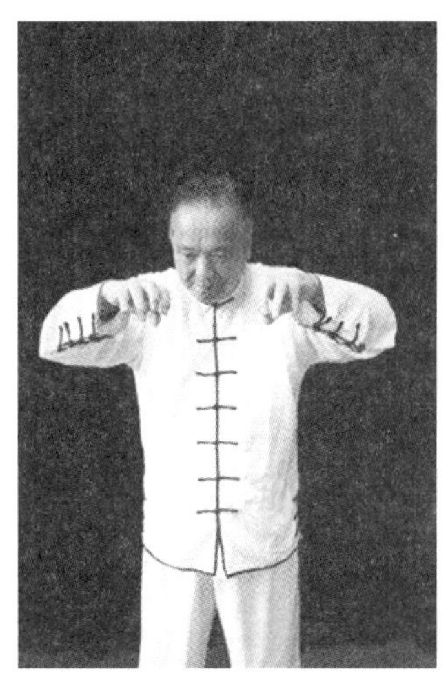
图 4-2-20

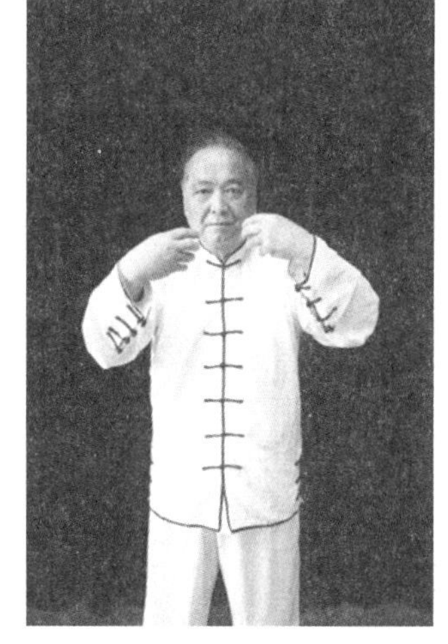
图 4-2-21

然后再做两手腕由外向内顺时针方向旋转，同时由小指分别到拇指作扳指转腕运动。次数为 4 拍 10 次，呼吸为自然呼吸。(见图 4-2-22～25)

功理与作用：要达到柔和而灵活的扳指转腕动作，必须要经过大脑的精确活动来指挥手的灵巧活动，也就达到心灵手巧的作用。反之我们通过轻灵而柔和的转腕扳指运动，反馈使大脑指挥系统更灵敏、更协调，思维更敏捷，它有预防老年痴呆的作用。

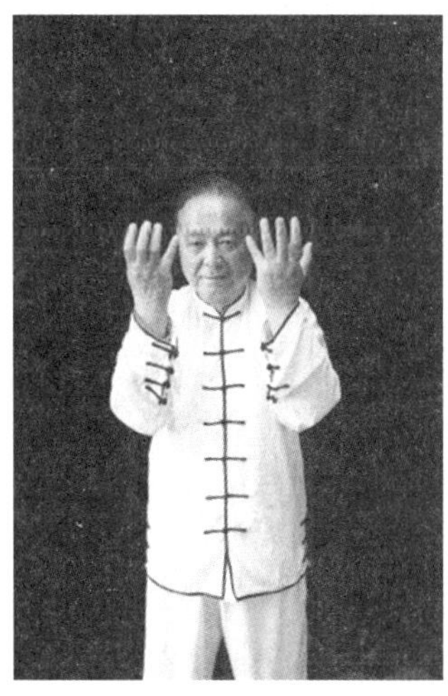
图 4-2-22

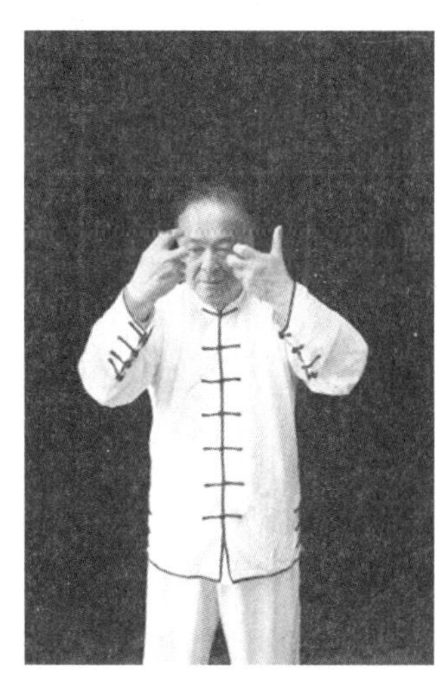
图 4-2-23

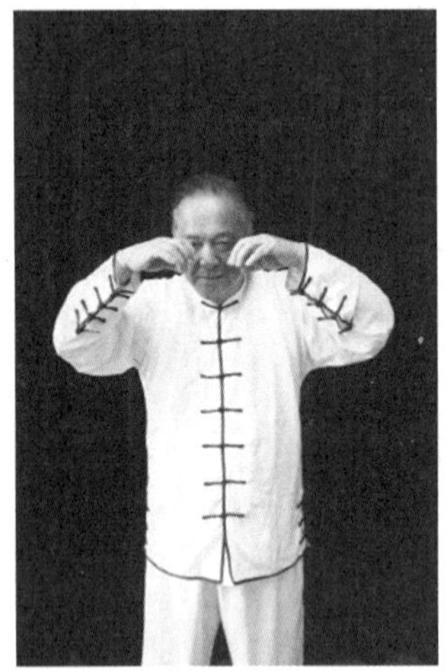
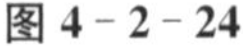
图 4-2-24

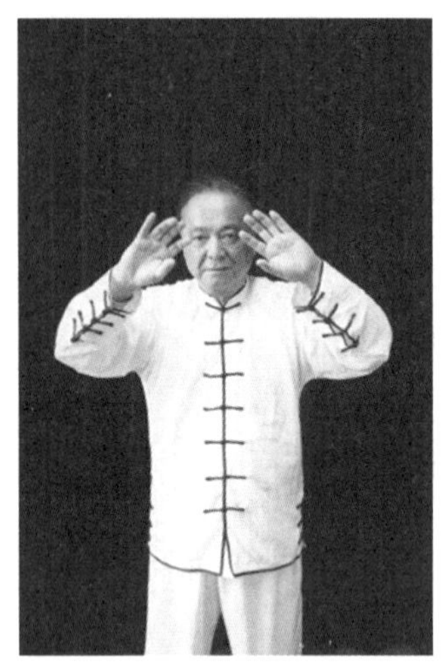
图 4-2-25

（九）擦手摩面

两掌相合上下互擦，以有发热为准，次数为 8 拍 10 次，自然呼吸，然后利用两掌之余热，进行由下而上的两掌摩面及梳头，次数为 2 拍 10 次。（见图4-2-26～29）

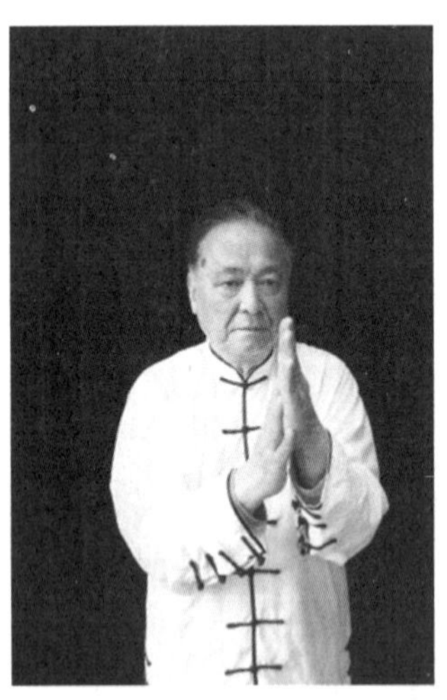
图 4-2-26

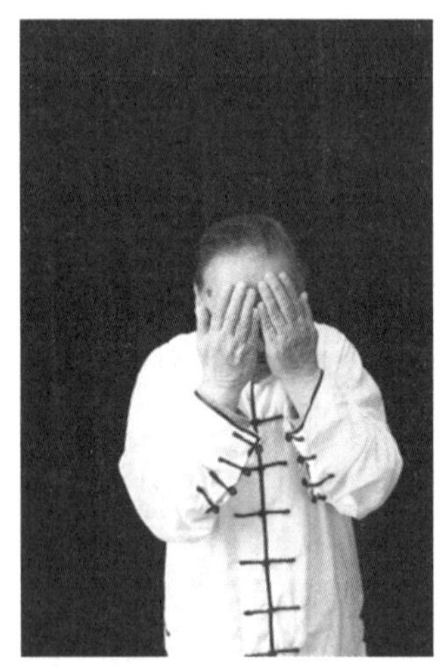
图 4-2-27

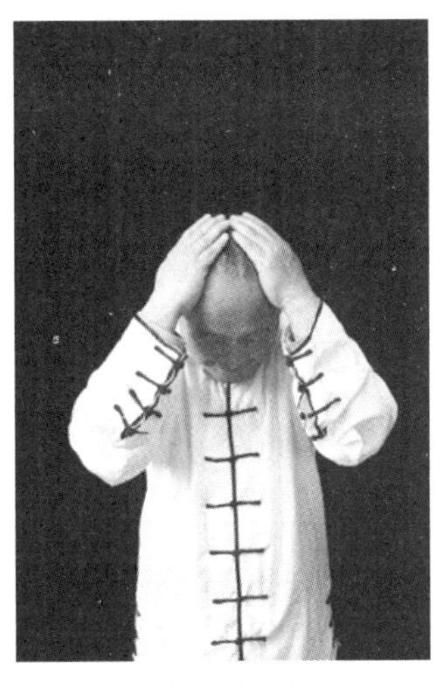
图 4-2-28

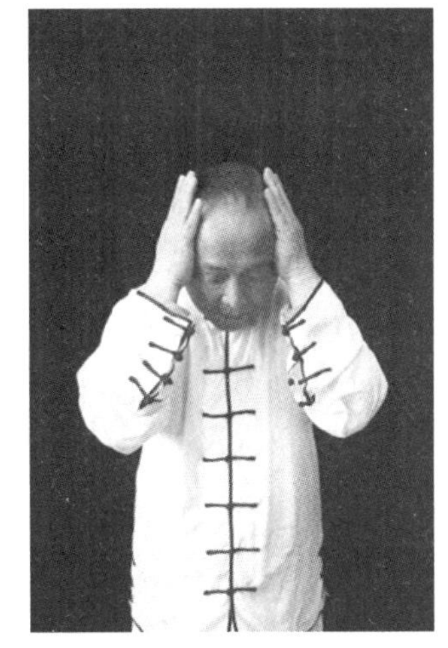
图 4-2-29

功理与作用：两掌相对上下摩擦，本身就是很好的阴阳和合，气血交流，利用摩擦产生的能量进行由下而上的面部按摩及五指尖梳头，起到防皱、嫩面、醒脑的作用。

（十）拍手屈趾

两手掌在胸前自下而上、有节奏、柔而松地拍手，要求上肢三关节放松，并伴下膝微屈，十趾抓地，呼气，在二手分开时要求二膝还原，十趾放松，意念手巧心灵，身心愉快，拍手叫好，拍在其中也寓乐在其中，并呼吸，次数为 8 拍 10 次。（见图 4-2-30～31）

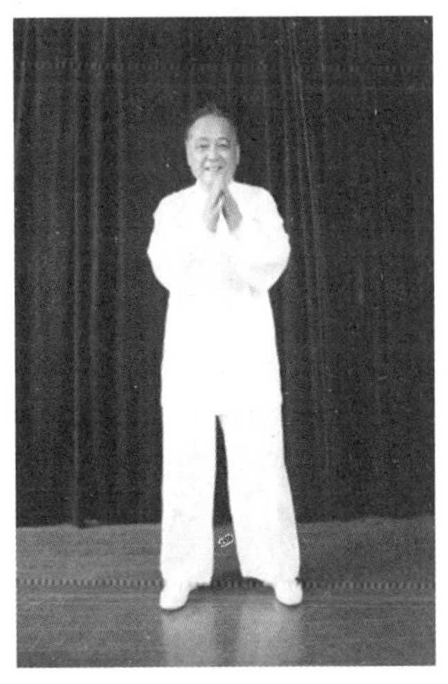
图 4-2-30

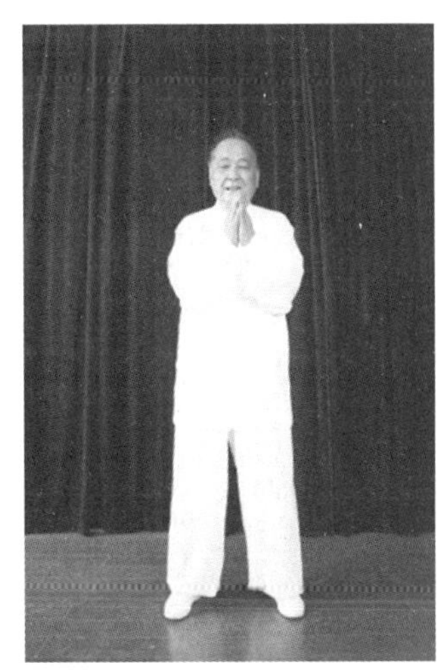
图 4-2-31

功理与作用：拍手是意气形三者结合的最好方法之一，既能全身运动，又能使左右气息在劳宫穴交流，促进血液循环，快乐地拍手又能振奋大脑，乐在其中。我们知道乐字当头是开发右脑的最好方法，是健康长寿之共性。

（十一）交叉拔背

双手在胸前交叉，手掌向前，交叉双上肢，徐徐向前伸直，充分拔背，徐徐下蹲，头正身直，双眼向前平视，呼气，然后再徐徐还原站正，两交叉手回缩，四肢放松并呼气，次数为 2 拍 10 次。（见图 4－2－32～35）

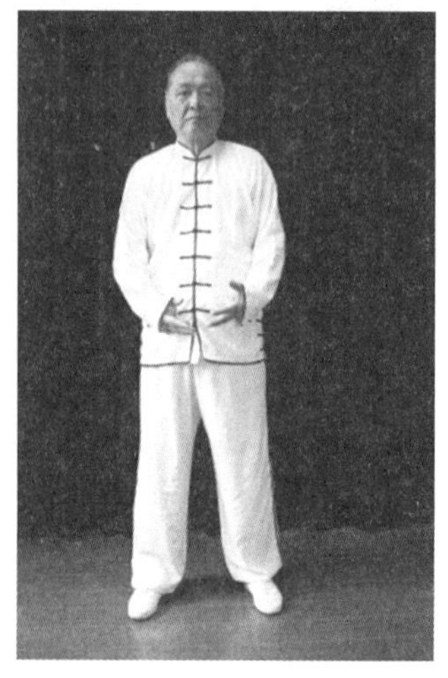

图 4－2－32

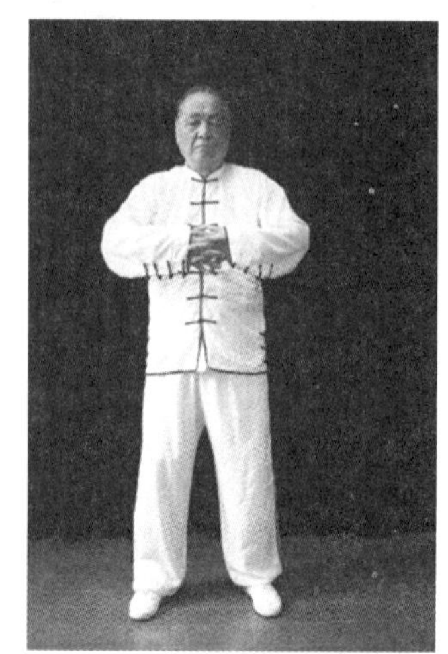

图 4－2－33

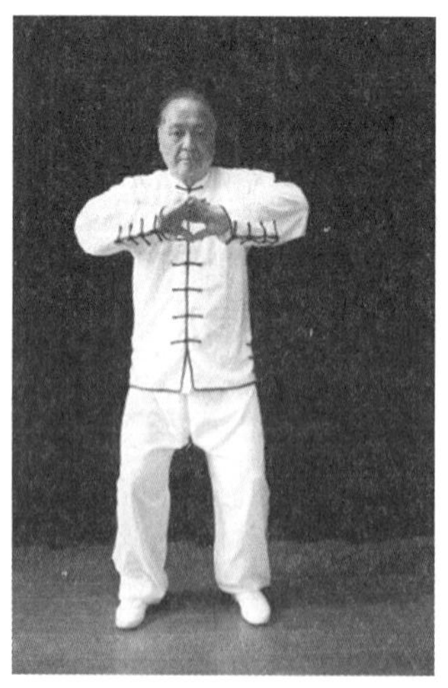

图 4－2－34

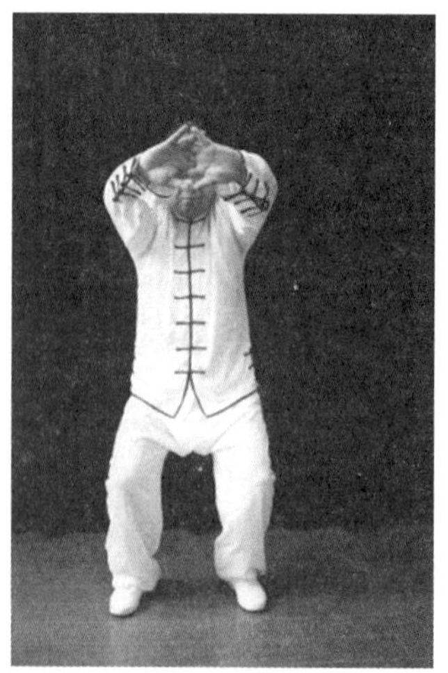

图 4－2－35

功理与作用：舒经拔背，头正身直，随着虚领顶颈，向上伸拔，下蹲入地，使脊柱获得充分的伸拔，两手交叉，向前伸拔，充分扩胸，有利于呼吸气体的交换。两手指交叉伸拔，有健全和治疗头面部疾病，助消化，提高免疫功能的作用。

（十二）放松抖动

站立自然式，双臂下垂于体侧，中指对裤缝，全身表里自然放松，头正颈舒，下颌内收，目光内敛，神态自然，做三次自然呼吸，开始徐徐抖动，以双膝为支点，富有弹性、放松、柔和，由慢到快再由慢到停地上下抖动。慢抖 5×8 次，快抖 8×10 次，由快到慢 8×5 次到停止。

图示见减肥健美回春功第八势。

功理与作用：在整个松弛抖动过程中，意念："越抖越放松，越抖越舒服。"要求：男性睾丸抖动，女性乳房抖动，这样更有利于内分泌的调节，使体内精气充盈，心旷神怡，浑身无比舒畅，精力充沛。

（十三）顺息养气

自然站立式：头正身直，下颌微收，目光内敛，神态自然，两手掌缓缓从体侧斜向上举，两臂夹角约 90 度，举到头顶上方时，两手掌心相对，中指意对，然后反掌，使掌心向下，中指意对相距 10 厘米，两手沿头前方慢慢下移，贴近身前，沿任脉两侧下行，至丹田，双手还原体侧，8 次。

要求在运行过程中做得缓慢柔和，气息为上行，吸气，意念天地精英之气，为我所抱，由百会穴贯入体内，随着下行呼气，将精气沉聚于下丹田。

图示见减肥健美回春功第九势。

功理与作用：本势实质，在于使人与天地之间，通过气的交融而浑然合一，达到增强机体素质，更好地适应外在环境。

（十四）丹田旋转

自然站立式，双手重叠，男左女右，按于脐上，然后按三维方向即前后、左右、上下六个方位，以脐为中心进行顺逆方向旋转，开始身手配合圈较大（大圈），顺逆方向旋转，以后过渡到丹田带动手旋转，圈可略微缩小（中圈），最后可用意念配合呼吸小圈进行丹田旋转，每一方向转 6 次，顺逆 6 个方向即旋转 36 次。

图示见四线放松吐纳炼丹功。

功理与作用：丹田是道家内丹功的名称，它分上、中、下三丹田，我们这里指的

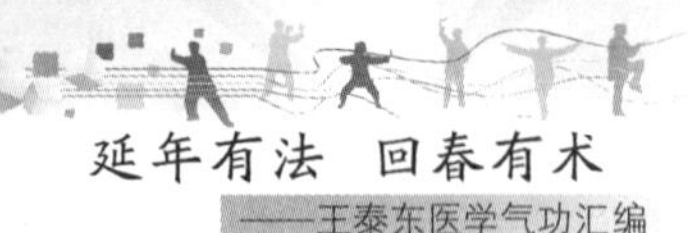

是下丹田，具体部位各家说法不一，我们指的是脐下一寸三分处(平躺位)，站立时则为脐与命门穴之间，是男子精室、女子胞宫所在处，任脉经过此处。杨玄操认为下丹田是人之根本，性命之根本，为生发、闭藏先天元精、元气之处，在道家初关炼精化气，凝神入气穴时，这个气穴就是下丹田，它既可调理内分泌又是精满、气足、神旺的基地。

(十五) 引气归元

自然站立式：双手子午扣放于脐上，全身放松，意沉丹田，吸气想静，呼气想松。2拍10次。

图示见减肥健美回春功第十势。

功理与作用：其目的是将心静下来，将活动时在各经络内的气血，逐渐回到丹田，积聚起来。

(十六) 经络拍打

先由右手掌指从左肩内侧向下拍打经手心到手指，然后再从左手背面向上经前臂背侧，一直向上到肩外侧。再按同法，以左手拍右上肢。然后再用双手从百会穴开始向头面两侧向下拍，经胸腹、大腿前外侧、小腿前外侧到足背，再由后面足跟开始拍打足跟、小腿后内侧、大腿后内侧、双侧腰背、肩颈到枕再回到百会，此过程为1次，共3次。(见图4-2-36～49)

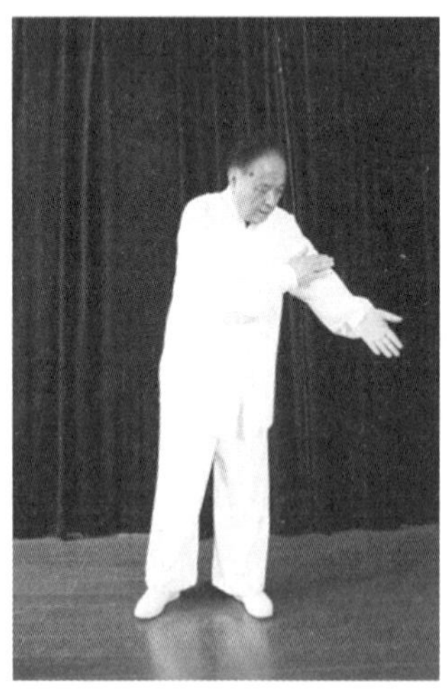
图4-2-36

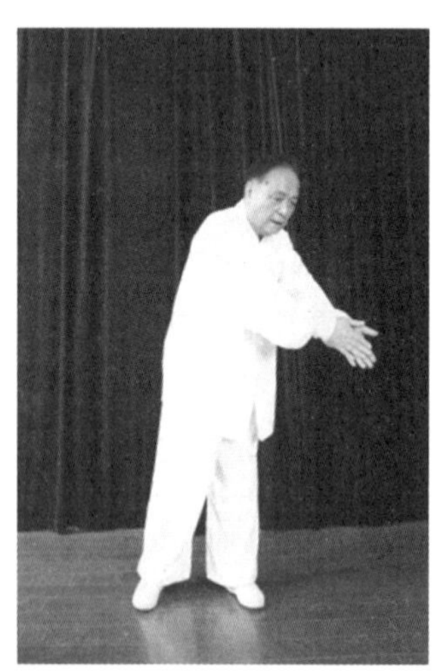
图4-2-37

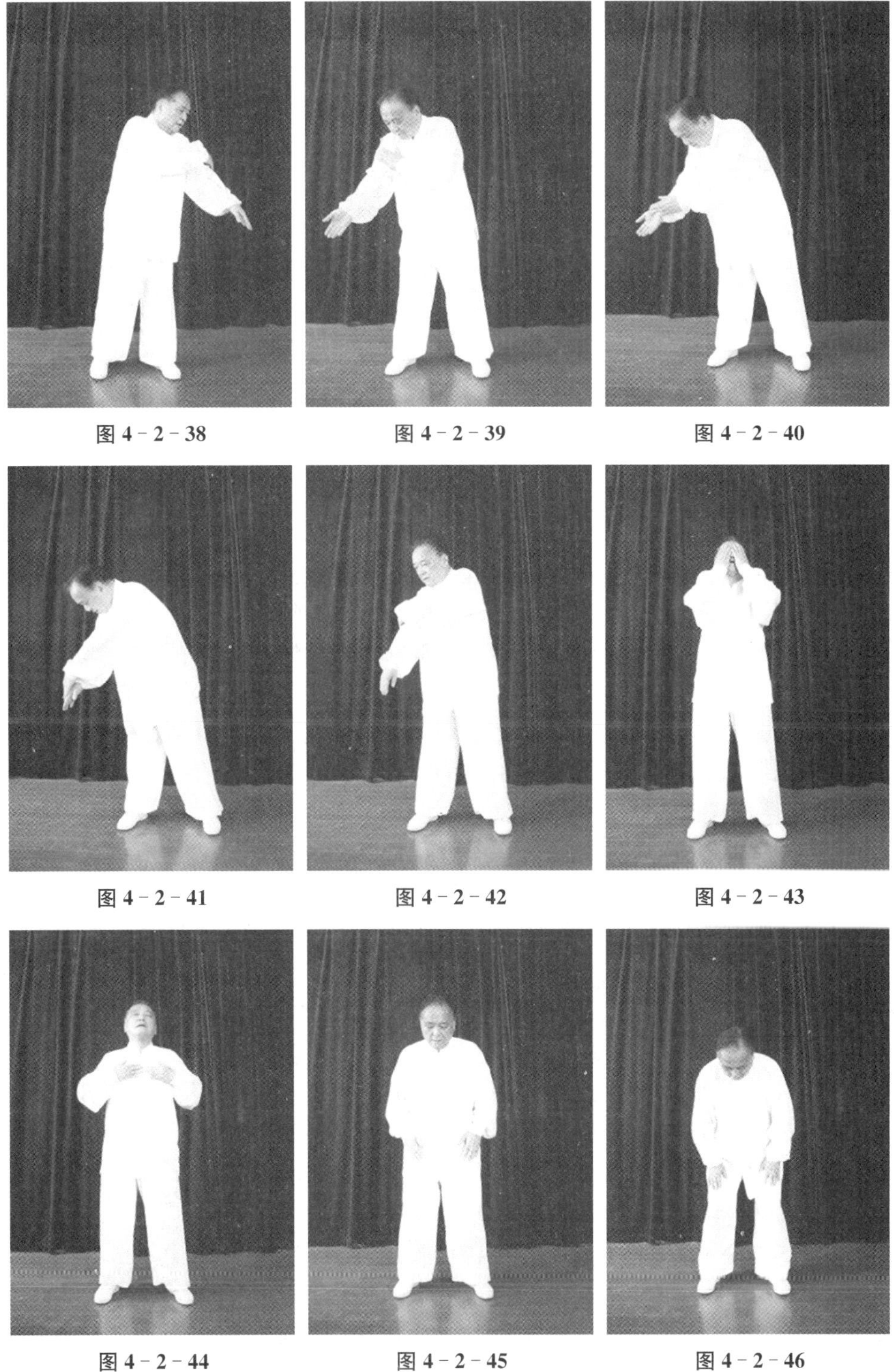

图 4-2-38　图 4-2-39　图 4-2-40

图 4-2-41　图 4-2-42　图 4-2-43

图 4-2-44　图 4-2-45　图 4-2-46

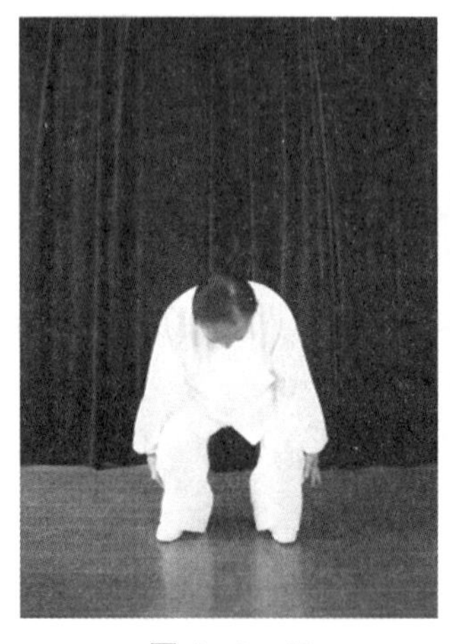
图 4-2-47

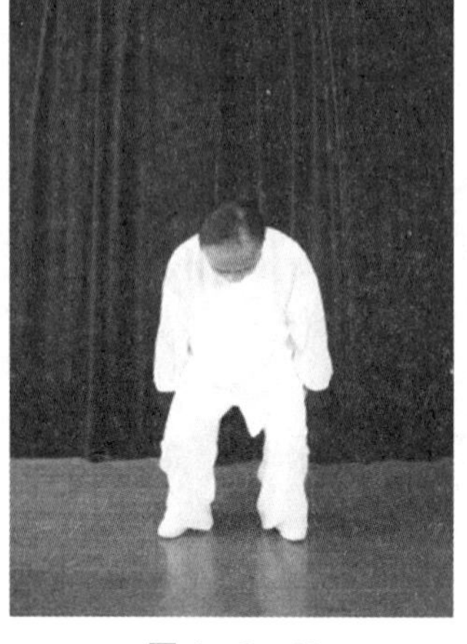
图 4-2-48

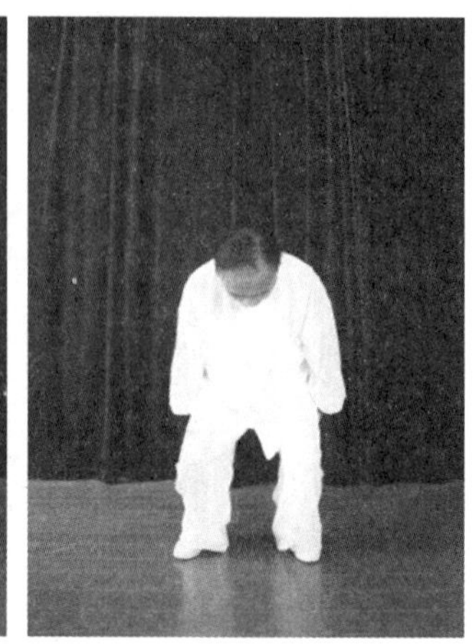
图 4-2-49

三、手巧心灵法的作用机理

手巧心灵法，是在中国手部按摩法的基础上再结合整体调节、疏通经络、调和气血、丹田旋转、放松抖动，并结合快乐调心、自然呼吸所组成。

手部按摩是我国广大劳动人民和历代医家在与疾病长期斗争及医疗实践中，通过反复摸索、验证，总结创立的一门独特的治疗方法。通过刺激手部的穴位、手部反射区以及手部病理反射点，调节人体各脏腑、组织、器官的生理功能及病理状态，从而达到"阴平阳秘，精神乃治"的目的。它是一种无创伤、无副作用的自然疗法，具有简便、直观、易学、易掌握、易操作，以及不受时间、地点、环境、设备等条件的限制，对不同年龄、不同阶层人士广泛适用的优势。它的普及与推广可大大提高全民健康水平，特别对防治心脑血管疾病起到积极作用。

手是人外在的头脑，它的行动几乎与大脑一致。手是全身外在最敏感的部位，手是人类心灵的外在窗户。人的 12 条经络，有 6 条经络直达手指端，占了人体经络的一半，从而与全身各脏腑、组织、器官相沟通。手部贯通 14 经分布的穴位、经外奇穴、特定穴和手部病理反应点等近 400 个，手部反射区有 70 多个。因此，双手特别敏感，功能齐全，是人体使用最多的器官之一。双手确实能反映某些脏腑、组织和器官的病理变化，按摩双手某些穴位或反射区确实能防治疾病，提高人体的健康水平。

综合诸多专家论述，其作用机理可初步概括为平衡阴阳、疏通经络、促进血液循环、产生内原药物因子，即俗称心灵手巧。

手巧心灵法

手的运动确实能起到促进心脑灵敏的作用，但终究是一个局部活动，为了进一步发展手部按摩的作用，我们结合三调，即调心以乐字当头，调息以自然呼吸为主，调身再结合整体活动，如六合求中、放松抖动、顺息养气、丹田旋转、引气归元等动作，做到局部与整体相结合，动静相兼，松静自然，意气相合，使全民健康更上一层楼。

第三节　欢笑回春拍打法

一、功法简介

欢笑是人们进行主动性自我调节，发挥自身潜力的重要手段，是最好、最廉价的天然保健品，是健康长寿的济世良药。欢笑能产生对人体健康的有益激素，比如内啡肽、酶、乙酰胆碱等，活跃神经细胞，促进血液循环，调整新陈代谢，增强免疫功能，增加抗癌细胞，既镇痛又镇静，自产疗效，防病治病，健康长寿，实属利人济世良方。

欢笑回春拍打法，延缓衰老人人喜，男女老少皆适宜，希望大家来参加。

二、功法内容

(一) 回春拍手歌

回春功，开心功，忆青春，春意浓；回春功，虚静功，意念静，身轻松；
回春功，吐纳功，心肺强，气血畅；回春功，经络功，经络通，无病痛；
回春功，脊柱功，脊柱好，抗衰老；回春功，养精功，精补脑，青春葆；
回春功，柔和功，身心柔，人长寿；回春功，丹道功，修丹道，智慧高；
回春功，长寿功，天天练，百岁健。（见图 4－3－1～2）

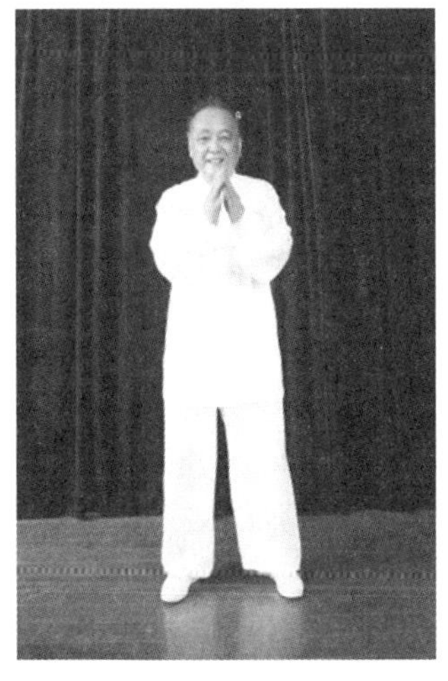
图 4－3－1

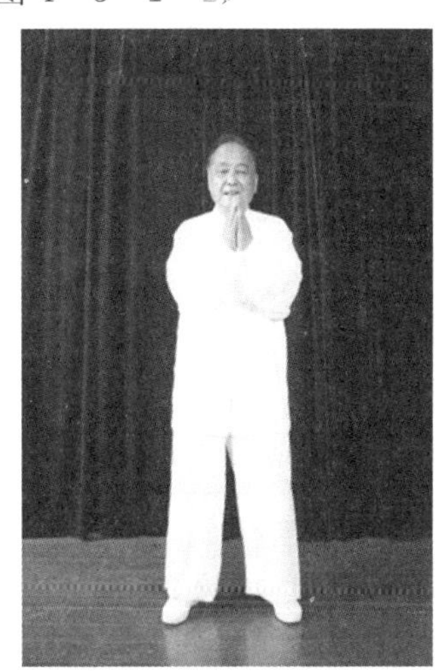
图 4－3－2

(二) 颜面全身回春好。

拍拍头,醒醒脑,增记忆,防老呆。2 次。(见图 4－3－3～4)

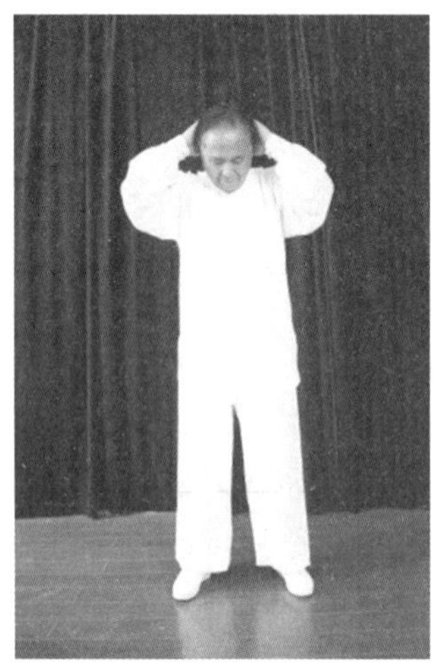

图 4－3－3

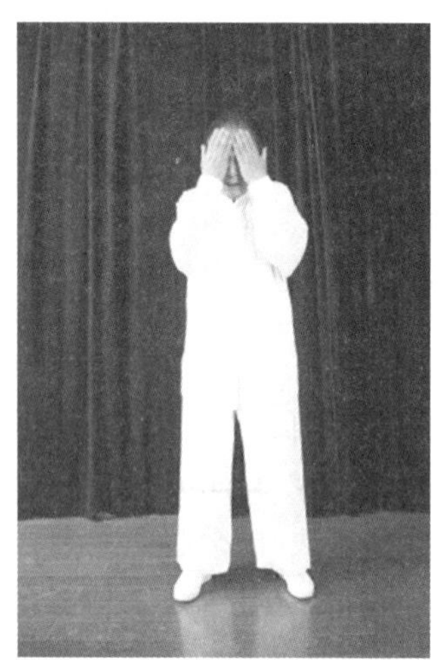

图 4－3－4

(三) 全身拍打好处多

击肩背,两肩松,关节通,头脑清。2 次。(见图 4－3－5～6)

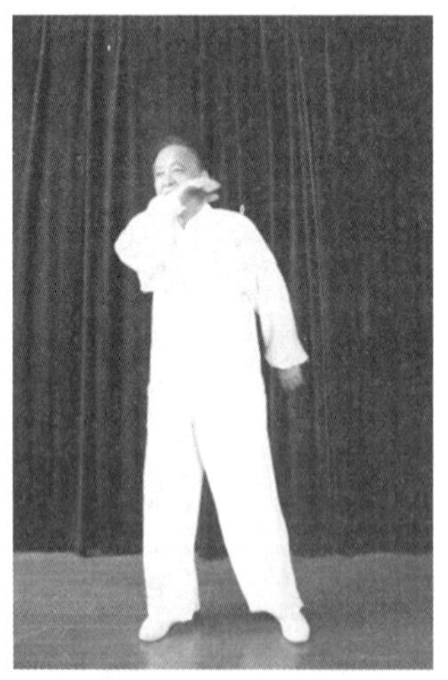

图 4－3－5

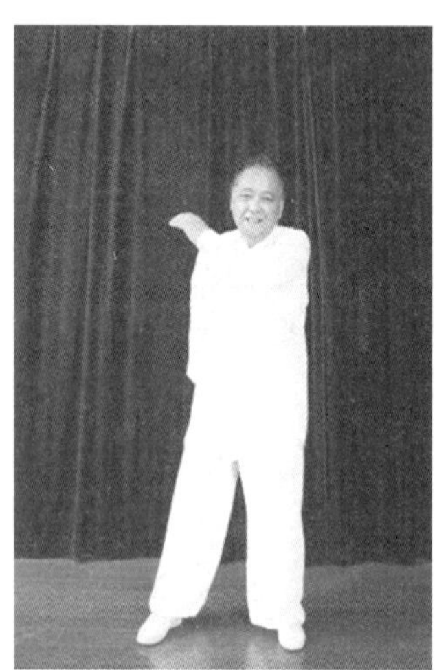

图 4－3－6

拍胸背，心肺畅，既舒心，又宽胸。2 次。（见图 4－3－7～8）

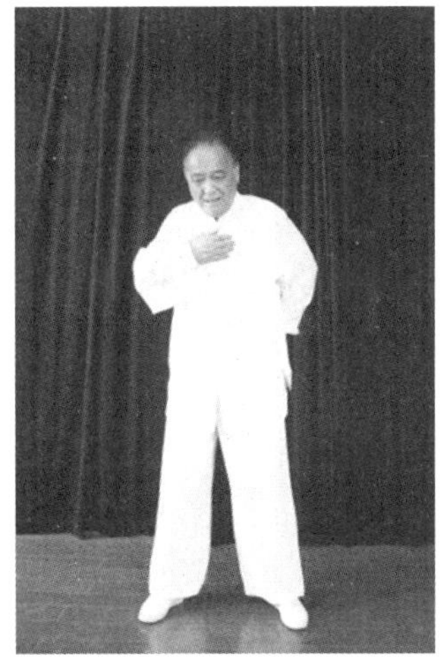

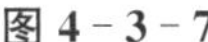
图 4－3－7

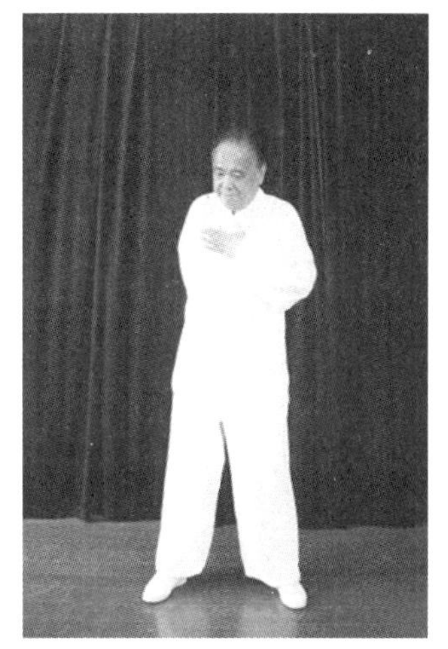

图 4－3－8

拍丹田，精气旺，拍命门，神气足。2 次。（见图 4－3－9～10）

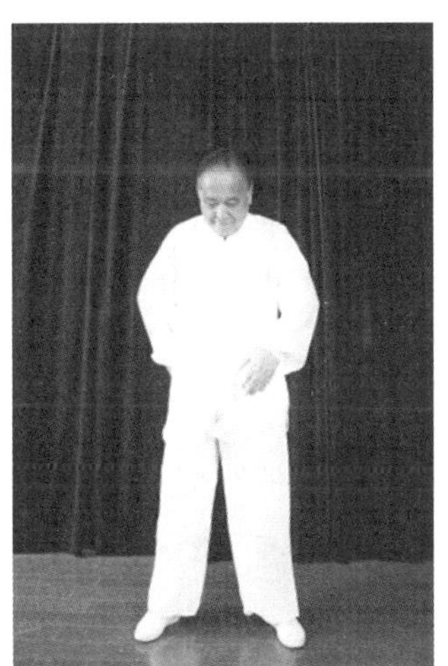

图 4－3－9

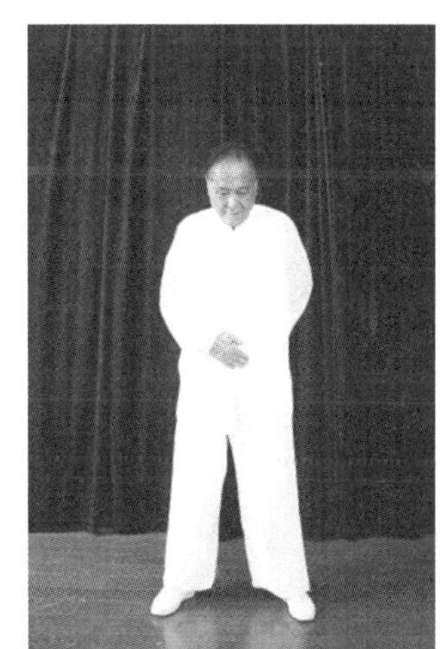

图 4－3－10

（掌拍）拍腿根，兴阴脉，提高性趣好方法。1 次。（见图 4－3－11）

拍二臀，振环跳，二腿健，行走畅。1 次。（见图 4－3－12～13）

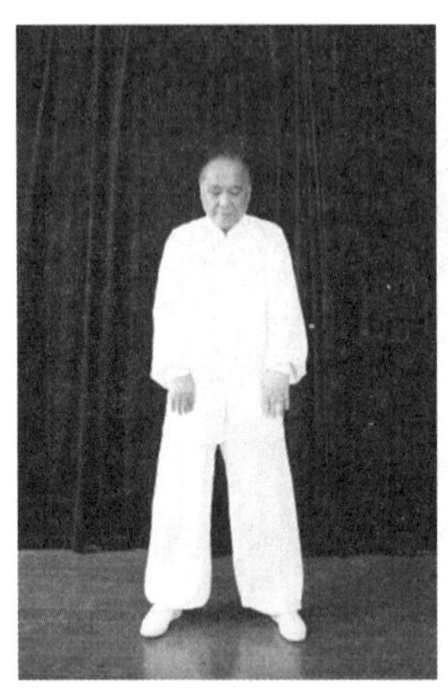
图 4-3-11

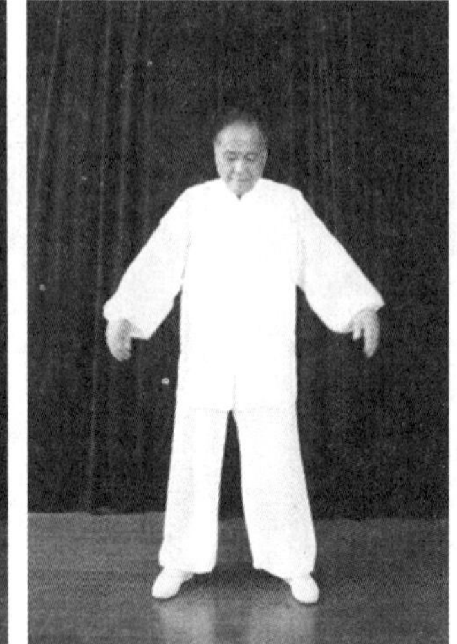
图 4-3-12

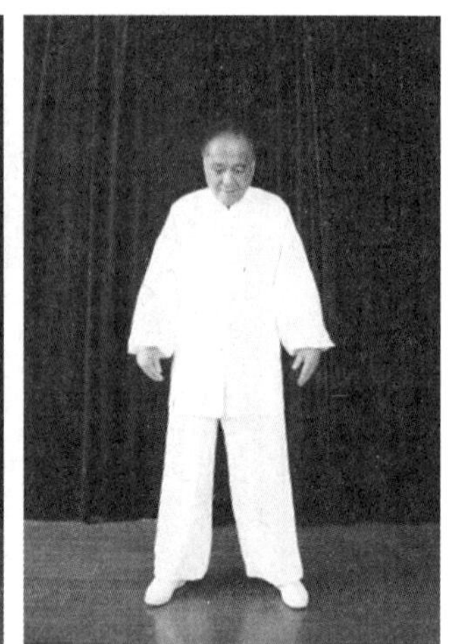
图 4-3-13

拍后臂，兴阳脉，阳气充足精神爽。1 次。（见图 4-3-14～15）

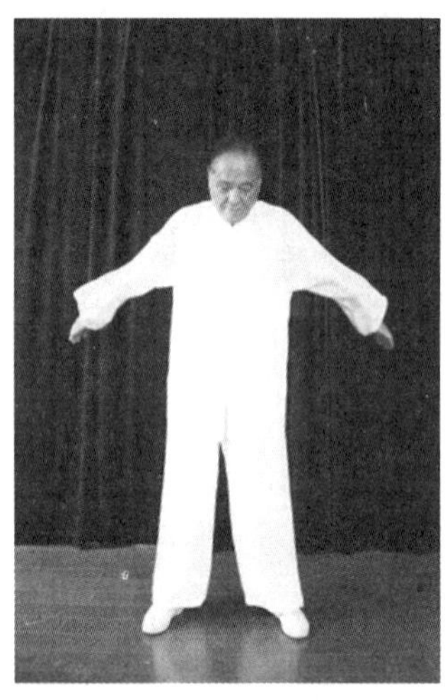
图 4-3-14

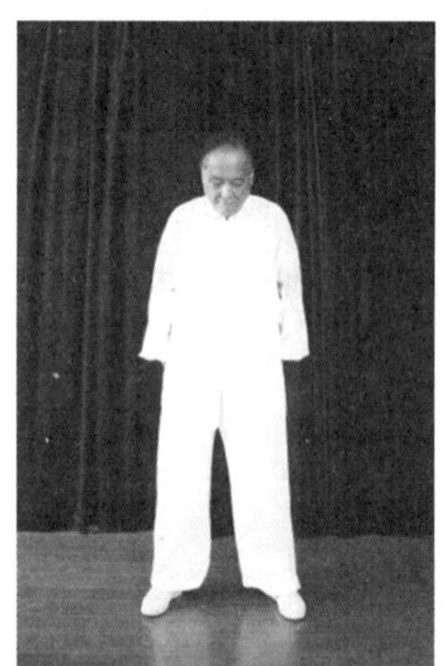
图 4-3-15

拍二臂，兴阳脉，阳气充足精神爽。1次。（见图4－3－16）

（拳拍）拍腿根，兴阴脉，提高性趣好方法。1次。（见图4－3－17）

拍二臂，振环跳，二腿健，行走畅。1次。（见图4－3－18～19）

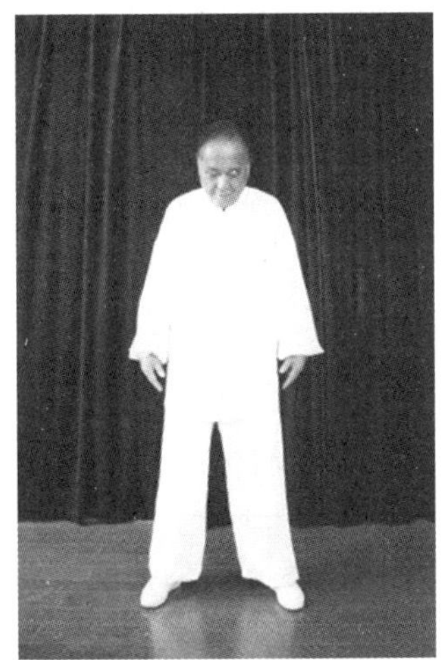

图4－3－16

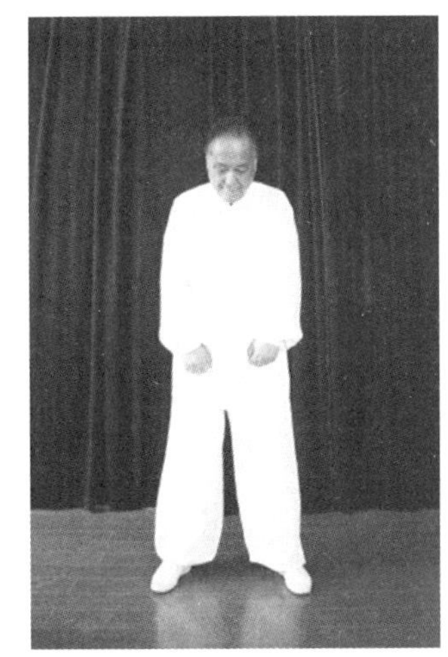

图4－3－17

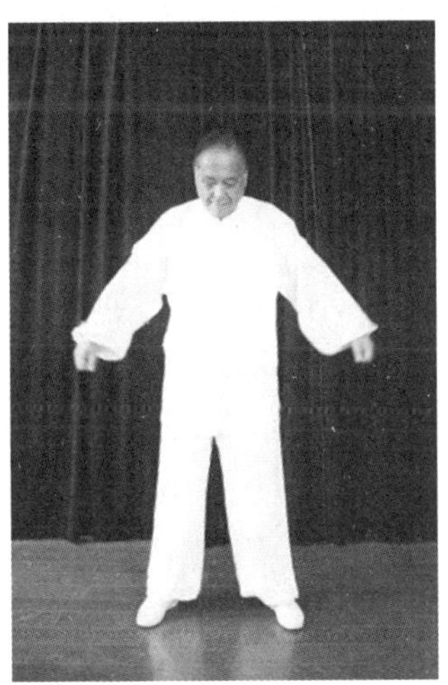

图4－3－18

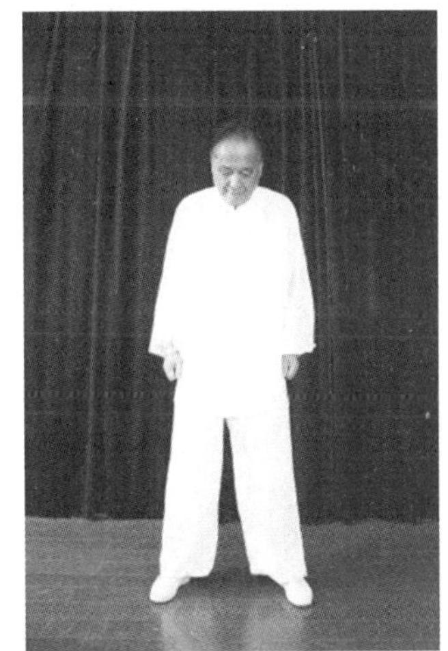

图4－3－19

拍后臀，兴阳脉，阳气充足精神爽。1 次。（见图 4-3-20～21）

拍二臀，振环跳，二腿健，行走畅。1 次。（见图 4-3-22～23）

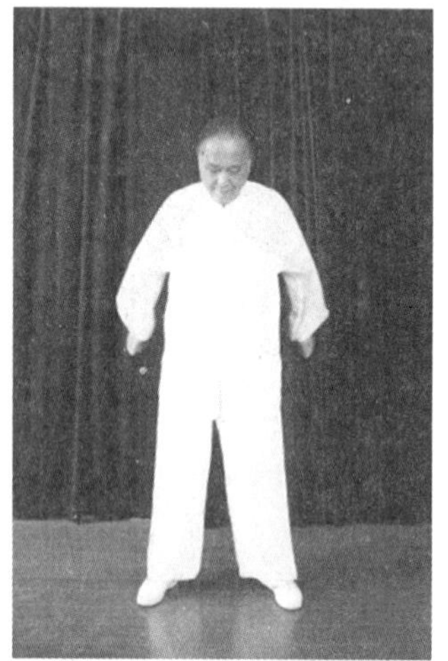
图 4-3-20

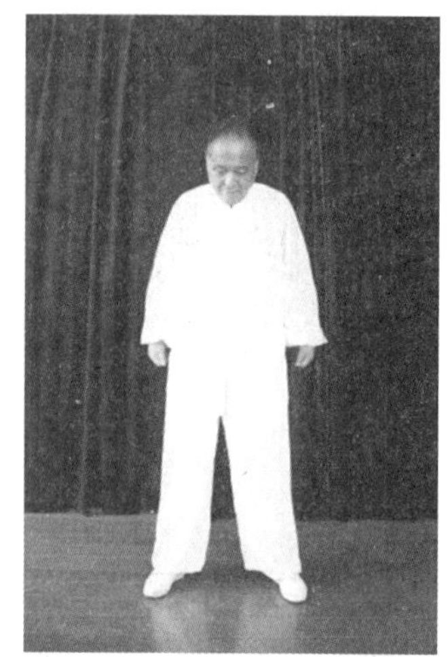
图 4-3-21

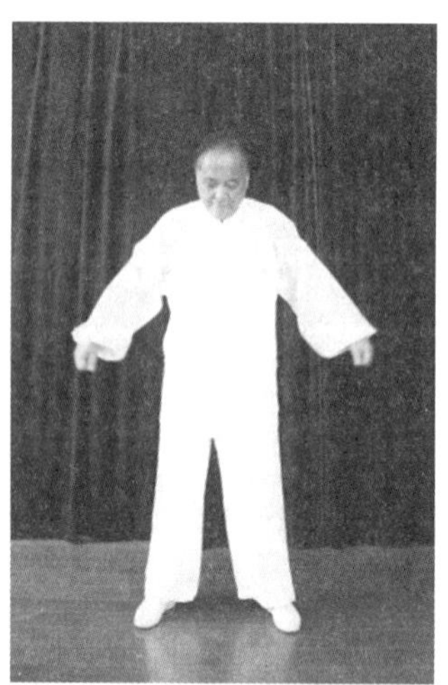
图 4-3-22

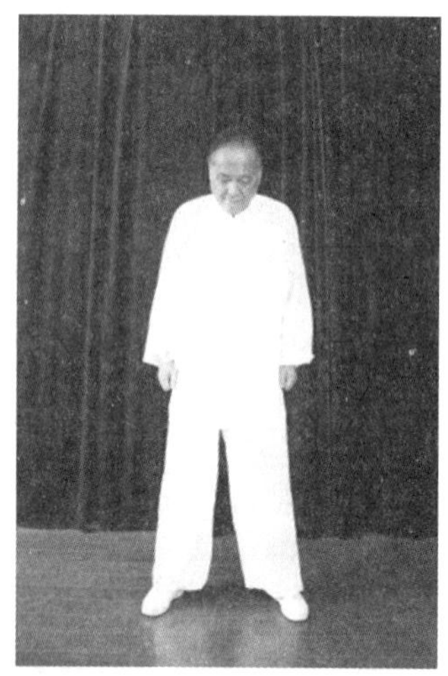
图 4-3-23

拍腿根，兴阴脉，提高性趣好方法。1次。（见图4－3－24）
拍腿中，高站桩，震伏兔，行走捷。1次。（见图4－3－25）
拍二膝，中站桩，震膝眼，利关节。1次。（见图4－3－26）
拍胫中，低站桩，震丰隆，排痰畅。1次。（见图4－3－27）

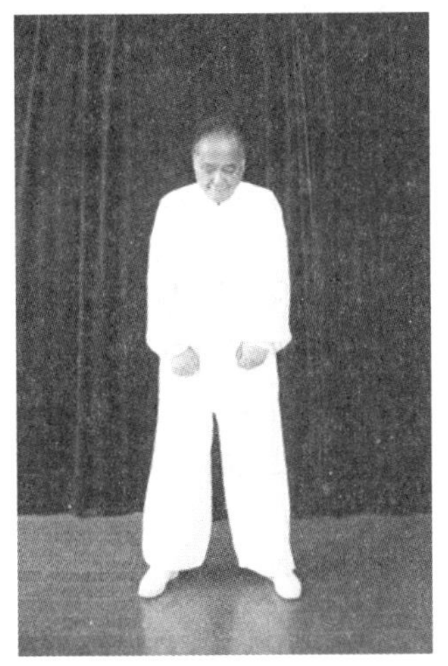
图4－3－24

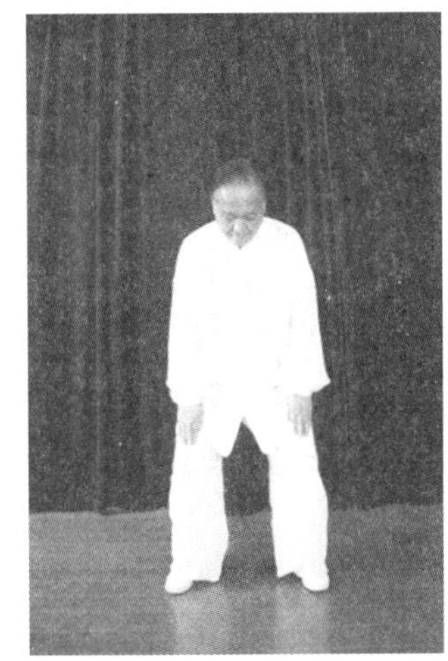
图4－3－25

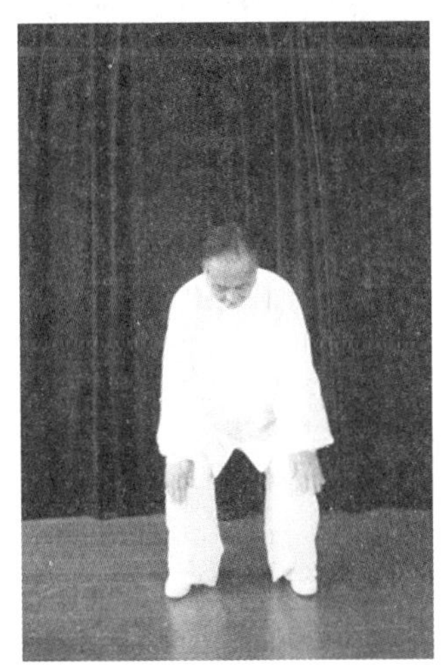
图4－3－26

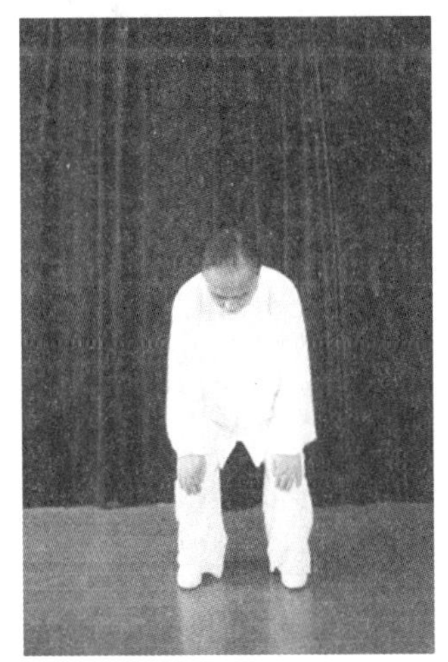
图4－3－27

拍二踝，低站桩，震昆仑，足跟健。1次。（见图4－3－28～30）

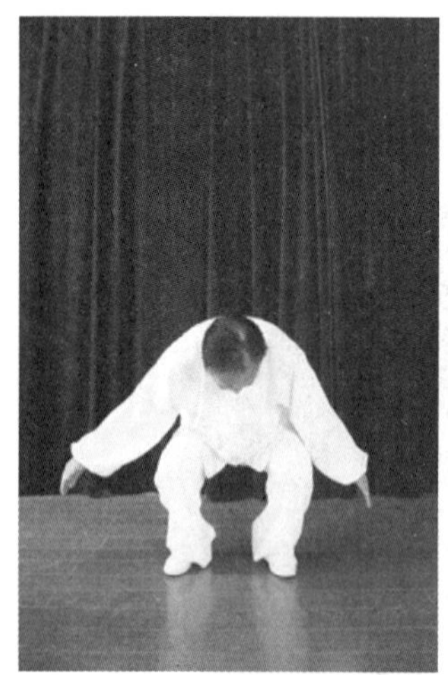
图4－3－28

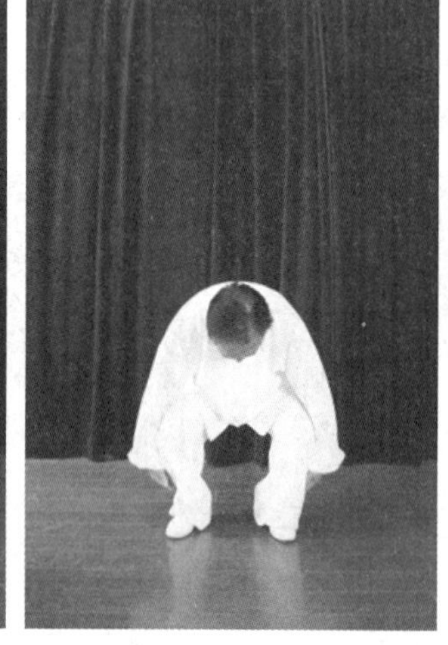
图4－3－29

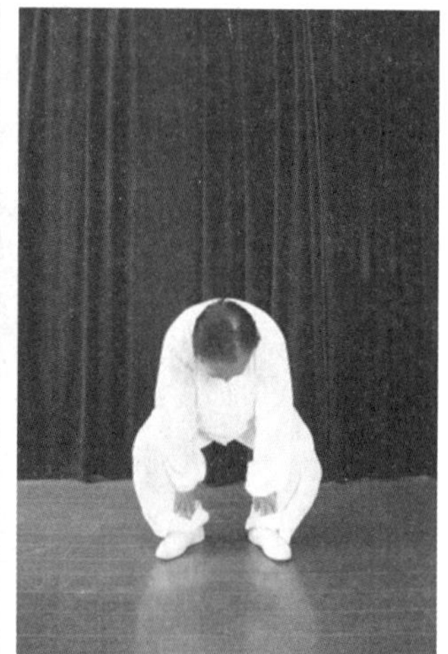
图4－3－30

拍胫中，低站桩，震丰隆，排痰畅。1次。（见图4－3－31）
拍二膝，中站桩，震膝眼，利关节。1次。（见图4－3－32）

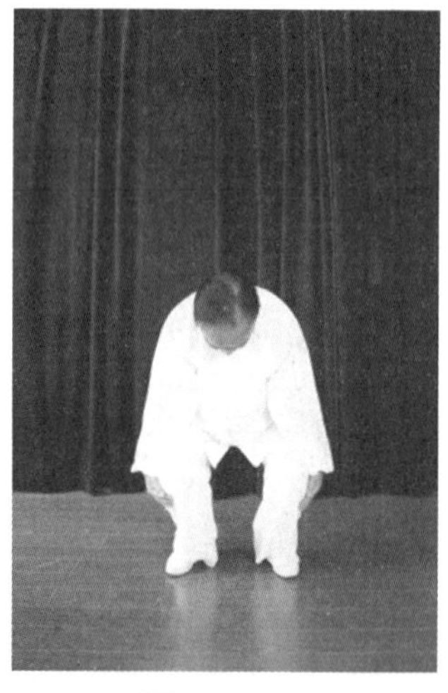
图4－3－31

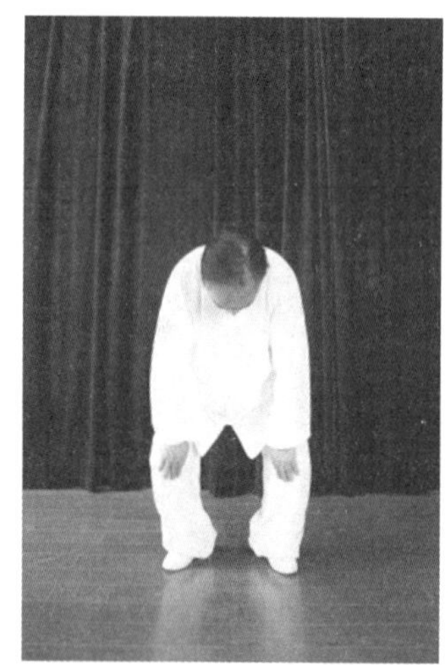
图4－3－32

拍腿中，高站桩，震伏兔，行走捷。1次。（见图4－3－33）
（掌拍）拍腿根，兴阴脉，提高性趣好方法。1次。（见图4－3－34）

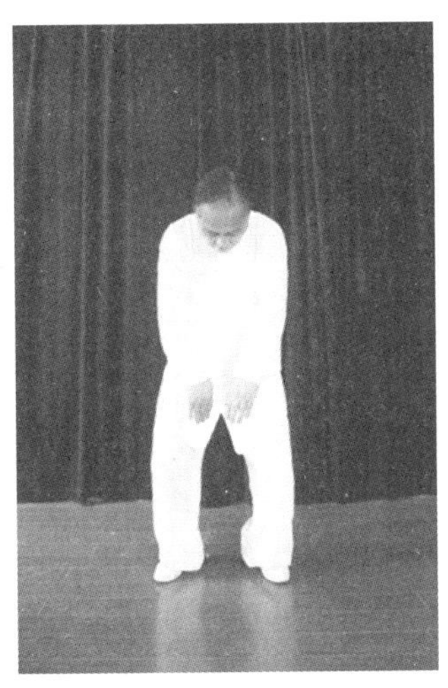

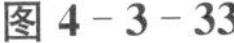
图 4-3-33

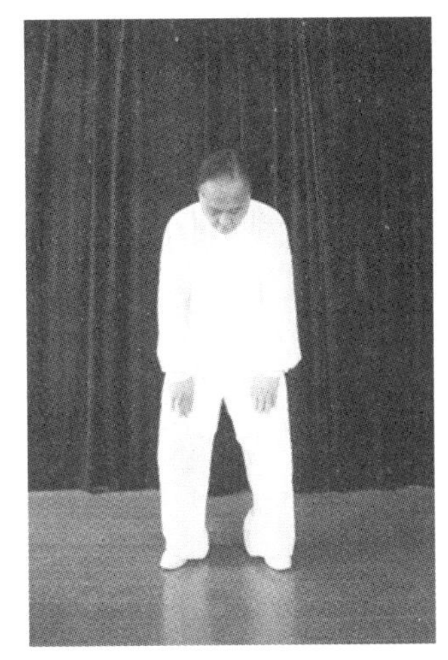
图 4-3-34

拍二臀,振环跳,二腿健,行走畅。1 次。
拍后臀,兴阳脉,阳气充足精神爽。1 次。
拍二臀,振环跳,二腿健,行走畅。1 次。
拍后臀,兴阳脉,阳气充足精神爽。1 次。
拍二臀,振环跳,二腿健,行走畅。1 次。
拍腿根,兴阴脉,提高性趣好方法。1 次。

(四) 经络拍打好处多

手三阴,由上向下拍,手三阳,由下向上拍,左、右各 1 次。(见图 4-3-35～41)

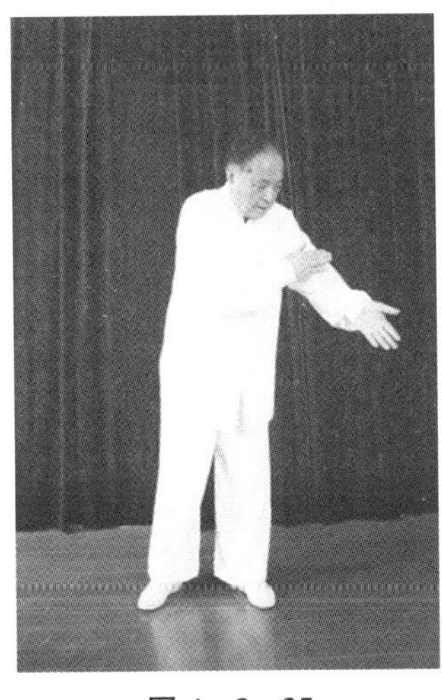
图 4-3-35

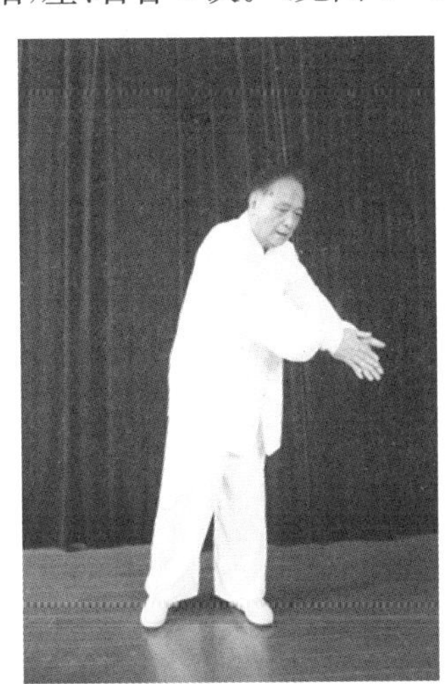
图 4-3-36

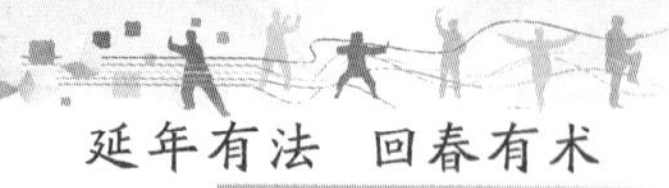

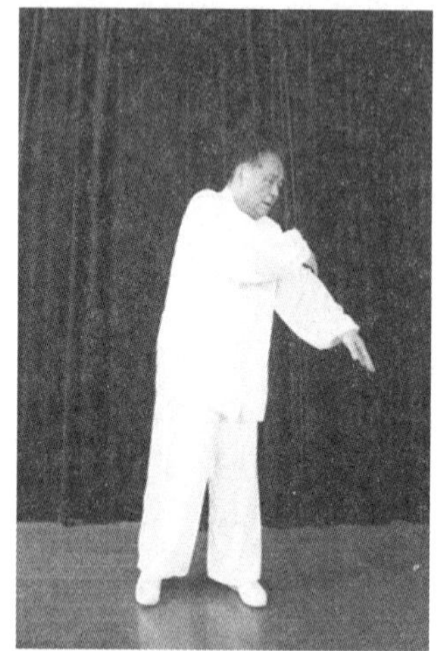
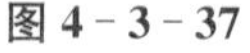
图 4-3-37

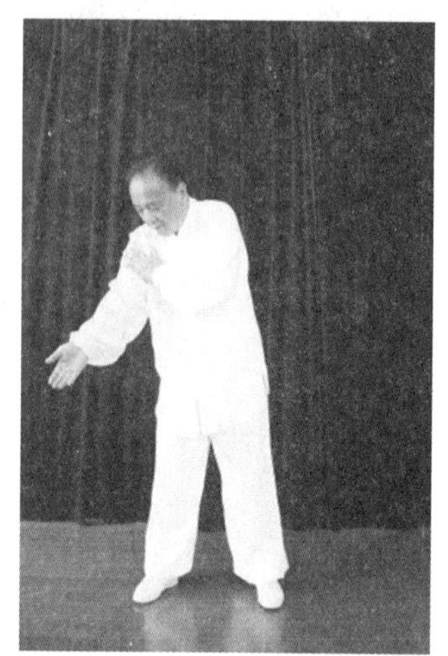
图 4-3-38

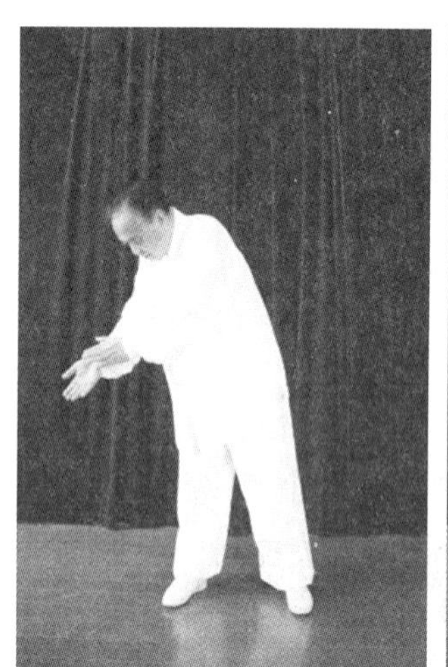
图 4-3-39

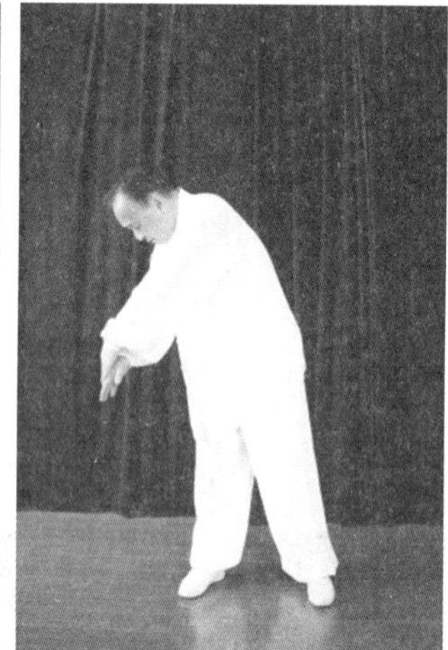
图 4-3-40

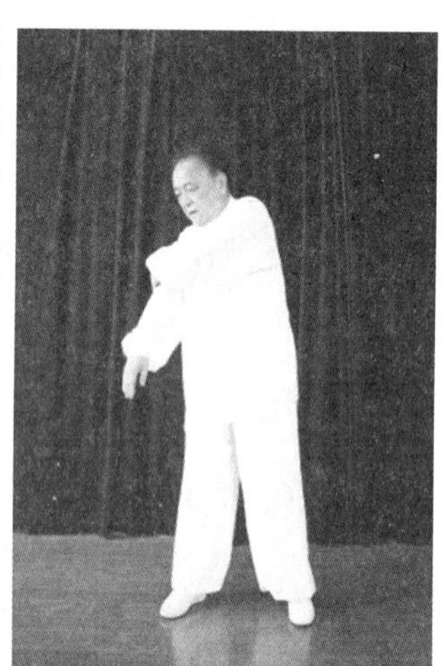
图 4-3-41

足三阴，由头拍到足，足三阳，由足拍到头。（见图 4-3-42～48）

手三阴，由上向下拍，手三阳，由下向上拍。左、右各 1 次。

足三阴，由头拍到足，足三阳，由足拍到头。

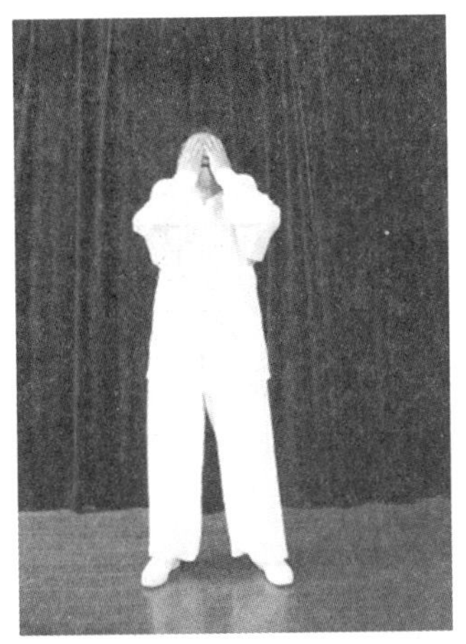
图 4-3-42

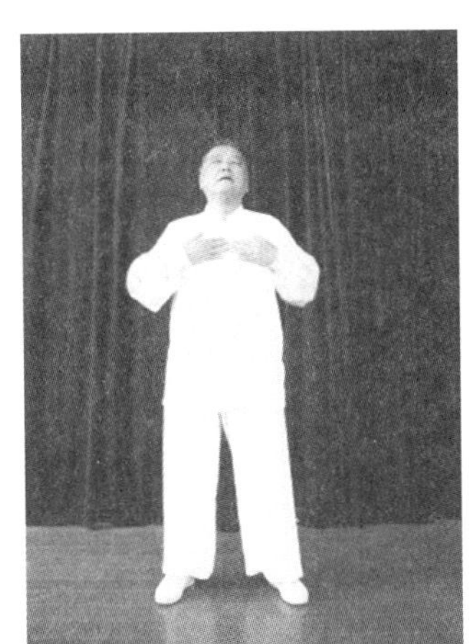
图 4-3-43

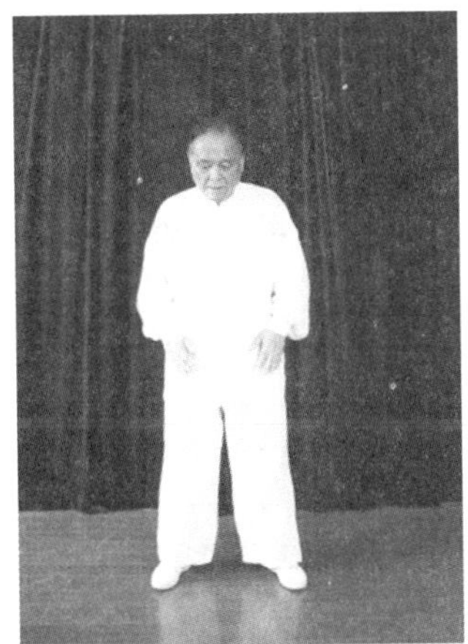
图 4-3-44

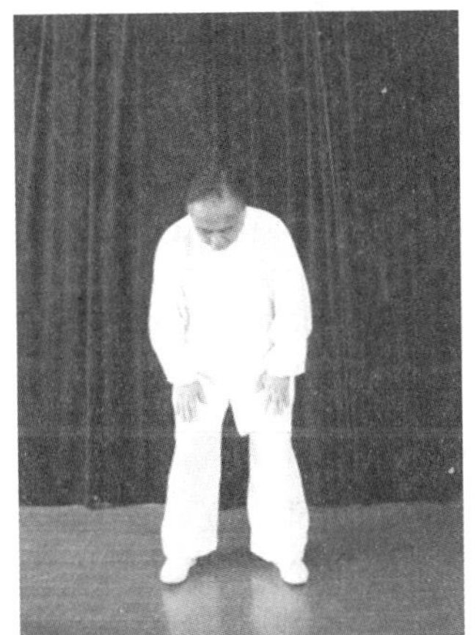
图 4-3-45

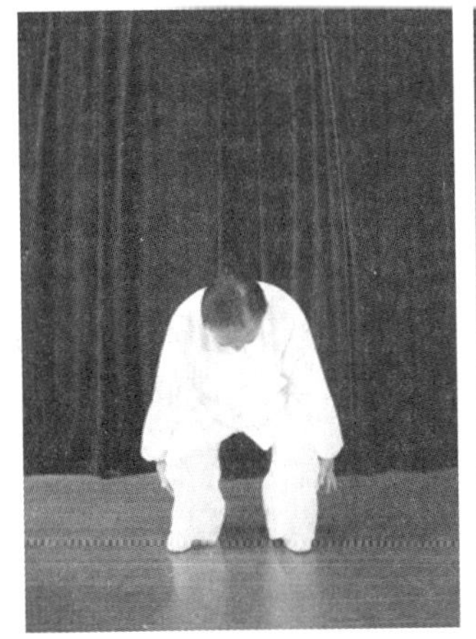
图 4-3-46

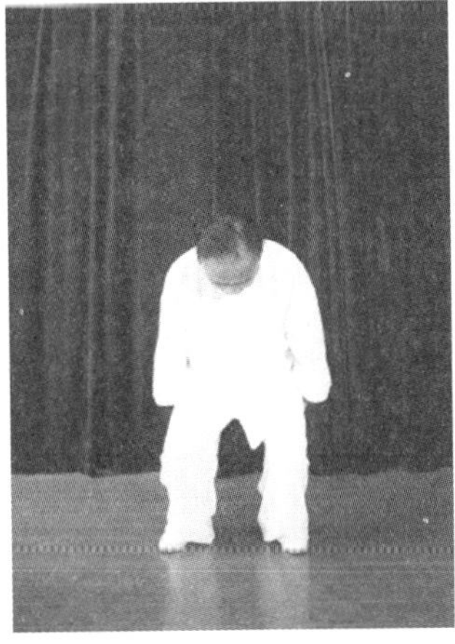
图 4-3-47

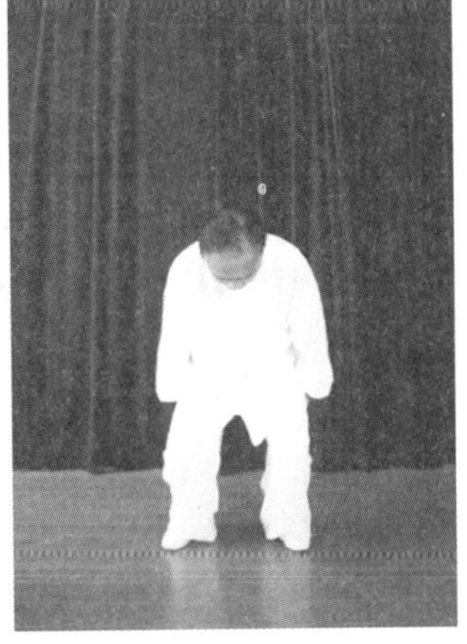
图 4-3-48

(五) 顺息养气归丹田

收收心，顺顺息，养养气，归丹田。1 次。(见图 4－3－49～50)

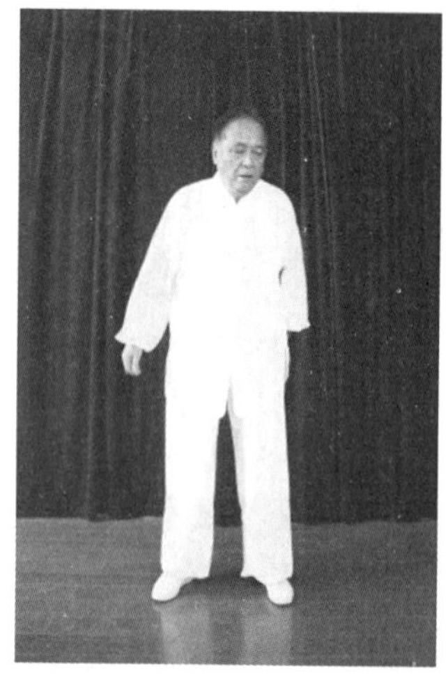
图 4－3－49

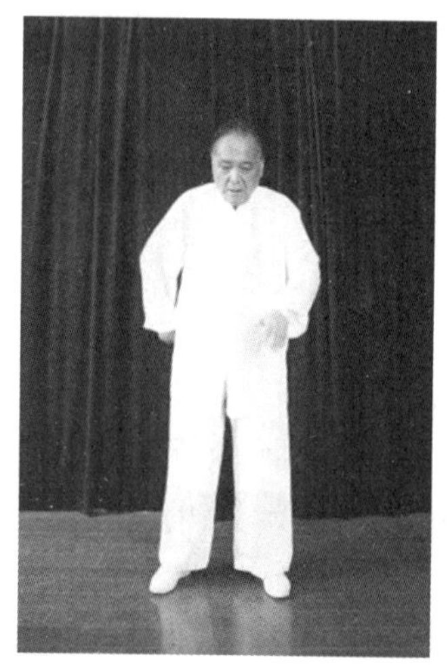
图 4－3－50

收收心，顺顺息，养养气，归丹田。1 次。
收收心，顺顺息，养养气，归丹田。1 次。
收收心，顺顺息，养养气，归丹田。1 次。
收收心，顺顺息，养养气，归丹田。1 次。
收收心，顺顺息，养养气，归丹田。1 次。
收收心，顺顺息，养养气，归丹田。1 次。
收收心，顺顺息，养养气，归丹田。1 次。

(六) 引气归元

双手相合在丹田，引气归元养精神；
松—静，松—静，松—静，松—静；
松—静，松—静，松—静，松—静。

(七) 收势

最后祝大家在笑声中扫除烦恼，减轻压力，身心愉快，健康长寿。

附丹田欢笑法：

欢笑回春拍打法

上丹田：嘿；中丹田：嘻；下丹田：哈；会阴：意。

第四节　逍遥功

一、功法简介

“逍遥功”由董妙成老师创编。本功法以轻松快乐、逍遥自在为核心，采用自然呼吸与腹式呼吸相结合，以丹田为中心进行柔和的圆周运动为特色。本功法主要针对心身疾病、抑郁症、焦虑症、神经衰弱、亚健康状态、疲劳综合征等病症。逍遥功的机理是在意静前提下，去识神出元神，通过元气修复体内五脏六腑的不平衡之处，达到协调平衡，特别是大脑皮层兴奋与抑制的失衡，加强大脑皮层保护性抑制过程，实现“阴平阳秘，精神乃治”。逍遥功功法简单易学，气感强，见效快。

二、功法内容

(一) 预备式

高位站桩：两手按于丹田，男左女右，眼帘微合，露一丝光，周身放松，意念青春，面含微笑，吸气时想静，呼气时想松，意沉丹田，呼吸自然。静站 2 分钟。（见图 4－4－1）

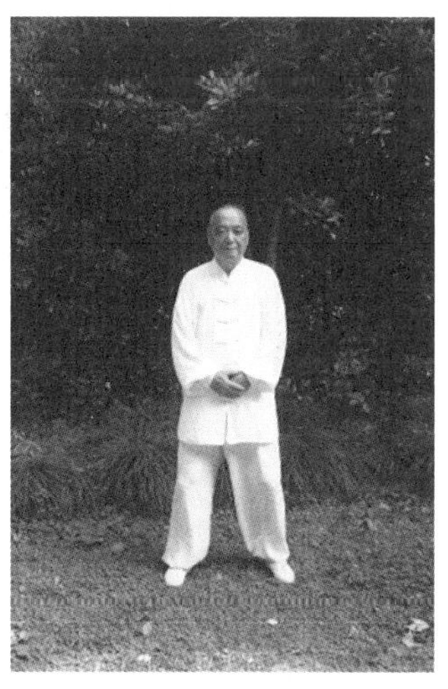

图 4－4－1

(二) 吐纳炼丹

高位站桩，两上肢呈 45 度角侧平举，同时吸气(逆腹式呼吸)，徐徐站直，然后双手轻轻收回丹田，并下蹲呼气，如此升降呼吸，共 12 次。最后双手会合于丹田，回复高位站桩势。(见图 4-4-2～3)

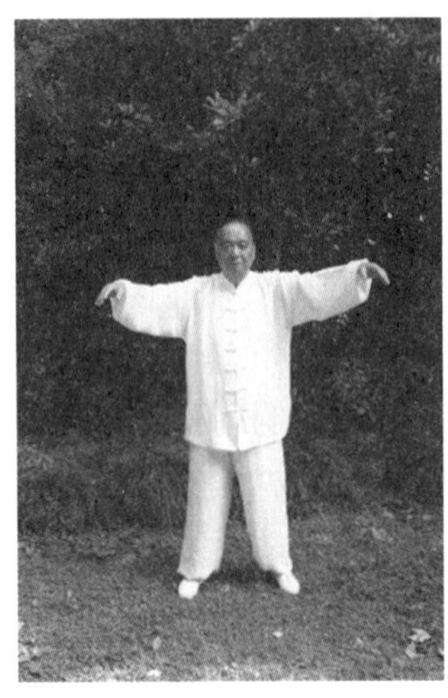

图 4-4-2

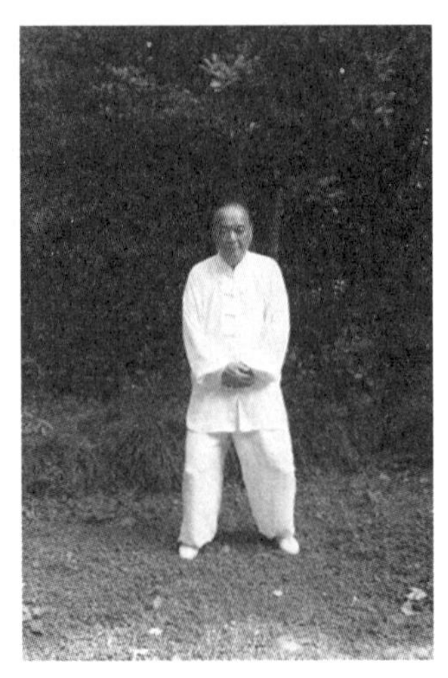

图 4-4-3

(三) 左右托天

高位站桩，两手按丹田，接着双手侧平举，两腿逐渐伸直；然后吸气，向左侧弯腰眼观左前方，然后行逆腹式呼气；然后回中，按同法向右侧弯腰并吸气，回中呼气，左右各 6 次；收势，呈高位站桩，两手按丹田。(见图 4-4-4～10)

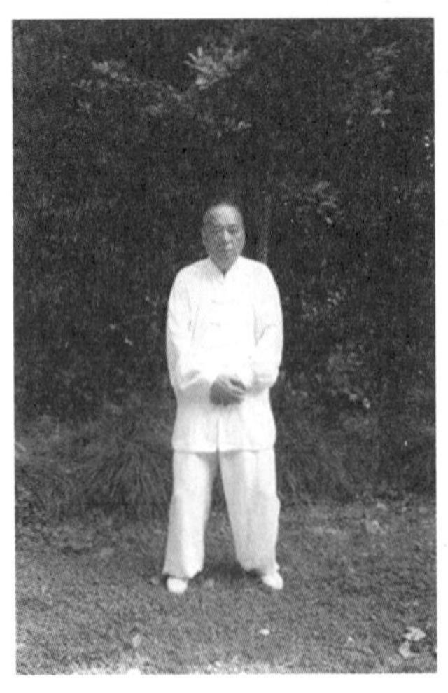

图 4-4-4

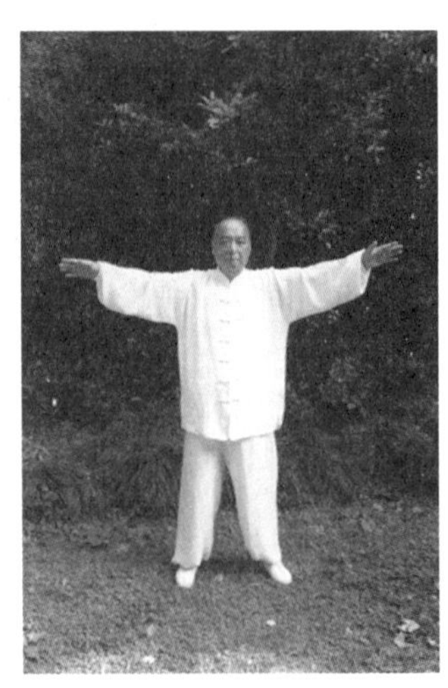

图 4-4-5

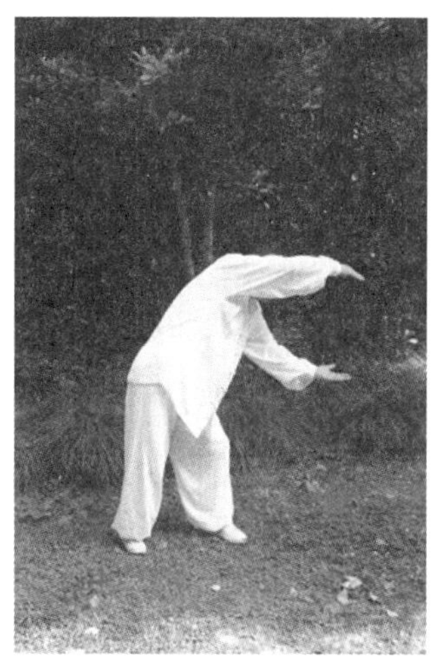
图 4-4-6

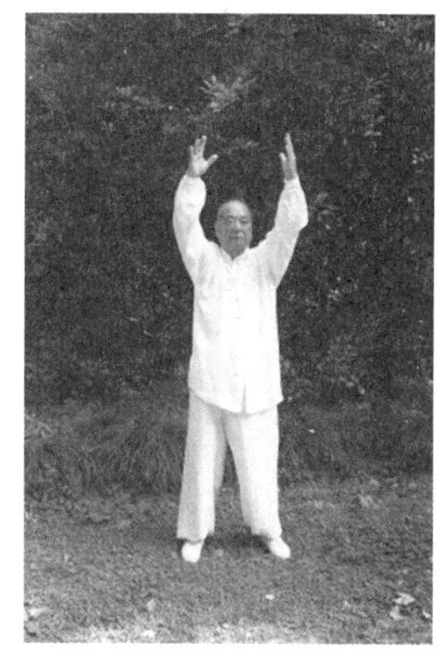
图 4-4-7

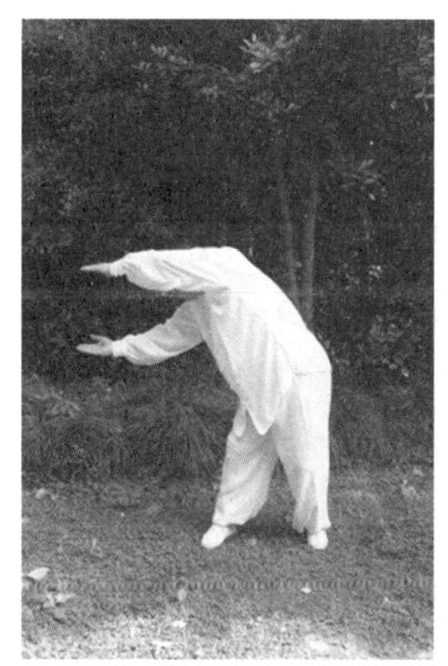
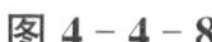
图 4-4-8

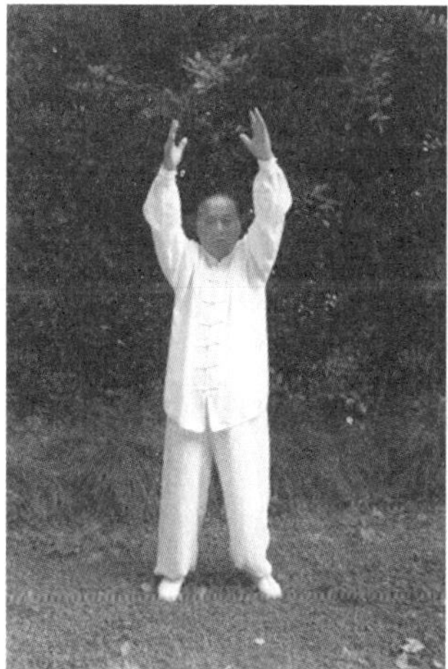
图 4-4-9

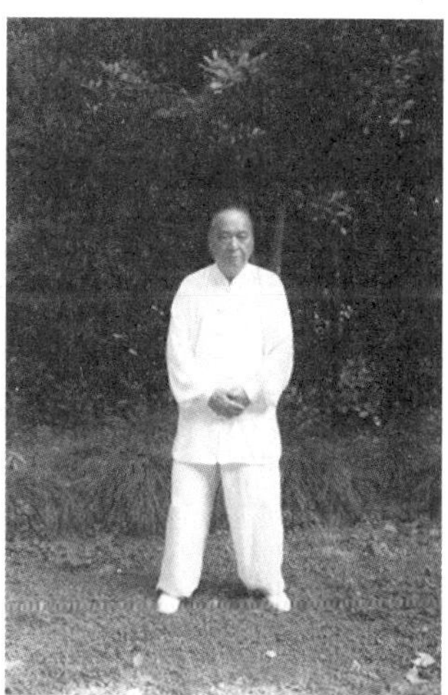
图 4-4-10

（四）开胸解郁

高位站桩，两手按丹田，接着两手心向外，向左右外开，吸气并站直，然后反掌，在胸前（膻中穴）相合，呼气屈膝，呈高位站桩，开合式共 6 次。收势，双手在丹田会合，回复高位站桩势。（见图 4-4-11～16）

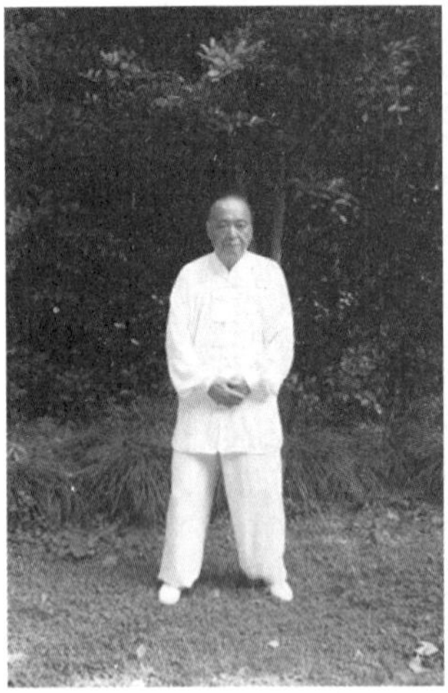

图 4－4－11 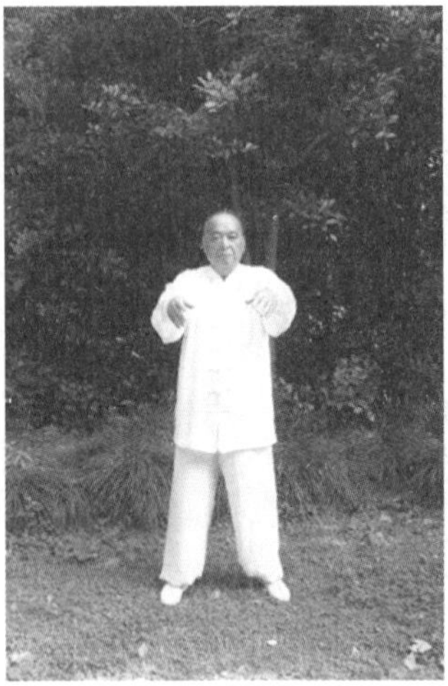　　图 4－4－12 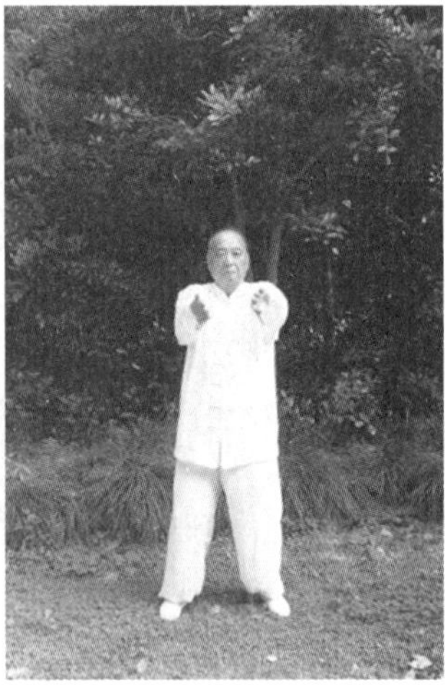　　图 4－4－13

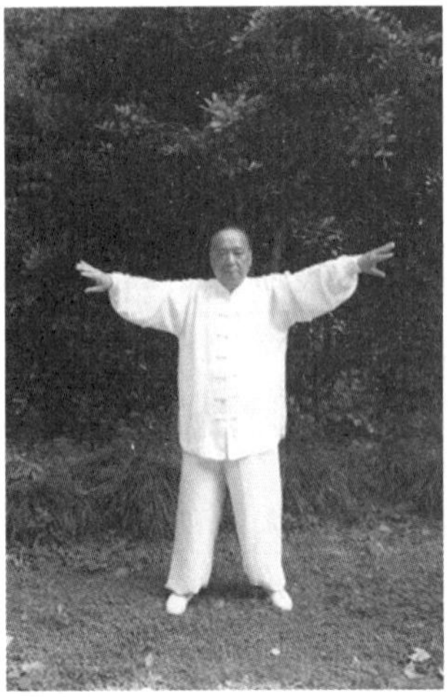

图 4－4－14 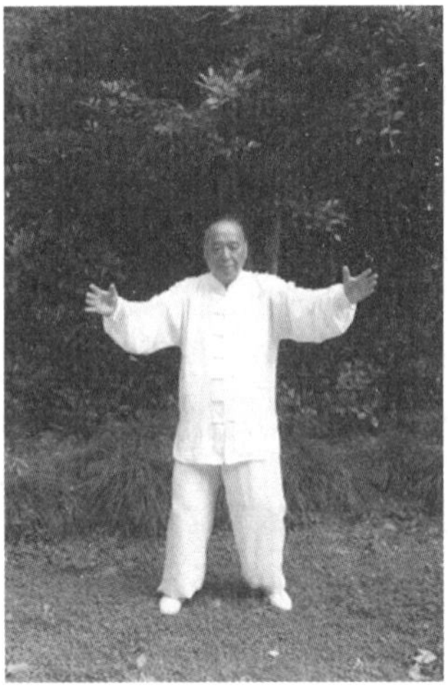　　图 4－4－15 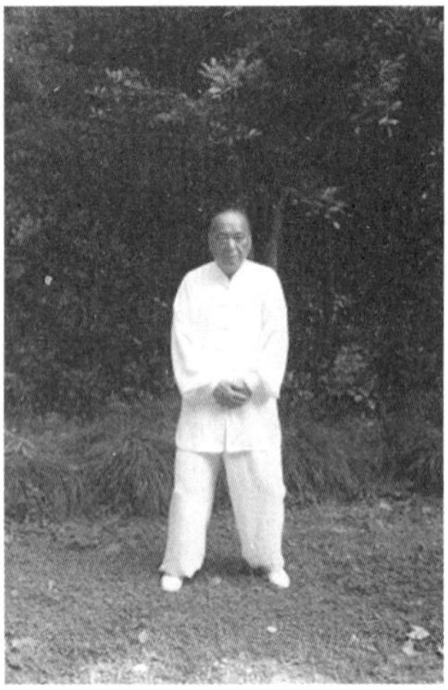　　图 4－4－16

（五）按地划圆

高位站桩，两手从丹田开始，分别从胸前向左右二侧从里向外划一整圆，前半圈为呼，后半圈为吸，前半圈躯干下蹲，后半圈回复高位站桩式，6 次。向后划圆：动作相同，唯方向相反，6 次。（见图 4－4－17～26）

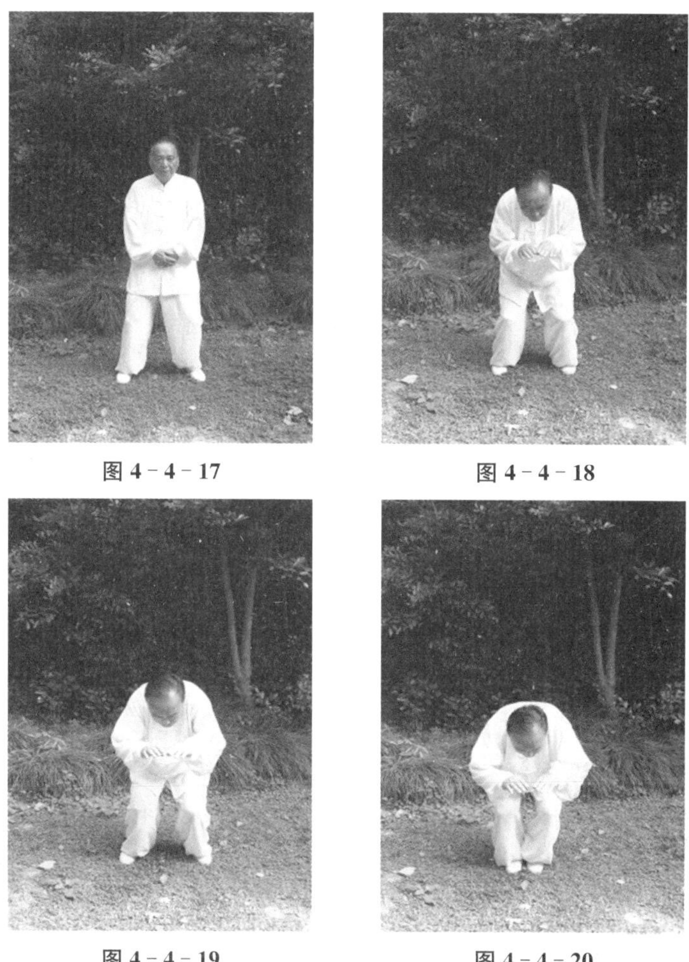

图 4－4－17　图 4－4－18

图 4－4－19　图 4－4－20

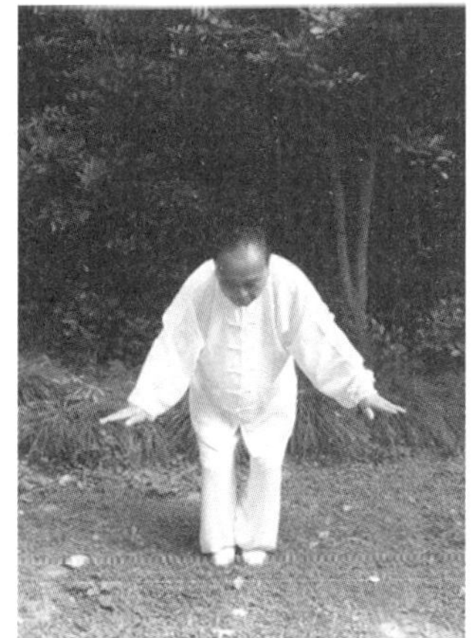

图 4－4－21

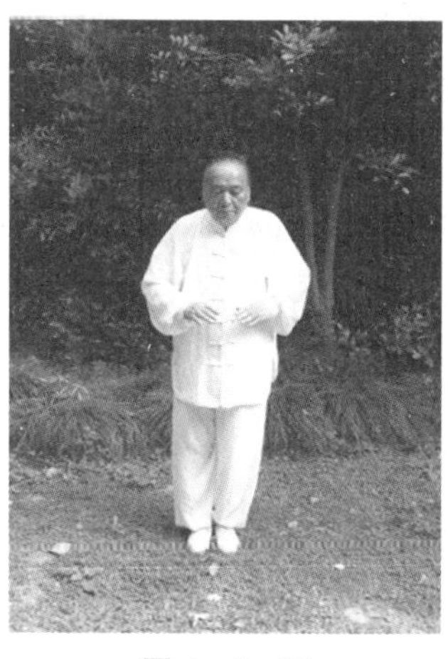

图 4－4－22

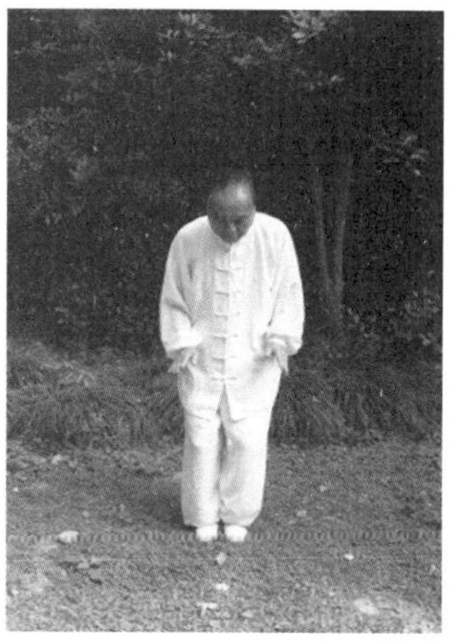

图 4－4－23

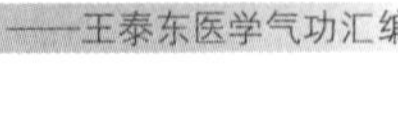

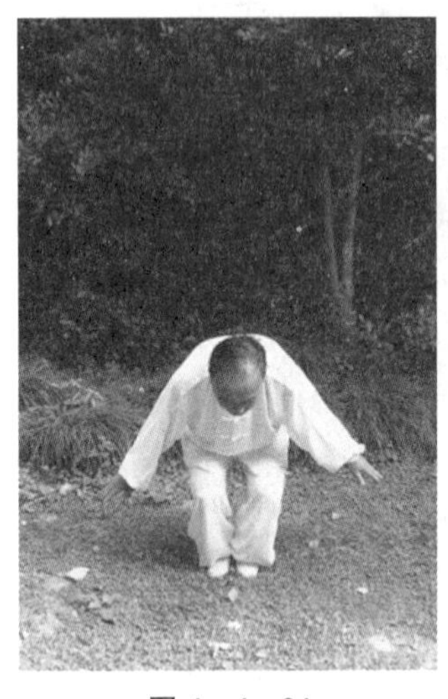

图 4-4-24

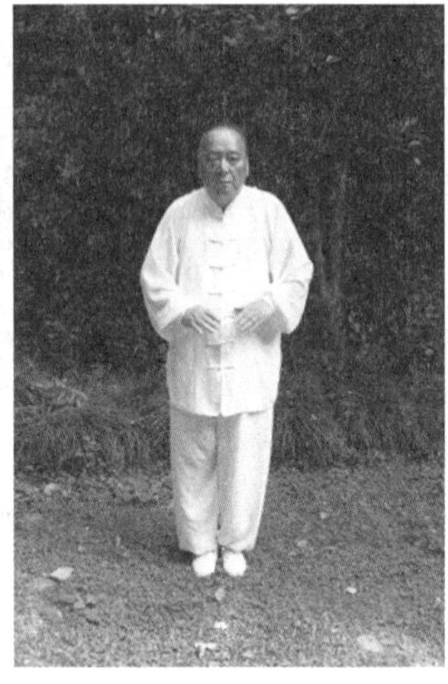

图 4-4-25

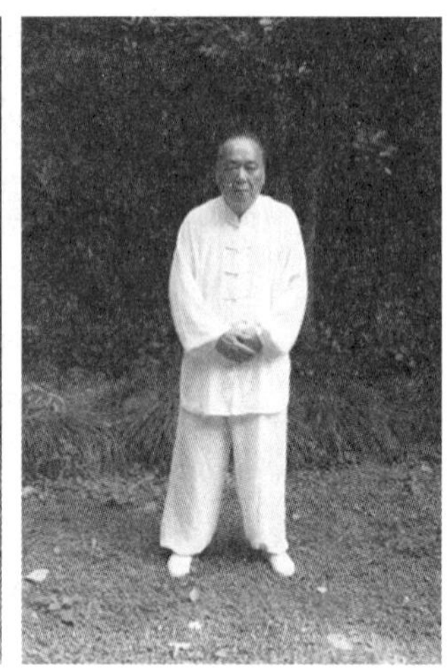

图 4-4-26

(六) 双手按膝

高位站桩，手按丹田，前平举至肩，吸气，站直，然后徐徐下蹲，双手按膝上，呼气，共 12 次。(见图 4-4-27～32)

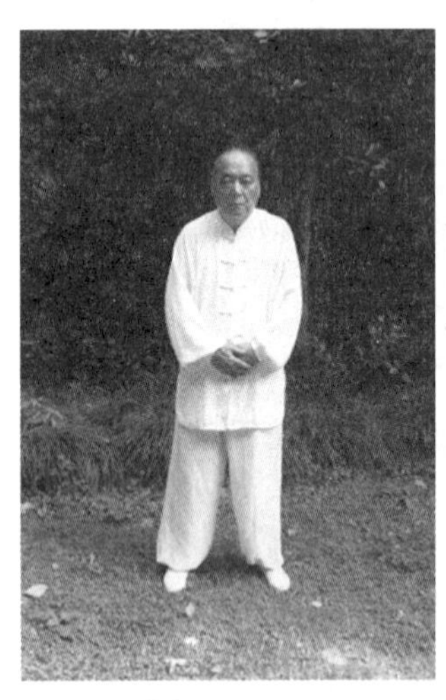

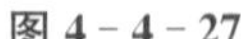

图 4-4-27

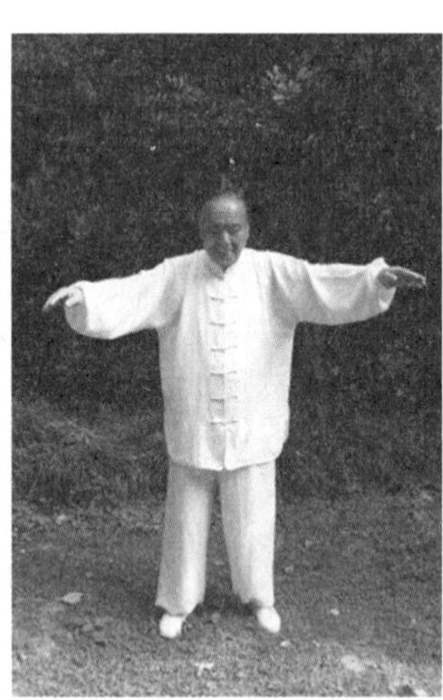

图 4-4-28

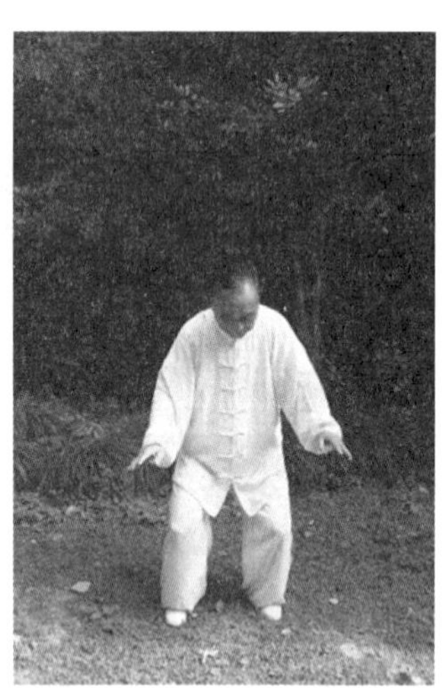

图 4-4-29

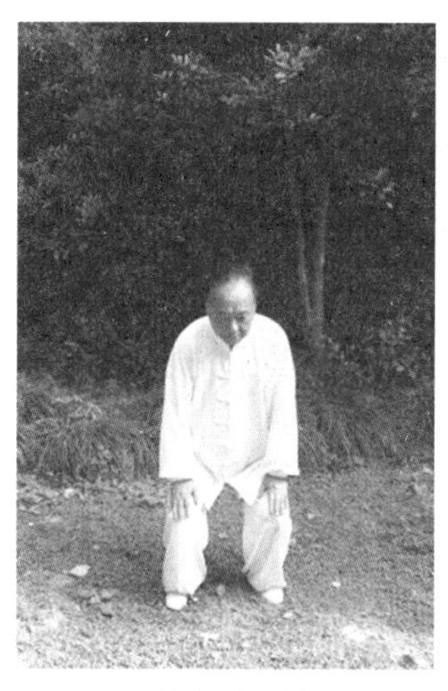
图 4－4－30

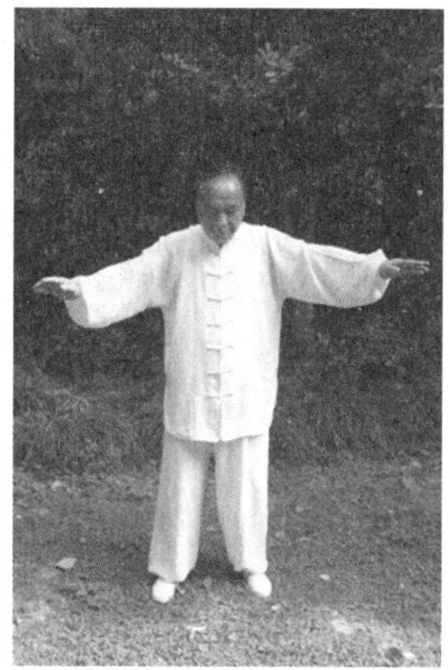
图 4－4－31

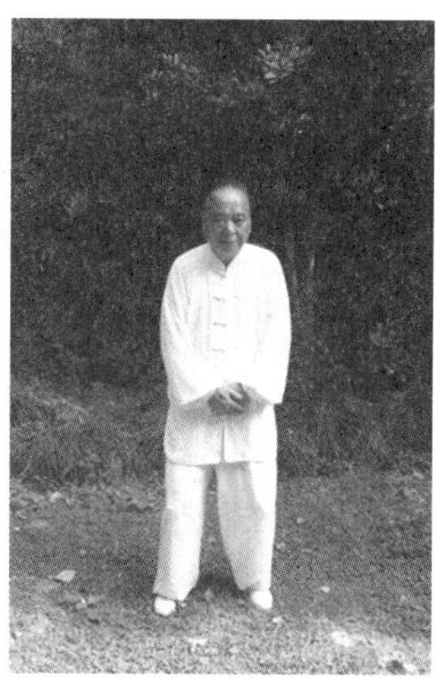
图 4－4－32

（七）升降开合

高位站桩，手按丹田。升：两手前平举，吸气，徐徐上升至膻中穴水平，两腿伸直；降：两手心向下，呼气，两手徐徐下降至丹田水平，并徐徐下蹲；开：两手前平举，在丹田水平向外开，吸气，两腿徐徐伸直；合：两手心相对，徐徐下蹲，两手相合于丹田，呼气，共 6 次；收势，双手会合丹田，回复高位站桩。（见图 4－4－33～40）

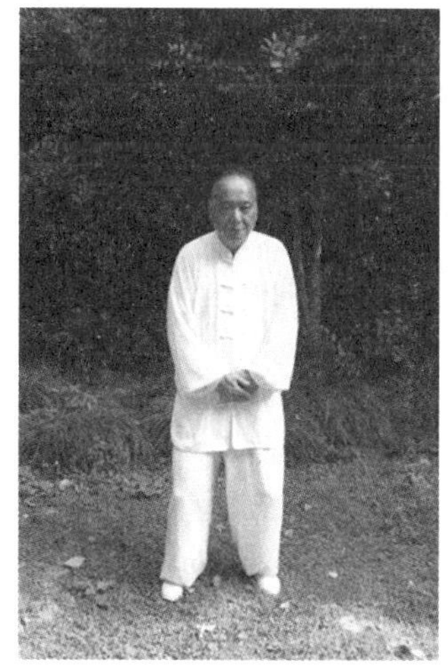
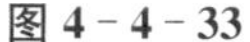
图 4－4－33

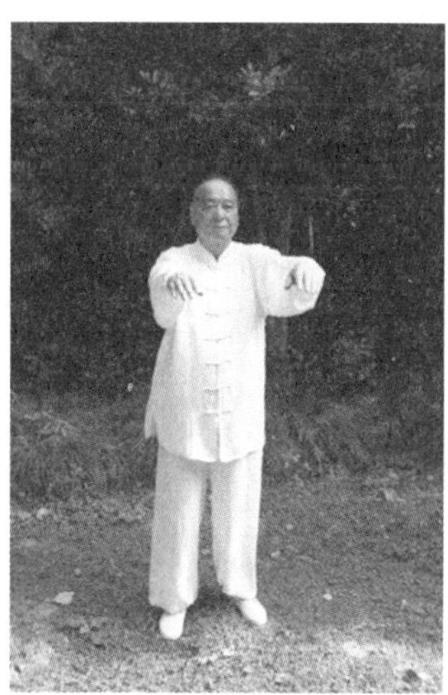
图 4－4－34

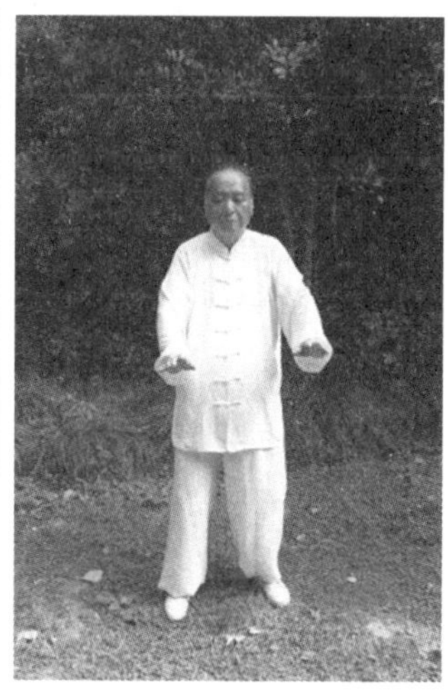
图 4－4－35

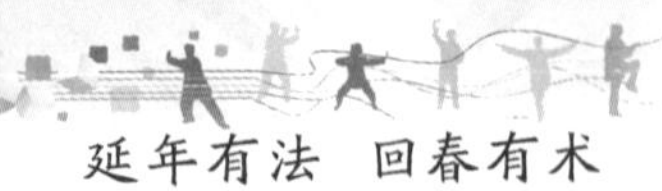

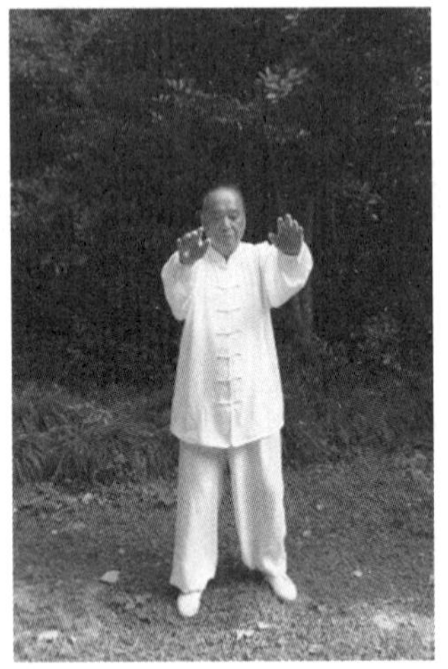
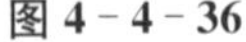
图 4－4－36

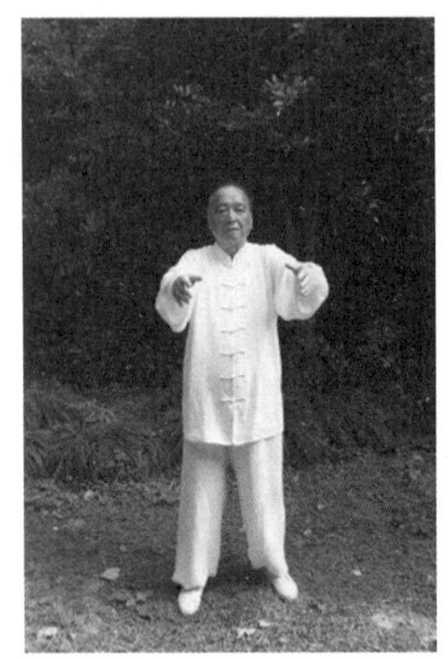
图 4－4－37

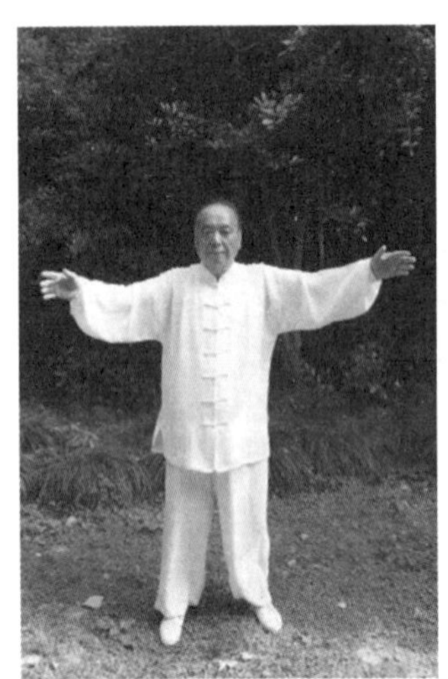
图 4－4－38

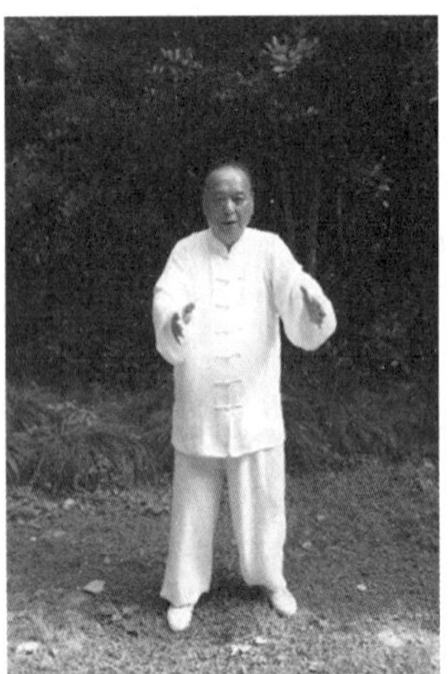
图 4－4－39

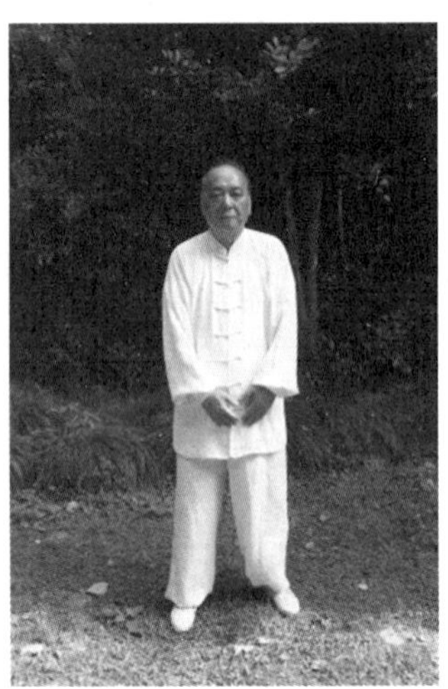
图 4－4－40

(八) 自然抖动

自然站立，两上肢下垂于体侧，中指对裤缝，全身表里自然放松，头正颈舒，下颌内收，目光内敛，神态自然，做三次自然呼吸，意沉丹田。先全身轻缓悠动，接着带动全身轻微缓慢抖动，以二膝为支点，做富有弹性的上下全身放松抖动，由慢到快，再由快到慢，节奏为 8 拍 4 次慢，8 拍 10 次快，8 拍 4 次慢到停。整个抖动过程中，意念“越抖越放松，越抖越舒服”。抖动结束后，自然感觉体内精气充盈，心旷神

怡，浑身无比舒畅。（见图 4－4－41）

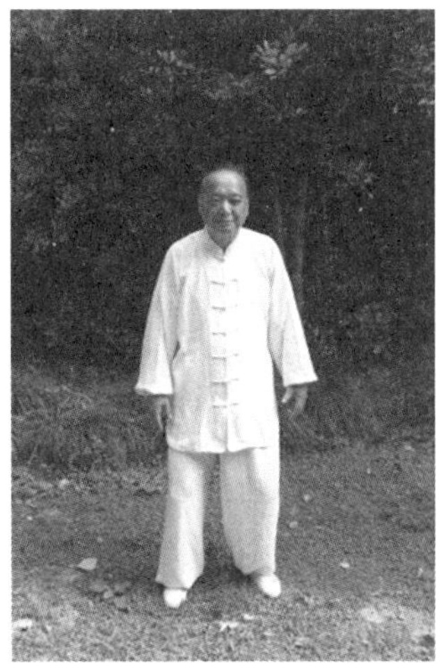

图 4－4－41

（九）引气归元

高位站桩，手按丹田，两手重叠，男左女右，按于脐上，意沉丹田，全身放松，吸气想静，呼气想松，共 8 次，两手回复到体侧。心静下来，将活动时在经络内的气血，逐渐引回到丹田积聚起来。最后，自然站立 2 分钟，搓手浴面，练功到此结束，祝大家健康快乐！（见图 4－4－42）

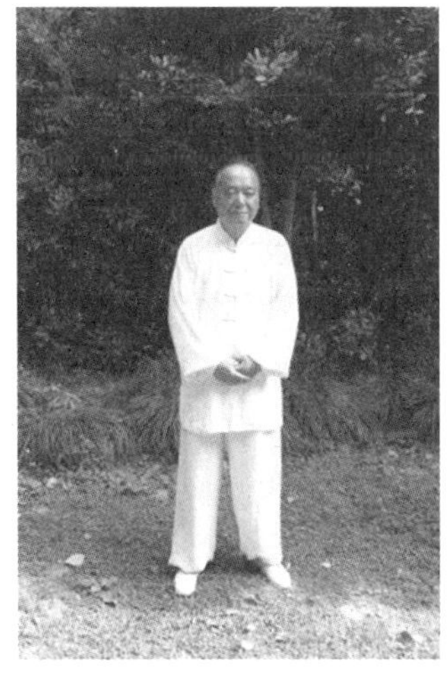

图 4－4－42

逍遥功

第五章　呼吸系统疾病自主健康功法

肺部回春术

一、功法简介

肺部回春术是以道家回春功、膻中开合功、逍遥功、六字诀、三丹田旋转等部分功法组成，包括预备式、六合求中、举踵拔脊、吐故纳新、膻中开合、金蟾戏水、丹田开合、温肾养精、顺息养气、丹田旋转、气沉丹田、收势等，其中前六势以泻为主。各势后四势以补为主，各式动静相兼，预备式、丹田旋转、意沉丹田为静功，其余均为动功。

调心：采用回春功的乐字当头，要求意念青春，面含微笑，把这个良好意念，贯穿于整个练功全过程，在呼气时配合"六字诀"，随着练功的深入，要求意气合一，配合调形，做到意到气到，气到力到，力达四梢。

调形：强调要密切配合调息，因本功法的重点就是调息，包括先天呼吸与后天呼吸，为了更充分地增大肺活量，提高通气率，增加肺泡弹性，增强膈肌运动，呼吸辅助肌的功能及脊柱伸拔功能，从而调整自主神经系统的功能。同时，又要加强先天呼吸功能，即丹田呼吸、丹田旋转。在加强后天呼吸功能方面有以上下为主的三星高照，特别是举踵吸气，双手上举充分发挥脊柱、呼吸辅助肌（肋间内肌外肌、胸大肌）以及膈肌功能，有以前后举踵呼吸及命门开合的吐故纳新、金蟾戏水势，左右拉开势，采用膻中开合势，胸腔以最大吸气量及呼气量左右开合，从而我们以上下、前后、左右三维空间方式，最大限度进行肺的吸气功能，吸入氧，最大限度地呼气，排出二氧化碳，进行修补及代谢，从而得到肺部回春的效果。

本功法刚柔相济，动静相兼，舒展大方，古朴典雅，老少皆宜，只要坚持，必有成效。

二、功法内容

(一) 预备势

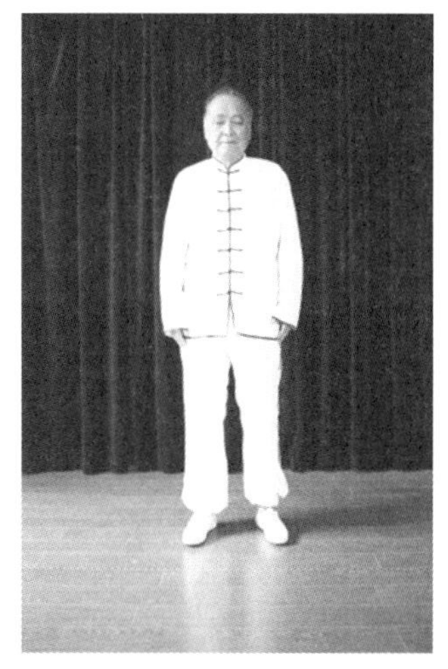
图 5-1-1

调身: 自然站立,两足平行分开,与肩同宽,中指对风市穴,虎口朝前,头正,鼻尖对脐,下颌内收,百会顶天,呈虚领顶颈,两眼上睑轻轻下垂,露一丝之光,沉肩垂肘,含胸拔背,松腰竖脊,掖胯敛臀,开裆合膝,舒胸实腹,五趾轻轻抓地,足心空,涌泉吸。(见图 5-1-1)

调息: 要求做到形正、气顺、意宁。调息非常重要,调息运用,要和顺自然,做到收颌藏喉,虚领顶颈,自能气沉丹田,增加任督二脉的循环;做到手心空含,足底空吸,内气自能通达四梢,遍及全身;能保持头正、项直,鼻对脐,自能形成腹式呼吸,进而进行丹田呼吸。练功时默念:吸气想静,呼气想松,就能松静自然,全身放松,意沉丹田,逐渐做到沉、长、均、柔、细微的调息。

调心: 意为主宰,能支配形与气的一切活动,并有调整机体功能,使之平衡的作用。意不静,则形散意乱,功能失衡,因此意要静,不能妄动,但静不是什么都不知道,而是排除一切妄想杂念,头脑清清楚楚,思想高度集中,在止心定念、清静无为的情况下,更易于体会到哪里姿势不正或内气不顺,就可随意用气调整,也就是“无为而无所不为”。心平则气和,意定则神活,思想能保持中定,自然就精神舒畅,气血和顺,进入无为而治的境界,做到形正,气顺,意宁,意、气、形融会贯通,是炼精化气的根本要求。

功理: ①本功法重在练功前的预备功,也就是练功前的节奏。在去除杂念妄想,心平气和的前提下,才能由无极进入太极,进行动功的锻炼,逐渐引出主曲,奏出悦耳动听的乐声,使人心旷神怡,精神舒畅。②作为单一无极静功锻炼法,15~30 分钟。我们说练功分静功与动功,但作为气功来说静功是根本。

要领与注意点: ①本功法如作为练功前的预备,其目的是要安下心来,进入角色,准备练功,同时贯彻“意念青春,面含微笑”的原则,全过程时间可在 3~5 分钟之间。②如要使肩背及上肢获得放松,可意念大椎穴(第七颈椎下)或华佗夹脊,就能很自然地放松了。③注意命门开合,站桩时腰部不能前挺,这样会导致命门闭塞，故在竖脊过程中要求腰部稍向后，随着顺腹式呼吸进行，吸气为闭，呼气为开，如为逆腹式呼吸，吸气为开，呼气为闭，命门为生命之门，也是劲窍的核心，两旁为肾，左为水，右为火，水火相济，心肾相交则阴阳平衡；水火不济，则疾病丛生。④虚静呼吸，要求意气配合，吸气想“静”，呼气想“松”，随着练功的深入，有自然呼吸—顺腹式呼吸—逆腹式呼吸，最后吸气想静，呼气想松，气沉丹田。⑤站桩两手中指对风市穴（大腿外侧中段），也就是手厥阴心包经中冲穴（中指末端）对足少阳胆经风市穴，也就是手阴经与足阳经之交汇。⑥站桩时要求乐字当头，也就是老子提出的“精”的核心就是乐字，为了你的健康要牢牢抓住这个“乐”字之精，贯穿你的一生。

(二) 六合求中

同减肥健美回春功第二势。

(三) 举踵拔脊(三星高照)

调身：

(1) 预备式，两足跟靠拢，两臂前平举，掌心向下，两手上举，吸气，在头顶上后反掌，掌心朝上，中指意对，呼气。（见图 5-1-2～5）

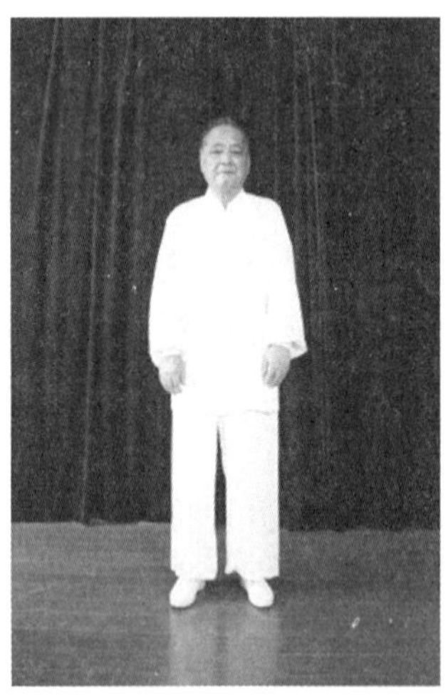

图 5-1-2

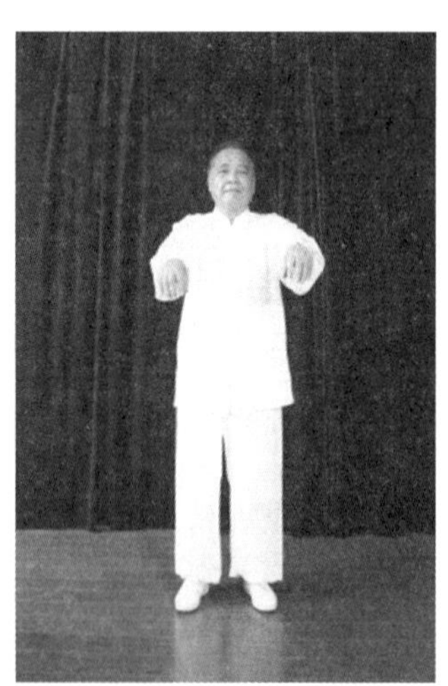

图 5-1-3

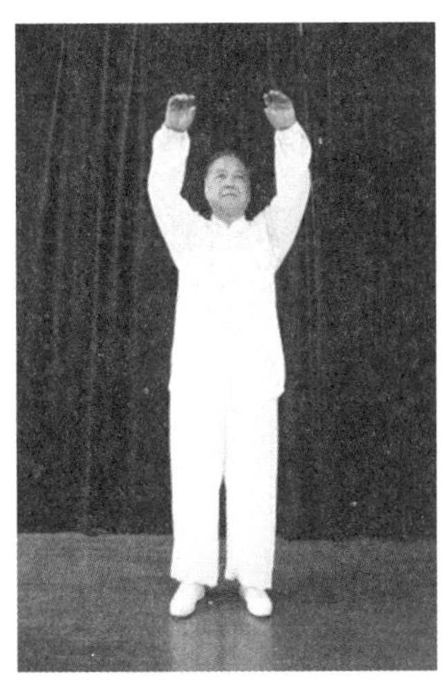
图 5-1-4

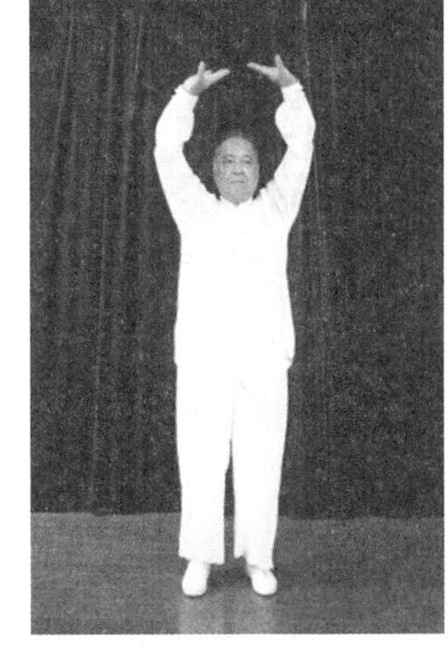
图 5-1-5

(2) 举踵，拔脊，收小腹，提会阴，行逆腹式吸气，两手继续上举，尽量吸气(举踵拔脊逆腹式吸气)，然后再缓缓呼气，反掌沿中线徐徐下落，足跟落地，两手还原于体侧，并口吐“嘘”字，虚静呼吸一次后以同一方式进行第二次吐“呵”，第三次“呼”，第四次“呬”，第五次“吹”，第六次“嘻”。(见图 5-1-6～9)

调息：本势一次共有三次呼吸，第一次是两手上举与中指意对，第二次是举踵呼吸是重点逆腹式呼吸气，以最大限度上下吸气，并配合六字诀排除五脏六腑的病气，并充分伸拔脊柱，提高膈肌及肋间肌以及呼吸辅助肌的功能。第三次为虚静呼吸。

调心：原名为三星高照，即福禄寿三星高照，意念通过伸筋拔脊，举踵深呼吸，从而达到身形挺拔，去除五脏六腑之废气，以求身心愉悦，健康长寿，万事如意。

功理：本功法通过上下伸拔脊柱，达到调整自主神经系统的功能，特别是肺的吸气与呼气，同时通过举踵以及双手向上伸拔吸气，逆腹式吸气，尽量延长吸气时间，使肺泡得到最大限度的扩张，一方面增加氧的吸入量，另一方面充分锻炼肺泡的弹性，呼气时配合“呬”字诀，排出肺内的病气及脏物，使气道流畅，有利于肺的回春。

注意点：①在操作时，要把握好三个部位的三节，即上肢的肩、肘、腕，脊柱的颈、胸、腰，下肢的髋、膝、踝，要注意双手劳宫穴尽量向天牵引为主导，并配合上虚领顶颈，下肢的举踵，在上肢向上充分伸拔时，下肢举踵，利用身体重量向下沉，形成上下对拔之势，充分伸拔脊柱及下肢三关节。因此，练功者要重点注意上肢充分向上伸拔，举踵，并停闭吸气状态 4～5 秒，这样才能达到上述三部位之关节的充分伸拔。②本功法有三次呼吸。第一次为一般逆腹式呼吸，要注意缩腹提肛；第二次为举踵呼吸，有4～5秒停闭吸气，这是重点，呼气时配合六字诀，要发声；第三次是虚静呼吸，要放松自然。

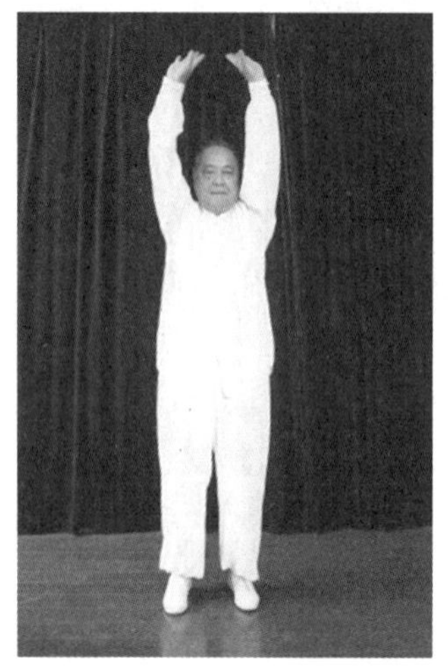
图5－1－6

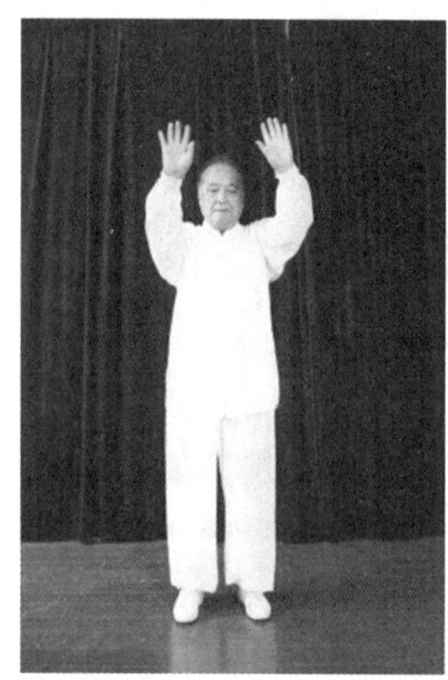
图5－1－7

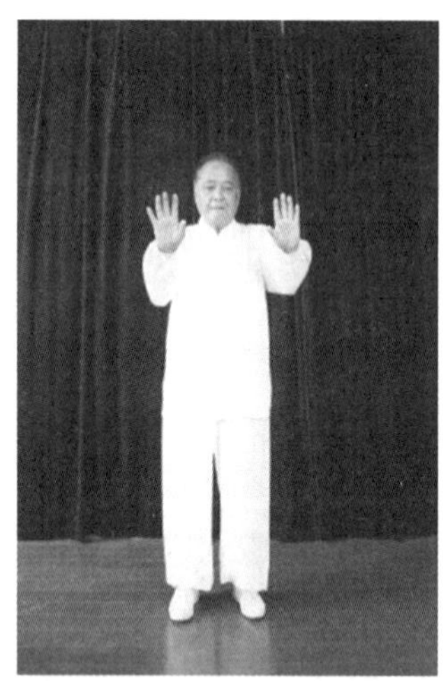
图5－1－8

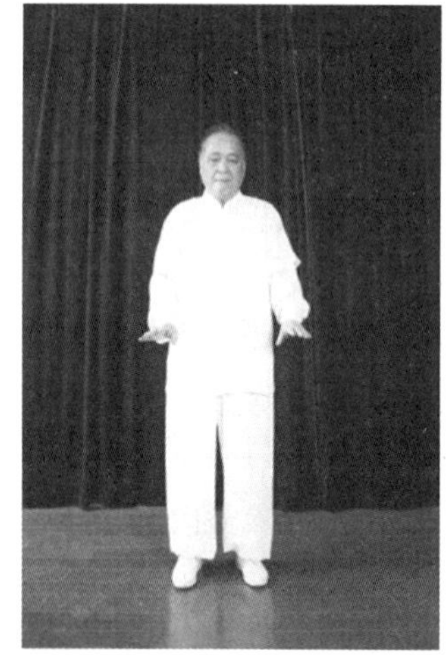
图5－1－9

(四) 吐故纳新

调身：

(1) 自然站立势。先弯腰屈膝，开命门，点头上体后坐下落，两上肢自然下垂，合谷穴向前虎口圆，五指放松，呼气。(见图5－1－10～13)

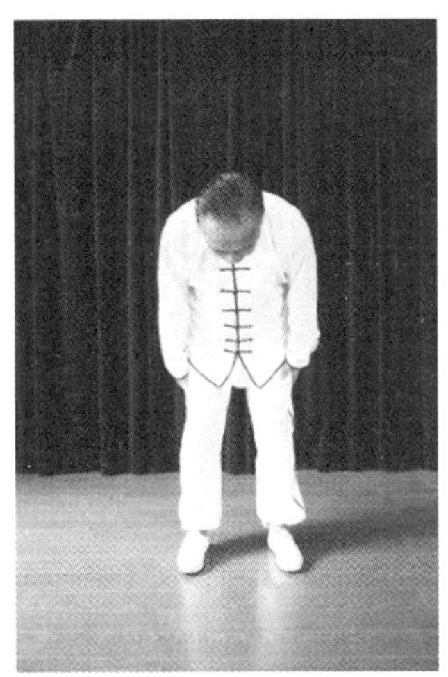

图 5-1-10

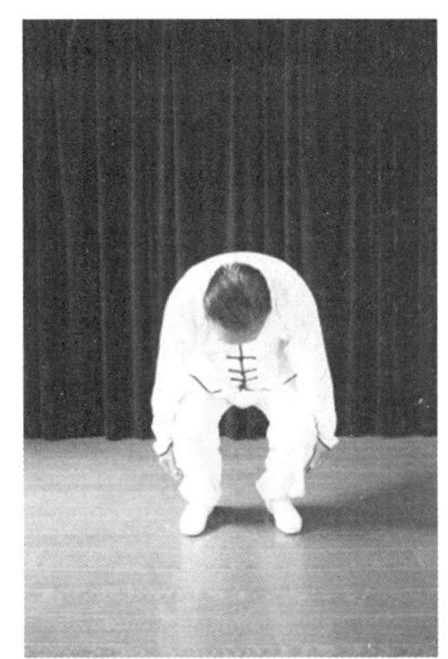

图 5-1-11

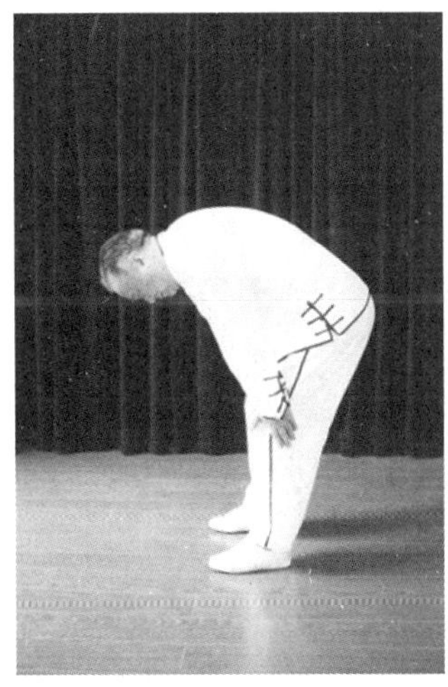

图 5-1-12

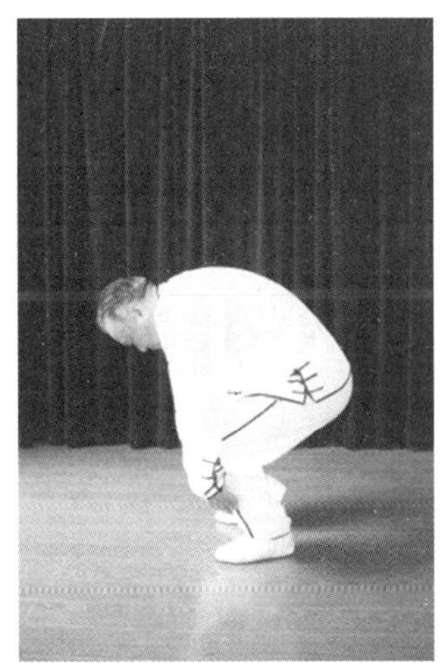

图 5-1-13

(2) 含胸、耸肩、举踵。伴随缩腹提肛，逆腹式呼吸，头徐徐上抬，呈龟头式伸颈，随着形体缓慢向上升，就使胸廓舒适地扩张，深细轻悠地用鼻徐徐吸气，随着扩胸两肩向后划圆弧，保持全身舒张的状态，两上肢沿小腿内侧足三阴经上升至体侧。(见图 5-1-14～16)

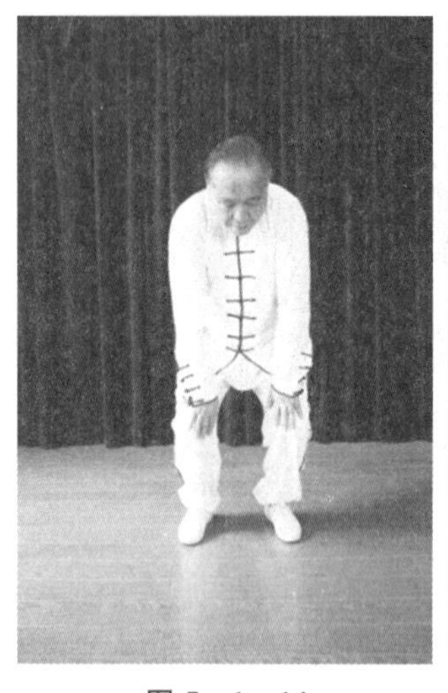
图 5－1－14

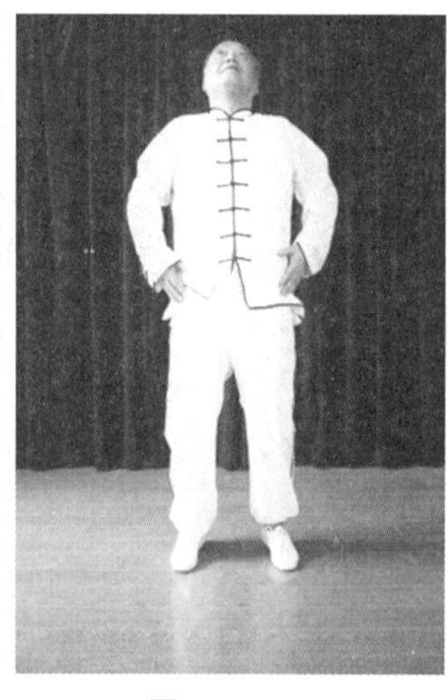
图 5－1－15

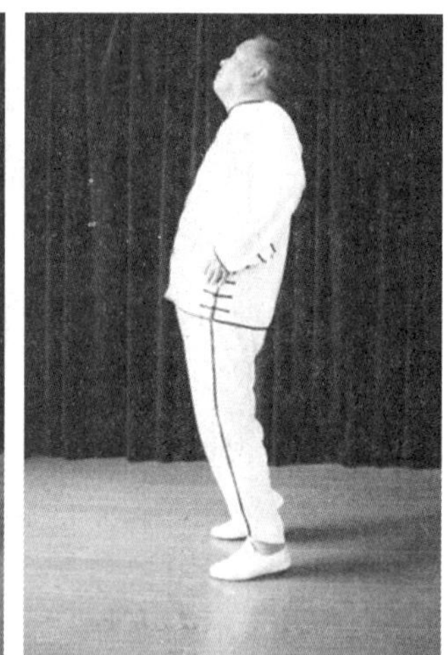
图 5－1－16

(3) 落肩、松体，伴呼气，发声六字诀中“嘘”字，两肩由前向后旋转后，身形徐徐下落，足跟落地，肢体放松，再度低头弯腰，开命门，坐臀，屈膝，两上肢沿后腰、环跳、大腿外侧下落，沿足三阳经至外踝处，徐徐由口吐气发声六字诀。(见图 5－1－17～18)

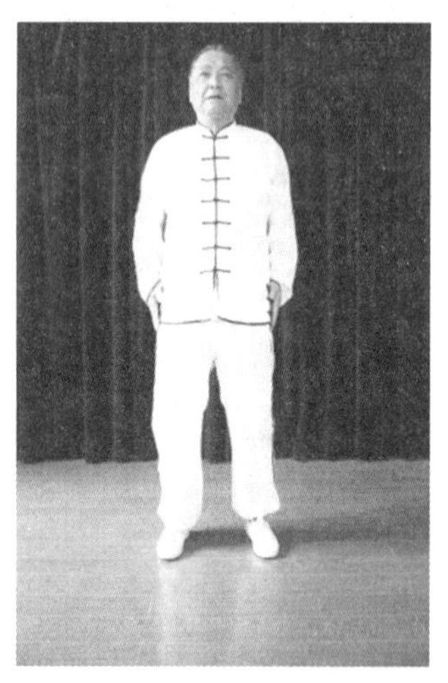
图 5－1－17

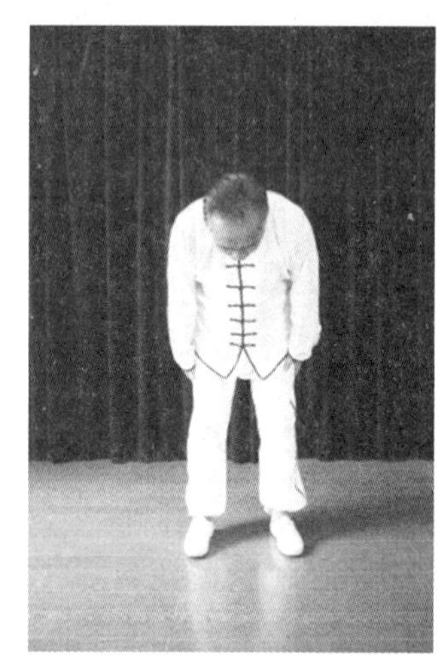
图 5－1－18

逆势：顺势在下蹲势后，接着进行逆势，弯腰，低头，开命门，举踵，徐徐上升，由后下向前上方向转肩，扩胸吸气，两上肢沿大腿外侧上升，然后在两肩前下方向下落伴呼气口吐六字诀，足跟落地，再度低头、弯腰、开命门，坐臀屈膝，两上肢由下转入内沿三阴经下落至内踝处，这样完成顺逆二势，为1次，配合六字诀，共行6次，随后再顺逆6次，口吐“呬”字，能排废气。（见图5－1－19～22）

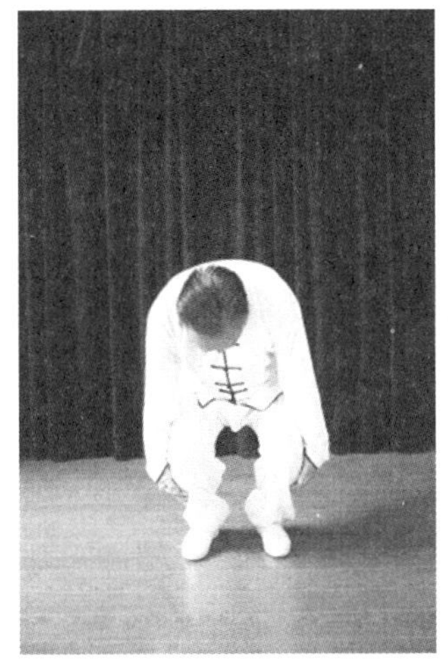
图5－1－19

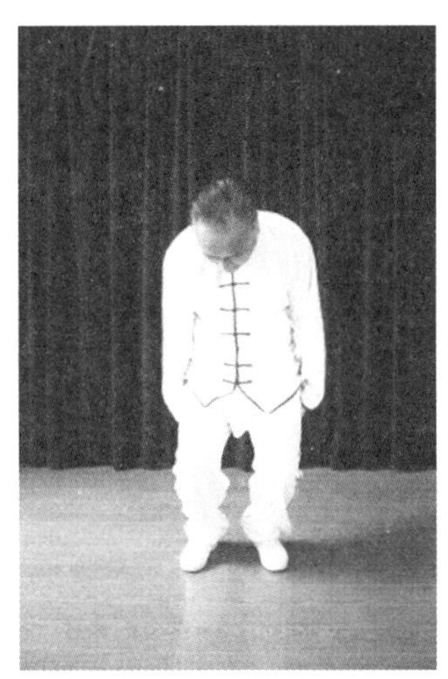
图5－1－20

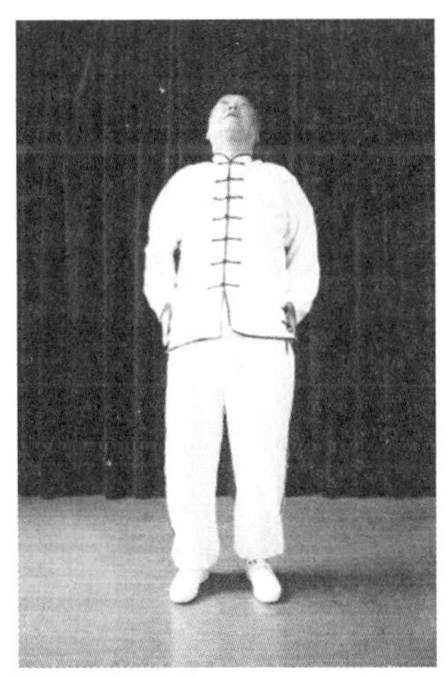
图5－1－21

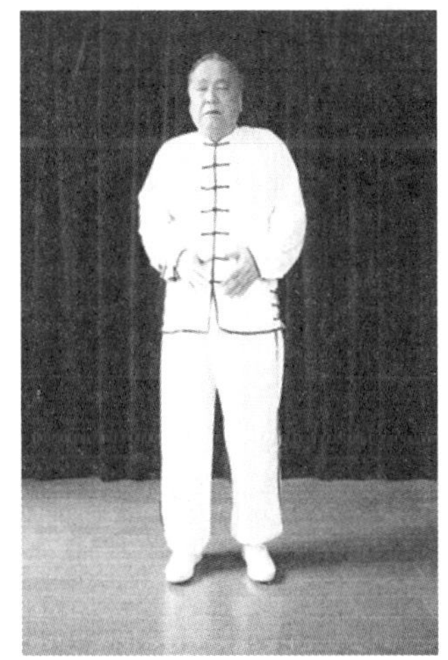
图5－1－22

调息：本功法调息有它的特殊性，通过三丹田配合肺的呼吸运动，如龟头样伸缩，为上丹田呼吸，旋肩后旋吸气、前旋呼气，命门开合及举踵落跟，进行逆腹式呼吸，即（下）丹田呼吸，因此也是后天呼吸与先天呼吸之交汇。更进一步加强肺气的功能，更有利于肺部功能的回春。

调心：吐故纳新是道家回春功中站功的主功，想象通过服气增强元气，使精气神旺盛，同时又通过元气，进一步加强肺气功能特别是宗气，使肺部逐渐获得回春，身体更健康，达到肺部回春的目的。

功理：①加大肺活量，减少残气量。由山东靖玉仲等撰写的《回春功对老年前期及老年人肺功能的影响》一文中，他们用肺活量（VC）、最大呼气第一秒量（FV1.0），最高呼吸流速（PEFR）及用力肺活量（FVC）四项指标作为测定，练功一年后作自身对照，其结果显示，四项指标均有明显改善，有显著的统计学差异，说明回春功对肺通气功能的改善要优于普通体育锻炼。②本功法被称为吐故纳新就是调节肺气的最主要的功法。通过龟头伸缩，以膻中为核心的扩胸及缩胸，以及逆腹式呼吸，充分锻炼了膈肌、肋间肌、胸大小肌、腹肌等呼吸肌群，使胸壁达到最大限度的扩张状态及收缩状态，有利于改善呼吸肌力，提高膈肌的活动度，改善大中小支气管道的通气功能。从而改善肺功能，提高肺活量，改善氧的供应，促进机体的代谢，改善机体的内环境，提高因病理变化和生理衰退而引起的肺功能减退，使之得到逆转，从而看到练回春功对延缓衰老的作用机理。

注意点：①吐故纳新势，均以圈为核心，有头圈、肩圈、手圈、命门开合圈及足圈，要注意五圈必须密切配合，一切循行肺部的呼吸成为一个柔和而圆滑的整体，配合呼吸及调心，才能发挥良好的作用。②举踵很重要。举踵能使上升时脊柱拔伸，可刺激椎体前交感神经链，进一步调整呼吸功能。龟头式伸缩锻炼延脑的呼吸中枢，有利于呼吸节律的控制。③整个吐故纳新的动作虽然都要做得柔和，但要把握“升紧降松”的原则。相对而言，引体向上动作稍紧，而下落则相对舒松，体现有张有弛，更好地促进气机升降开合，使精气血脉流畅地充盈全身。

（五）膻中开合

调身：预备式站桩，屈膝下蹲，扳指转腕，两手前平举，与肩同高，两手掌翻向外，两手侧平举，反掌手心相对，向两侧外开，并充分吸气，接着两手伸直向中线相合于胸前，呼气，然后下蹲两手徐徐下落至脐水平，逐渐伸起站直，两手还原于体侧，配合六字诀共做6次，然后再专排肺气，发“呬”声共做6次。（见图5－1－23～26）

调息：本功法调息很重要，在做左右胸腔拉开时，充分发挥胸大肌、胸小肌、背阔肌的作用，扩胸时大量吸氧，收缩时大量排出二氧化碳，通过呼气时发“呬”声，大量排出肺之废气，呼吸方式采用逆腹式呼吸。

调心：膻中为中丹田之核心，是宗气出入的门户。通过拉手风琴式的膻中开合，意念宗气流畅，则人心旷神怡，其乐无穷。

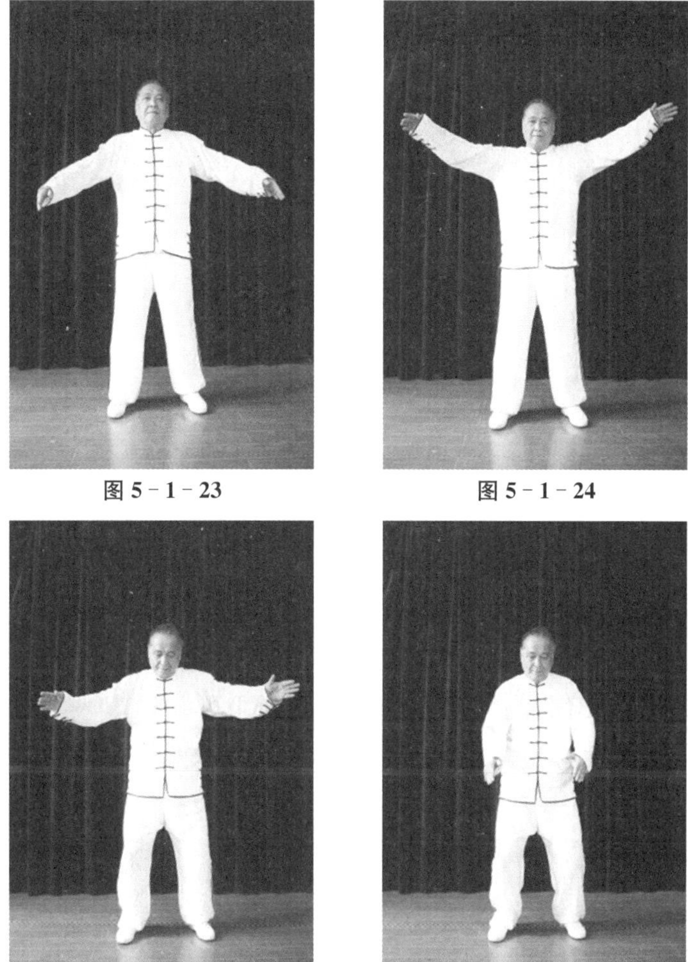

图 5－1－23　图 5－1－24

图 5－1－25　图 5－1－26

功理：本功法功理与上节相同，上节以上下伸拔方式进行肺的吐故纳新，本节是以左右开合方式进行肺的吐故纳新，后者重点在膻中开合，使宗气更为流畅，使气郁更便于疏通。

注意点：在下蹲扳指转腕时要放松自然，在左右开合时，要尽量向两侧拉开，在相合时配合六字诀要发声。

(六) 金蟾戏水

调身：

(1) 预备起势：预备式站立，然后收左足，呈立正式，稍点头，弯腰，双手在裆前

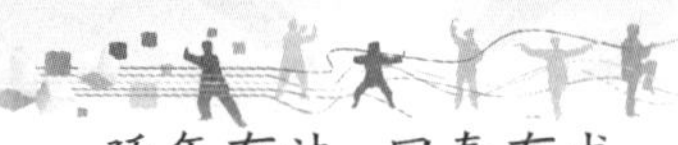

相合。（见图 5－1－27～28）

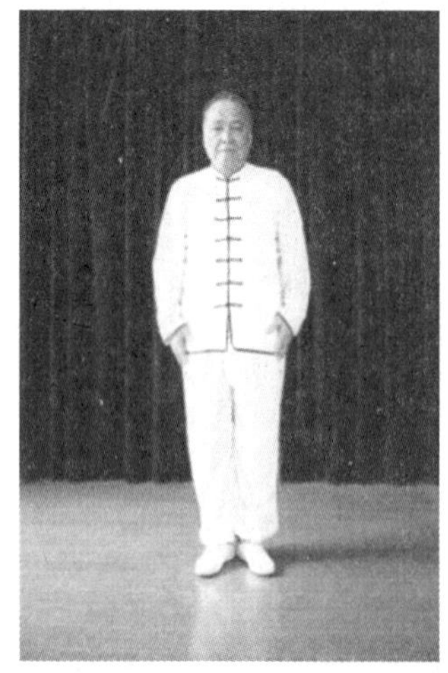

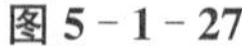

图 5－1－27

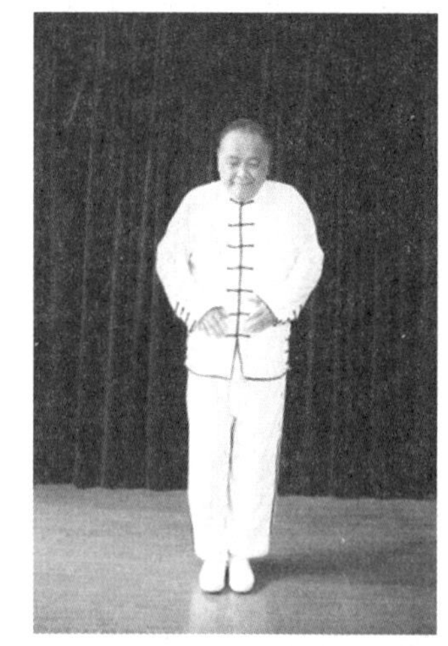

图 5－1－28

（2）蟾泳前势：①双手分开，离中线 5 厘米，手指向下，沿足少阴肾经缓缓上升，至灵墟穴（距中线 2 厘米在 3～4 肋间隙），逆腹式吸气，提踵，直腿，挺胸，缩颈，耸肩，头微抬，夹裆。②渐渐下蹲，脚跟落地，向前弯腰并呼气，两手向前向外划弧呈向前蛙式手势。③再次上行，由下行蹲势渐渐站起，仍并腿夹裆，并举踵，直腿，逆腹式吸气，两手上升至灵墟穴。④徐徐下蹲，足跟落地。（见图 5－1－29～33）

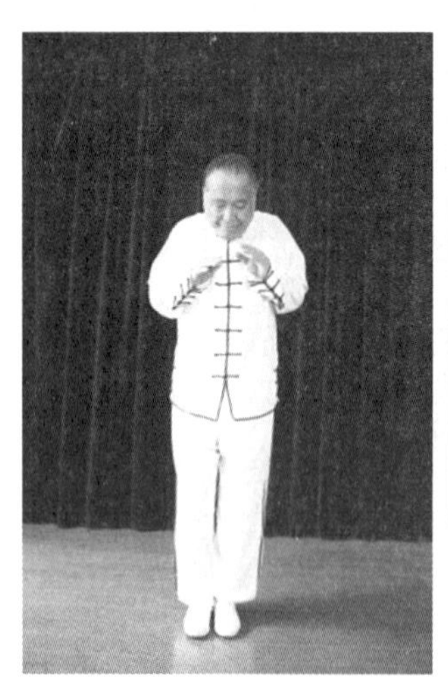

图 5－1－29

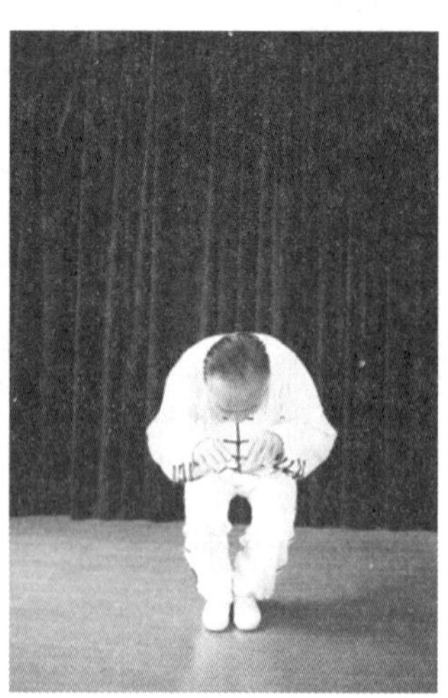

图 5－1－30

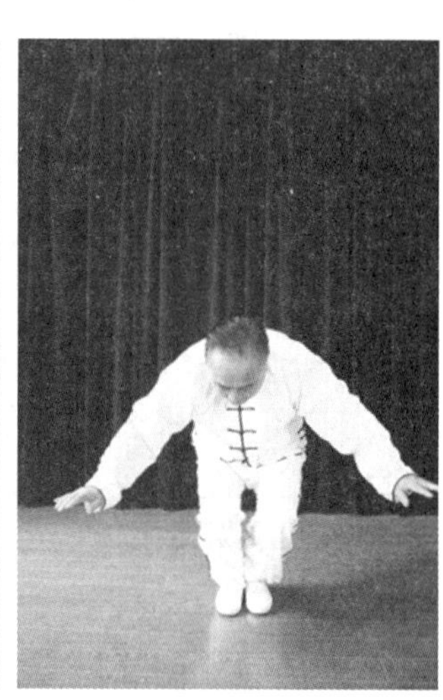

图 5－1－31

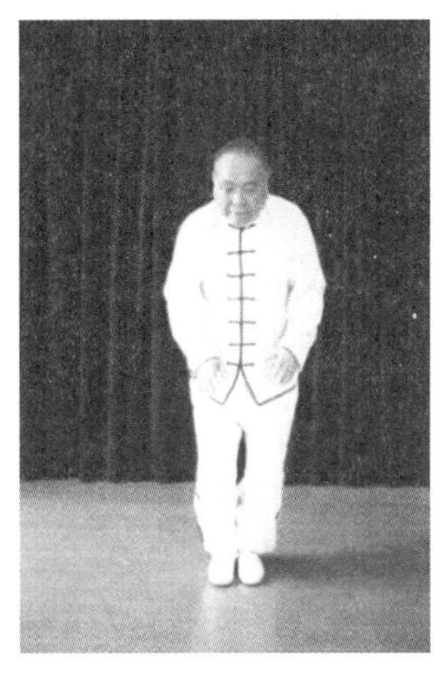
图 5－1－32

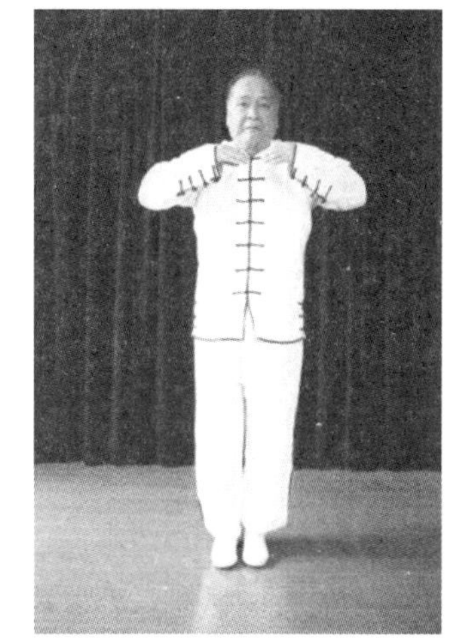
图 5－1－33

（3）蟾泳后势：接上势向前弯腰、含胸弓腰，两手心向下，沿胸后两侧缓缓拉开划弧（呈向后蛙式手势）并呼气，口吐六字诀“嘘”，然后再次上行，方法同前。（见图 5－1－34～37）

这样一个前势呼气吐嘘，后势吐嘘，配合六字诀，分别再发声呵、呼、呬、吹、嘻，前后各做 6 次。

调息：采用逆腹式呼吸，升吸下呼，前呼后吸，配合六字诀发声，最大限度增大肺活量。

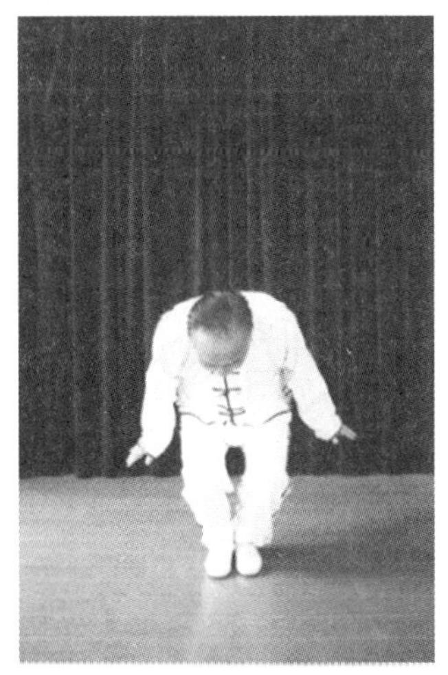
图 5－1－34

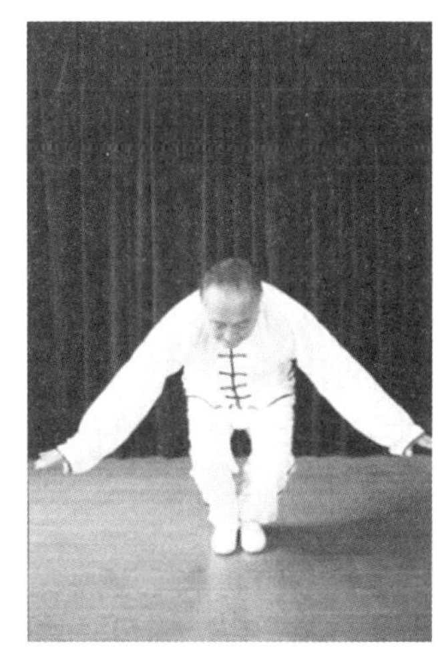
图 5－1－35

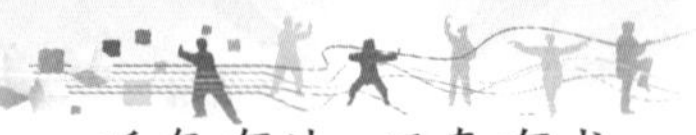

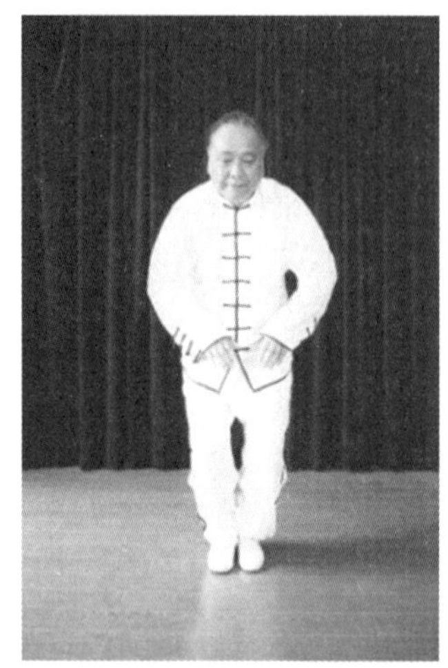

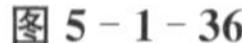

图 5－1－36

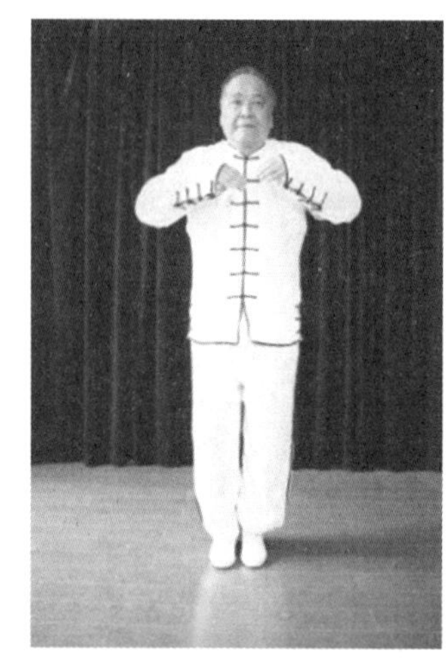

图 5－1－37

调心：想象自己是金蟾，在仙境瑶池中游泳戏水，飘然欲仙，无比舒畅，是一种美好享受。

功理：①金蟾相传为三足，前二后一，因此练本势上下、前后蟾泳都是两腿相并，这样下行或前后蟾泳时裆内压、擦、按摩下丹田的作用良好，这点很重要。②龟头的伸缩即上行时抬头、耸肩，下行时缩颈耸肩，有按摩延脑的作用，增强呼吸及心跳中枢，并对颈椎病也有治疗作用。③利用双手前后蛙式运动带动最大限度地向前以呼气为主，向后以吸气为主，上升吸气，下蹲呼气，充分活动肺的呼吸功能，有利于改善肺的通气率及锻炼肺泡的弹性，增大肺活量。④加强命门开合，下蹲时使命门打开，上升时使命门闭合，使生命之门更为灵活，对强肾及健康长寿均有益处。

注意点："蟾泳戏水"是由伸缩龟头和命门开合以及前后蛙泳，配合腹式呼吸，再配合六字诀组成，重点是要做到最大限度增加吸气量及呼气量，增大肺活量，减少残气量，从而达到肺部回春的目的，因此要求我们要做到轻松愉悦有激情。上下幅度及前后开合程度，按个人不同体质进行，要循序渐进，不能勉强，不能过劳。如一呼一吸气不够可用二呼二吸，不要造成胸部气闷，做前后蛙式时不要用力过猛过僵，要自然松柔，要圆滑流畅，逐渐做到形正，意宁，气顺，最终达到圆顺的阶段。

（七）丹田开合

调身：

（1）高位站桩势，两手交叉按于脐下，男左女右，意沉丹田，然后顺腹式吸气，两手侧平举于肩水平，随着身形上升而直立。（见图 5－1－38～40）

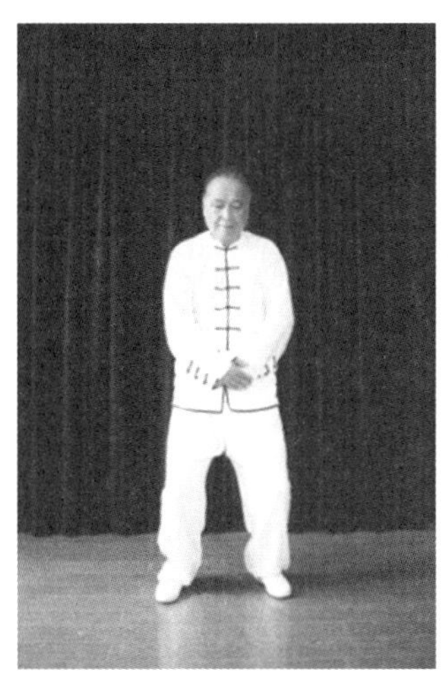

图 5－1－38

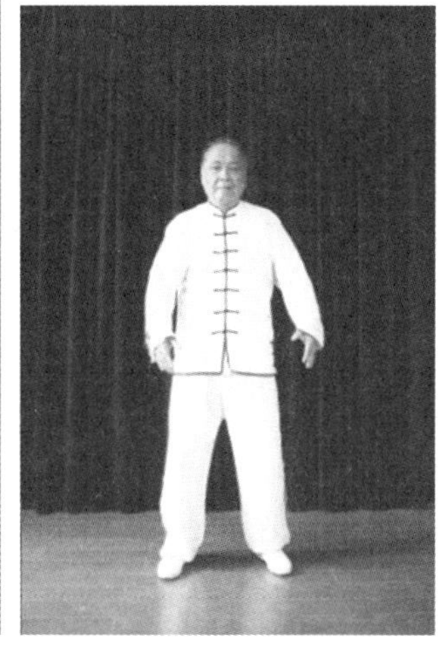

图 5－1－39

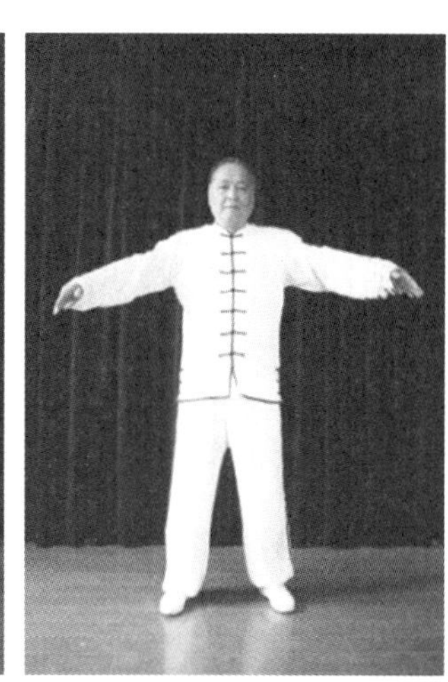

图 5－1－40

(2) 两手下落汇合于脐下交叉按于脐下，男左女右，随之呼气，身形回复至高位站桩。共做 6 次，然后再通过咽津入丹田，再做 6 次。(见图 5－1－41～43)

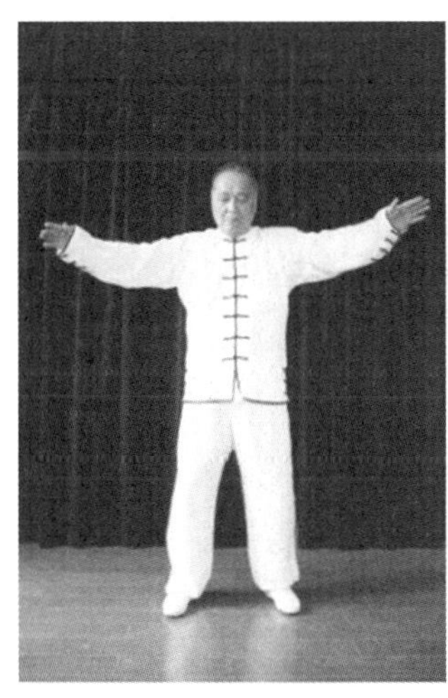

图 5－1－41

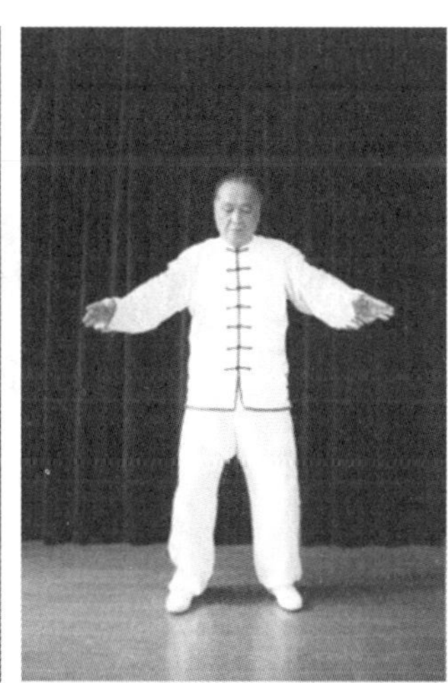

图 5－1－42

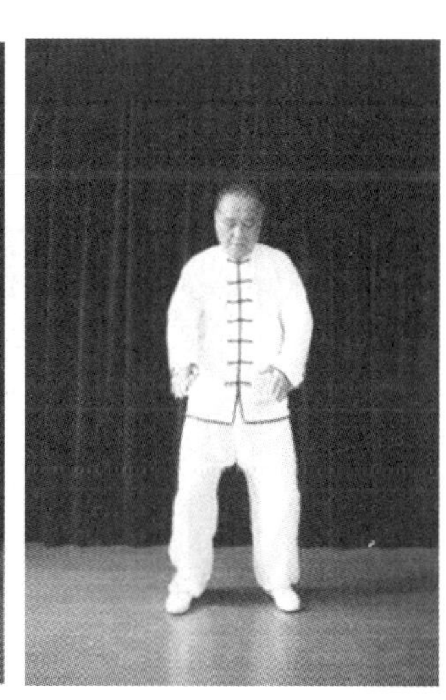

图 5－1－43

调息：本功法主要配合丹田开合进行丹田呼吸即腹式呼吸，也就是先天呼吸与后天呼吸相交汇，起到补养肺气的作用，故本势调息是核心，同时再通过咽津入丹田，进一步加强先天元气与后天肺气之交汇。

调心：本势功法通过三调，意沉丹田，顺腹式呼吸，两手升降开合于丹田，并通过咽津入丹田，使先天元气与后天肺气相交汇，从而通过元气加强肺气特别是宗气的功能，增强肺功能，起到扶正祛邪的作用。

注意点：本功法重点在调息，并通过咽津使先天之气与后天肺气汇合，从而加强肺气功能，因此在做丹田开合时，强调顺腹式呼吸，即吸气时腹部隆起，呼气时腹部下落，要求呼吸深长细匀，要自然不要憋气，高位站桩时要注意头正、身直、足平、开命门、提膝、提踝。

(八) 温肾养精

同减肥健美回春功第七势。

(九) 顺息养气

同减肥健美回春功第八势。

(十) 引气归元(三丹田旋转)

自然式站桩：两足并拢，两手交叉，拇、食、中指相对，在脐下组成圆形，然后开始丹田旋转，先前后旋转，一圈为一吸一呼，以丹田为核心(丹田在脐与命门连线的中点)，共 10 次，再反向旋转 10 次，接着沿带脉旋转，左右各 10 次，最后先是逆时针方向(即上下)旋转 10 次，再反方向顺时针旋转 10 次。意沉丹田，吸气想静，呼气想松，10 次。(见图 5－1－44～45)

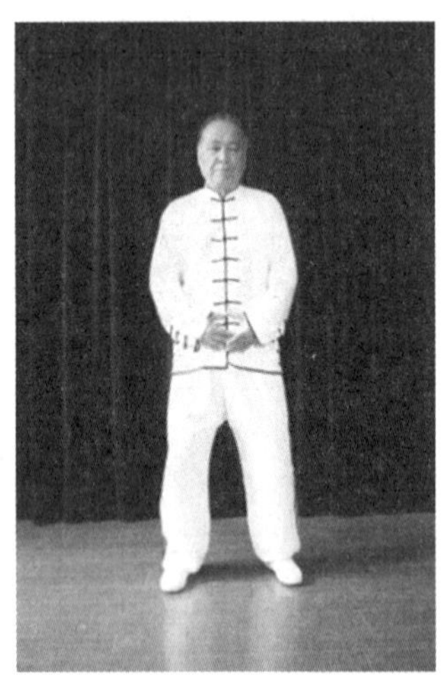

图 5－1－44

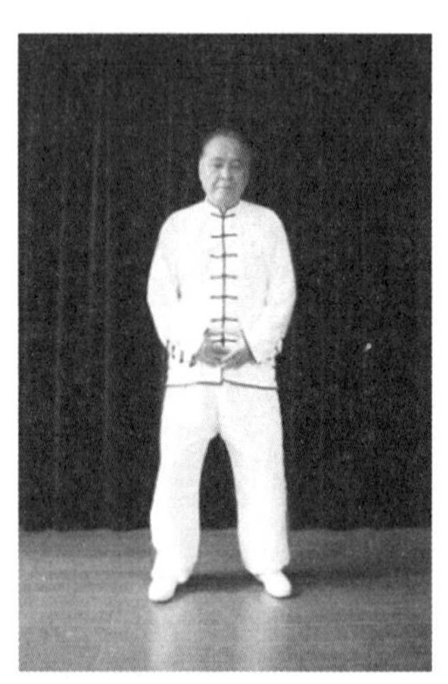

图 5－1－45

(十一) 收势

同减肥健美回春功第十一势。

三、肺部回春术的内涵和意蕴

(一) 本功法是治未病最有效的手段之一,特别是肺部疾病

肺部严重的疾病有三种,即肺癌、慢性阻塞性肺疾病、肺结核。先说肺癌。流行病学研究表明,我国每年癌症新发病例为312万人,因癌症死亡人数超过200万人,而其中死亡率最高的癌症是肺癌。在过去30年间,肺癌死亡率在中国上升了465%,专家指出85%～90%的肺癌与吸烟有关,被动吸烟也被证实为致癌原因,甚至提及在通风不畅的场所,被动吸烟(吸烟者呼出的烟＋香烟点燃所散发的烟雾)1小时内吸入的烟量相当于一支香烟的烟量。国外研究证实,一个家庭内丈夫在家吸烟,妻子被动吸烟,妻子得肺癌的机会比丈夫高1～3倍,丈夫吸烟越多,妻子得癌的机会越大,儿童更会得支气管炎及肺炎,因此不吸烟者有拒绝二手烟的权利,要理直气壮地制止身边的人随意吸烟。

肺癌成为我国发病率最高、死亡率最高的病种,究其原因,除吸烟因素外,还有老龄化加剧,生态环境遭受破坏,不健康的生活方式,食品安全问题、厨房油烟、先进诊断设备(比如CT、MRI等)的普及等诸多因素。流行病学专家代敏介绍,到2020年我国每年癌症发病率和死亡率将上升至400万人和300万人,2030年将上升至500万人和350万人。北京宣武医院支修益主任,形象地将肺癌比喻为是被烟气、大气、油气、生气等“气”出来的疾病。

因此,我们亟须向肺癌宣战,特别是肺癌的预防,肺癌的早期症状、肺癌术后康复、预防复发,这些都是我们向肺癌宣战的重要内容。

慢性阻塞性肺疾病是一种可以预防和治疗的常见病,其特征是持续存在的气流受限,气流受限量进行性发展,伴有气道和肺对有害颗粒或气体所致慢性炎症反应的增加、急性发作加重和合并症影响患者的整体疾病的严重程度。我国流行病学调查表明,40岁以上人群COPD患病率为8.2%,它占全球死亡率的第四位,位居世界疾病经济负担的第五位。当然,其发病原因与遗传、吸烟、空气污染、感染、职业粉尘和化学物质、不良生活习惯、食品卫生等多种因素有关,其病理改变主要是慢性支气管炎及肺气肿的病理变化,其特征性病变是气流受限,小气道病变(闭塞性细支气管炎)和肺实质破坏(肺泡弹性减退、肺泡持续扩大回缩障碍、残气量增加造成肺气肿),主要临床表现为慢性咳嗽经久不愈,咳痰量少,黏液性痰,气短或

呼吸困难，严重者伴有喘息或呼吸困难，在后期伴有全身症状如体重减轻、食欲下降、肌肉萎缩、抑郁症，如合并感染时可咳血痰或咯血。

在治疗方面强调早发现、早治疗，因为早期症状较轻，诊断较简单，只要测一下肺功能就可明确诊断，即可及时治疗，此时治疗效果较好。由于一方面人们对该病没有像对高血压、心脏病那么重视，造成病情逐渐严重；另一方面治疗上也走入误区，只重视药物治疗及物理疗法，而忽视或不能理解主动性身心自我调节为主，而药物应放在治疗的次要地位，我们应该强调主动积极地发挥人类的潜力，主动进行肺功能康复。要想得到良好的治疗效果，必须早期联合不同方法及坚持个体化原则，因人而异地建立有计划、切实可行的康复方案，特别要强调的是主动性身心自我调节。发挥人的潜力，应该放在首位，而肺部回春术是主动性身心自我调节的最有效手段之一。

（二）改善气道阻塞，改善肺泡弹性，是本功法的主要思路

为了达到上述两个目的，本功法的练功思路从以下四方面展开：

1. 调心

首先我们要确立一个乐观而坚强的信心，COPD 不可怕，其实是一种可逆性的疾病，只要遵从医嘱积极锻炼，必能康复，去除抑郁和焦虑，看到前途，看到光明，在练功过程中要坚持“信＋练＋悟＝成功”。

2. 调息

是最主要措施。要求通畅气道，积极锻炼肺泡弹性，大量吸氧，改善机体代谢，提高免疫功能，杀死癌细胞，改善器官内的慢性炎症，加强肺泡弹力纤维的功能，减少肺泡内的残气量，增大肺活量，提高每次呼吸气体的有效功能，从而设计出多样的呼吸方法。自然呼吸，结合吸气想静，呼气想松，有利于心平气和，逐渐去除杂念，进入虚静状态，进行逆腹式呼吸，再配合呼气时的“六字诀”（肝嘘，心呵，脾呼，肺呬，肾吹，三焦嘻）。六字诀是以泻五脏之病气为主，其次才考虑补，我们配合六字诀，先调整五脏之病气排出体外，同时更重视肺病气的排出，特别是有害气体及有害颗粒的排除，减少细小支气管内的炎症，改善气道通气，还有以呼气为主，配合“六字诀”咽津，顺腹式呼吸即丹田呼吸以补为主，即在丹田开合势中，呼气时配合咽津入丹田，其目的是后天呼吸，通过咽津入丹田交汇于下丹田的先天丹田呼吸，也就是大气中的混元之气，通过咽津进入丹田，补充先天之元气，使元气充盈，精神舒畅。顺息养气势，同理补元气，三丹田旋转，使丹田中之元气活跃起来，做到意气合一，顺畅周身，也起到补的作用，因此前四节举踵拔脊、吐故纳新、金蟾戏水、膻中开合均是以泻为主，只有祛邪才能扶正。后三节丹田开合、顺息养气、丹田旋转以补为主，这样就达到

既祛除了邪气，又补益了元气的目的。

3. 循序渐进，不能冒进

我们说“欲速则不达”。曾有一个病人患食管癌，术后我介绍其学练郭林气功，但他为了早日康复，每天超负荷练功，练功后大量出汗，感到疲乏，不久癌症复发而离开了人世。郭林气功对癌肿病人是有特效的，但由于消耗过度，正不胜邪，邪气乘虚而入，造成相反的结果，因此练本功法，要因人而异，要注意个体化，原则上以练功后出微汗不气急为准则，初练时一套练不下来，可以先单练，一方面利于精益求精，另一方面也可控制运动量，再逐渐把全套练下来，如一套练下来出微汗，而不气急，则提示已适应；如体力逐渐好转，则可每日 2 次，早晚各 1 次，对康复会更有利。

4. 信＋练＋悟＝成功

什么是最好的功法？没有绝对的定义。只有最合适的功法，没有最好的功法。只要你有兴趣、有信心每日坚持锻炼，并在锻炼过程中，在“三调”中，不断悟出其中的奥妙，随着功法质量的提高，你的健康水平也随之提高，这是成正比的，因此说，你通过本功法的锻炼，从中得到病后的康复，健康水平提高，这就是最适合的功法。希望练功者要牢牢地记住这个公式。

前面说过没有最好的功法，只有最适合你练的功法。如练本功法感到不适或没有兴趣，说明本功法不适合你练，可以停止练习或改练其他功法。

本功法是以调息为主的功法，以自然呼吸作为诱导入静，以逆腹式呼吸配合六字诀，特别是“呬”字诀以泻病气，疏通气道排出废物，增加肺泡弹性，以顺腹式呼吸配合咽津的丹田呼吸，起到交通后天呼吸及先天呼吸，增强元气以三丹田旋转，增强元气功能，意气合一，配合调形，而调形主要为了配合调息能更舒畅，提高肺活量，减少肺泡残气量，达到形正、气顺、意宁的目的。

肺部回春术

第六章　延年养颜功法

第一节　颜面回春术

一、功法简介

长生乏术，延衰有法。颜面是衰老的标志，本功法在整体调理的基础上，主要运动头部、颜面部，如坚持久练，可使脸部皮肤滋润、细腻、富有弹性，减少皱纹、痤疮、色素斑，并能醒脑明目、灵嗅增聪，达到青春常存、驻颜有术、容光焕发的佳境，特别可防治由于减肥引起的面部松弛老化、出现皱纹的现象。本功法是回春功九种功法的一种，由边治中、沈新炎老师传授。

二、功法内容

（一）虚静入静

全身放松，吸气想静，呼气想松，意念青春，面含微笑。共 8 次。（见图 6－1－1）

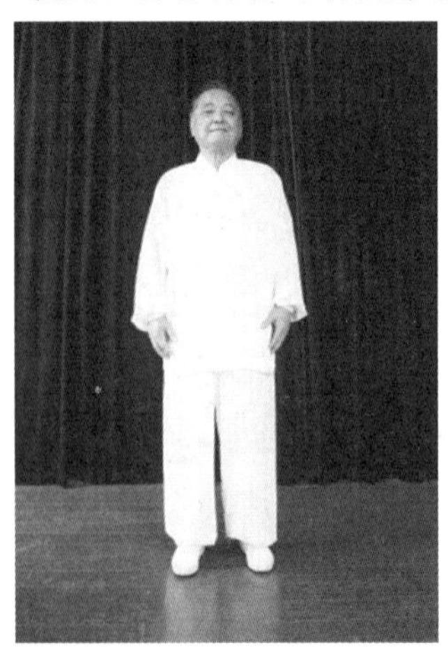

图 6－1－1

（二）拉气运睛

操作：水平拉气，拉气时，两手心相对，水平外展吸气和呼气。做 16 次。（见图 6－1－2～5）

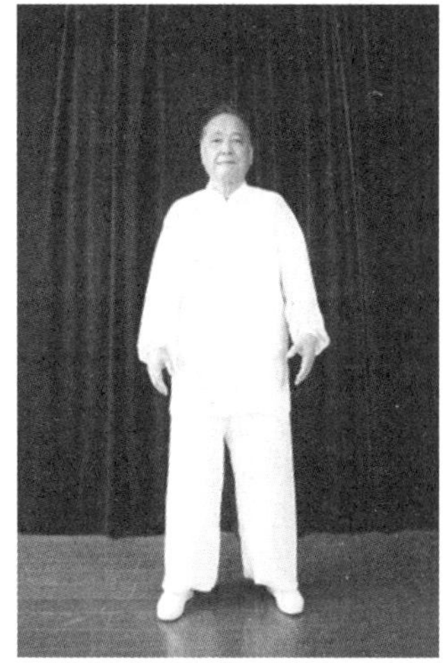

图 6－1－2

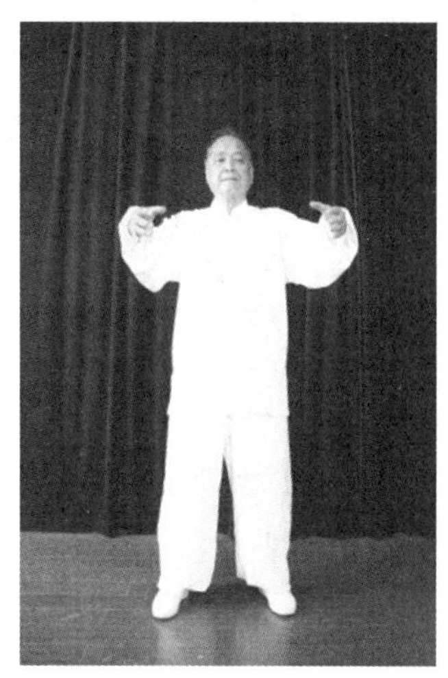

图 6－1－3

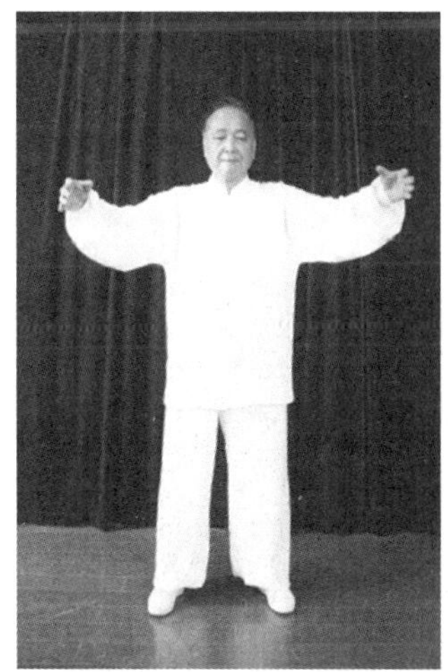

图 6－1－4

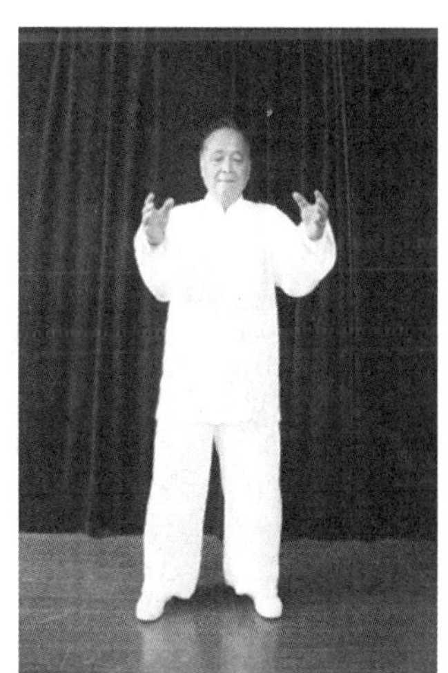

图 6－1－5

运睛，劳宫穴对眼球。前后环——向前方向转 8 次，向后方向转 8 次。

左右环——由左向右方向转 8 次，由右向左方向转 8 次。

上下环——顺时针方向 8 次，逆时针方向 8 次。（见图 6－1－6）

捂眼——两眼闭，两手劳宫穴捂眼球，吸气张掌压眼球，呼气还原。做 8 次。（见图 6－1－7～8）

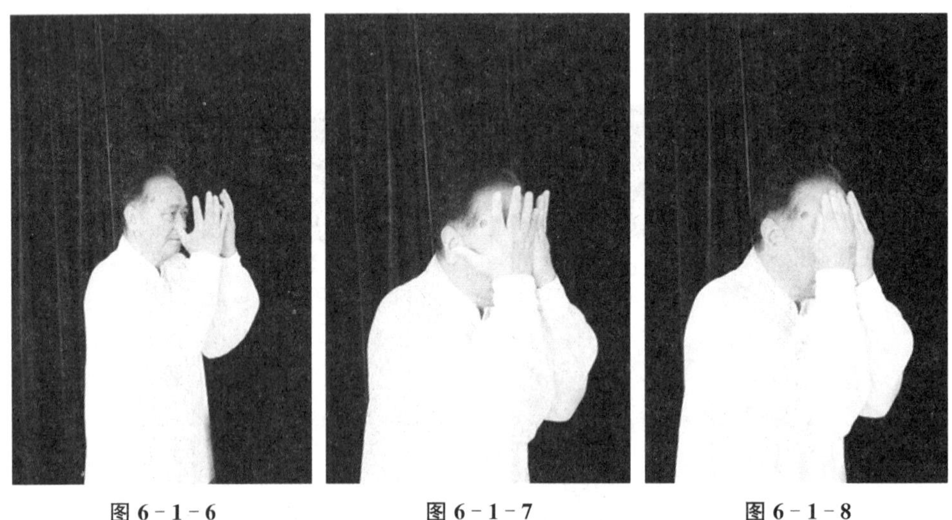

图 6－1－6　　图 6－1－7　　图 6－1－8

作用：久练此功，能预防近视和老花眼、视神经萎缩、视网膜炎、白内障、青光眼等眼部疾患。

（三）抹耳增聪

操作：先擦手掌 3 次，发热后，两手掌抚贴双耳，做上推下抹运动，上推时用手掌摩擦耳面，可稍用柔劲，下抹时用两拇指侧下抹耳背经耳垂到乳突，上下为 1 次，共 8 次。（见图 6－1－9～10）

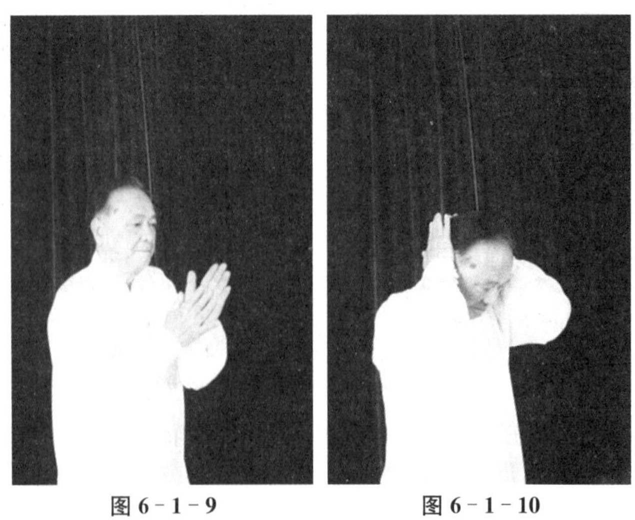

图 6－1－9　　图 6－1－10

然后用双手掌将双耳背翻叠，用五指叩后脑盖骨(鸣天鼓)，共8次，发出咚咚声。(见图6-1-11～12)

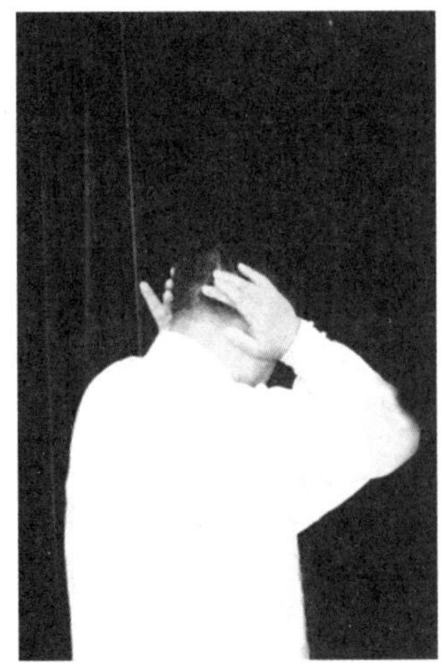

图6-1-11

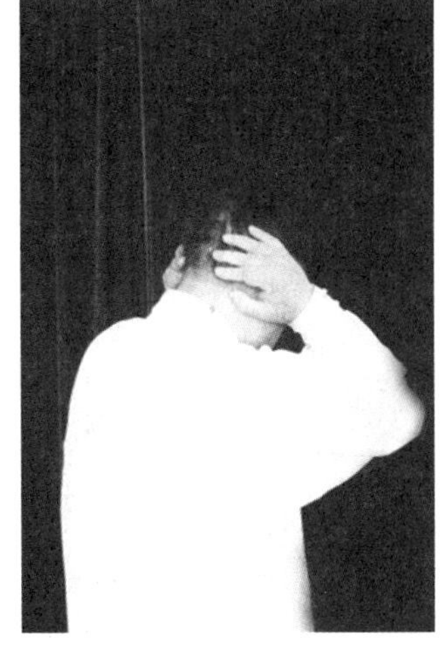

图6-1-12

作用：对防止耳聋、耳鸣、中耳炎等症有益。

(四) 顺鼻灵嗅

操作：顺鼻按摩：两拇指沿二鼻侧顺逆方向按摩8次。(见图6-1-13)

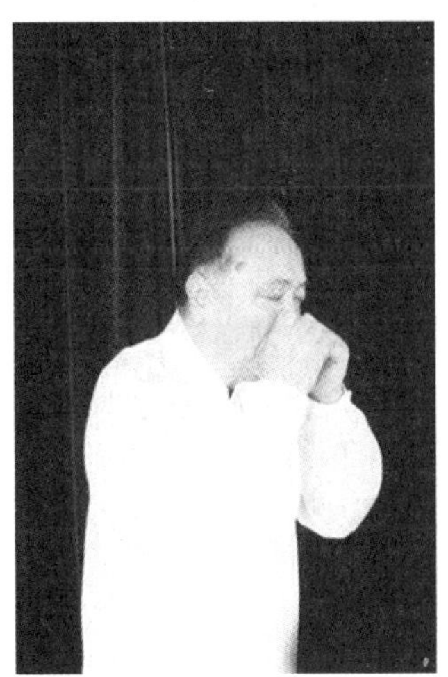

图6-1-13

然后做点鼻灵嗅，先以左势左手拇指尖桡侧按压迎香穴(左)，拇指第二节桡侧按压鼻唇沟与口角交会处旁的地仓穴，其余四指经口轻捂右边面颊，右手掌托下颌

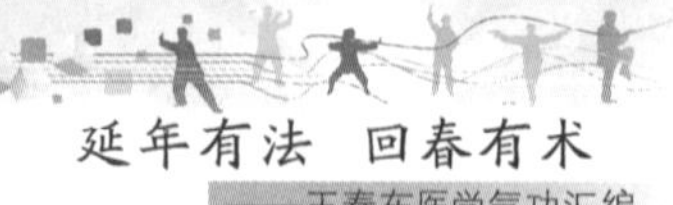

部，拇指经中线托于左下颌腺部位，余四指经右下侧托于右面颊下部，然后双手同步作顺（左手），逆（右手）方向旋转共 8 次，接着调换右势右手拇指按迎香及地仓，左手托下颌按上法作顺逆方向旋转 8 次。（见图 6－1－14～15）

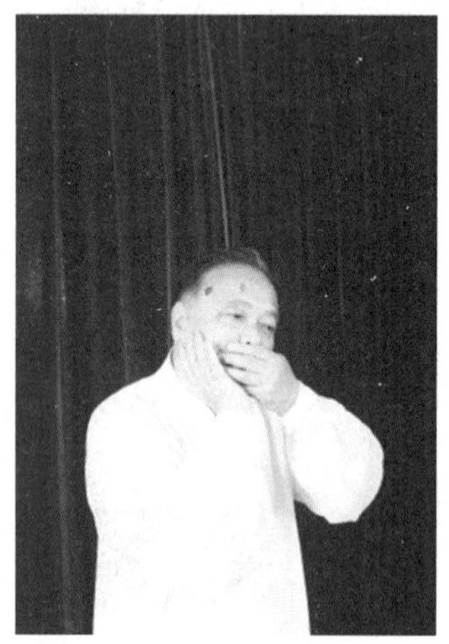
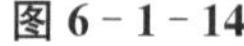
图 6－1－14

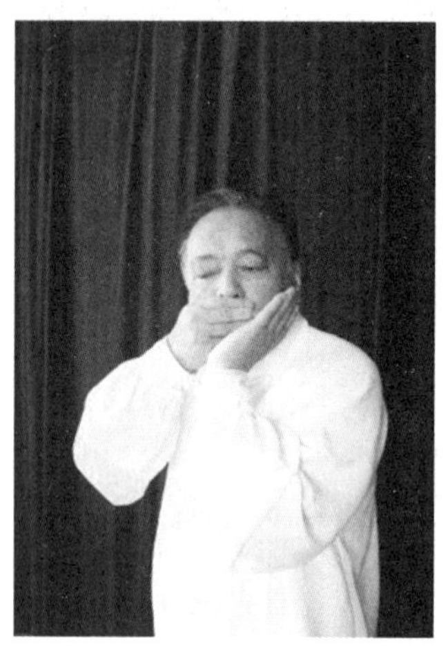
图 6－1－15

作用： 有利于防治伤风感冒、鼻塞、过敏性鼻炎、面神经麻痹等症。

（五）吐舌搅海

吐舌操作： 双手遮盖口鼻然后用力伸舌回缩共 8 次。伸舌时吸气，回缩时呼气。
运舌操作： 内侧牙龈左右舌舔 8 次，外侧牙龈左右舌舔 8 次。
作用： 防治舌燥、咽喉炎、舌强发音不清、牙龈炎等。
搅海： 顺时针方向 8 次，逆时针方向 8 次。（见图 6－1－16～18）

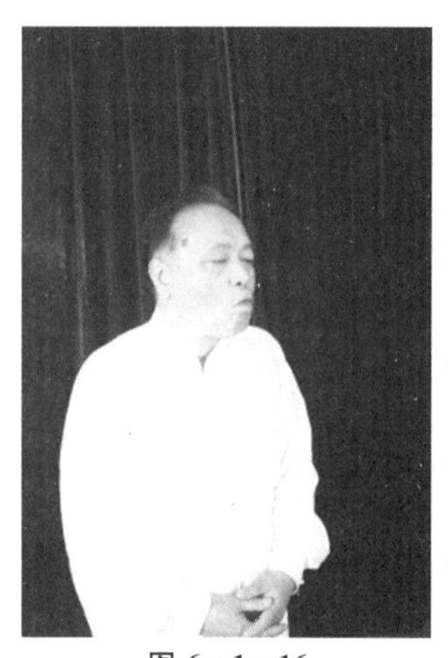
图 6－1－16

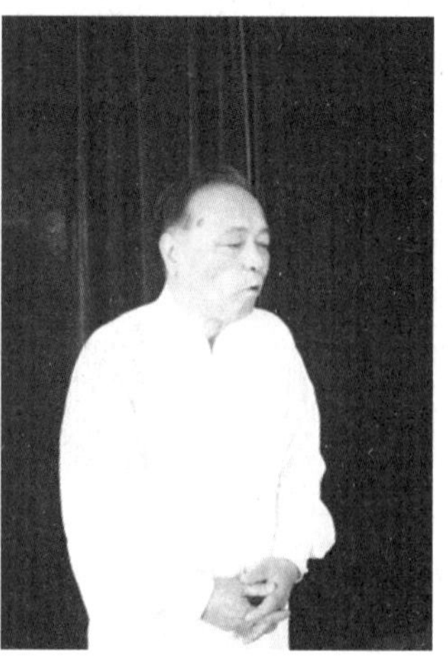
图 6－1－17

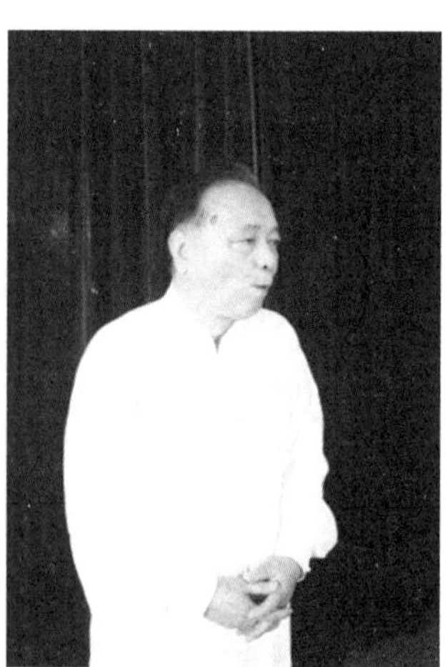
图 6－1－18

(六) 叩齿咽津

叩齿操作：上下扣门齿 16 次，上下叩磨牙 16 次。作用：固齿醒脑。（见图 6－1－19～20）

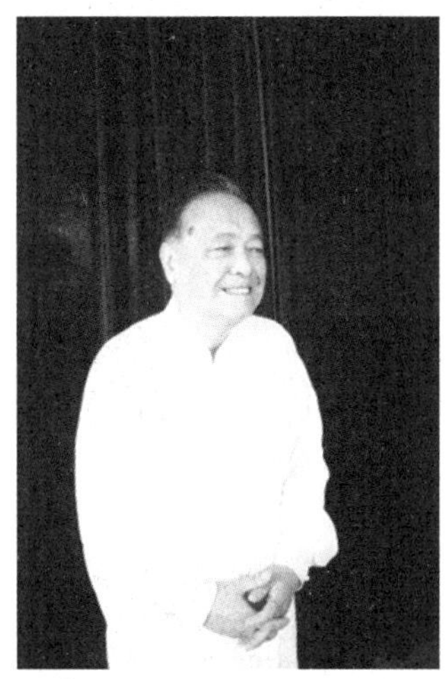
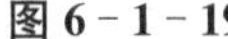
图 6－1－19

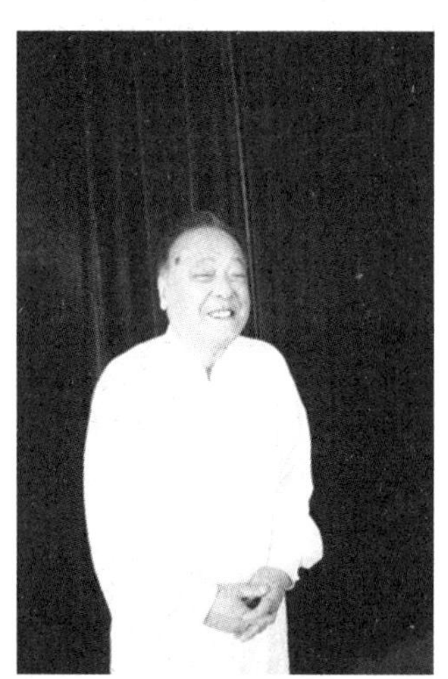
图 6－1－20

鼓漱操作：即转唇吮吸津液使津液满口，共 8 次。作用：促进唾液腺分泌，有利于帮助消化及口腔杀菌。

咽津操作：在鼓漱后满口津液分三次徐徐咽下。作用：有利于防治口干，助消化。

(七) 撅嘴促眉

操作：上下嘴唇相合然后上下运动双唇并牵动整个面部及眼部肌肉，顺逆方向各 8 次。（见图 6－1－21～24）

作用：充分活动口、面颊、眼部肌肉，有利于防治因衰老引起的面颊肌下垂及眼角下垂，起到颜面还童的功能。

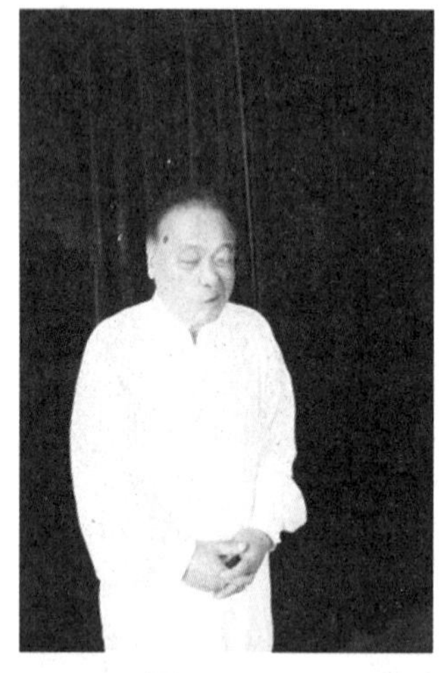
图 6-1-21

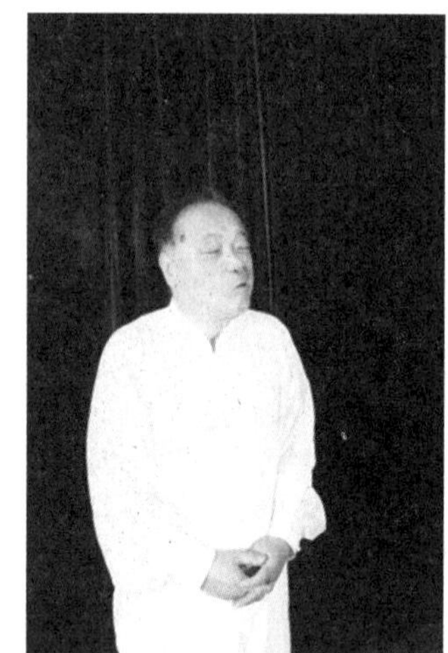
图 6-1-22

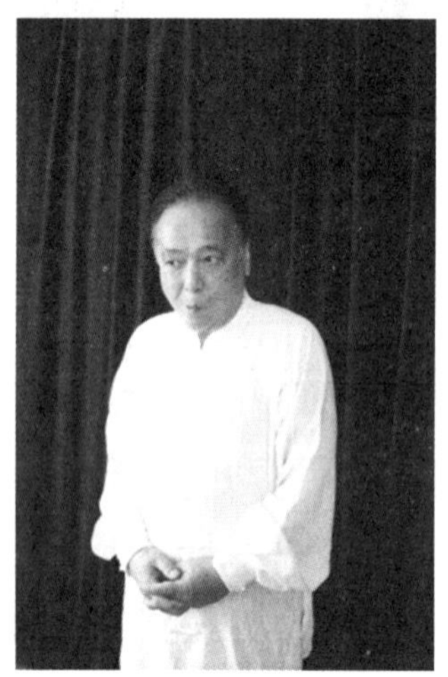
图 6-1-23

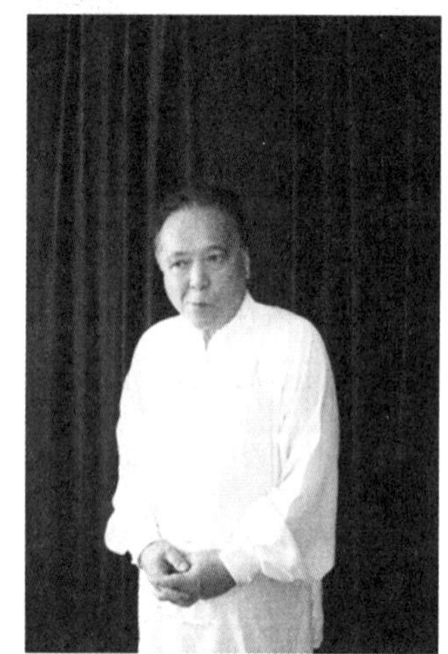
图 6-1-24

(八) 按摩前额

操作：用双手掌由眉弓开始向上推额部，用力柔和，8 次。（见图 6-1-25）
作用：减少额部皱纹。

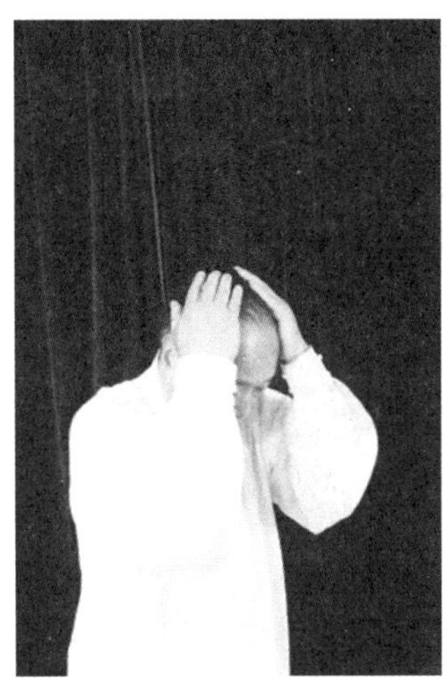

图 6-1-25

（九）上推风尾

操作：用大鱼际肌由眼外角开始呈 45 度角向上推按，8 次。（见图 6-1-26）

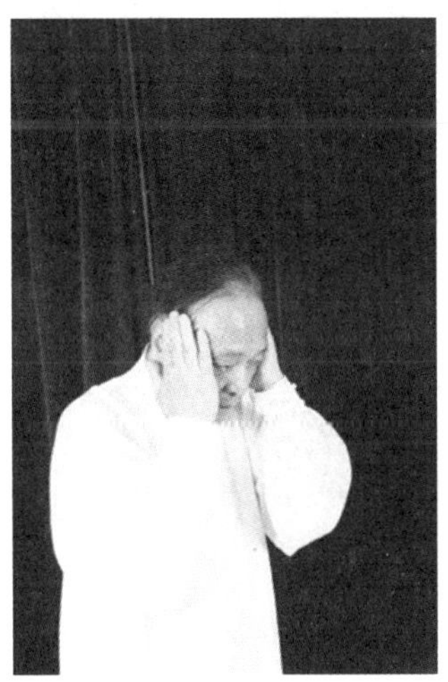

图 6-1-26

作用：减少鱼尾纹，预防眼角下垂。

（十）抹运双颊

操作：用二掌由下向上弧形推按，向上多用力，向下放松，共 8 次。（见图 6-1-27～30）

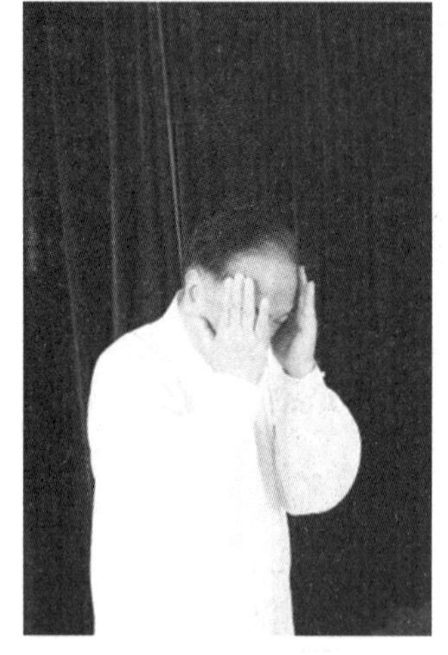
图 6-1-27

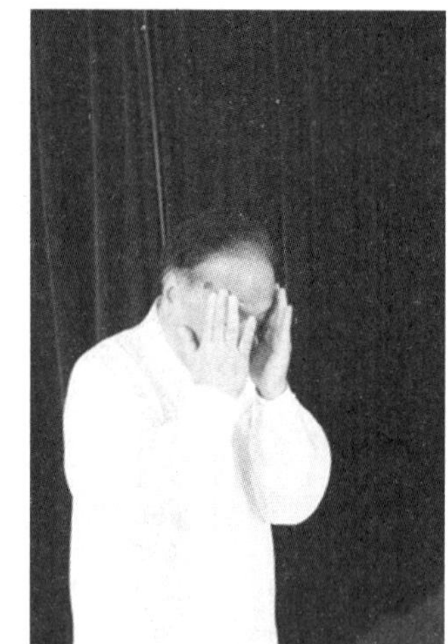
图 6-1-28

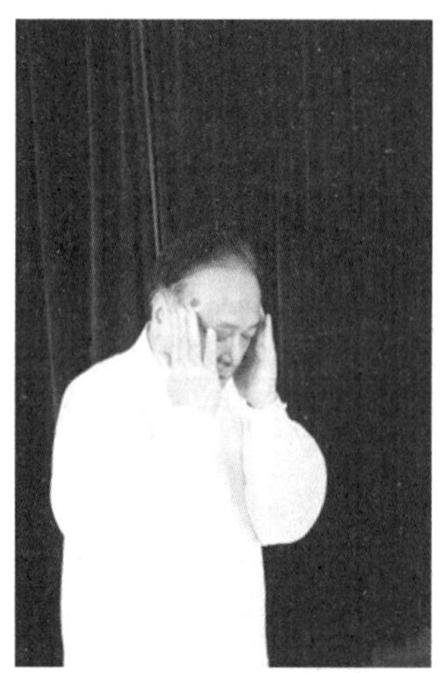
图 6-1-29

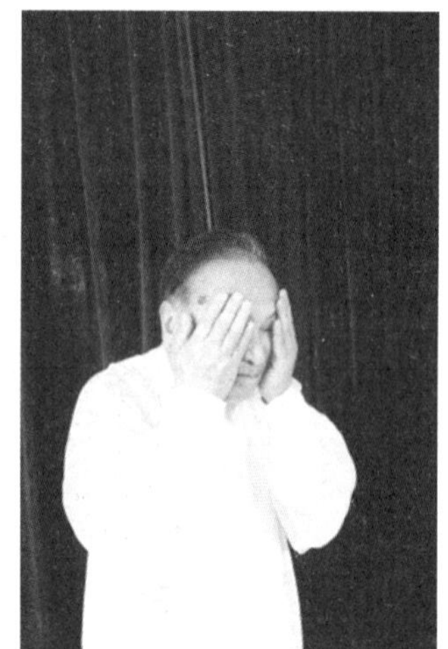
图 6-1-30

作用：预防面颊松弛下垂，使两颊皮肤白嫩有光泽而富有弹性，减少皱纹及面部色素斑点以及青少年面部痤疮。

（十一）推摩唇周

操作：左右由下向上沿唇周弧形推摩，左右各 8 次。

作用：保持唇周原形，预防口角下垂。

(十二) 击面生辉

操作: 用指尖由外下方向内上击面,再由面内下方向下击面,采用腕部柔劲击面共 32 次。(见图 6－1－31～33)

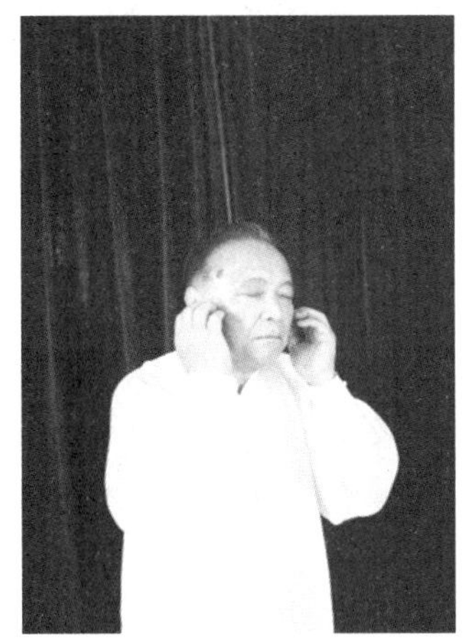
图 6－1－31

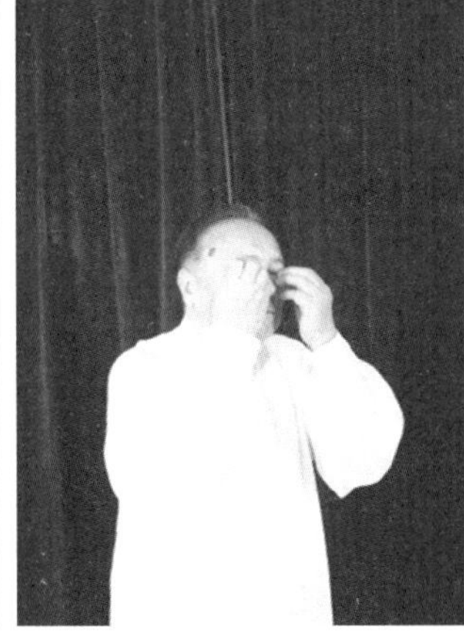
图 6－1－32

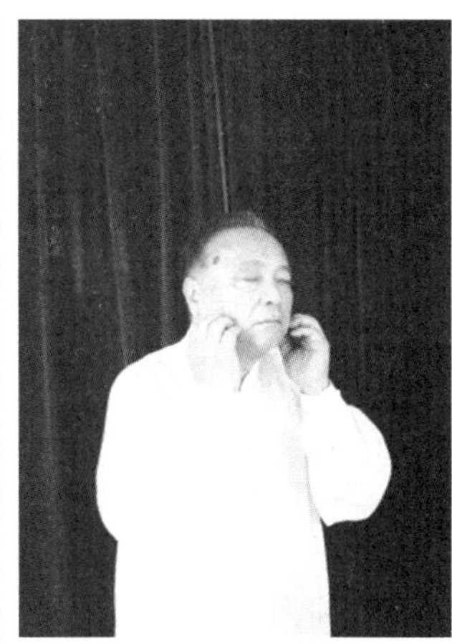
图 6－1－33

作用: 能激发上丹田和面部诸多穴位,有益于促进面部血供使气血通畅,可防治面部神经麻痹。

(十三) 顺梳龙顶

操作: 用十指指甲背部,从前额发际处,由前向后轻梳头顶直至脑后发际,共 8 次。(见图 6－1－34～35)

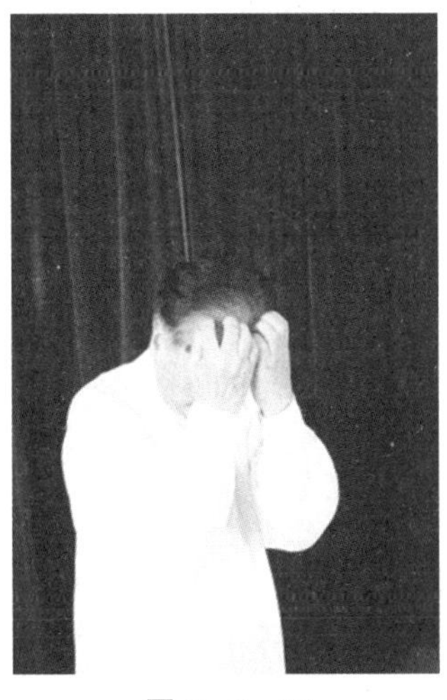
图 6－1－34

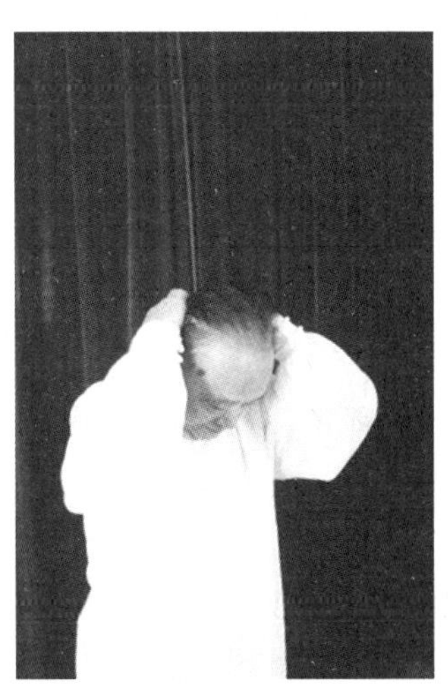
图 6－1－35

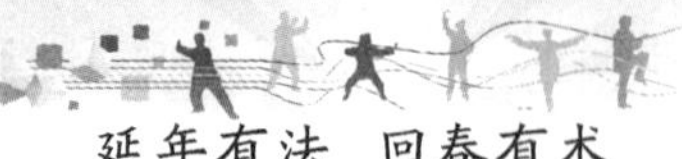

作用：用十指指尖刺激头部诸穴，有增强记忆，清除脑力疲劳等作用，可防治头痛、眩晕、失眠诸症。

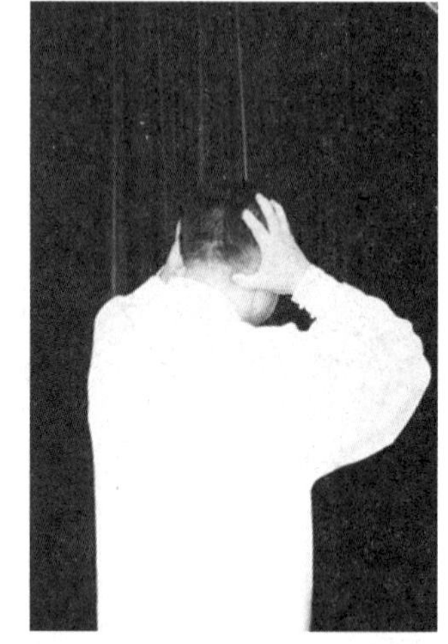

图 6-1-36

（十四）推捏颈项

操作：先右手握固，左手四指采用前推后捏的方法在颈部推捏，左右各 8 次。（见图 6-1-36）

作用：颈部有风池、风府、哑门、天柱等重要穴位，道家称之为天池部位，又是呼吸、心跳中枢所在部位。因此，局部推捏能防治头痛、颈强、中风后遗症、肩背痛等。

（十五）摩颈活血

操作：先由右手掌从对侧乳突部位开始向下内经甲状腺而至同侧颈根部，用轻摩手法，左右各 8 次。（见图 6-1-37～39）

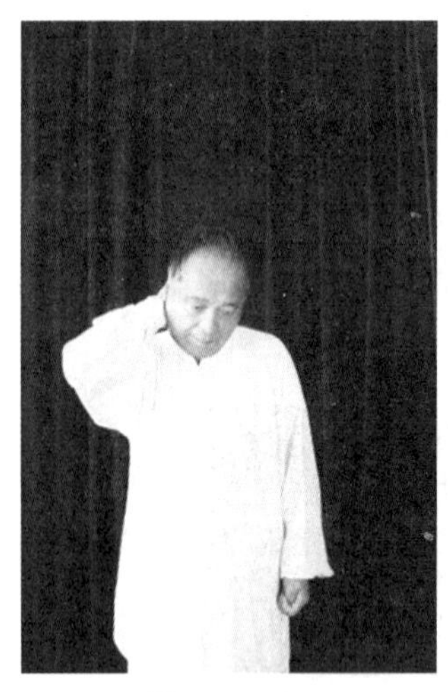

图 6-1-37

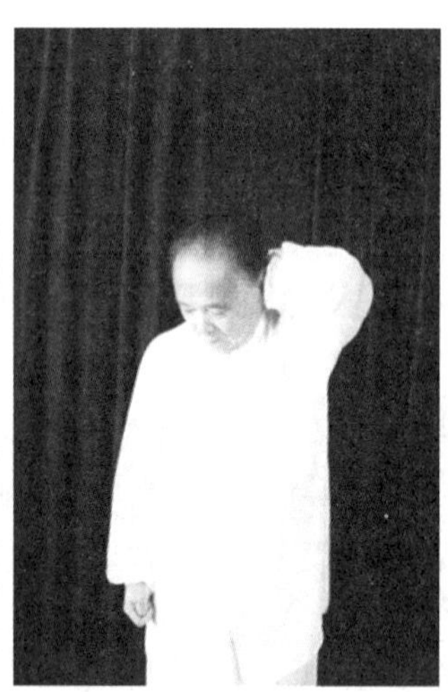

图 6-1-38

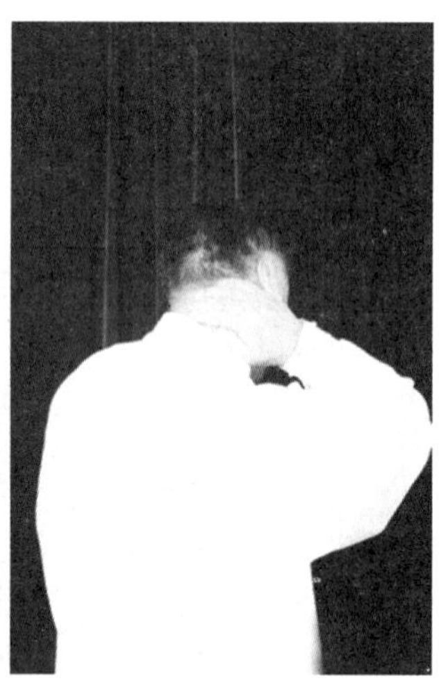

图 6-1-39

作用：预防颈前皮肤松弛，改善甲状腺功能。

（十六）温肾养精

同减肥健美回春功，慢 4 次，快 8 次，慢 4 次。

(十七) 顺息养气

同减肥健美回春功,做6次。

颜面回春术

(十八) 守中归一

同减肥健美回春功,虚静8次。

(十九) 收势

同减肥健美回春功。

第二节　乳房还原功

一、功法简介

乳腺增生症属于中医学“乳癖”范畴,既非炎症,亦非肿瘤,而是一种生理性增生与复旧不全,致使月经周期中乳腺增生与复旧过程之间发生变化的病证,其临床表现是乳房周期性疼痛,经前疼痛,经后缓解,乳房肿块,好发于中青年女性。多数人认为与肝气郁结、冲任失调、阴盛阳衰,以及内分泌失调,特别是黄体酮下降、雌激素相对升高、催乳素增高有关。为此,我们按其发病原因,以辨证施功的原则,并采多家功法之长,结合本人多年防治乳房病的经验基础创编而成。

乳房还原功由静功(四线放松吐纳炼丹功)、动功(乳房回春术)及行功(凤凰起飞)三部分组成。

二、功法内容

(一) 静功部分:下按式站桩(静功预备式)

调身: 自然站立式,两足平行与肩同宽,头正,身直,虚领顶颈,百会顶天,下颌内收,鼻尖对脐,两眼上睑轻轻下垂,露一丝之光,沉肩坠肘,含胸拔背,舒胸实腹,掖胯敛臀,竖脊松腰,开命门,开裆合膝,挺膝,挺踝,尾闾正中,五趾抓地,两手在脐前下按,中指意对。(见图6－2－1)

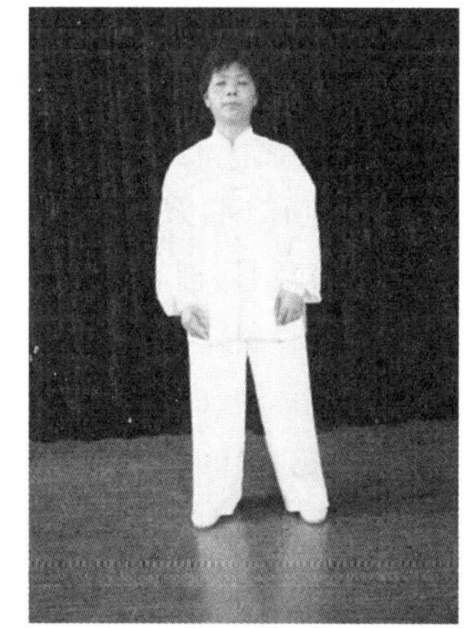
图6－2－1

调息：先以自然呼吸，后进入腹式呼吸。

调心：全身放松，吸气想静，呼气想松，同时意念青春，想着自己年轻美好的形象，仿佛又来到一个山明水秀、树木成阴、鲜花盛开的意境之中，从而发自内心地微笑，把这种美好意境贯穿于练功全过程中。

具体操作，还可参照前四线放松吐纳炼丹功习练。

（二）动功部分：乳房回春术

1. 回春拍手

操作同前面欢笑拍打法。

要求：头正，鼻尖对脐，身直，五趾抓地，拍手时呼气，缩腹提肛，五趾抓地，两掌分开时呼气，全身放松，回归原位，拍掌时并配合吐纳，见下：

回春功，开心功，忆青春，春意浓；

回春功，虚静功，意念静，身轻松；

回春功，吐纳功，心肺强，气血畅；

回春功，经络功，经络通，无病痛；

回春功，脊柱功，脊柱好，抗衰老；

回春功，养精功，精补脑，青春葆；

回春功，柔和功，身心柔，人长寿；

回春功，丹道功，修丹道，智慧高；

回春功，长寿功，天天练，百岁健。

2. 回春搓手

调身：自然站立，双足平行，内侧与肩同宽，两手在膻中穴前合十，呈中位站桩势，然后二手圆形搓手，指尖向上，渐渐向上升举过头，身躯也随着搓手而上升，要求虚领顶颈，鼻尖对脐，沉胯竖脊，开命门，五趾抓地，呈上下对拔之势，下降时搓手，身躯随之下行，至中位站桩势。（见图 6－2－2～7）

调息：逆腹式呼吸，向上搓手，缩腹提肛，深吸气，下落时呈逆腹式呼气，呼吸要求缓匀轻悠，神志安详。

调心：当向上搓手时，意念清阳上升，精力旺盛，督脉升，两手气血通顺，充满能量；搓手下行时，任脉下，意念浊阴下降，浑身舒畅。

要求：按口令上搓—1，2，3，4，下搓—1，2，3，4，共做 8 次。

功理：①本功法以高位，中位站桩势牵动任督二脉，吸气督脉升，呼气任脉下，初练时暂不用任督二脉，以免出现头晕，待熟练后，再逐渐先由意通到气通，初练者忌练。②在先由中位站桩向上搓手时，要重视脊柱的上下升拔，上升时要求虚领顶颈，竖脊沉胯，闭命门，下落搓手时，由高位站桩向下沉至中位站桩，脊柱还是要保持正直，虚领顶颈，挺膝向上，下则五趾抓地，向下沉，同时腰转向后，开命门。③上下搓手旨在二手积蓄能量，把气血充实二手掌，以备下节乳房按摩，用自己充足的能量，对有病乳房上进行自身按摩，起到活血化瘀、舒胸理气、消癖止痛的作用。

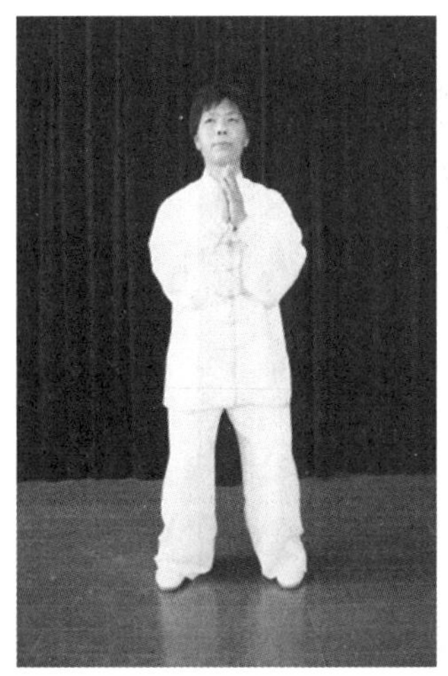
图 6-2-2

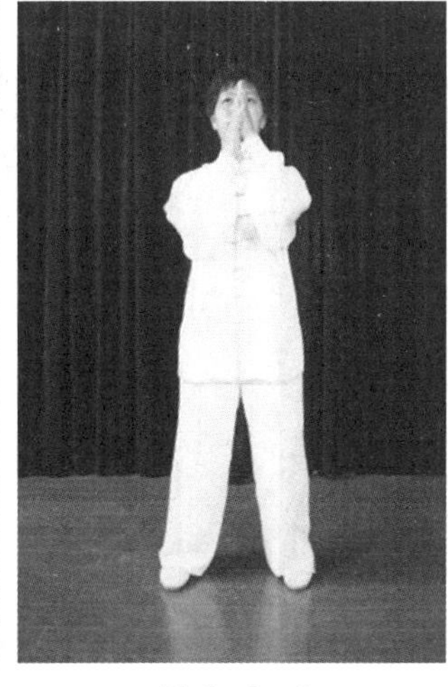
图 6-2-3

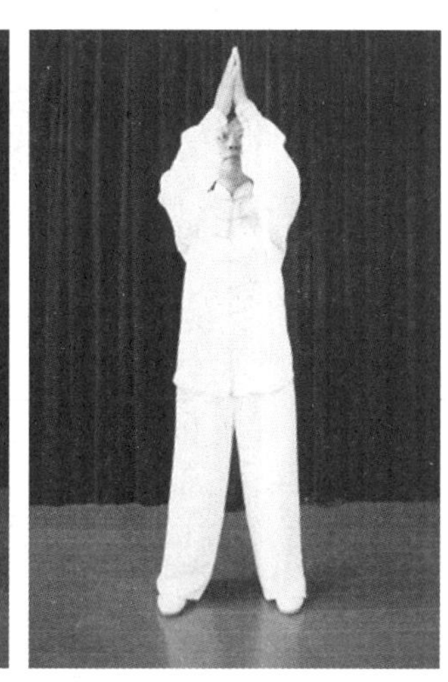
图 6-2-4

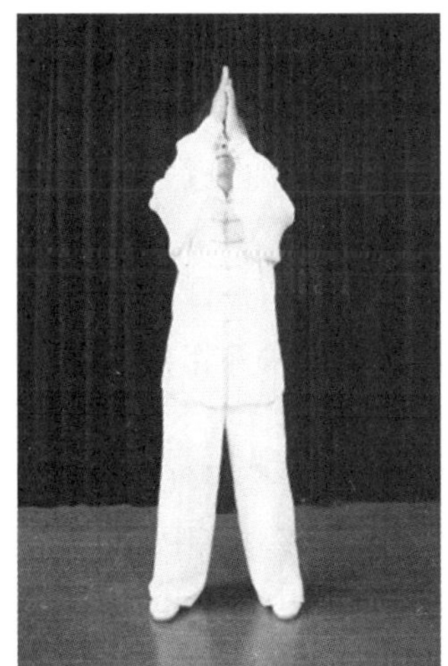
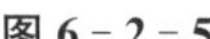
图 6-2-5

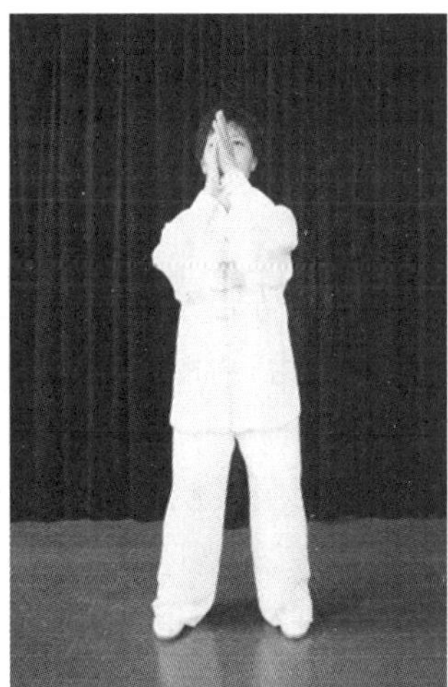
图 6-2-6

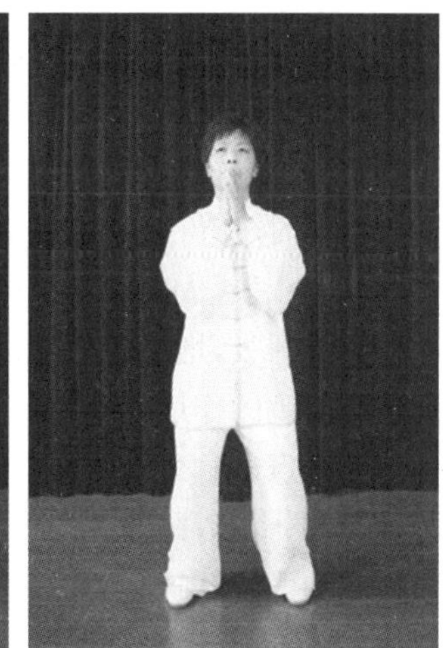
图 6-2-7

注意事项：①三调必须密切配合，以意念带动身形及呼吸，调身上下搓手特别要重视脊柱的升拔及命门的开合，不能前倾，双膝需挺，不能越过脚尖。②督升任降，初练者切忌应用，以免出现副作用。③搓手旨在积蓄能量，力度要适中，手腕手指均要放松，劳宫穴要松开。

3. 膻中开合

调身：自然站立式，两中指尖在膻中穴两侧，其余四指各自环抱乳房，吸气时，两手随乳房外开，呼气时随乳房内合，还原并随丹田呼吸，开合，1，2，3，4，5，6，7，8，共6次。（见图6-2-8～9）

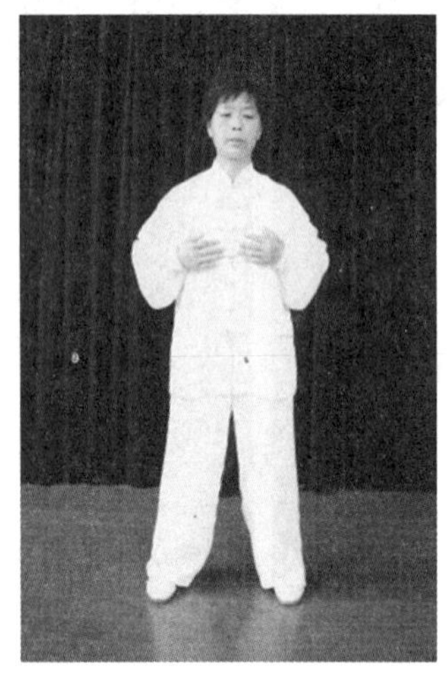

图6-2-8

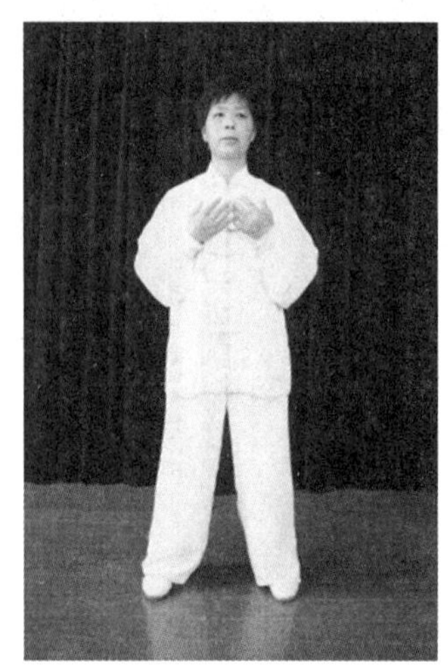

图6-2-9

调息：本功法调息比较特殊，随丹田开合带动胸式呼吸，即在吸气时缩腹提肛，腹肌向外两侧拉开，同时胸部吸气，胸部向外两侧拉开，双手随乳房也向两侧拉开，当呼气时，丹田回复原位，而胸式呼吸也回至原位。一呼一吸，也就是中丹田、下丹田同时一开一合，故名膻中开合。

调心：意念先天呼吸（丹田呼吸）与后天呼吸（肺呼吸）有机结合，以先天呼吸带动后天呼吸，增加中丹田内部的活力，再配合外部手掌的按摩内外相合，共同起到止痛消癖的作用。

注意点：①本势难点在于腹式呼吸及胸式呼吸的结合，也就是吸气时腹部下凹，而胸部隆起，并腹胸均要打开，呼气时则还原，因此初练者应该先练中丹田单纯开合即胸式开合呼吸。等熟练后再进行下、中丹田结合的呼吸，不然会引发呼吸不顺、胸闷等副作用。②为了使气血通畅，增加手部的能量，要记住肩、肘、腕、指关节均要放松，能使气血顺利到达手的末梢，意念自己气血打通病灶，达到消癖去灶的作用。

4. 膻中旋转

调身：自然站立位，两中指尖点按在膻中穴旁两侧，其余四指环抱两侧乳房，然后进行乳房正反向旋转，即吸气时，按内—上—外—下的顺序做圆形旋转，呼气时按外—上—内—下的顺序旋转还原，并配合丹田旋转呼吸法，中、下丹田配合呼吸。（见图 6－2－10～11）

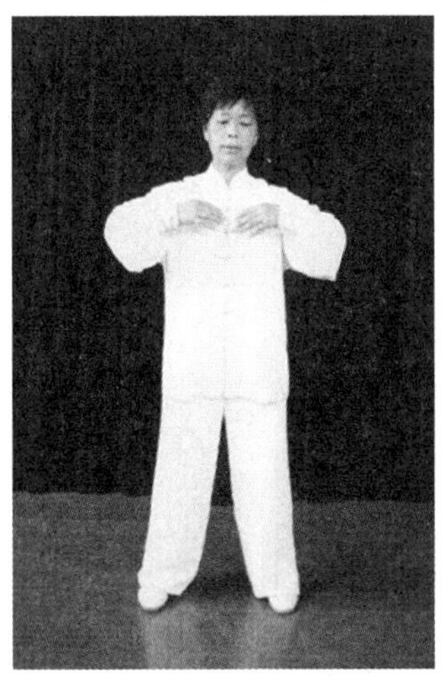

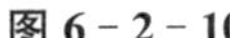

图 6－2－10

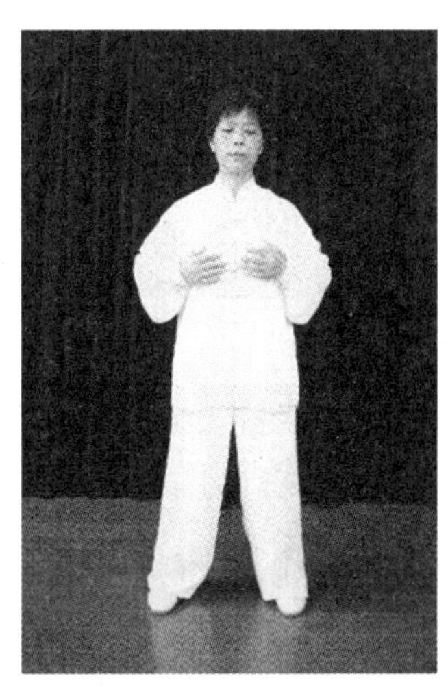

图 6－2－11

调息：本势也同上势一样，以先天呼吸带动后天呼吸，即丹田旋转呼吸带动胸式呼吸，吸气时丹田作为点进行逆势由内外旋转吸气带动胸式旋转呼吸，呼气时则相反放松还原，其目的也是加强中丹田内部的能量。

调心：意念在内部，在下、中丹田配合下，更有力地用气消除局部的瘀积，同时又用外部手掌的气血，发挥止痛去瘀的作用，通过自身按摩消除病灶。

注意点：①初学者不考虑丹田旋转，只需膻中旋转即可，不然会出现副作用。②旋转一定要配合呼吸，而且要转得圆，上肢三关节及手指均要放松，以利于气血流通，积蓄能量，增强按摩效果。

5. 吐故纳新

见肺部回春术第四势，顺逆各做 6 次，配合六字诀。

6. 膻中水平开合

见肺部回春术第五势，配合六字诀，共做 6 次。

7. 仙女下凡

见生精补肾回春功第五势，左前，右前，左后，右后，各做 3 次。（见图 6－2－12～23）

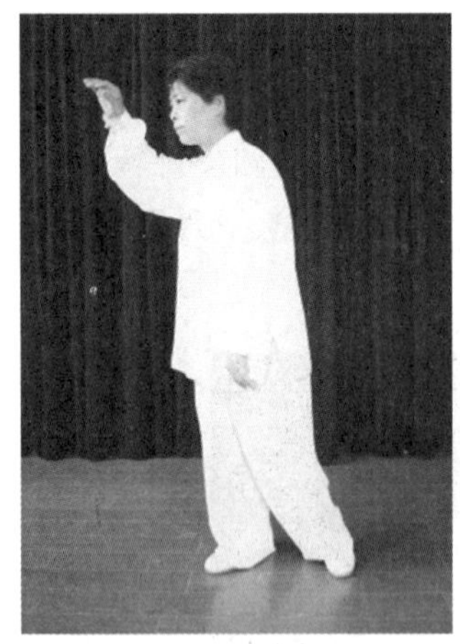
图 6-2-12

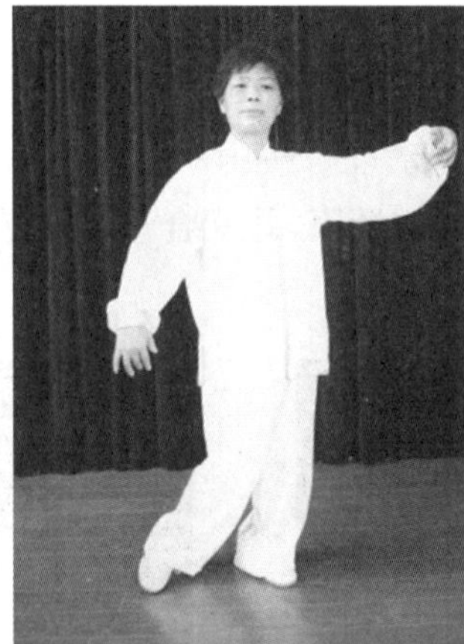
图 6-2-13

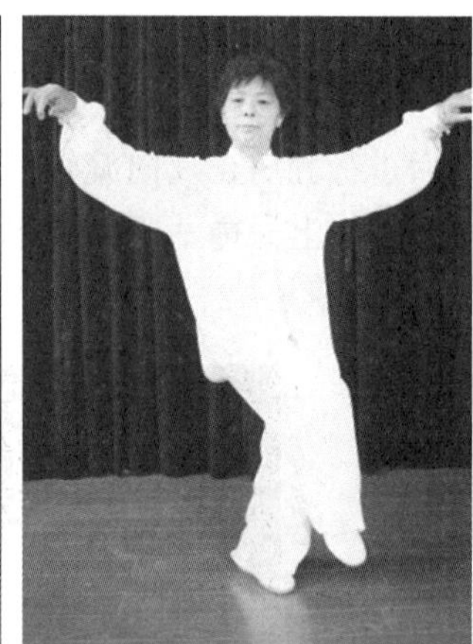
图 6-2-14

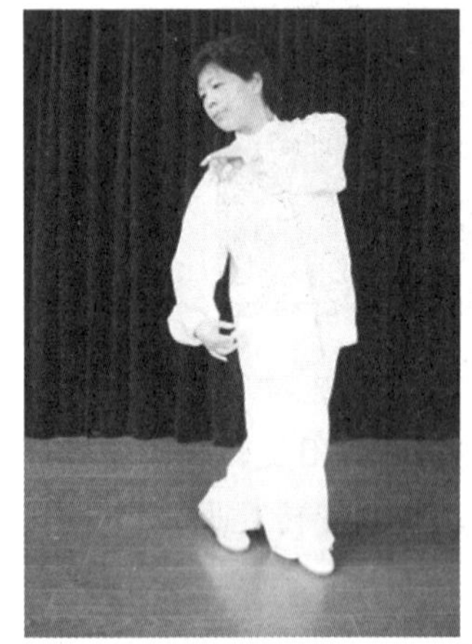
图 6-2-15

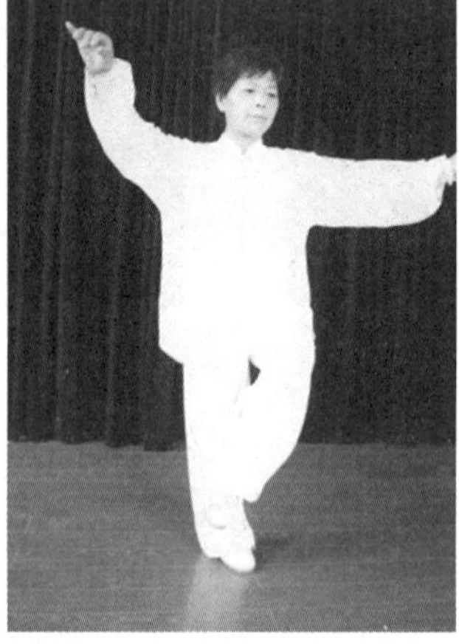
图 6-2-16

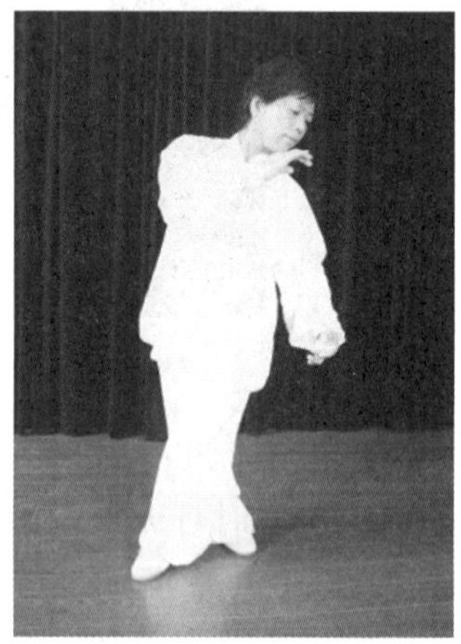
图 6-2-17

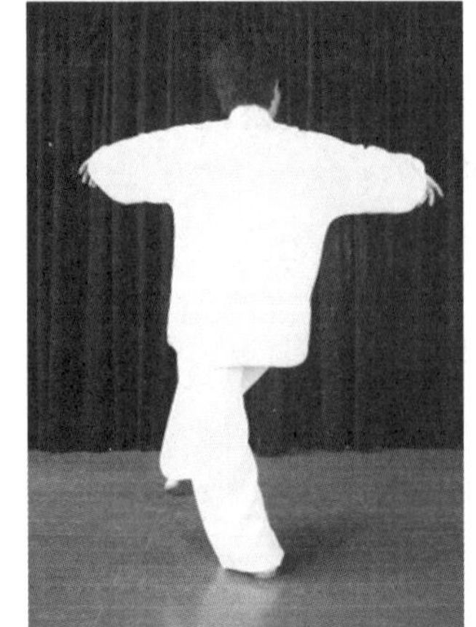
图 6-2-18

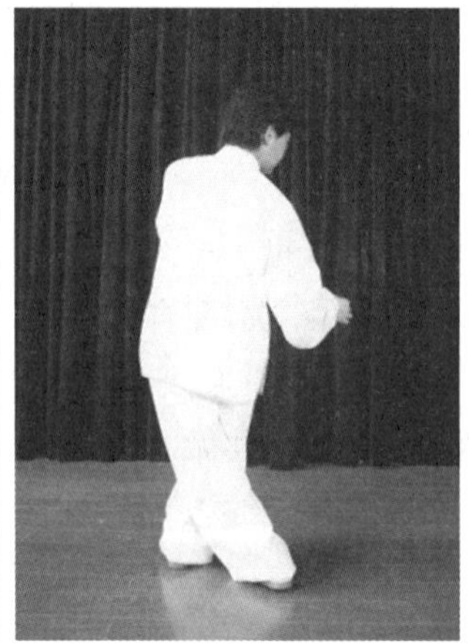
图 6-2-19

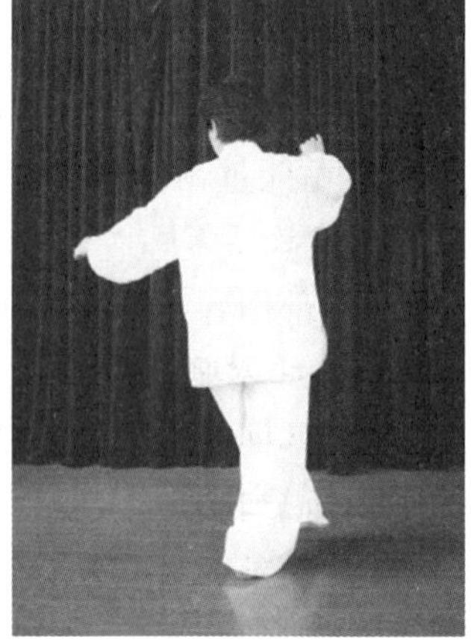
图 6-2-20

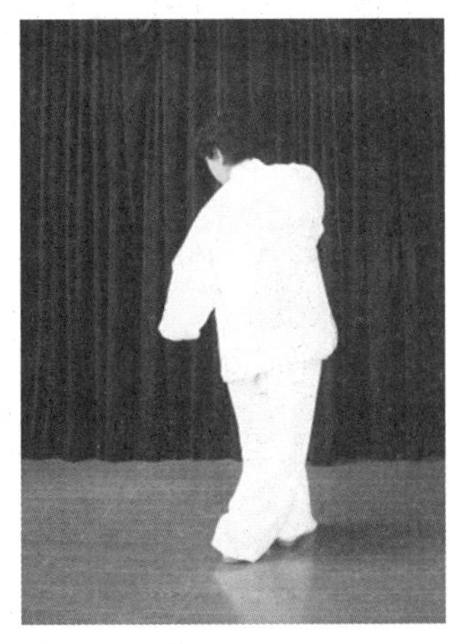
图 6－2－21

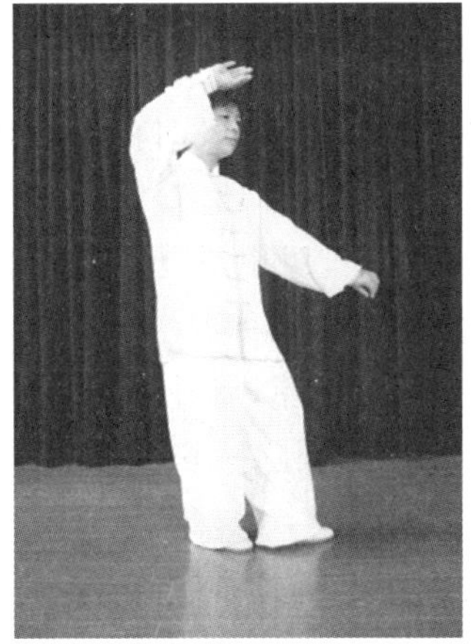
图 6－2－22

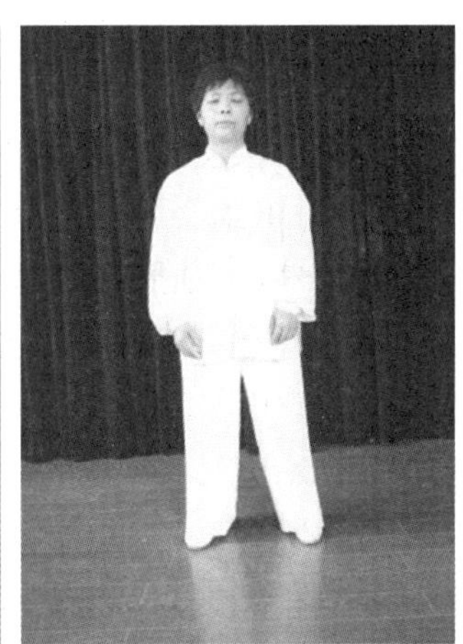
图 6－2－23

8. 温肾养精

见肺部回春术第八势，共做 6 次。

9. 顺息养气

见肺部回春术第九势。

10. 引气归元

见减肥健美回春功第十势。

自然站立式，双手子午扣放于脐下，全身放松，意沉丹田，意念把全身精气神由身体四周、四梢回归丹田而聚存之，也就是内动到静，精气神回归本元，吸气想静，呼气想松。静松，静松，静松，静松，静松，静松，静松，静松，静松，静松……

(三) 行功部分：凤凰起飞行步功

凤凰起飞行步功作为主功的前奏曲，在练功前主动先将中丹田打开，可以解郁理气，且配合疏通任督二脉。习练此功法时，仿佛自己是凤凰，欢乐地在太空中自由飞翔，郁闷之心抛之脑后。

三功如何安排？晨先练凤凰起飞，然后练乳房回春术，晚上睡前可练四线放松吐纳炼丹功。

调身：自由站立式，先身躯半蹲，双手掌重叠按于脐下，右手在下，左手在上，然后两手左右向上打开呈起飞式，虚领顶颈，百会穴向上顶，带动身体向上飞，两上肢在起飞时要求沉肩坠肘，三关节放松，同时左足弧形 45 度向前迈出一小步，逆腹式吸气，目视前方。接着收翅，下半蹲，足跟落地，而上肢弧形回收至原位(脐下)深呼气。再向左前出左足一小步，按上法起飞，再下落收翅。展翅，收翅为一次，共做

16 次。(见图 6－2－24)

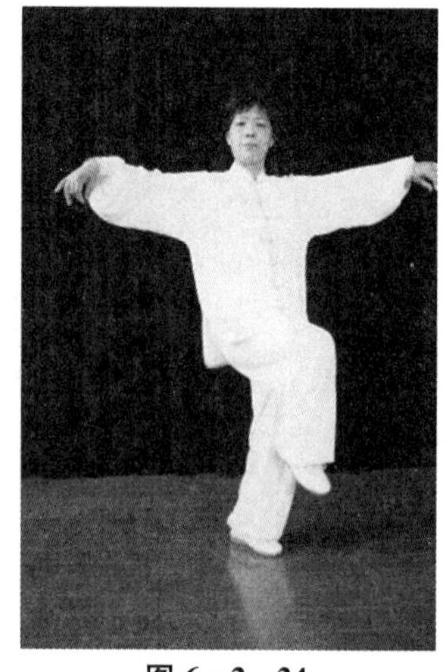

图 6－2－24

调息: 本功法调息为逆腹式呼吸,上升时为吸气,同时意念由会阴上升至百会,沿督脉,呼气时由百会下落,经丹田到会阴形成督升任下的循环,升督脉在于振奋阳气,下任脉在于调和冲任,凤凰展翅及收翅在于膻中开合,有利于解郁顺气、祛湿消癖。

调心: 意念自己是一个美丽的凤凰,展开双翅,快乐地在太空中左右翻腾,自由飞翔,消除一切烦恼,在太空中遨游。

机理: 通过起飞的特定姿势起到消除烦恼,开郁顺气,活血化瘀,止痛消癖的作用,同时振奋督脉阳气,调和冲任,有利于病因的治疗。

注意点: 开始练功初期,只要求调形,即把姿势完成即可,随着功夫的深入,起飞时要求以意领气,以气带动身躯及四肢,吸气时由会阴直达百会,呼气时顺任脉而下,起飞或下落时要求上肢三关节放松,气能力达四梢,真正做到以气带动全身。

三、乳房还原功的辨证与功理

(一) 乳腺增生症的辨证

本病病因,肝气郁结,冲任失调,肝肾阴虚,痰瘀互结,妇人以冲任为本,若失于调理,冲任不和或风邪所克,则气壅不散,结聚乳间,或硬或肿,疼痛有核。肾为五脏之本,肾气化生天癸,天癸激发冲任经脉通顺,一旦冲任失调,上不能滋养乳房,经脉壅滞,气血不和,影响肝气疏泄条达,若肝气郁结不畅,气机阻滞则引起经脉不畅,造成冲任气血不畅,最终引起气滞血瘀,痰凝互结于乳房,产生乳癖。按其病因,我们应该振奋阳气、调摄冲任、疏肝理气、化痰利湿、活血化瘀。

本病,中医称乳癖,西医称慢性乳腺病,又称小叶增生,主要是乳腺组织、腺泡、腺管、间质细胞产生不规则的增生及复旧不全,引起肿块与疼痛。痛与月经周期有关,属于良性增生,对病的局部来说,要解决痛及肿块。

我们知道,人的潜力是很大的,古人没有发达的医学却也活得很好,这就是人体对大自然的强大适应力。随着社会的进步,医学的发展,人类的适应力和免疫力也在逐渐减弱。我要大声疾呼:主动性身心自我调节,充分发挥人的内在潜力,是治病之本,是治未病,健康长寿的第一要素。医疗气功就是发挥人内在潜力的最主要的手段之一,按照以上辨病因、辨病、辨证的基础,设计出我们的功法——乳房还原功,它包括三部分：静功（四线放松吐纳炼丹功）、动功（乳房回春术）和行步功（凤凰起飞）。

（二）乳腺还原功的功理

我们说，肝气郁结、肝脾不和、冲任失调、痰瘀互结、肝肾阴虚，这些均是识神内外耗费过多，能量消耗过多，伤气耗精，造成五脏六腑功能失调，以及大脑皮层抑制过程减退，兴奋与抑制的失衡，即阴阳失调。为了阻断这些恶性循环，我们要采用练静功的方法，在静的前提下去识神，出元神，修补因识神消耗过度造成的内外环境及五脏六腑之失衡。通过修炼，机体逐渐地达到阴平阳秘，精神乃治，恢复健康，因此说练静功是治本病的第一要素。为什么去识神，出元神，能调和阴阳，详见本书第六章。

乳房还原功的各势设计按"三因"辨证施功。

调心：因是肝气郁结引起。我们针对郁的对立面是"乐"字，来调和阴阳，即采用回春功的调心核心"意念青春，面含微笑"贯穿于整个练功过程。"恍兮惚兮，其中有象，惚兮恍兮，其中有物"，练功中想到自己年轻时美好的形象，又想到自己在山明水秀、鲜花盛开的地方与爱人在游玩，欣赏着大自然的美好景色，心中感到无比的舒畅，从而发自内心微笑，乐能开胸解郁，是一帖良药。

调身：我们首先用回春拍手法，拍手能振动手三阳三阴经，特别是手太阴肺经、手厥阴心包经、手少阳三焦经及手少阴心经均经过胸部，与乳房有密切关系，通过拍手振动这些经脉，从而打通乳房内乳癖的经脉，使之起到活血化瘀、疏通经络、消块散结、理气止痛的目的。

搓手为手部经络聚集能量为按摩乳房所用，同时通过调心疏通督脉振奋阳气，疏通任脉调理冲任，督脉通，阳气盛，增加动力，冲任调和，乳病自消。

膻中开合及膻中旋转，带气按摩乳房，即用自己的卫气，按摩局部的病灶，直接可达到止痛消肿的目的。

吐故纳新通过吐纳增加肺部新陈代谢，吸入氧气，排出病气，膻中水平开合以左右水平相开合，进一步进行胸部解郁顺气，仙女下凡，以回旋方向进行乳房上下伸拔式的开合，促使乳房的松解和减压，同时裆内夹压擦动作有助于调理内分泌及调和冲任，从病因上进行治疗。

抖动是带动双侧乳房进行上下抖动，有助于肿块的消失和止痛，最后由动到静，引气归元。

调息：本功法以腹式呼吸为主，部分功法还采用丹田呼吸与肺呼吸相结合的呼吸法，即先天呼吸与后天呼吸相结合，及丹田旋转势，其目的是动员机体内部的精气神，共同来修复乳房的失衡，达到肿消痛止而痊愈的目的。

乳房还原功

第七章　其他疾病自主健康功法

第一节　明目回春术

一、功法简介

本功法由意念青春，面含微笑；静立拉气，运气转睛；按摩明目；回春运睛组成。在意念青春的指导下，配合调息及调身。

二、功法内容

（一）意念青春，面含微笑

回忆幼时目似流星、光芒四射、视物清晰、神采奕奕的美好情景，同时意念自己又回到青少年时期的美好形象。含苞欲放，焕发出青春的气息，脸上洋溢着发自于内心的微笑。在整个练功过程中，自始至终浸润于兴奋喜悦的意境之中，排除杂念，定下心来，全身放松(时间：2～5分钟)。(见图7-1-1)

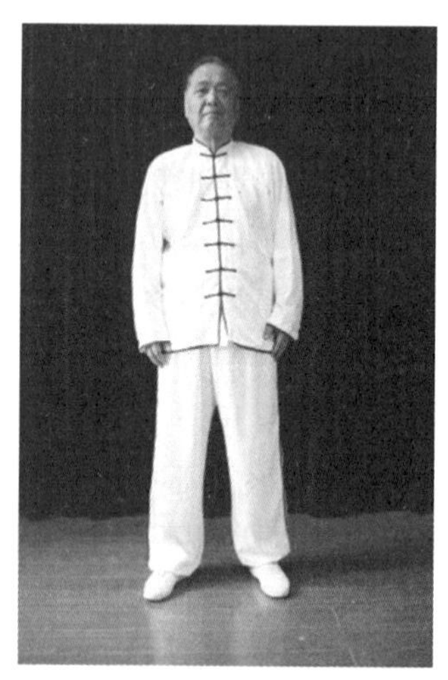

图7-1-1

（二）静立拉气

1. 两手前平举，两手掌相对，意念劳宫穴，左右开合，开时吸气，合时呼气，逐渐产生两手掌有拉不开、合不拢的气感(时间：5～10分钟)。(见图7-1-2～5)

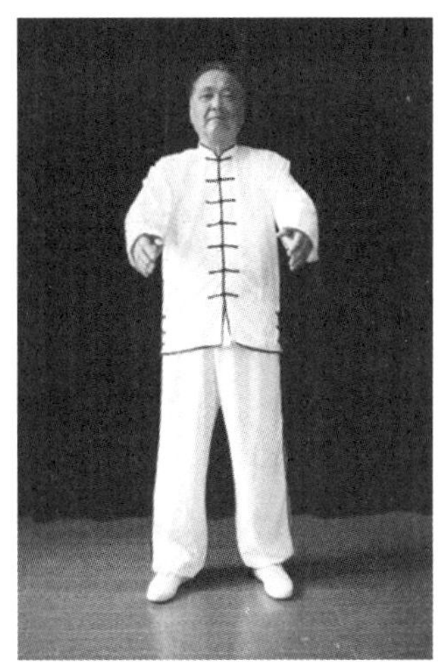
图 7－1－2

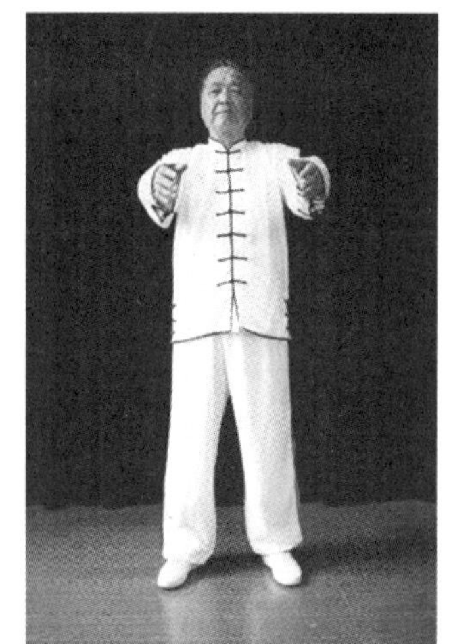
图 7－1－3

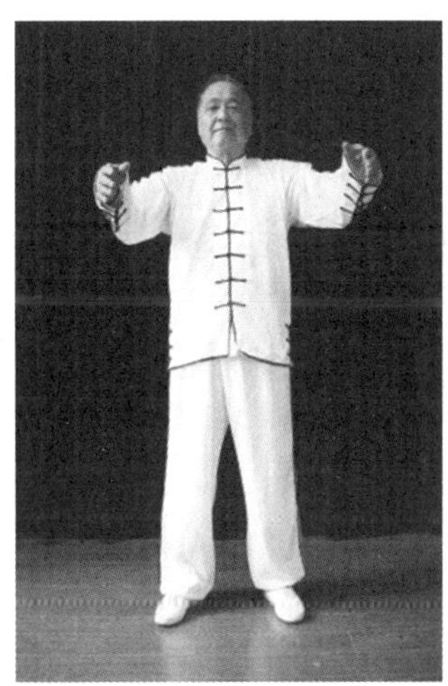
图 7－1－4

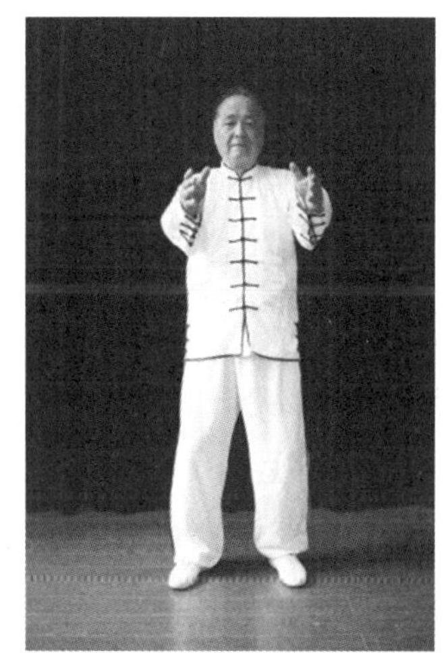
图 7－1－5

2. 运气转睛：两手掌心对眼球，相距 3～5 厘米，两眼睁开，跟随着掌心转动(左→右：32 次；右→左：32 次；上→下：32 次)。(见图 7－1－6～9)

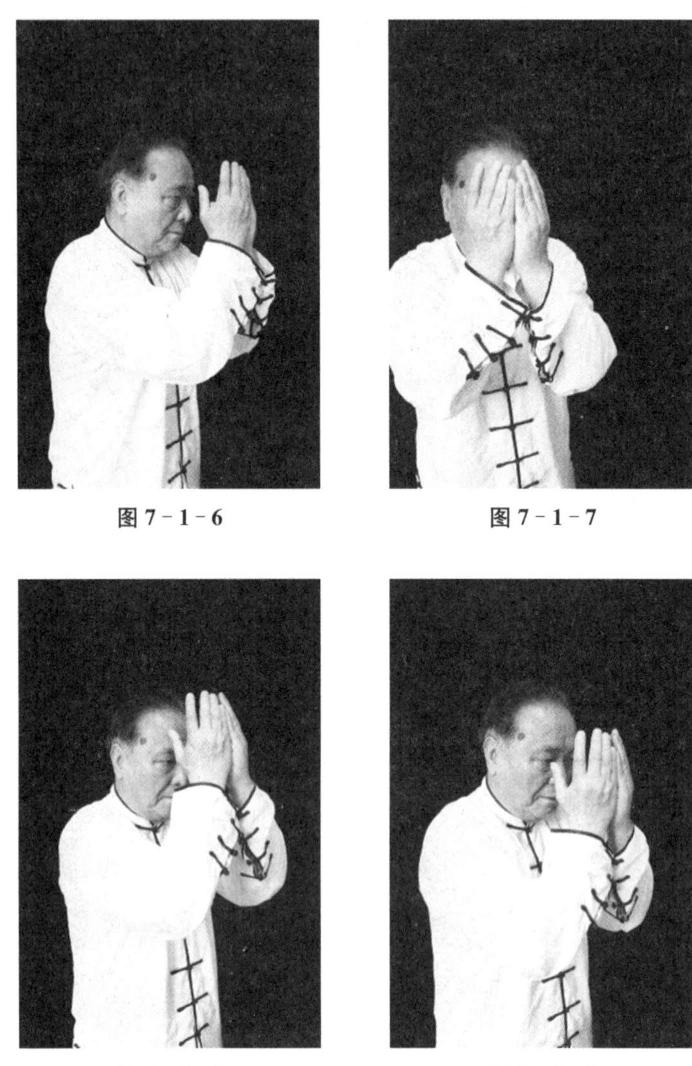

图 7-1-6　　图 7-1-7

图 7-1-8　　图 7-1-9

3. 气按眼球：两劳宫穴对眼球外气内放，眼球放松（时间 5 分钟）。（见图 7-1-10）

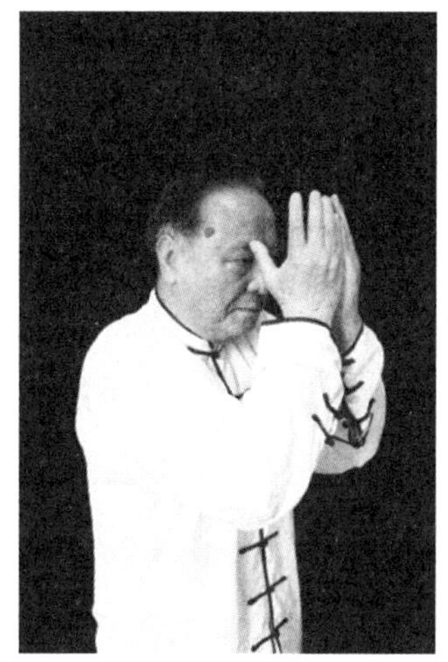

图 7－1－10

(三) 按摩明目

1. 神鹿运尾

(1) 运尾起势：双脚并拢，双手合掌放于两大腿之间，头部下垂，目光朝下，同时屈膝，躬腰，臀部后扬，呈下坐之势。(见图 7－1－11～14)

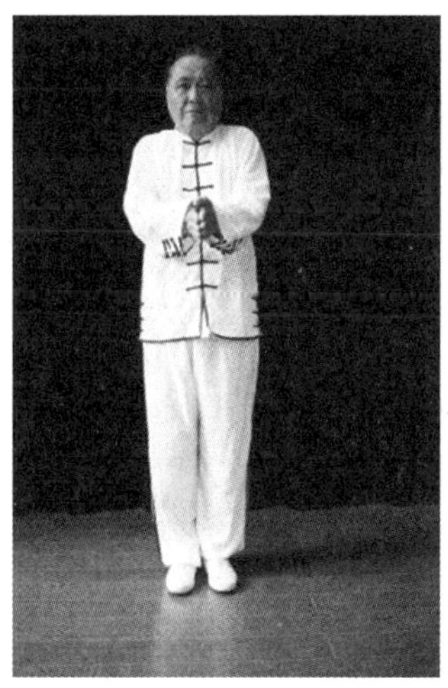

图 7－1－11

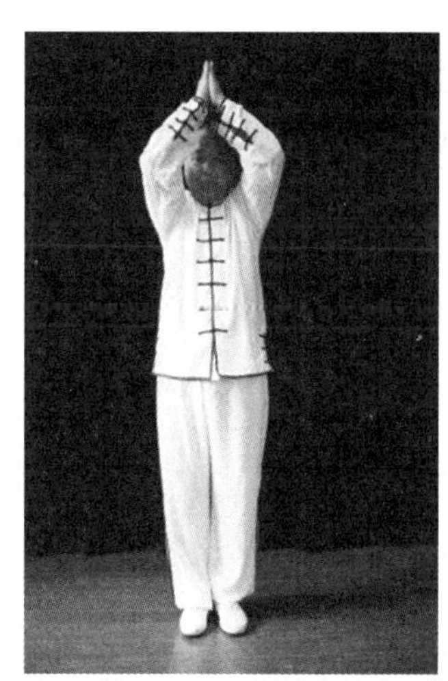

图 7－1－12

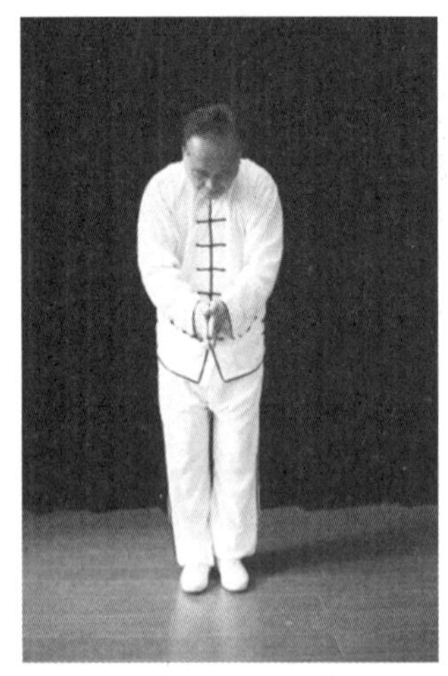

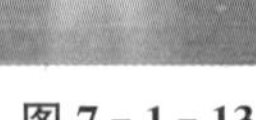

图 7-1-13

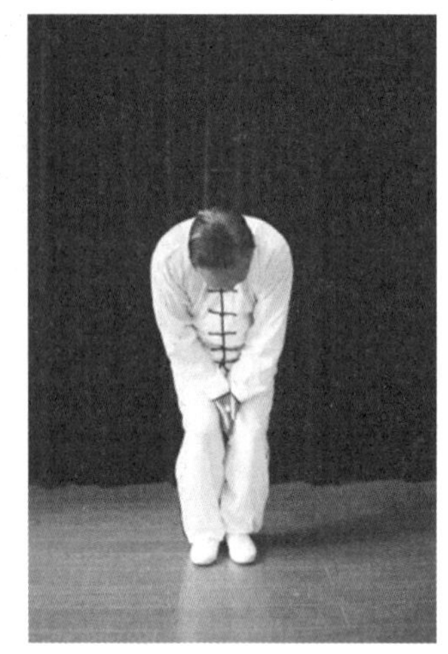

图 7-1-14

(2) 左右运尾

左势：左足跟提起，左掌随之而动，与右掌呈向前圆形摩擦状，左肩上耸，右肩下沉，头部转向左，然后左足跟徐徐下落而着地，左掌向下摩，双肩松平，颈部回中，中心徐徐归中。

右势：同左势，方向相反(左右各 8 次)。(见图 7-1-15～17)

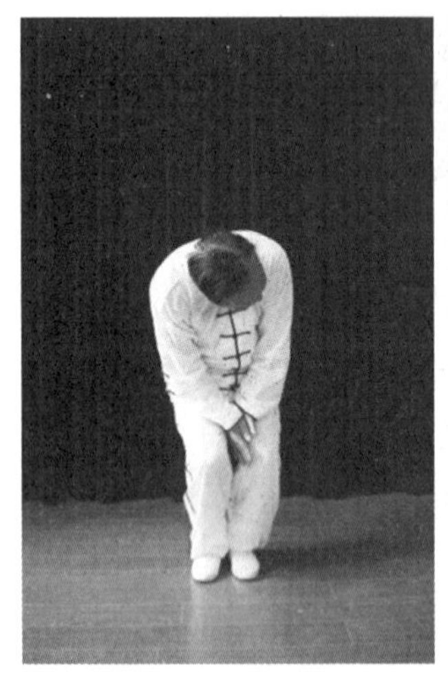

图 7-1-15

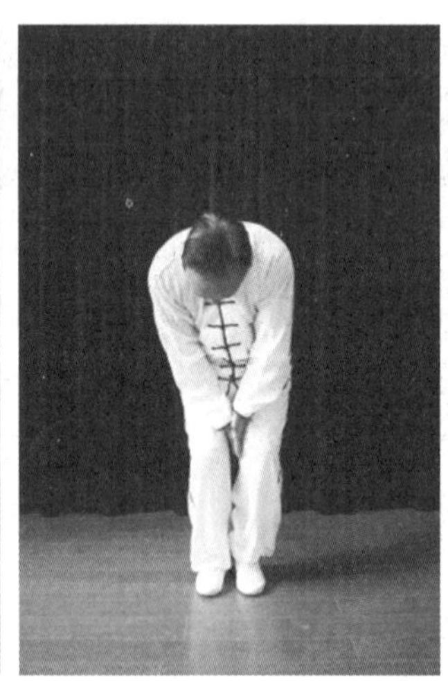

图 7-1-16

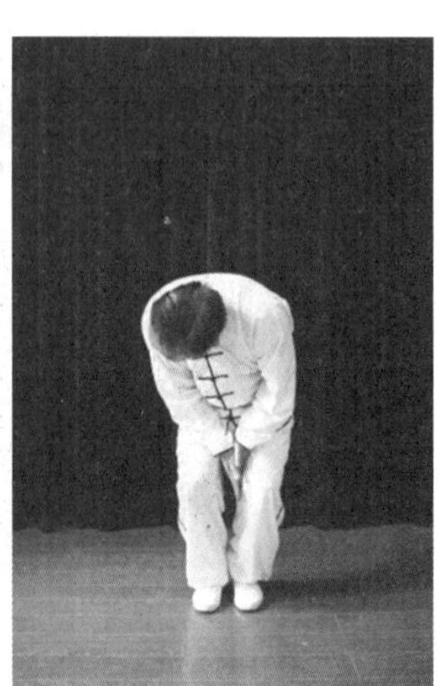

图 7-1-17

(3) 收势：顺势行收势导行。(见图 7－1－18)

2. 运气按摩

(1) 按摩上眼睑：用中指指腹，运气到指端，由眼内角沿上睑到眼外角进行按摩(共 64 次，以按摩后有热感为度)。

(2) 按摩下眼睑：运气于中指指腹，由内向外沿下眼睑进行按摩(共 64 次)。

(3) 按摩眼眶：运气到中指指腹，先由两眉之眉心开始到眼内角沿眼眶周围，由内下向外上沿眼眶周围进行按摩(共 64 次)。

(4) 按摩耳后：沿耳后乳突上下，用中指按摩(共 16 次)。

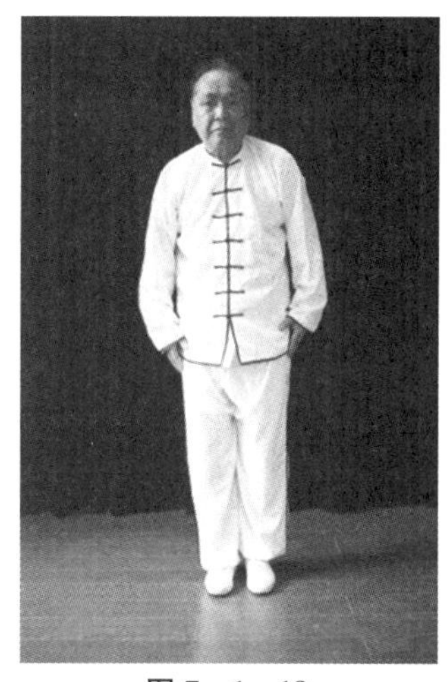

图 7－1－18

(四) 回春运睛

1. **劳宫捂双上睑：**两手掌掌心(劳宫穴)捂住上眼睑，当手指伸直时按压眼球，然后掌心还原，再伸直掌心，再还原(共 64 次)。(见图 7－1－19～20)

2. **明目运睛：**两手心空捂双目，然后眼球进行三个方向的旋转(左→右：64 次；右→左：64 次；上→下：64 次)。(见图 7－1－21)

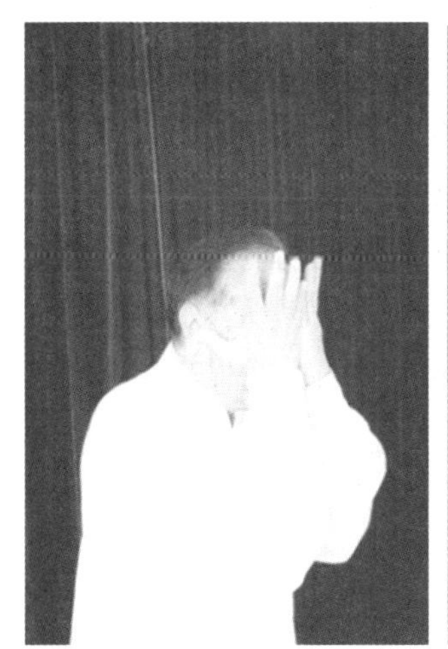

图 7－1－19

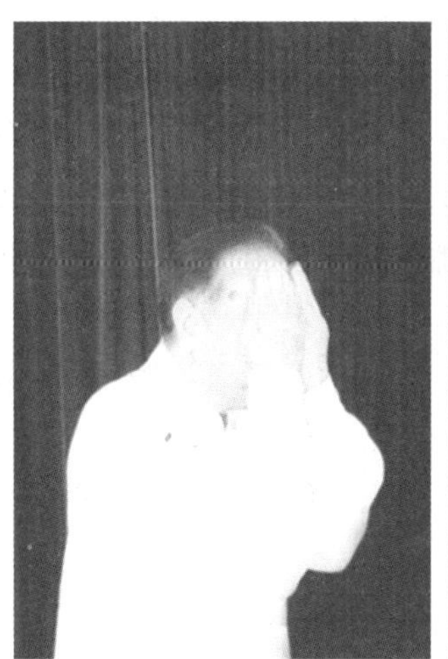

图 7－1－20

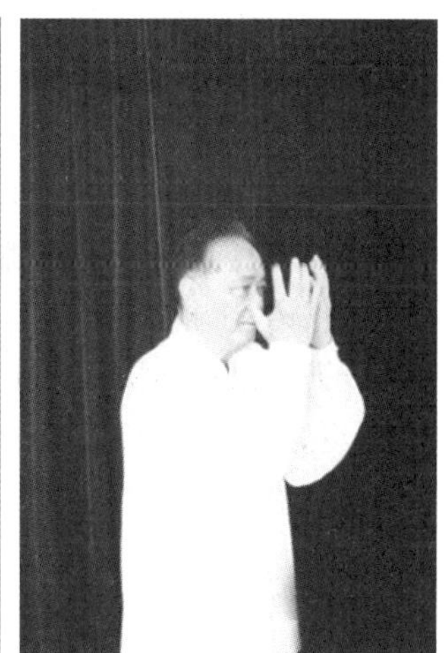

图 7－1－21

3. **抖动**：预备式站立，全身放松，以膝为核心，上下抖动，特别是眼球放松由慢→快→慢。（时间：大致不超过2分钟）

4. **收势**：弯腰，双手合十于裆前，指尖向下，然后吸气，指尖翻向上，转肩站直，合掌于胸前，呼气，合掌引体向上，掌心过头顶，起足跟，吸气，合掌下落，两手还原于两大腿侧面并呼气。

明目回春术

第二节 拍打行步功

一、功法简介

拍打疗法是长期流行于民间治病防病的一种自疗方法。拍拍打打不雅观，有失礼仪，很少有人去深入研究，缺乏理论基础，不被中西医学家重视。台湾侯秋东医师通过大量临床试验，特别是结合经络拍打及八邪拍打，证明拍打能治病，既有理论基础，又有治各类慢性病甚至治疑难病的案例，并出版了一本《拍手治百病》，从而引起了医学界的重视。我在20年前曾向董妙成老师学习全身拍打法，经过自己体验及给人治病，证明了拍打法确实具有一定的疗效，而且方法简单，一学就会，不需设备，只要双手，气拍穴位，损其有余，补其不足，气拍经络，活血通络，通则不痛，拍打起痧，排毒祛邪，瘀去络通，阴阳平衡，祛病强身。拍打自疗法共有两个部分：定步拍打法（前已论及）及行步拍打法，两者结合，效力倍增。

另外，我们知道手与心脑有着密切的关系，手的发展对脑的功能进化有重要的作用。俗语"十指连心（脑），心（脑）灵手巧"，活动手指有增智开慧的效果，拍手是手部全面的活动和操练。小学生拍手可以增智开慧；中青年拍手能提高学习工作效率，更好地开创未来；老年人拍手可以预防老年痴呆。

总之，拍手健身法，可以为人类健康事业作出重要贡献。

二、功法内容

（一）行步定志

操作：高位站桩势，两手在脐前下按，掌心向下，中指意对，要求虚领顶颈，百会顶天，如头搭天沟，含胸拔背，沉肩垂肘，鼻尖对脐，竖脊松腰，开命门，掖胯敛臀，圆裆合膝，挺膝挺踝，五趾抓地，去除杂念，全身放松；意念青春，面含微笑，吸气想静，呼气想松，先自然呼吸，以后逐渐转入腹式呼吸，静立2～5分钟；然后开始走行步，先出左足，向前迈出一步，要求足平，内扣，足跟不能起，足底平，离地面1～2厘米，重心全在右足，保持身形平衡，不能前俯后仰，头部保持正中，不能有高低，右膝略屈保持挺膝状态，行步时身形不能有高低，起步时为吸气，落地后为呼气，保持全身协调平衡；然后按同法及要求，开右步，足底平行向前，经左足再向前一步，重心完全落于左足，向前行步时，左足重心要维持整个身形，保持协调平衡，呼吸行步时为吸，止步时为呼，这样反复向前行走，身形始终保持协调平衡。（见图7-2-1～4）

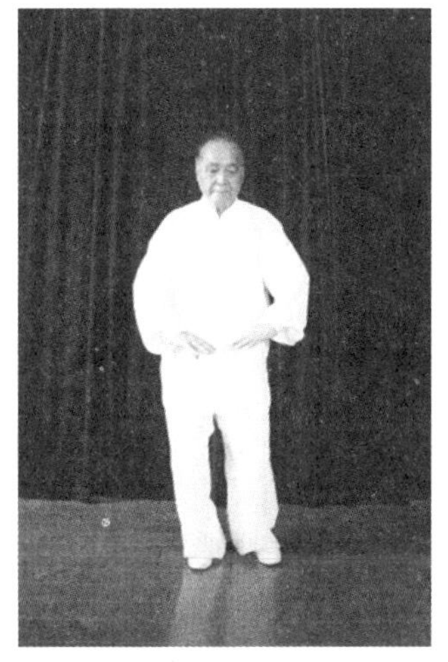

图7-2-1

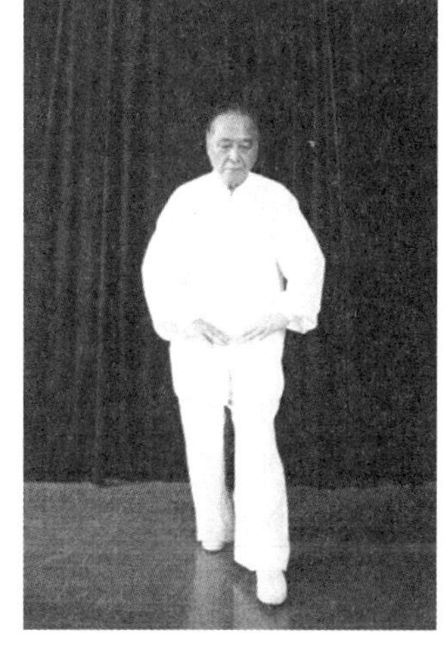

图7-2-2

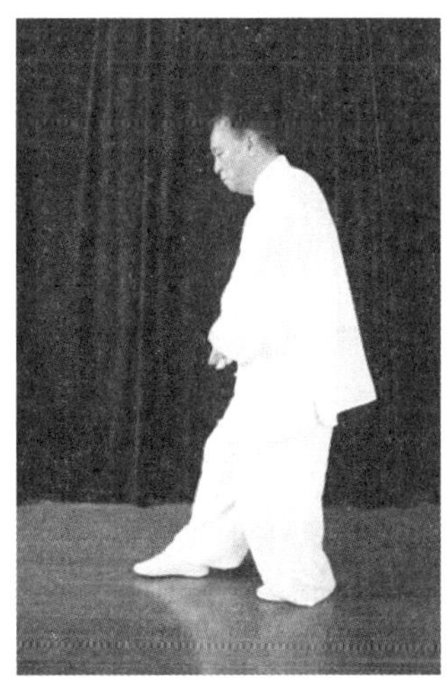

图7-2-3

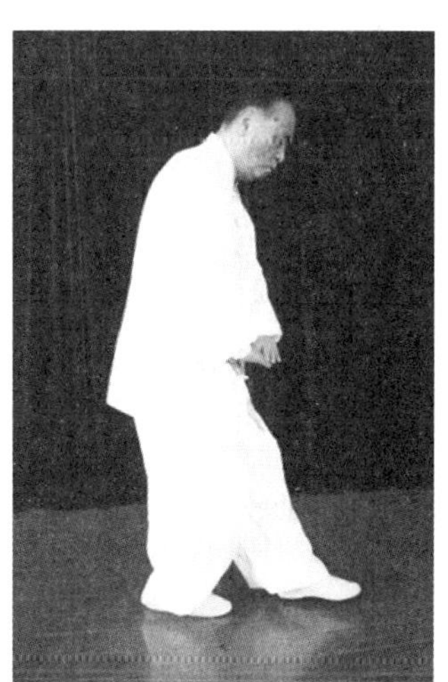

图7-2-4

功理： ①本法是静功太极三大基本功法之一，在意念上要求保持松静，中脉通，即要上顶天（百会顶天），下入地（尾闾正中）（涌泉穴入地），保持上下对拔之势，鼻尖对脐，使上中下丹田保持在一条线上，前通任脉，中通中脉，后通督脉，有条件可任督相通。此功对疏通经脉，调节冲任，振奋督脉阳气，调节膀胱经五脏六腑之俞穴，均有一定的作用。②行步功核心是训练人的协调平衡。全面协调平衡是健康长寿之本，如本势起左足向前迈步时，全身支持身体的平衡完全由右足单独支持，不能前后左右晃动，身形保持中定，这就是功夫。如随着功夫的深入再可配合在行步过程中由会阴经督脉上升经三关而至百会，当行足落地时呼气，气从百会经任脉而回会阴，进入小周天循环。③对大腿小腿肌群是一个很好的锻炼。一紧一松增加肌纤维的弹性及肌力，以及伸肌及屈肌的协调平衡，更有利于经脉的回流。我们讲下肢是第二心脏，对促进全身血液循环大为有利，同时由于脊柱保持上下伸拔之势，可以预防脊柱病，该病是由于椎体疏松而使椎体下压变薄的中老年身形变矮及驼背的疾病。

注意点： ①本功法是练功夫的基本功，严格要求头正，身直，足平，尾闾正中，做到全面协调平衡。初练时由于下肢足力不够，常会有立足不稳，不是前倾就是后倒或左右晃动的情况，特别是中老年人更易发生上述情况，所以初练时不要急，随着时间的推移，肌力的增长，大脑平衡区的稳定，身体可以逐渐由不平衡到平衡，逐渐达到阴阳平衡，精神乃治。此功法特别要强调中指意对，是保持平衡的重要手段。②练本势比较单纯，始终固定该姿势，相当于动性站桩，比较枯燥乏味，且又劳累，不易坚持，我们可借用回春功中“意念青春，面含微笑”的方法贯穿于练功全过程。要想到练功是一件快乐的事情，苦中求乐，才能出功夫。

次数： 左转 1×8×4，右转 1×8×4。

(二) 行步拍掌

操作： 以高位站桩势，走行步时进行双手拍掌，要求十指指扣、手掌都要相拍而振动，手指分开，劳宫穴要松，配合呼吸，双手分开为吸，双手相拍为呼。（见图 7－2－5～6）

功理： ①手掌上有很多穴位及反应点，拍手就是强力振动而刺激穴位的针灸作用，由于强烈振动，疏通手中六条正经，如手太阴肺经、手阳明大肠经、手厥阴心包经、手少阳三焦经、手少阴心经、手太阳小肠经。②手部具有全身各器官的反射区和全息区，如拇指对应肺，食指对应脾胃，中指对应心脏，无名指对应肝，小指对应肾，拍手振动按摩手指，相对应地按摩内脏。③手部是末梢神经集中区，也是小血管及微血管的密集区，通过拍手可强化神经系统，促进微循环功能。④十指连心，特别是十个指蹼与大脑皮层有密切关系，通过拍手，能使人手巧心灵，对健脑，预防老年痴呆有良好的作用。

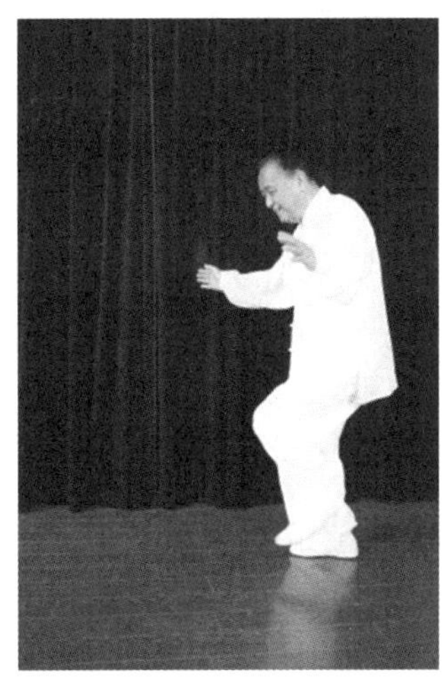

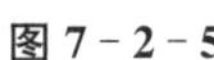
图 7－2－5

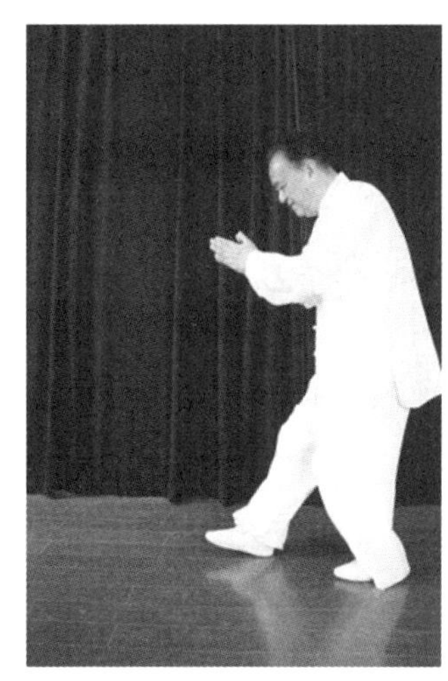

图 7－2－6

注意点：①要过坚持关。拍手虽不复杂，但既单调而又枯燥，长期坚持是有难度的，同时效果绝非立竿见影，如不坚持前功尽弃。解决这个问题，首先就是要建立良性意念，即意念青春，面含微笑。其节拍是左转 1，2，3，4，5，6，7，8，共 4 次；右转 1，2，3，4，5，6，7，8，共 4 次。②疼痛关。初拍时，几天后手掌有时可有青紫块，按之有痛，这是正常现象，不要怕，过几天就可逐渐消失，也是一个出瘀的过程。③拍手的缺点即拍掌有声，影响旁人，最好早晨去公园和空旷之地去拍，又能呼吸新鲜空气。在家时，最好在一间无人的房间内自拍，可五指并拢，或拍手背，则声响小。

如上述三关能过，必定疾病减轻，心情愉悦，定能越拍越开心，越拍越舒服，越拍越轻松，越拍越健康。

（三）行步手背互拍

功法：高位站桩式走行步，两手背同时互拍，要求手背及十指背互拍，引起振动，发声不响，配合呼吸。（见图 7－2－7～8）

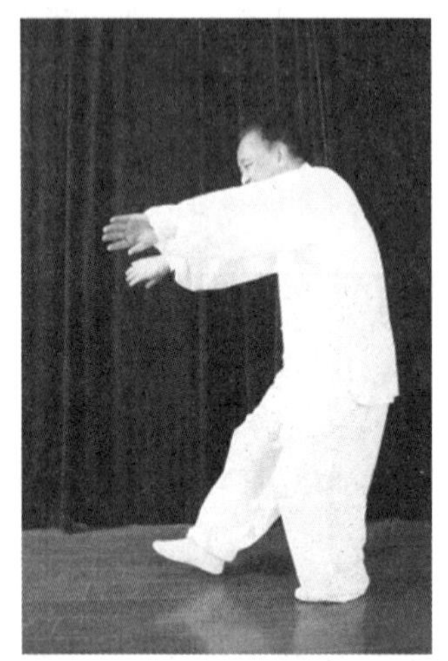
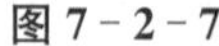

图 7-2-7

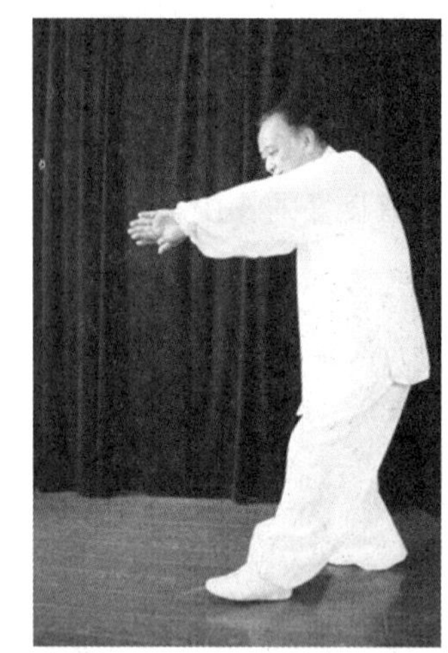

图 7-2-8

功理：①十指背互拍，除手厥阴心包经中冲至指腹尖端外，其他手十条经脉起止点均在背侧指甲角二旁，手背互拍振动手十二经脉的阳经起点及阴经止点，间接疏通肺、大肠、心包、三焦、心、小肠之脏腑，起到调节脏腑平衡、输送能量、排除毒素的作用。②从手诊全息图中显示，拇指主妇科穴，食指主胃，中指有肺心穴、降压穴，无名指有肾穴、腹泻点，小指除内侧少冲穴，指甲外少泽穴外，还有肩胛、肛门穴，手背有落枕穴、咽喉点、合谷穴、灵谷穴、坐骨神经痛点、降压点、升压点、脊柱点等分布于相应部位，刺激这些反应点对调节内脏平衡、疏通经络有良好作用。

注意点：本势拍打声很小，但要均匀接触背面，打击面不能太用力，否则易引起运动性损伤。

次数：左转 8 拍 4 次，右转 8 拍 4 次。

(四) 行步掌侧互拍

操作：高位站桩走行步，两掌侧互拍，并配合呼吸，要求双侧小鱼际及小指尺侧面均要相拍，声小。(见图 7-2-9～10)

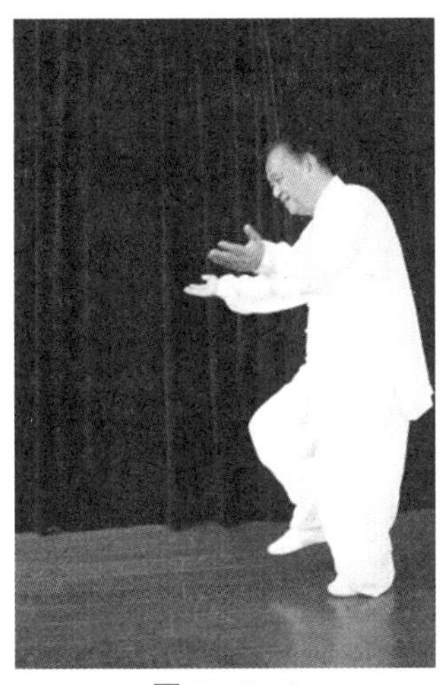
图 7-2-9

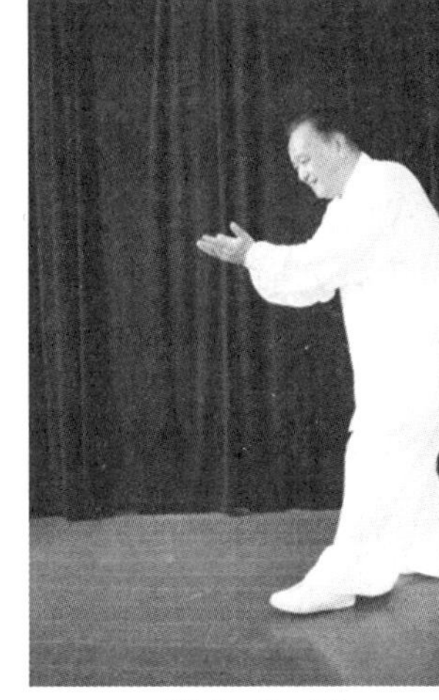
图 7-2-10

功理：①小指根尺侧有后溪，是颈项痛要穴，通督脉小指下侧面是脊柱，能振奋脊柱及兴阳。②在掌骨全息穴位图中，第五掌骨"上至下，有头穴、颈首穴、心肺穴、肝胆穴、肾穴、脐周穴、生殖穴"。

注意点：在拍掌侧时要求拍手掌向上放平，使小指侧及掌侧均能均匀相拍，有利于振动脊柱，振奋阳气。

次数：左转 8 拍 4 次，右转 8 拍 4 次。

（五）行步指缝互插

功法：高位站桩走行步，两手指缝分开，2，3，4，指缝互插，配合呼吸，在互插时要求指缝尽量分开，手指伸直。（见图 7 2 11--12）

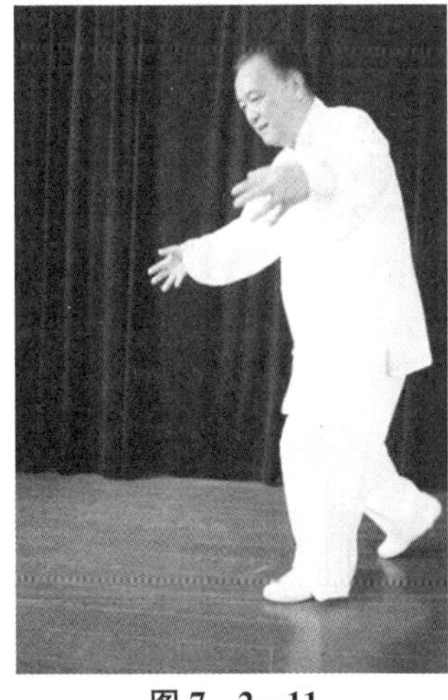
图 7-2-11

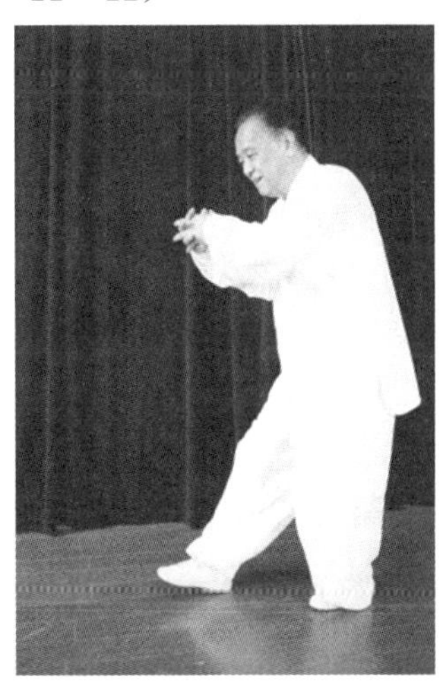
图 7-2-12

功理：四缝穴，位于第 2～5 指掌面，第 1，第 2 节横纹中央，除常用于治小儿瘀积、百日咳外，又能治胃脘痛、腹痛、腹胀、咽痛、恶心、呕吐、消化不良、呃逆、中暑、发热、感冒、哮喘、失眠、痛风、月经不调等。振动四缝穴，能治上述疾病。儿童也可互插，刺激四缝穴对小儿厌食有良效。

注意点：插四缝穴时，重点按摩第 1，第 2 指间横纹处。

次数：左转 8 拍 4 次，右转 8 拍 4 次。

（六）行步虎口互插

功法：高位站桩式走行步，两手虎口对插，配合呼吸走行步。（见图 7－2－13）

功理：沿虎口直下手背面有合谷穴、安眠点及止痛点，在拇指尺侧第一指节处有眼点，在拇指掌面有气虚点、脑垂体、左右乳房、脾点、咳嗽区等，因此在背面对头面部疾病有防治作用，且有安眠止痛作用。在掌面对眼、乳房、肺、脾均有治疗作用，在疏通脏腑经络、活血化瘀方面起着重要的作用。

注意点：在虎口互插时，对背面及掌面均要密切接触，产生摩擦及振动效果会更好。

次数：左转 8 拍 4 次，右转 8 拍 4 次。

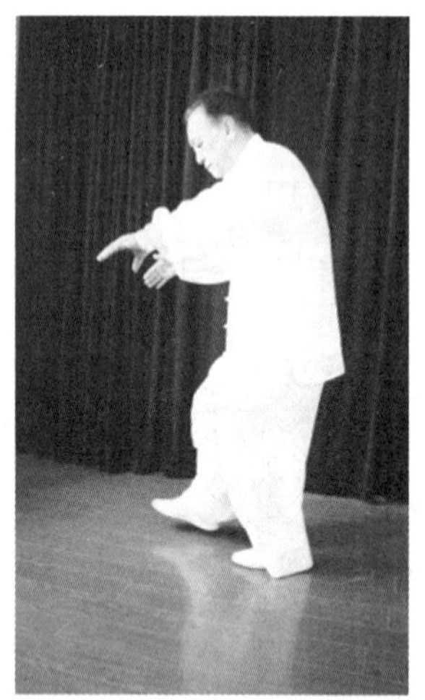
图 7－2－13

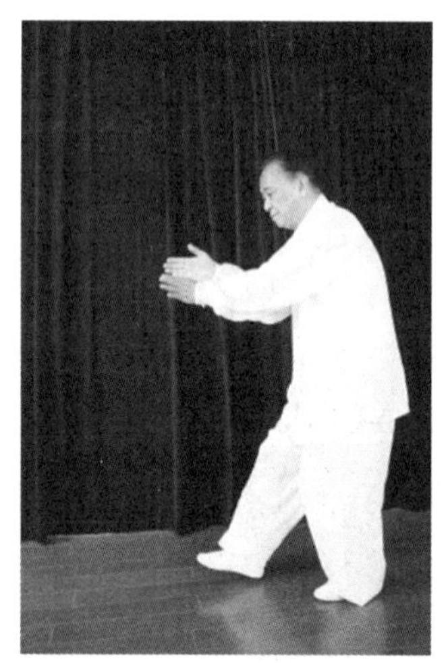
图 7－2－14

（七）行步敲合谷

功法：高位站桩式走行步，左右小鱼际肌侧面敲打合谷，配合呼吸走行步。（见图 7－2－14）

功理：合谷穴，手阳明大肠经原穴，作用广泛，几乎遍及全身疾病，其中最主要的是主治头痛、目赤、鼻出血、齿痛、口眼歪斜、耳聋、腮腺炎、咽喉肿痛、热病无汗、多汗、腹痛、便秘、闭经、滞产、小儿惊风、臂痛指挛等。

注意点：敲打合谷一定要用另一只手的小鱼际肌背侧垂直敲打，务必要有反应。

次数：8拍4次(右敲左)，8拍4次(左敲右)。

(八) 行步互拍掌根

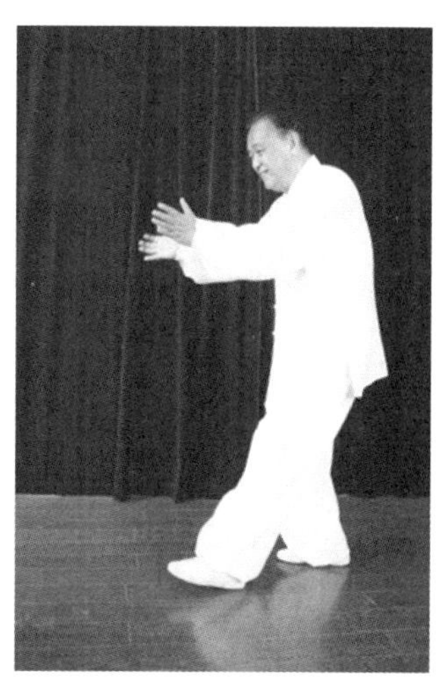
图7-2-15

功法：高位站桩式走行步，两手互击掌根，配合呼吸，在互击掌根时要求上肢三关节放松，内气能由命门经督脉、手三阳经到达掌根。(见图7-2-15)

功理：从高氏手诊图中可以看出，掌根部主要对应生殖泌尿系统，从上到下有附件、左右盆腔、卵巢、内外痔、前列腺、子宫、尿道、阴道。互拍掌根振动活血，有振奋生殖泌尿系统及肛痔等部位，对该系统疾病有良好的防治作用。

注意点：拍打掌根时，要配合呼吸，即拍时呼气，不宜太重，避免运动性损伤。

次数：左转8拍4次，右转8拍4次。

(九) 行步扳指转腕

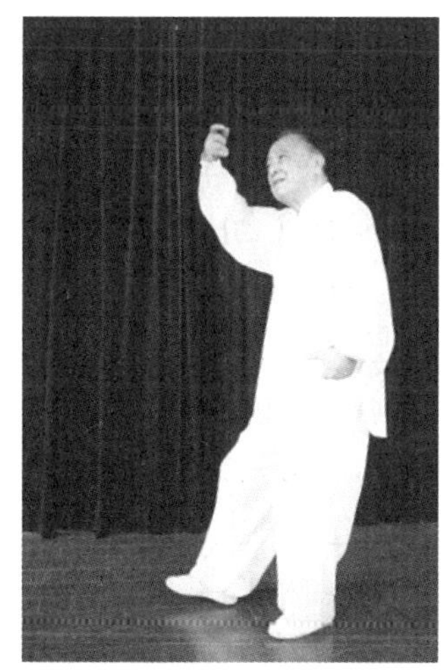
图7-2-16

功法：两手腕由内向外作逆时针方向旋转时，同时小指、无名指、中指、食指、拇指分别作扳指转腕运动，次数为8×4，然后再做两手腕由外向内顺时针方向旋转，同时由小指分别到拇指作扳指运动，次数8×4。(见图7-2-16)

功理：要达到柔和而灵活的扳指转腕运动，必须要经过大脑的精确活动来指挥手的灵巧活动，也就达到心灵手巧的作用。反之，我们通过轻巧而柔和的扳指转腕运动，使大脑指挥系统更灵敏更协调，思维更敏捷，可以预防老年痴呆的发生。同时，手三阴及手三阳六条经脉都经过腕环，而扳指转腕充分活动腕环，因此能疏通手三阴手三阳的气血通行，起到舒经活血的作用。

注意点：①无论顺逆扳指转腕均从小指开始，再到无名指、中指、食指、拇指。②扳指时要求三关节放松，很自然地顺逆转腕。

次数：顺扳 8 拍 4 次，逆扳 8 拍 4 次。

拍打行步功

（十）顺息养气

同减肥健美回春功第九势。

（十一）引气为元

同减肥健美回春功第十势。

（十二）收势

练功到此结束，祝同志们在行步拍手中祛病延年，万事如意。

第三节　拍打自疗法介绍

一、功法简介

我接触拍打疗法是在 1990 年，由上海市气功研究所董妙成老师传授于我。他在行气功推拿治病时对我们说，气功推拿治病最核心的手法就是拍打。他为什么强调拍打？是因为拍打接触皮肤面积大，用意念即意气合一法，给病人拍打时把气传入皮肤内产生共鸣，深入肌肉、血管，功力越大，去瘀存清的作用更强。拍下为补，向上收为泻，一拍一提即为补泻。拍打应当做到皮肉不痛或轻痛，但向内渗入力量强。要达到这个目的，本人首先要练功，特别是静功，要能意气合一，意到气到实现力到，才能由浅入深，手到病去。老师反复强调，拍打时，心要静，去除杂念，上肢要放松，使气血能通过三关（肩、肘、腕），特别是腕关节更要放松，配合呼吸，下拍时呼气，提起时吸气。下拍时在配合呼气的时候手掌呈有弹性的下拍，五指全部放松，虎口要圆，其他四指略微分开，手掌及手指全部接触皮肤，唯劳宫穴要放松；如劳宫穴紧张，则气就不通，效果就差。还应该由他拍逐渐再创造一种上下肢自拍疗法，用自己的气，打通四肢经脉气血，达到阴平阳秘，精神乃治。后来，我在长期实践过程中结合老师他拍及自拍的基础创编了一套系统疗法——拍打自疗法。

二、功法内容

（一）先拍手

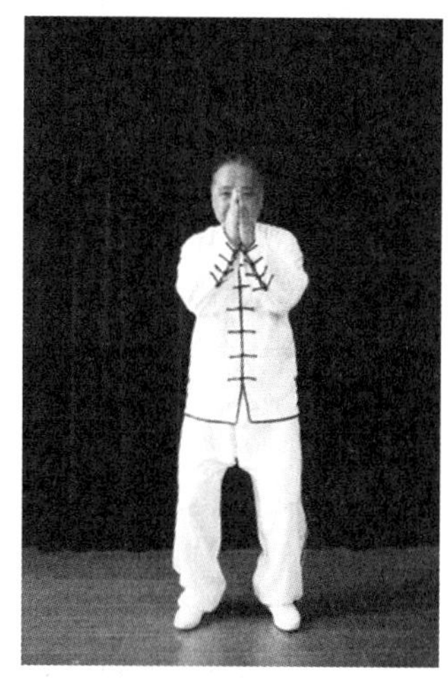
图 7-3-1

我们说手与脑联系最近，有手巧心灵的说法，也就是手巧才能使大脑灵活。人类进化，由爬进入站立行走，完全靠一双灵活的手，创造了财富、文明与科学；靠灵活的双手，开创了大脑的思维及聪明才智，使人类自身享受了美好的生活。从中医经络学说出发，手上有手三阴及手三阳的经络起点及止端，即拇指末端手太阴肺经、中指末端手厥阴心包经、小指内侧末端手少阴心经（三阴经），食指末端手阳明大肠经，无名指末端手少阳三焦经，小指外侧末端手太阳小肠经（三阳经），不但十指连心，而且十指连着六个脏腑，拍手振动经络系统，疏通经络，调节气血，以达到脏腑之间的平衡。（见图 7-3-1）

（二）拍头部

我们讲，头皮下是颅骨，骨下即是大脑，拍头部有直接醒脑的作用。根据中医经络学说，头为诸阳之会，头顶是督脉及足厥阴肝经会合处，头后部是足太阳膀胱经，两侧颞部是足少阳胆经，前额是足阳明胃经，五条重要经脉均经过头皮，因此头部发病的机会也最多，民间常用手梳头顶或用梳子梳头顶，这是很有道理的，预防老年痴呆有良好的作用。我们用五指分开，由前额开始逐渐向后拍打至头后部再按一下足少阳胆经要穴风池穴，对预防老年痴呆、颈椎病、肩周炎、头痛、眩晕均有作用。（见图 7-3-2～4）

（三）拍肩井

用对侧大鱼际肌侧拍打肩井穴，要求转腰松肩松腕顺势拍打对侧肩井穴。每个人的体内都有一口井，井底是涌泉穴，井盖就是肩井穴，这口井就是生命之井，要让自己的生命之水充满活力，就需要经常把井盖打开，清理一下井中的垃圾和废物，只有保持井口内的清洁，人体才能健康长寿。此外，现代人离不开电脑，一日下来就会感到颈部僵硬酸痛、活动不灵，拍打或按压肩井穴就能自然轻松，因此拍打肩井穴能促进健康长寿。（见图 7-3-5～6）

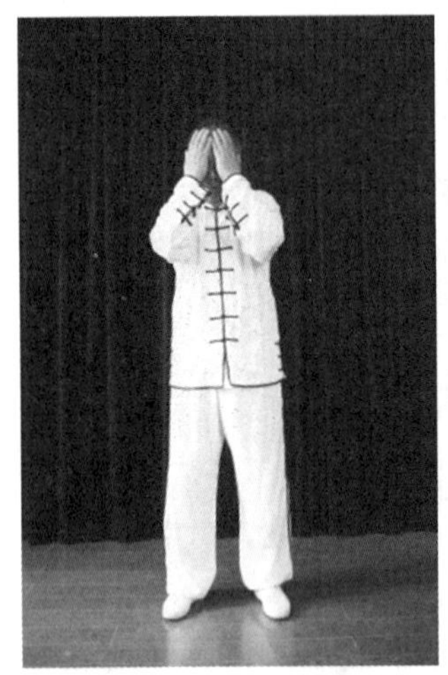
图 7－3－2

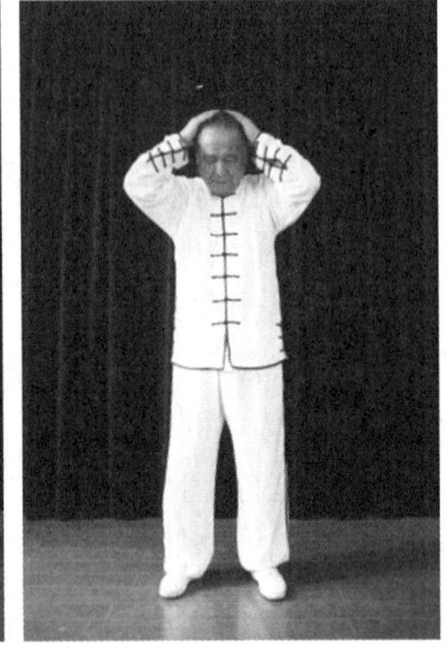
图 7－3－3

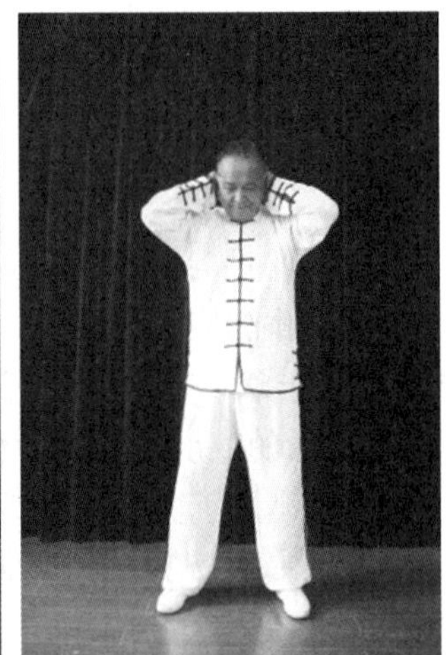
图 7－3－4

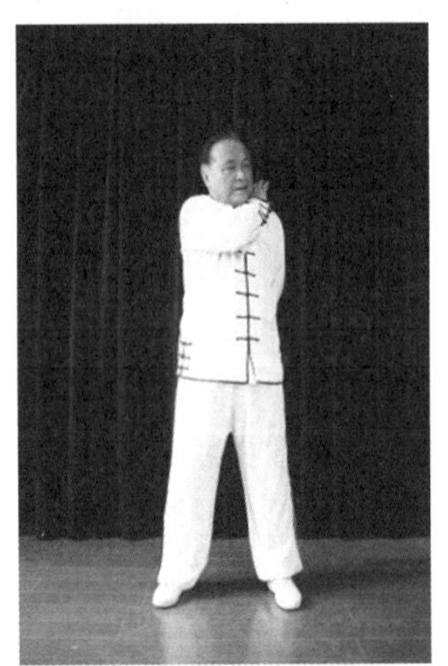
图 7－3－5

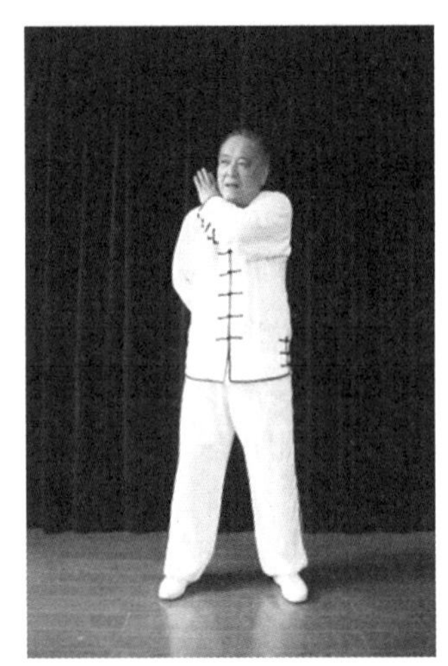
图 7－3－6

（四）拍胸背

主要是前拍膻中穴，这是中丹田部位，又是形窍的中心；拍完膻中穴后拍身柱穴。膻中穴位置在二乳头连线中点，武侠小说常描述，某高手一挥手点了膻中穴，被点的人轻则动弹不得，重则立即毙命。虽是小说家臆测，但此穴确实是人生保健之要穴。它具有宽胸理气、活血通络、清肺止咳、舒畅心胸等功能，《内经》认为“气会膻中”，也就是膻中可调节全身的气机。（见图 7－3－7～8）

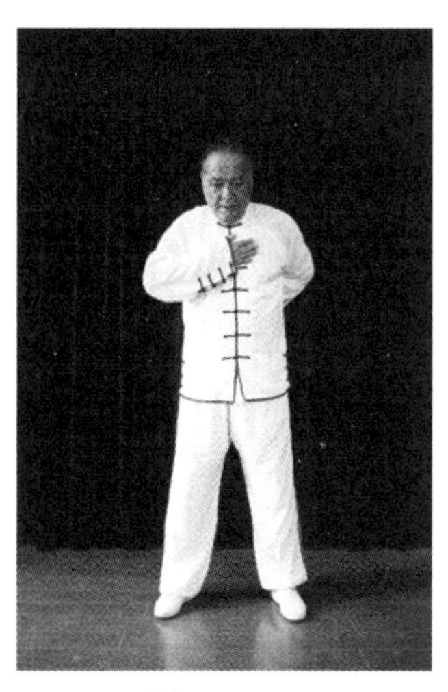
图 7-3-7

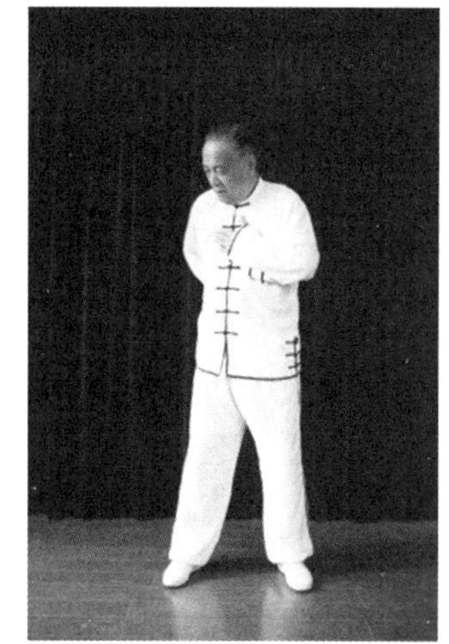
图 7-3-8

膻中是任脉、足太阴脾经、足少阴肾经、手太阳小肠经、手少阳三焦经交会穴，也是宗气聚会之处，它有阻挡邪气、宣发正气的功效，而现代医学认为，该穴之后为胸腺部位，胸腺参与细胞免疫活动，而拍打或点按该穴后可影响心血管神经调节中枢，促进全身血液重新分配，改善冠状动脉血流，提高胸部自主神经功能，在临床上可治疗呼吸系疾病。如支气管炎等各类肺部疾病，消化系疾病如呃逆、呕吐、食管炎等，心血管疾病如冠心病、心悸、心肌缺血等以及产后缺乳等病症。平时常按膻中穴，有很好的保健功能。心脏不适时，心跳加快、胸闷不舒、头晕目眩，及时拍打膻中穴即可缓解上述症状，在工作生活压力大引起烦躁气闷的时候，拍打膻中穴，就可使气机畅顺，症状缓解，烦恼减轻；女性朋友更可以防治乳腺疾病，丰胸美容，产后催乳；男性还能提高性功能，对控制血糖也有益处。

身柱穴属督脉，在胸 3、4 之间椎间隙中，它有理肺气、补虚损、疗毒、宁神志的功效，是针灸八大要穴之一。灸身柱或拍打身柱，能补元阳，调和气血，促进青少年生长发育。现代医学研究，可调节人体神经系统，能治神经衰弱、失眠症；可抗疲劳，治食欲不振；对小儿消化不良、吐乳、泄泻、食欲不振，均有防治作用；对小儿哮喘、气管炎、百日咳、感冒亦有防治作用。泽田派针灸视身柱为人生三大强壮穴之一。

（五）拍神阙命门

以命门穴位为核心，带动腰胯左右旋转，双上肢随腰转动放松地前手拍神阙，后手拍命门，配合呼吸，行逆腹式呼吸。（见图 7-3-9～10）

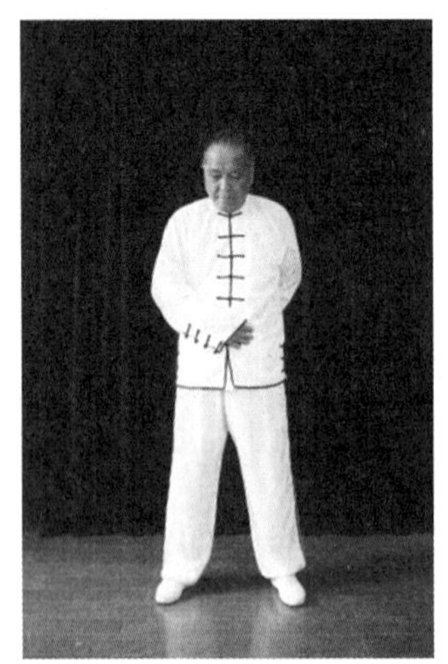

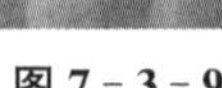
图 7-3-9

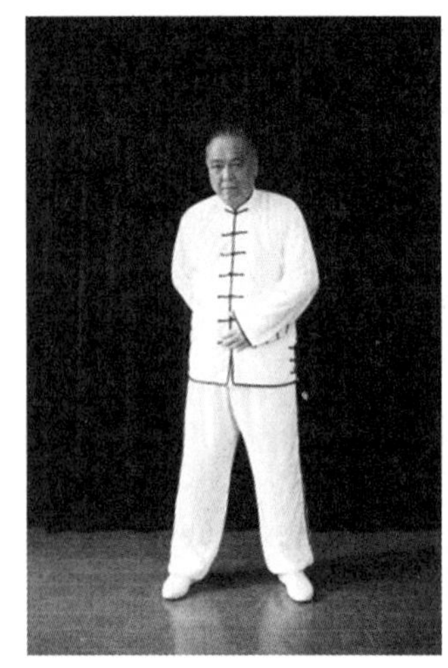
图 7-3-10

神阙(肚脐)属任脉上的要穴,与命门穴相对平行的神阙是人体最隐秘最关键的重要穴位,是人体的长寿大穴。神阙为任脉的阴穴,命门是督脉的阳穴,二穴前后相连,是人体生命能源的所在地,古代修炼者把二穴称为水火之宫。我们知道母体中胎儿是靠胎盘来呼吸,属先天真息状态,一旦婴儿出世,脐带切断,开始后天肺呼吸,可见神阙的重要性。经常对神阙穴进行锻炼,可使人体真气充盈、精神饱满,对泻痢脱肛、中风脱症有独特疗效。针灸师常以温灸或敷贴脐治疗很多疾病,用隔姜灸、隔盐灸、麦粒灸或药物敷贴等多种方法治疗消化系统、呼吸系统、生殖系统、神经精神系等疾病,均取得良好的效果。脐部还可以进行脐针疗法,疗效甚佳。

命门穴是人体督脉的要穴,位于二肾之间,即腰 2、3 椎间隙之间,于前面脐相平对的区域,它是人体长寿大穴,其功能包括肾阳和肾阴两个方面。现代医学研究证明,命门之火就是人体阳气的根本,生命活动的动力,对男子所藏生殖之精和女子胞宫生殖功能均有重要影响,对各脏器功能起着温煦、激发和推动作用,对食物的消化、吸收运输以及水液代谢都具有促进作用。临床上命门火衰病与肾阳不足症多属一致,出现四肢清冷、下利清谷、男子阳痿早泄、女子宫寒不孕,舌质清而胖,脉沉迟等虚寒之症。如经常拍打命门强肾固本,温肾壮阳,强腰膝,固肾气,延缓衰老,疏通督脉上的气滞点,促进真气在任督脉上的运行,能治疗阳痿、早泄、遗精、腰痛、下肢行走乏力、耳部疾病。

坚持天天拍打命门穴,确有培补命门真火、振奋人体阳气、辅助肾阳功能、保持青春活力的功效。打命门,壮活力,方式可自然站立拍打,行走拍打,坐位拍打均可。命门和神阙在人体是互相对应的关系,二者均为任督脉上的要穴,同时拍打人体两个要穴，可以通行气血、调和阴阳，激活人体之阴阳两气，祛病强身，因此命门配神阙，同时拍打，会对人体起到良好的作用。

（六）拍下肢

民间常说“人老腿先老”，这是一个真理。因为人体直立行走后，其重心集中在腰部，因此腰部是最易磨损、劳损和疼痛，而腰腿又是相连的，腰不好，必定引起下肢活动障碍。因此，一旦进入老年，特别要保护腿的灵活性。董妙成老师特别重视双下肢的拍打，按足三阳、足三阴经的线路进行，由上而下，再由下而上的拍打，特别在髀关、环跳、后臀的拍打，不但用掌，而且运用拳击，充分体验穴位拍打的重要性，同时在上升下蹲过程中，强调形整的重要性，要求虚领顶颈，鼻尖对脐，沉肩垂肘，含胸拔背，竖脊松胯，五趾抓地，涌泉穴空，下蹲时呈先高位站桩势，中位站桩势到低位站桩势，意念青春，快乐拍打，配合呼吸，呼时拍打，全身放松。下蹲时，沿外侧及后侧由上拍到下；上升时，沿内侧及前面由下拍到上，用自己的卫气来疏通下肢的气血及经脉。天天拍，腰腿灵活不老春。

环跳：环跳是足少阳胆经的经穴，且与足膀胱经交汇，在股外侧部侧卧屈上下肢，在股骨头最高处与骶骨裂孔的连线中外 1/3 交点处。

主治：①运动系统：坐骨神经痛、椎间盘突出症、下肢麻木、脑血管病变后遗症、髋关节周围软组织疾病以及下肢乏力行动不灵。②妇科疾病：盆腔炎，湿疹。③神经衰弱、风疹、湿疹。④其他：有抗炎、调节甲状腺功能作用。

通过拍打，刺激环跳穴，疏通气血，达到通则不痛的目的。

两髀：即腹股沟处，《内经》提及“脾有邪，其气留于二髀”，其中有两穴即足太阴脾经穴位冲门，位于腹股沟外侧，曲骨旁 3.5 寸；另一个穴位为气冲，在腹股沟内侧，属足阳明胃经。气冲穴具有治疗月经不调、不孕、痛经、双足冰凉的作用；冲门有治疗带下、妇科炎症的功效。二者同用，具有治疗男性不育及阳痿、早泄、血瘀、痰湿等功效。（见图 7－3－11～16）

足三里：足三里属足阳明胃经穴位，在小腿犊鼻下 3 寸胫前一横指，是著名的强壮穴，老少皆知，具有调理脾胃、健运脾阳、温中散寒、补中益气、调和气血、宣通气机的作用。现代研究认为艾灸足三里，能调节高血压病初期患者的中枢神经系统，具有降血压作用，能使纤维蛋白降解产物下降，可以改善血黏度，并有扩张血管，降低血液凝集物的作用，可以预防脑血管意外的发生，增强消化吸收能力，改善铜、锌代谢，减少动脉硬化和冠心病的发生，对泌尿生殖系疾病也有效，如尿频尿急、遗尿、阳痿、遗精、早泄，均有防治作用，能抗疲劳、延缓衰老。若要长寿活百岁，非拍足三里不可。（见图 7－3－17～18）

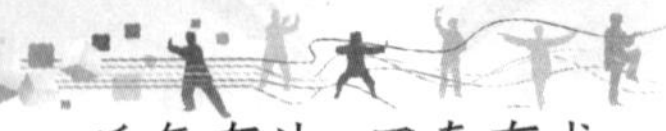

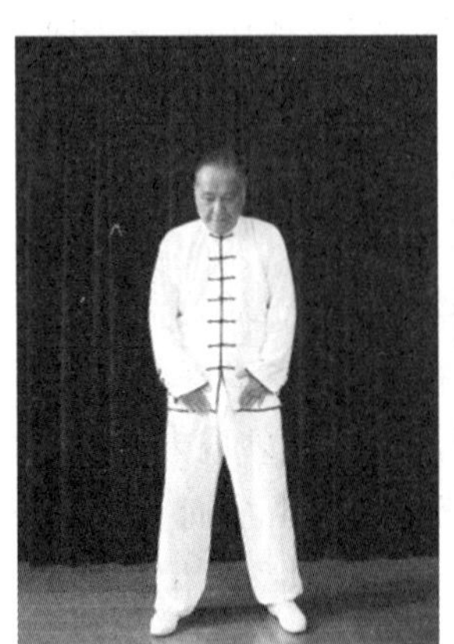

图 7－3－11

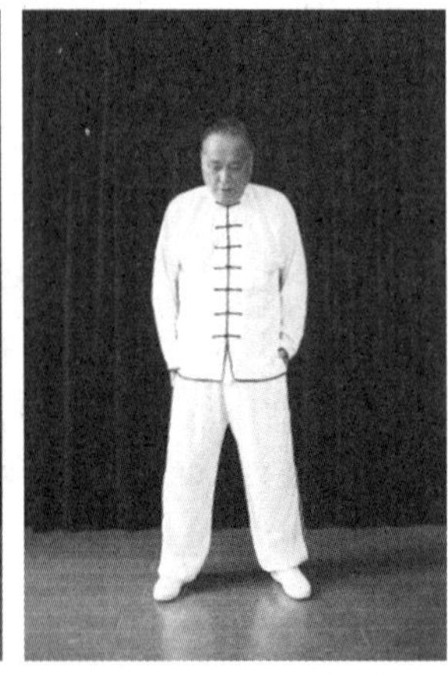

图 7－3－12

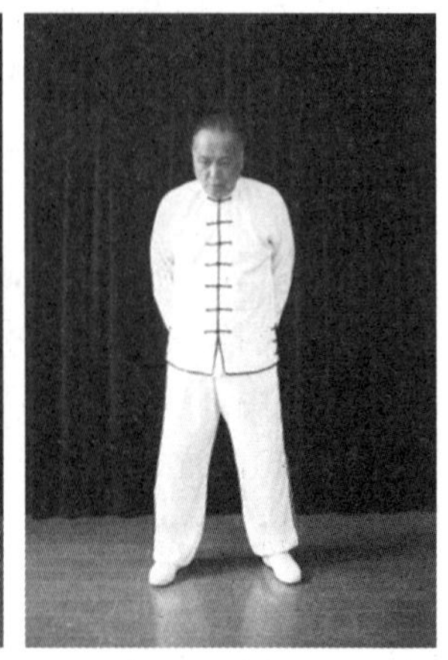

图 7－3－13

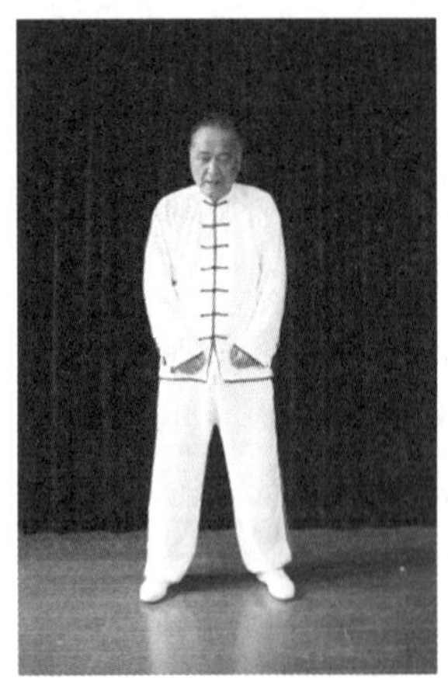

图 7－3－14

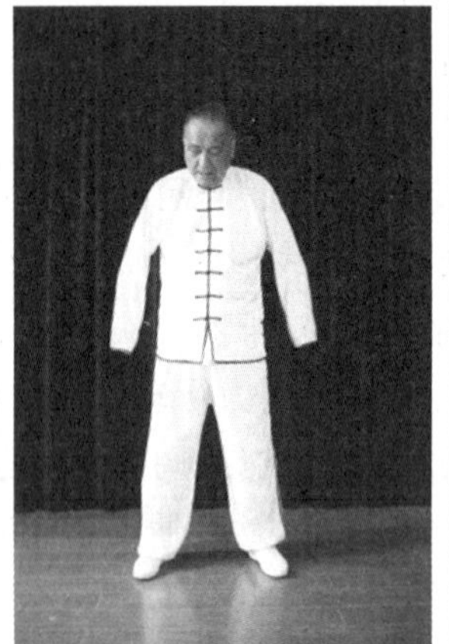

图 7－3－15

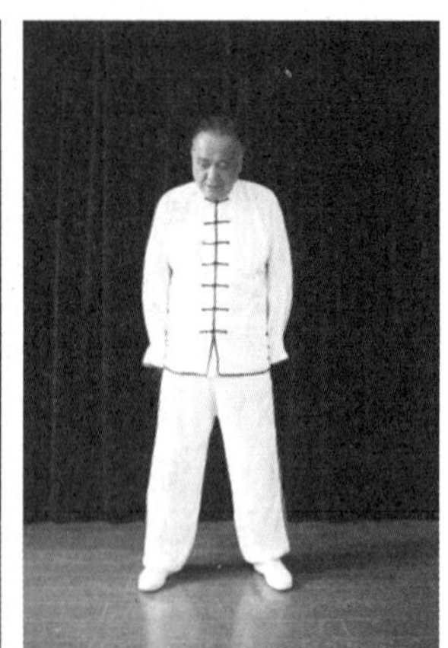

图 7－3－16

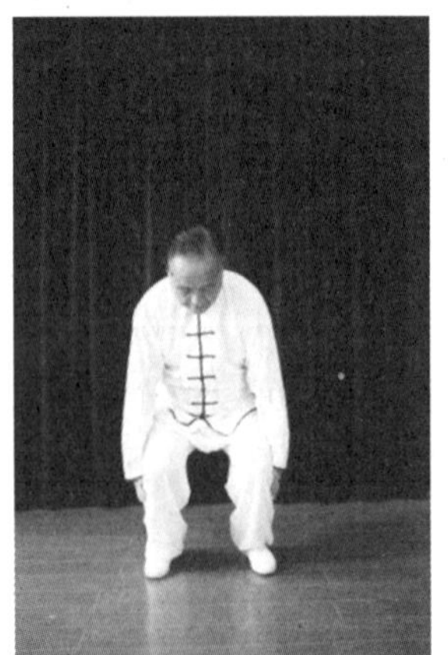

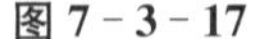

图 7－3－17

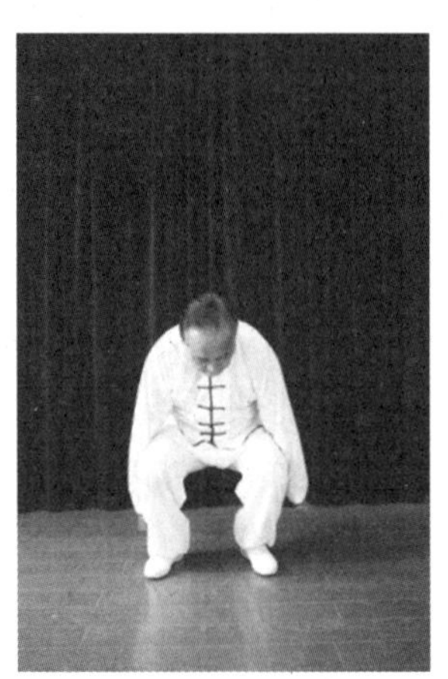

图 7－3－18

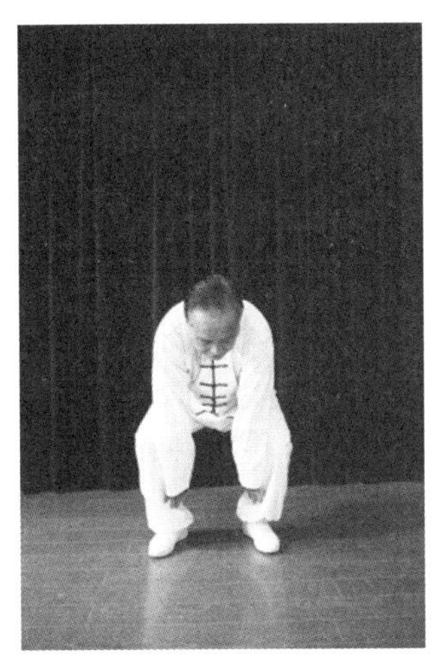
图 7-3-19

三阴交：三阴交属足太阴脾经，位于小腿内侧内踝上 3 寸胫骨内后缘，是足三阴经（脾经、肾经、肝经）的交会穴，对肝脾肾三脏的疾病均有防治作用，具有健脾和胃化湿、疏肝益肾、调经血、主生殖的功能。现代医学认为，足三阴交可防治夜尿增多、小便不利、膀胱炎、急慢性肾炎、睾丸炎、阳痿、遗尿、月经不调、经闭崩漏、产后血晕，对神经系统疾病如失眠、神经衰弱、心悸、冠心病、高血压等，对脾胃虚弱、肠鸣腹胀、泄泻、消化不良、腹痛、便血、便秘等消化系统疾病和症状，也有防治作用。（见图 7-3-19）

从上向下拍阳经，重点拍打环跳、足三里。

从下向上拍阴经，重点拍打三阴交、髀关。

总之，要求虚领顶颈，鼻尖对脐，意沉丹田，配合逆腹式呼吸，要求高、中、下式站桩，快乐地拍打，有节奏放松地拍打，越拍打，越舒服，身轻体健行走灵，天天拍打活百岁。

（七）经络拍打

按经络走向而拍打，从胸到手→从手到头→从头到足→从足到头拍打。古人云："周身拍打百病清。轻拍生血，重拍活血"。（图见观笑拍打法（四）经络拍打好处多）

三、拍打自疗法的内涵

拍打疗法是长期以来存在于民间治病防病的一种自疗方法，因它不登大雅之堂，不被人们重视。由于缺少深入的研究，没有理论基础，也不被中西医学界重视。通过一部分人的实践证明，拍打能治病，且能治一般认为的疑难病，特别是经络拍打法及八邪拍打法，既有理论基础，也是主动性身心自我调节的一种重要手段，如平时有怒气，会自发地拍胸及膻中穴，就能明显缓解；小腿抽筋，自发地拍小腿腓肠肌就能很快缓解；膝关节疼痛，拍膝关节周围就能缓解疼痛。这些不要人教纯属自发的行为，也是人类自我保护的一种方法。对于它的起源、机理、要领、注意点分述于下。

（一）拍发自疗法起源

来源于实践，人们在不自觉的拍打中治好了毛病，就不断传了下来。

1. 道家实践

拍打是道家养生治病的秘法，原来叫“调伤”，是通过拍打身体，将体内因跌打损伤和风寒暑湿形成的瘀堵垃圾清出体外，从而疗伤治病，同时强调心存正念，聚精会神，自己用手对自己拍打。

2. 中医理论

内经《灵枢・邪客》提及：“心肺有邪，其气留于两肘；肝有邪，其气留于两腋；脾有邪其气留于两髀；肾有邪，其气留于两腘。凡此八虚者，皆机关之室，真气之所过，血络之所游，邪气恶血，固不得住留，住留则伤筋络，骨关机关，不得伸屈，故拘挛也。”在此基础上，人们创造出八虚拍打法。

经络系统是我国先民独创的一个除血液和神经系统以外的一种生理病理系统，是气血运行的干道，一旦受阻就会气滞血瘀，产生五脏六腑的失衡，引起各种疾患及多种病痛。人们在日常实践中通过沿经络拍打，整体拍打调整了脏腑的失衡，局部拍打疏通了气血。由于通过拍打，局部气滞血瘀现象消失，经络通畅，病也逐渐消失，随后就出现经络拍打法。

(二) 拍打自疗法机理

1. 从皮肤而论

皮肤是人体的重要器官，是人体与外界环境的界限。皮肤具有呼吸功能、防御功能、分泌功能、排泄废物功能。皮肤被拍打刺激后，汗孔开泄，毛细血管扩张，加速血液循环，可以活化细胞、活血化瘀、改善微循环、加快废物排泄、排毒解毒、增强免疫功能、加快自我修复，达到治病、保健、养生的目的。

2. 从经络学说而论

人体有手三阳、足三阳、手三阴、足三阴以及任、督二脉，合十四经，此外还有奇经八脉、冲带、阴维、阳维、阴跻，阳跻、十二经别，十二经筋、十二皮部以及难以计数的浮络等。经络是紧密联系，彼此衔接的。经络系统中有经气循环流注，昼夜不休地进行着活动，对全身所有组织、器官的功能，起着一定的动力作用，同时通过经气的运行，使人体多部位脏器的机能活动，都得到了适当的调节，从而使整体保持协调平衡。经气源于脏腑之气，经气的虚实，又决定脏腑的盛衰，两者是密切联系而不可分割的，故经络运行气血，既保证了全身多器官的营养供应，同时也为多器官的功能活动，提供了必要的物质基础。经络生理功能，一旦受外感六淫、内伤七情损害导致经气失常时就可引起病变，如风寒湿之邪，可使经气痹阻，引起痹痛。由于经络与脏腑的相关作用，内脏疾病就可在相应经络的穴位上表现出来，如肺经有病可在尺泽穴有痛点，心脏有病可在曲泽上有痛点，阑尾有病可在足三里下阑尾穴有痛点,在这些特定的痛点上进行针灸或拍打就可治疗相应的疾病。《内经》中提及八虚对相应的脏器就是这个道理,因此我沿系统的经络拍打就可调节全身的经气,达到气血和顺,阴平阳秘。局部相应脏器病点的拍打,就能针对性治疗某一脏器的病变,故拍打有系统经络拍打法及局部八虚拍打法。

3. 西医理论

西医理论认为拍打使血管振动,使血管壁积附的凝血块松散脱落,再由血液经肝分解,然后由肾排出体外,避免血管不正常膨胀;其次借拍打也能有效松弛紧绷的肌腱与韧带,进而舒缓酸痛的症状;此外由于年龄增长或其他因素的影响使身体内某些血管不能正常运行,而又不能自行纠正,拍打可使这些无功能的血管破裂排血,让免疫系统与周围血管细胞清除它,然后再生新的血管来维持身体机能的运作,这一过程就是我们在病变部位拍打后出现痧然后再逐渐消失的过程。

痧就是身体内的废物通过拍打排出在皮肤上。一般用同等力度去拍,正常者不出痧,最多皮肤发红很快就消失,如有病或潜在疾病就会出现痧斑或痧点,基本原则为有病就出痧,无病不出痧;病重痧就重,呈紫黑色,病轻痧就轻,呈粉红色;轻者出痧点,重者出痧块。

(三) 拍打自疗法要领及注意点

(1) 拍打分自拍、拍打器拍、他拍三种。应以自拍为主,因为用自己的手中气血通过拍打起到舒经活血、行气活络的作用,效果最好;用拍打器拍,则要求拍打器要柔软有弹性,具有柔中有刚的特点;他拍者即拍打者用松柔腕力,按病情不同,可有轻、中、重三种拍打法。

(2) 拍打者要结合三调,即调心(意念青春,快乐拍打,意沉丹田),调息(逆腹式呼吸,拍打时呼气,如有条件用丹田劲拍打效果更好),调身(即用高、中、低三式站桩式站桩要求进行拍打),三者融会贯通,则能起到更好的防治作用。

(3) 拍打时按病变部位和病情轻重不同,进行不同程度(轻、中、重)的拍打。如病在里,时间长者则要渗透到里面去,则要配合意念进行重拍,且局部拍打时间要长;如在相关重要穴位处可中拍;如在皮肤敏感部位,如面部、会阴部,或病情较轻者,宜轻拍。

(四) 拍打时间与频率

(1) 首先是一天任何时间均可拍打,身体健康者为治未病或保健可行全身拍打法及经络拍打法。早晨起床后拍打效果更好。

(2) 如有局部病灶,如膝关节炎、肩周炎、网球肘等,可在全身拍打法做完后,再单独拍打病灶处，一般每处要拍 5～10 分钟，如有痧拍出则效果会更好，病灶处可一天拍 2～3 次。

（3）大病患者、四肢不灵活或无力自拍者，可由他人进行拍打，方法同前。注意先以轻拍为主，以后逐渐过渡到中拍及重拍。

（4）拍打必须循序渐进，不能急躁，必须持之以恒，周到全面，不能胡乱拍打。

拍打自疗法

主要参考文献

[1] 边治中,沈新炎. 中国古代长寿养生术[M]. 上海：上海翻译出版公司,1986.
[2] 边治中. 边氏功法[M]. 北京：中国建设出版社,1987.
[3] 上海市气功康复协会. 康复气功精选[M]. 北京：科学出版社,1996.
[4] 陈济生. 太极拳 108 势[M]. 太原：山西人民出版社,1987.
[5] 吕继唐. 静功养生的理与法[M]. 2 版. 上海：上海翻译出版公司,1987.
[6] 刘文清. 膻中开合功[M]. 北京：人民体育出版社,2000.
[7] 春山茂雄. 脑内革命[M]. 北京：中国对外翻译出版公司,1997.
[8] 沈新炎. 回春功(上)[M]. 北京:科学出版社,1999.
[9] 沈新炎. 回春功(下)[M]. 上海:复旦大学出版社,2012.
[10] 刘天君,章文春. 中医气功学[M]. 北京:中国中医药出版社,2011.

后　记

经过近两年的资料收集，在恩师们的关怀下，经同志们的共同努力，四易其稿，本书终于正式出版了，了却了我的一桩心愿。

饮水思源，本书的成功出版，首先要感谢几位恩师对我的辛勤指导和诚心诚意的培养，是他们将我从一个门外汉引入“门”内，使我从一个气功和太极拳的爱好者，逐步成长为一个研究者。在此我要表示诚挚的感谢和深切的敬意。这里容我将几位恩师简介如下。

一、边治中老师

边治中老师，原名福生，祖籍山东，幼年丧父，家境贫寒。20 世纪 30 年代初，他得到全真华山派第 17 代传人、玄帝庙住持蔡义先赏识，破例传授该派功法。福生通过勤学苦练，数年后成为一个体魄强壮的青年。1937 年“七七”事变后，福生参加了抗日活动，遭日本宪兵搜捕。在师父的介绍下，福生去北京和平门内长生观隐居修道。长生观道长为第 18 代“礼”字辈传人冯礼贵，为福生举行仪式，正式确认其为第 19 代传人，赐道号“治中”。边治中老师得天独厚地接受真传，他不仅学到了道规，更学会华山派秘不外传的站、坐、蹲、跪、卧、爬、滚等养生功法。由于人生道路曲折，边老师不得不离开长生观，步上新的旅程，参加了革命，中华人民共和国成立后在北京工作。边治中老师有自己崇高的理想和德行，他知道，道规明确规定回春功“上不传父母，下不传子女，严禁抄录，若犯戒律，天雷轰顶”，故一直没有将这一功法公开。直至 20 世纪 80 年代初，解放思想、改革开放的春风，促使其发下“愿天下人健康长寿”的宏愿，毅然决定将华山派单传的回春功陆续公布于世，从此收徒开班，使回春功在中华大地开花结果，并传播到全世界。

二、沈新炎老师

沈老师是全真华山派第 19 代传人边治中大师的嫡传弟子。他早年参加革命，中华人民共和国成立后在上海市委党校工作，任助理研究员。他长期从事回春功的传授与研究工作。边老师将回春功公布于世，造福百姓；沈老师才华横溢，精勤不倦。两者相合，可谓“珠联璧合”。在边老师的悉心教导下，沈老师勤学苦练，凭极高的悟性，细心研究，功力大增，且为人憨厚，深得边老师的钟爱，被确定为第20代传人。沈老师长期以来积极在沪传授回春功并进行研究工作。在繁忙工作之余，他仍勤于笔耕，先后编写《回春功函授教材》《回春功与抗衰老》，主编《康复气功精选》《回春功（上）》《回春功（下）》等书。发表有关回春功研究论文10余篇，创编具有海派特色的4套回春功等循序渐进的功法，附有音乐和口令词，进一步增强了回春功健身养生功效。其中第一套曾于1997—2000年，被上海教育电视台列入“空中老年大学”课程，连续4年滚动播放，收视人数达248 681人。他创造性地展现的回春功9套功法，正是按陈抟老祖“洛书”序列和全真华山派创始人郝大通祖师阐述“洛书”旨意而编排的。

在《回春功（下）》中，沈老师将从未公开过的回春功之“虚静丹道功”“滚功”“跪功”“爬功”，第一次公布于世，为后世留下了珍贵的资料。我于1987年通过科研和临床工作，认识沈老师，并拜其为师。沈老师是引领我进入医疗气功殿堂的第一人，在学习过程中，沈老师经常谈到回春功是动静相兼、精气神形齐练、性命双修的医疗养生功法，其优点与特色是通过科学而巧妙的操作姿势和意念、心神调节及柔和的调息达到协调脏腑、妙炼下丹、疏通经络、活血化瘀、调理内分泌特别是性激素，提高机体免疫功能，对减肥、降糖、提高性功能效果明显。我30余年的授功及科研结果，充分证实了上述功效；山东中医学院靖玉仲教授在国家自然科学基金的资助下，观察回春功锻炼者练功1年前后的临床疗效和11项与衰老相关的实验指标，均获阳性结果，通过鉴定，得到国内专家的肯定。

沈老师除在国内带学生授功外，还前后10余次赴海外讲学授功，足迹遍及新加坡、日本、法国、德国、英国等地，均获得好评，为回春功走出国门打下良好基础。在本书撰写、出版过程中，沈老师给了我很大的支持和鼓励，并拨冗作序，我对此深表谢意。

三、吕继唐老师

吕继唐老师是陈济生老师的高足，陈济生老师出身武术世家，精通多家武术套路，后集毕生习武心得，创编动静相兼的108式静功缠丝太极拳，并出版《太极拳108势》《静功缠丝太极拳》等专著，为弘扬民族传统文化、壮我民族体魄、振我中华雄风，为提高全民族健康素质作出了积极的贡献。

吕老师幼时体弱多病，中年患上严重肺结核，在医治无效、生命垂危的情况下，拜陈济生老师为师，学习静功缠丝太极拳，得以康复而重生。1956年，吕老师来沪接替陈老师在虹口公园的教学工作，教授静功太极、活步太极、迷魂掌、武当对剑、群兰剑及杨式太极拳。为了弄懂其中的道理，他开始收集阅读大量古典哲学，尤其是道、佛、儒、医、武各类关于人体生命发展和养生处世的论述，把这些理论先在自己身上实践，还处处观察自然事物运动规律，在此基础上于1985年出版了《静功养生的理与法》，获得国内外一致好评，并先后重印7次。在该书中他提出了练功要有层次的观点，即"三层九步功"：第一层意气形，第二层神劲势，第三层空灵虚，每一层面再分三步，引导学功、练功者循由浅入深的正确途径学习、锻炼，避免走弯路。他还在理论上叙述了元神和识神的辩证关系、窍的作用和九窍的位置；在操作上提出了以"四纲"为主，结合"五对""三弓""一圆"等论点，以使身体形成一个整体，这些调身要诀，是形正的准则，为练功、练拳中的三调合一操作指出了方向。我于1967年随吕老师学习静功太极及剑术，虽然之前我已练杨式太极拳10年，但由于没有领路人，始终停留在太极"操"的水平上，是吕老师把我引入太极"拳"的殿堂，使我逐渐由一个太极拳的爱好者成长为一个研究者。

四、董妙成老师

董妙成老师是上海市气功研究所功力很强的气功医师，曾10余次出访日本，并应日本电视台之邀，表演外气发放。当时，有上海中医学院领导在场，董老师站在一日本名人背后，在不接触其身体的情况下对其发功，使对方向前连走七步而收功，在场人员均为之惊呆。董老师还以外气治病，不仅能治常见病，而且还能治疑难病，手到病除、"气"到病愈的案例也时有见到。他还创编了外气补泻法和气功拍打法，疗效甚佳。先后创编的健美养身功被收入上海市气功研究所编的《中医气功学》教材，尚未发表的有逍遥功、益寿养血少林内功、益寿功、仙鹤步、抱头功、单手托天行步功、金刚指等功法。在静功方面他崇尚三线放松功，认为它是一切功法的基础功，也是高级功，并在此基础上创编意气会一法、飘飘然三线放松功、混合式站桩等以静为主的功法。

我于1989年在全国气功医师学习班上认识了董老师，并拜他为师。在董老师的教导下，我不仅学到了他创编的各种静功及动功，还学到了气功推拿的独特手法，特别是拍打法。通过董老师的讲解和示范，我逐步了解气功推拿与一般推拿的区别，以及它的临床应用。以后的临床应用证实，气功推拿在治疗各类急慢性软组织损伤及骨关节疾病方面，有着独特的效果。董老师编的逍遥功在防治身心疾病，如抑郁症、失眠等有良好的疗效。但是，在董老师及其他前辈的身上也见到外气治病对气功医师健康的负面作用，因为发放外气要耗损发功者的元气，会严重影响其健康。沪上几位有名气功前辈晚年的健康状况不尽如人意，与他们过多发放外气不无相关。在这里我想强调一下："外气治病疗效虽然很好，但不宜提倡，除非急用。”

五、阮荣根老师

阮荣根老师在吴式太极拳的基础上创编阮氏六合太极拳。他青年时体弱多病，先随郭启通老师学习吴式太极拳，后又随赵寿春老师学习吴式太极拳的用法及推手八法。赵老师是吴鉴泉的高足，擅长太极推手，手法轻灵、舒松，善用柔化之劲，但在发劲方面却又勇猛无比。阮老师得先师之真传，其推手善用柔化劲而牵动重心达到我顺他背的状态，能轻松地用挤劲和靠劲，把对手抛出数尺之外。

他的采劲可谓出神入化，既可轻松地把对手“采”倒在地，又可使对方失去重心，随我所施，同时又精于太极擒拿手法及身法，拿住对方，使对方失去重心，将其“采”倒或挤出。老师与我们进行推手时，常似大人玩小孩，他一搭手我们就站立不稳，前仰后翻，或呈不规则的跳舞状，被他牢牢粘住，无法施展。正如《太极拳经》所曰：“太极者，无极而生，动静之机，阴阳之母也，动之则分，静之则合，无过不及，随曲就伸，人刚我柔谓之走，我顺人背谓之粘，动急则急应，动缓则缓随，随变化万端，而理为一贯，由着熟而渐悟懂劲，由懂劲而阶及神明。”阮老师如此高超的推手手法，完全是太极拳的精华，他在推手中展现了极高的水平，真正做到了小力打大力、手慢打手快、四两拨千斤等与自然力相反的“魔力”。由于时代的变迁，在强调太极拳健身性的当今，太极拳的技击性也在逐渐萎缩。

我随阮老师学习太极拳用法及推手历时10年，从中学到了太极拳技击性的一些精华，但由于资质愚钝，学得不深，初步完成的《阮氏六合太极拳》初稿尚未发表。

六、凌汉兴与凌彪老师

海派心意六合拳的创编者卢嵩高老师，河南周口人，回族，生于1873年，卒于1962年，享年90岁。他师承袁凤仪，得老师传授后，经过10年的勤学苦练，深得心意六合拳的精义。卢老师虽生性高傲暴躁，但悟性极高，对该拳打法研究尤深，以手法快速毒辣多变著称，中年后定居沪上，打遍沪上无敌手，在与人交手时，他常可使对方手足尚未施展便已败北。刮地风腿、单把和龙形格横为其擅长之技。

凌汉兴（老凌老师）与凌彪（小凌老师）早年就跟随卢老师学习心意六合拳，成为卢老师晚年的高徒之一。心意六合拳要求力量、速度、意识三者的平衡和统一，要求整体合力，在运转过程中要求身眼手法步一致，在稳准狠的势道下，以迅雷不及掩耳之势，打击对方的要害并有效地保护自己，从而取得胜利。两位凌老师一直认为，从技击角度讲，要有刀山敢上、火海敢跳，力拔山兮气盖世的那种勇敢而果断的气势。当然心意六合拳也有高深的理论，“六合”包括内三合和外三合。内三合即心与意合、意与气合、气与力合；外三合即肩与胯合、肘与膝合、手与足合。其劲力也与太极相似，起于跟，发于腿，主宰于腰，形于手指，丹田指挥全身，一动无有不动。锻炼时要做到意到气到，气到力到（劲到），且力达四梢，其合力之威猛，可谓拳中之首。但是，该功法也强调刚柔相济的原则，即运转过程均为柔性，在打击一点时通过身眼手法步，以正确的姿势，将全身整体合力猛击一点，这在技击上是非常科学的。所以，意气形高度统一的心意六合拳既具有威猛的技击性，又具有良好的健身性。老凌老师已年过百岁，仍然精神饱满，神态安祥，行动轻灵，头脑灵活，思维敏捷，每日勤于练功行拳，兴致所至时还会去小凌老师教拳点指导拳术。老凌老师年轻时身形瘦小，中年后又患上肺结核，通过学练心意六合拳而至今百岁犹健。小凌老师 2005 年接过老凌老师的教鞭，继续教授心意六合拳，并再授六合八法。六合八法集太极、形意、八卦之大成，又名水浪拳，在健身方面有独到之处，小凌老师已年过 60，其拳风之凌利，动作之快捷，思维之敏捷，许多年轻人也不可与其相比，特别是他的速度惊人，有卢老师当年之雄风，快捷、凶狠、正确，很快就能克敌制胜。心意六合拳的哲理性（以太极理论为核心）、健身性（身心双相调节）、技击性（以内三合、外三合相结合稳准狠刚柔相济打击对方），由此可见一斑。

我随凌氏父子学拳始于 1971 年，并携 6 岁儿子涛跟着学练，20 年后涛之子子扬于 6 岁时也随之跟随小凌老师学练。祖孙三代同时学练心意六合拳也成为沪上武术圈里的一段佳话。

通过 40 余年的学习，我体会到心意六合拳与太极拳，两者的结合真是“强强联手”、阴阳和合。太极拳是柔有余而刚不足，心意六合拳是刚有余而柔不足，两者结合，可以真正做到阴阳和合、刚柔相济，以太极拳之柔济心意六合拳之刚，以心意六合拳之刚济太极拳之柔，更符合阴阳之哲理。

诸位恩师辛勤教导、悉心传授，使我在气功和太极拳领域逐步登堂入室，并小有成果。老师的这些恩情，我会永记心中，并以之作为鞭策我继续勤奋学习、勇于探索的动力。为实现边老师“愿天下人健康长寿”的夙愿，我身体力行，应上海市气功研究所之邀去该所传授回春功和静功太极拳，同时还带两名硕士研究生。目前他们均已独立工作并有所创造。

在本书编写过程中，我有幸得到了学生们的鼓励和帮助，本书顺利出版他们功不可没。沈晓东医师为收集资料、撰写书稿和反复修改，付出了大量的时间和心血；赵丹医师负责功法视频的配音和部分文字输入工作，为书中视频制作的顺利完成立下了汗马功劳；管贵宝老师是全书照片的摄影师，在功法的视频方面，它更是集导演、摄像、制作于一身，其间他付出了大量的心血及财力；书中的二维码由蔡凡、陈静夫妇精心制作，这一技术的应用使本书融入了新的元素。还有我的学生徐利敏协助我摄制部分视频；出版社的编辑细心负责、高质量审编全稿；师弟汪士民，在多方面尽心尽力；杨祥生、时传伟、陈志峰等企业家热心资助；朱焜、韩永金等多位学生也给予我许多帮助。正是在大家的共同努力下，本书才得以顺利出版，在此一并表示真诚的感谢。

总之，我写这本书，既是继承老师们“愿天下人健康长寿”的宏愿，又实现了我“使医疗气功能在‘健康中国’的征程中起到一个螺丝钉的作用”的心愿。只是由于我天资不敏，文字功底较差，不到之处，敬请提出批评及指教。同时，愿将本书作为引玉之砖，希望以后能把医疗气功和太极拳进一步发扬光大，继续为人类健康服务，将主动性身心自我调节（“自己的健康自己管”）的理念继续发展，充分发掘人的潜力，把它作为治未病的最有效手段之一，这是我的另一期盼和心愿。